循環器集中治療
CICUテキスト

編著
宮地秀樹
日本医科大学付属病院心臓血管集中治療科 講師

山本 剛
日本医科大学付属病院心臓血管集中治療科 病院教授

謹 告

本書に記載されている事項に関しては，発行時点における最新の情報に基づき，正確を期するよう，著者・出版社は最善の努力を払っております。しかし，医学・医療は日進月歩であり，記載された内容が正確かつ完全であると保証するものではありません。したがって，実際，診断・治療等を行うにあたっては，読者ご自身で細心の注意を払われるようお願いいたします。

本書に記載されている事項が，その後の医学・医療の進歩により本書発行後に変更された場合，その診断法・治療法・医薬品・検査法・疾患への適応等による不測の事故に対して，著者ならびに出版社は，その責を負いかねますのでご了承下さい。

本書の発刊に寄せて

　循環器集中治療室（cardiovascular intensive care unit：CICU）に来院する患者の重症度や疾患の複雑性はますます増加しており，心疾患に加えて多臓器疾患を合併する患者の割合も高くなっています。そのため，CICUで活躍する医師には，心疾患にとどまらず，多臓器にわたる幅広い知識や診療技術といった高度な専門性が求められます。一方で，循環器集中治療医をはじめ，CICUに関わる医療スタッフは依然として不足していますが，この分野での活動を志望する若い循環器医や医療スタッフが増加していることは明るい兆しです。

　日本医科大学は，日進月歩で進化する循環器集中治療の分野において，草分け的存在として，常に最先端・最新の技術や医療機器を導入してきました。同時に，身体診察，心電図，胸部X線といった基本的な診療技術や検査，さらに病態把握の重要性を実感し，現場での実践を通じて多くの人材の教育・指導にも積極的に取り組んできました。

　本書『循環器集中治療 CICU テキスト』は，CICUの基礎から最前線での実践に至るまでを幅広く網羅し，研修医から指導者，さらには多くの医療スタッフを含む読者に新たな知見と視点を提供する指南書です。循環器集中治療を志す医師やスタッフには，実践的なアプローチを提案し，教育者や指導者に対しては，医療従事者の育成に欠かせない教育カリキュラムや，迅速な判断が求められる緊急対応プロトコルを具体的に記載することで，指導の幅を広げるヒントを提供しています。

　さらに本書では，心電図や胸部X線といった基本的な検査から，最先端の診断法・治療法に至るまで，循環器集中治療に関する重要なトピックを網羅しています。それぞれの章は，最新の論文やガイドライン，さらには筆者自身のデータに基づき，第一線で活躍する専門家によって執筆されています。本書は，循環器集中治療の現場に携わるすべての医療従事者にとって必読の一冊です。

2025年3月
日本医科大学大学院医学研究科循環器内科学分野 主任教授
日本医科大学循環器内科 大学院教授
淺井邦也

序文

　近年の医療の進歩や超高齢社会が続くことにより，循環器集中治療を要する患者は増加傾向にあり，この領域に携わる医療従事者のニーズが高まってきている。循環器集中治療はcomprehensive cardiovascular intensive careと言われるように，重症心疾患管理に加えて包括的な全身管理が求められる。最近，心原性ショック患者において，機械的循環補助のひとつであるIMPELLAの有効性が報告されたが，IMPELLAはカテーテルを留置するだけでなく，適切な設定，合併症予防，心臓を含めた多臓器障害管理をチームアプローチで行うことにより効果が発揮される。このIMPELLA管理はまさに循環器集中治療の特徴を表している。

　循環器集中治療のニーズや関心が高まっている一方で，携わる医師はまだまだ少数であり，その育成が課題になっている。教育に関するプラットフォームは十分提供されておらず，循環器集中治療に特化したテキストはない。そこで今回，これから循環器集中治療を学ぶ集中治療医，救急医，循環器医を対象として，循環器集中治療に必要な知識と手技のポイントに主眼を置くテキストを企画した。執筆は編者が所属する日本医科大学心臓血管集中治療室（cardiovascular intensive care unit：CICU）に勤務する現役ならびに最近まで携わっていたスタッフに依頼した。当CICUは，循環器内科医が専従して循環器集中治療を行う，日本では稀少な施設である。1973年に開設されて以来，このクローズドシステムで運用されてきており循環器集中治療のメッカとも言える。本書『循環器集中治療 CICUテキスト』では，この背景を活かして標準的なEBM，最新の知見に加えて日本医大CICUスタイルについても言及いただいた。

　本書が多くの若手医師の循環器集中治療への関心を高め，今後の診療レベルの向上につながれば光栄である。さらには循環器集中治療の認知がさらに高まり，発展の一助になることを期待する。

　＊カバー写真の「since 1972」は，開設準備から？ 1973の間違い？ 諸説ありますが，謎です。

謝 辞

　ご多忙のところ素晴らしい内容をご執筆賜りました先生方に心より御礼申し上げます。また，温かくハートフルな推薦文をいただきました淺井邦也教授に深謝いたします。最後に，企画から出版までいつも優しく寛大にご対応いただいた日本医事新報社の長沢雅氏に感謝申し上げます。

2025年3月
編者を代表して
日本医科大学付属病院心臓血管集中治療科 病院教授
山本　剛

目次

第1章　重症心血管疾患管理としてのCICU

1 CICUの組織や人員配置　　宮地秀樹　2

2 CICUにおける教育カリキュラム　　山本　剛　7

3 チーム医療（ショックチーム），多職種ラウンド，多職種カンファレンス　　岡田真理　12

第2章　CICUにおける検査

1 血液ガス・バイオマーカー　　木村徳宏　20

2 脳神経モニタリング　　横堀將司　25

3 心電図　　岡英一郎　33

4 胸部X線，CT　　松田淳也　48

5 TTE（経胸壁心エコー），肺エコー　　時田祐吉　54

6 TEE（経食道心エコー），特殊TTE（3D，ストレイン）　　関　俊樹／泉　佑樹　59

7 冠動脈造影，その他造影　　三軒豪仁　65

8 心筋シンチグラフィ，PET，MRI　　今井祥吾　73

第3章　CICUでの管理と侵襲的手技

1 輸液，電解質管理　　澁谷淳介　80

2 TDM（バンコマイシンについて）　　庄司知紘　85

3 鎮痛・鎮静・せん妄管理　　日野真彰　91

4 栄養管理と血糖コントロール　　脇田真希　104

5 循環作動薬　　細川雄亮　112

6 血行動態管理　　中田　亮／中田　淳　120

7 気管挿管・抜管　　岸川洋昭　128

8 経静脈ペーシング，恒久的ペースメーカ・ICD管理　　岡英一郎　133

9 心嚢穿刺　　岩﨑雄樹　146

10	カルディオバージョン	蜂須賀誠人	**151**
11	特殊BLS／ACLS（カテ室，補助循環中，開心術後など）	福士　圭	**155**
12	人工呼吸器（NPPV，HFNCを含む）	上田桂子 竹田晋浩	**161**
13	腎代替療法	橘　貴大 山本　剛	**167**
14	補助循環（IABP，ECMO，IMPELLAなど）	中田　淳	**174**
15	CICUにおける臨床工学技士の役割	豊冨達智 鈴木健一	**184**
16	リハビリテーション　心臓リハビリテーション，呼吸リハビリテーション，理学療法	齊藤　彬	**192**
17	周術期管理	間瀬大司	**200**

第4章　プレホスピタルケアおよび救急外来

1	院外心停止	濱口拓郎	**206**
2	救急外来における胸痛，呼吸困難の鑑別	浅見慎思 宮地秀樹	**219**
3	心原性ショック	中田　淳	**225**

第5章　急性冠症候群

1	ST上昇型心筋梗塞	塩村玲子	**236**
2	非ST上昇型急性冠症候群	澁谷淳介	**242**
3	機械的合併症	宮地秀樹	**249**
4	経皮的冠動脈インターベンション（PCI）	杉崎陽一郎	**258**
5	急性冠症候群の外科治療	丸山雄二	**266**

第6章　急性心不全

1	病態生理	佐藤直樹	**274**
2	急性期薬物療法	鴫原祥太 白壁章宏	**279**
3	非薬物療法	小鹿野道雄	**286**

4	重症心不全に対する治療戦略　心臓移植，VAD	塩村玲子 塚本泰正	294
5	急性心不全の緩和ケア	井上淑恵	304

第7章　難治性不整脈

1	上室性不整脈	岩﨑雄樹	316
2	心室性不整脈	岩﨑雄樹	320

第8章　その他の急性心血管疾患

1	救急外来で出会う重症弁膜症	綱本浩志 中田　淳	326
2	急性大動脈疾患	圷　宏一	340
3	急性肺血栓塞栓症，肺高血圧症に伴う急性右心不全	山本　剛	349
4	劇症型心筋炎	澤谷倫史 白壁章宏	357
5	感染性心内膜炎，心膜疾患，特殊心筋症	井守洋一	367

第9章　CICUにおける併存疾患，合併症

1	貧血，輸血療法	太良修平	388
2	脳卒中（脳梗塞，脳出血）	鈴木健太郎 木村和美	392
3	呼吸不全，急性呼吸促迫症候群	河越淳一郎 竹田晋浩	400
4	感染症および敗血症	脇田真希	407
5	急性腎不全	増永直久	418
6	循環器疾患に対する集学的治療（循環器疾患と消化器障害）	谷　憲一 白壁章宏	423
7	DIC，止血線溶モニタリング	髙橋應仁 山本　剛	432
8	侵襲的手技に伴う合併症	石原　翔 宮地秀樹	439
9	患者条件（肥満，妊娠，高齢者）	門岡浩介	445

索引	453

執筆者一覧

編著者

宮地秀樹　　　日本医科大学付属病院心臓血管集中治療科

山本　剛　　　日本医科大学付属病院心臓血管集中治療科

執筆者 (執筆順)

岡田真理　　　日本医科大学付属病院看護部

木村徳宏　　　日本医科大学付属病院心臓血管集中治療科

横堀將司　　　日本医科大学付属病院高度救命救急センター

岡　英一郎　　日本医科大学武蔵小杉病院循環器内科

松田淳也　　　日本医科大学循環器内科

時田祐吉　　　日本医科大学循環器内科

関　俊樹　　　日本医科大学循環器内科

泉　佑樹　　　榊原記念病院循環器内科

三軒豪仁　　　博慈会記念総合病院循環器内科

今井祥吾　　　日本医科大学放射線科／健診医療センター

澁谷淳介　　　日本医科大学付属病院心臓血管集中治療科

庄司知紘　　　日本医科大学付属病院薬剤部 CCU 担当薬剤師

日野真彰　　　TMGあさか医療センター神経集中治療科

脇田真希　　　日本医科大学付属病院心臓血管集中治療科

細川雄亮　　　日本医科大学武蔵小杉病院循環器内科・集中治療室

中田　亮　　　亀田総合病院循環器内科

中田　淳　　　日本医科大学付属病院心臓血管集中治療科

岸川洋昭　　　小田原市立病院麻酔科

岩﨑雄樹　　　日本医科大学循環器内科

蜂須賀誠人　　日本医科大学循環器内科

福士　圭　　　杏林大学医学部循環器内科

上田桂子　　　かわぐち心臓呼吸器病院麻酔科

竹田晋浩　　　かわぐち心臓呼吸器病院

橘　貴大　　　日本医科大学付属病院心臓血管集中治療科

豊冨達智　　　日本医科大学付属病院ME部

鈴木健一	日本医科大学付属病院ME部
齊藤　彬	藤田医科大学病院リハビリテーション部
間瀬大司	日本医科大学付属病院外科系集中治療科
濱口拓郎	日本医科大学付属病院高度救命救急センター
浅見慎思	日本医科大学付属病院心臓血管集中治療科
塩村玲子	国立循環器病研究センター移植医療部
杉崎陽一郎	神戸大学医学部附属病院循環器内科
丸山雄二	日本医科大学心臓血管外科
佐藤直樹	かわぐち心臓呼吸器病院循環器内科
鴫原祥太	日本医科大学千葉北総病院集中治療室
白壁章宏	日本医科大学千葉北総病院集中治療室
小鹿野道雄	国立病院機構静岡医療センター循環器内科
塚本泰正	国立循環器病研究センター移植医療部
井上淑恵	医療法人社団悠翔会 悠翔会在宅クリニック品川
綱本浩志	神戸大学医学部附属病院循環器内科
圷　宏一	日本医科大学循環器内科
澤谷倫史	日本医科大学千葉北総病院集中治療室
井守洋一	二俣川内科・循環器内科クリニック
太良修平	日本医科大学循環器内科
鈴木健太郎	日本医科大学脳神経内科
木村和美	日本医科大学脳神経内科
河越淳一郎	かわぐち心臓呼吸器病院呼吸器内科
増永直久	国立病院機構京都医療センター救命救急科
谷　憲一	日本医科大学千葉北総病院集中治療室
髙橋應仁	日本医科大学付属病院心臓血管集中治療科
石原　翔	日本医科大学多摩永山病院循環器内科
門岡浩介	宮崎市郡医師会病院心臓病センター循環器内科

略語一覧

略語	フルスペル	和名
^{123}I-BMIPP	β-methyl-p-iodophenyl-pentadecanoic acid	
A4CH	apical four chamber view	心尖部四腔像
AAD	acute aortic dissection	急性大動脈解離
ACC	American College of Cardiology	米国心臓病学会
ACLS	Advanced Cardiovascular Life Support	―
ACP	advance care planning	―
ACS	acute coronary syndrome	急性冠症候群
ACT	activated coagulation time	活性凝固時間
ACV	assisted control ventilation	―
ACVC	Association for Acute Cardiovascular Care	―
ADHF	acute decompensated heart failure	急性非代償性心不全
ADL	activities of daily living	日常生活動作
AF	atrial fibrillation	心房細動
AFL	atrial flutter	心房粗動
AHA	American Heart Association	米国心臓協会
AKI	acute kidney injury	急性腎障害
ALI	acute lung injury	急性肺傷害
AMI	acute myocardial infarction	急性心筋梗塞
APTT	activated partial thromboplastin time	活性化部分トロンボプラスチン時間
ARDS	acute respiratory distress syndrome	急性呼吸促迫症候群
AS	aortic stenosis	大動脈弁狭窄症
ASA	American Society of Anesthesiologists	米国麻酔学会
ASAPS	American Society of Anesthesiologists Physical Status	―
ASM	anti-seizure medication	抗発作薬
ATP	antitachycardia pacing	抗頻拍ペーシング
AUC	area under the concentration time curve	―
AV	atrioventricular node branch	房室結節枝
AVA	aortic valve area	弁口面積
AVB	atrioventricular block	房室ブロック
BI	bilateral independent	―
bilevel PAP	bilevel positive airway pressure	二相式気道陽圧
BIS	Bispectral Index	―
BLS	Basic Life Support	―
BLUE	Bedside Lung Ultrasound in Emergency	―
BMI	body mass index	―
BPS	Behavioral Pain Scale	―
BTB	bridge to bridge	―
BTC	bridge to candidacy	―
BTD	bridge to decision	―
BTT	bridge to transplantation	―

CABG	coronary artery bypass grafting	冠動脈バイパス術
CAG	coronary angiography	冠動脈造影／冠動脈造影検査
CAM-ICU	Confusion Assessment Method for the Intensive Care Unit	―
CC	closing capacity	―
CCAB	conventional CABG	心停止下CABG
CCOT	Clinical Care Outreach Team	―
CCU	coronary care unit	―
CHDF	continuous hemodiafiltration	持続的血液濾過透析
CI	cardiac index	心係数
CICU	cardiovascular intensive care unit	―
CICV	cannot intubate, cannot ventilate	―
CIM	Critical illness myopathy	重症疾患ミオパチー
CINM	Critical illness neuro-myopathy	重症疾患ニューロミオパチー
CIP	Critical illness polyneuropathy	重症疾患多発ニューロパチー
CO	cardiac output	心拍出量
COPD	chronic obstructive pulmonary disease	慢性閉塞性肺疾患
CPAP	continuous positive airway pressure	持続的気道陽圧
CPEF	cough peak expiratory flow	―
CPO	cardiac power output	―
CPOT	Critical-Care Pain Observation Tool	
CPR	cardiopulmonary resuscitation	心肺蘇生
CPSS	Cincinnati Prehospital Stroke Scale	シンシナティ病院前脳卒中スケール
CPVT	catecholaminergic polymorphic ventricular tachycardia	カテコラミン誘発性多型性心室頻拍
CRBSI	catheter-related bloodstream infection	カテーテル関連血流感染症
CRRT	continuous renal replacement therapy	持続的腎代替療法
CRT	cardiac resynchronization therapy	心臓再同期療法
CSP	conduction system pacing	刺激伝導系を捕捉するペーシング
CSWG	Cardiogenic shock working group	心原性ショックレジストリー
CTO	chronic total occlusion	慢性完全閉塞
CVP	central venous pressure	中心静脈圧
d-SINE	distal Stentgraft Induced New Entry	ステントグラフト遠位端に新たなエントリーの形成
DIC	disseminated intravascular coagulation syndrome	播種性血管内凝固症候群
DMR	degenerative MR	器質性MR
DMT	guideline-directed medical therapy	
DSA	digital subtraction angiography	デジタルサブトラクションアンギオグラフィ
DT	destination therapy	長期在宅補助人工心臓治療
DTP	differential time to positivity	
DVT	deep vein thrombosis	深部静脈血栓症
ECLS	extracorporeal life support	体外式生命維持装置

ECMO	extracorporeal membrane oxygenation	体外式膜型人工肺
ECPR	extracorporeal cardiopulmonary resuscitation	—
EF	ejection fraction	駆出率
ELVO	emergent large vessel occlusion	—
ESC	European Society of Cardiology	欧州心臓病学会
ESC-ACVC	European Society of Cardiology-Acute Cardio Vascular Care	—
ESE	electrographic status epilepticus	てんかん重積状態
euDKA	euglycemic diabetic ketoacidosis	正常血糖糖尿病性ケトアシドーシス
EWSS	Early Warning Scoring System	早期警告スコアリングシステム
FIB4	Fibrosis-4	—
FiO_2	fraction of inspiratory oxygen	吸入酸素濃度
FMR	functional MR	機能性MR
FoCUS	focused cardiac ultrasound	—
FRC	functional residual capacity	機能的残気量
GCS	Glasgow Coma Scale	
GDMT	guideline-directed medical therapy	ガイドラインに準じた至適薬物治療
GWR	gray/white ratio	灰白質と白質のCT値の比
HAR	hemi-arch replacement	
HBP	His bundle pacing	His束ペーシング
HCM	hypertrophic cardiomyopathy	肥大型心筋症
HCU	high care unit	高度治療室
HD	hemo diafiltration	血液透析
HFNC	high-flow nasal cannula	経鼻高流量酸素療法
HIT	heparin-induced thrombocytopenia	ヘパリン起因性血小板減少症
HPV	hypoxic pulmonary vasoconstriction	低酸素性肺血管収縮
HVS	hyperintense vessel sign	—
IA sign	intraarterial signal	
IABP	intra-aortic balloon pump	大動脈内バルーンポンプ
ICD	implantable cardioverter defibrillator	植込み型除細動器
ICDSC	Intensive Care Delirium Screening Checklist	—
ICU	intensive care unit	集中治療室
ICU-AW	ICU-acquired weakness	—
IE	infective endocarditis	感染性心内膜炎
IMV	invasive mechanical ventilation	侵襲的人工呼吸管理
irAE	immune-related adverse events	免疫関連有害事象
IRRT	intermittent renal replacement therapy	間欠的腎代替療法
IVC	inferior vena cava	下大静脈
IVMD	interventricular mechanical delay	右室と左室の壁運動遅延
IVUS	intravascular ultrasound	血管内超音波
J-SHD	Japanese Structural Heart Disease	—
JUST score	Japan Urgent Stroke Triage Score	—

KPSS	Kurashiki Prehospital Stroke Scale	倉敷病院前脳卒中スケール
LAD	left anterior descending artery	左前下行枝
LAO	left anterior oblique	左前斜位
LBBAP	left bundle branch area pacing	左脚エリアペーシング
LBCT	Late Breaking Clinical Trial	—
LEAD	lower extremity arterial disease	下肢 (閉塞性) 動脈疾患
LFLG	low-flow low-gradient	低流量低圧較差
LGE	late gadolinium enhancement	—
LVAD	left ventricular assist device	左心補助人工心臓
LVEDP	Left ventricular end-diastolic pressure	左室拡張末期圧
LVEF	left ventricular ejection fraction	左室駆出率
LVFWR	left ventricular free wall rupture	左室自由壁破裂
LVOT	left ventricular outflow tract	左室流出路
LVOT-VTI	left ventricular outflow tract velocity time integral	左室流出路速度時間積分値
MBF	myocardial blood flow	心筋血流量
MCS	mechanical circulatory support	機械的循環補助
MET	Medical Emergency Team	—
MFR	myocardial flow reserve	—
MH	manual hyperinflation	徒手的肺膨張法
MIP	maximal inspiratory pressure	最大吸気圧
MODS	multiple organ dysfunction syndrome	多臓器機能不全症候群
mPG	mean pressure gradient	平均圧較差
MR	mitral regurgitation	僧帽弁閉鎖不全症
MRC	Medical Research Council	—
MTEER	Mitral Transcatheter Edge to Edge Repair	経皮的僧帽弁接合不全修復術
MVO_2	myocardial oxygen consumption	心臓の酸素消費量
NCSE	non-convulsive status epilepticus	非痙攣性てんかん重積
NIV	noninvasive ventilation	非侵襲的換気
NOMI	non-occlusive mesenteric ischemia	非閉塞性腸間膜虚血症
non-intubated	BPS-NI	
NOS	nitric oxide synthase	一酸化窒素合成酵素
NPPV	noninvasive positive pressure ventilation	非侵襲的陽圧換気
NRS	Numerical Rating Scale	
NSE	neuron specific enolase	神経特異エノラーゼ
NSTE-ACS	non-ST-elevation acute coronary syndrome	非ST上昇型急性冠症候群
NSTEMI	non-ST elevation myocardial infarction	非ST上昇型心筋梗塞
NSVT	nonsustained ventricular tachycardia	非持続性心室頻拍
NYHA	New York Heart Association	—
OCT	optical coherence tomography	光干渉断層法
OMT	optimal medical therapy	至適薬物療法
OnPB-CAB	on-pump beating CABG	人工心肺使用心拍動下CABG
OPCAB	off-pump CABG	オフポンプCABG

PaCO₂	partial pressure of arterial carbon dioxide	動脈血二酸化炭素分圧
PaO₂	partial pressure of arterial oxygen	動脈血酸素分圧
PAPi	pulmonary artery pulsatility index	肺動脈拍動性指数
PCAS	post cardiac arrest syndrome	心停止後症候群
PCI	percutaneous coronary intervention	経皮的冠動脈インターベンション
PCWP	pulmonary capillary wedge pressure	肺毛細血管楔入圧
PD	periodic discharge	—
PD	poster descending branch	後下行枝
pEEG	processed electroencephalogram	—
PEEP	positive end-expiratory pressure	呼気終末陽圧
PERT	pulmonary embolism rapid response team	肺塞栓迅速対応チーム
PICM	pacing-induced cardiomyopathy	ペーシング誘発性心筋症
PICS	post-intensive care syndrome	集中治療後症候群
PLAX	parasternal long axis	傍胸骨長軸像
PMR	papillary muscle rupture	乳頭筋断裂
POCUS	point-of-care ultrasound	—
PPC	postoperative pulmonary complication	術後肺合併症
PPI	proton pump inhibitor	プロトンポンプ阻害薬
PRF	pulse repetition frequency	—
primary PCI	primary percutaneous coronary intervention	直接的経皮的冠動脈インターベンション
PRIS	propofol infusion syndrome	プロポフォール注入症候群
PROMs	patient-reported outcomes measures	患者報告アウトカム尺度
PRPG	pulmonary regurgitation peak gradient	肺動脈弁逆流圧較差
PSAX	parasternal short axis	傍胸骨短軸像
PSi	Patient State Index	—
P-SILI	patient self-inflicted lung injury	自発呼吸誘発性肺傷害
PSVT	paroxysmal supraventricular tachycardia	発作性上室頻拍
PTE	pulmonary thromboembolism	肺血栓塞栓症
PT-INR	prothrombin timeinternational normalized ratio	プロトロンビン時間国際標準化比
PTSMA	percutaneous transluminal septal myocardial ablation	経皮的中隔心筋焼灼術
pulseless VT	pulseless ventricular tachycardia	無脈性心室頻拍
PV loop	pressure volume loop	左室圧容積曲線
PVC	premature ventricular contraction	心室期外収縮
PVPI	Portal Vein Pulsatility Index	門脈血流拍動指数
PVR	pulmonary vascular resistance	肺血管抵抗
QGS	quantitative gated SPECT	—
RAO	right anterior oblique	右前斜位
RAP	right atrial pressure	右房圧
RASS	Richmond Agitation-Sedation Scale	—
RCA	right coronary artery	右冠動脈
RCT	randomized controlled trial	無作為化比較試験

RDA	rhythmic delta activity	—
REBOA	resuscitative endovascular balloon occlusion of the aorta	—
ROSC	return of spontaneous circulation	心拍再開
RPPs	rhythmic and periodic patterns	異常脳波波形
RRS	Rapid Response System	—
RSBI	Rapid shallow breathing index	—
RSI	rapid sequence induction	迅速導入
RSI	rapid sequence intubation	迅速導入気管挿管
RTAD	retrograde Type A Dissection	ステントグラフト近位端からの逆行性A型解離
rt-PA	recombinant tissue-type plasminogen activator	遺伝子組み換え組織型プラスミノーゲン活性化因子
RVp	right ventricular pacing	右室ペーシング
RWPT	R-wave peak time	—
S4CH	subcostal four chamber view	心窩部四腔像
SAM	systolic anterior motion	収縮期前方運動
SAT	spontaneous awakening trial	自発覚醒トライアル
SB	suppression-burst	サプレッション・バースト
SBT	spontaneous breathing trial	自発呼吸トライアル
SCAI	Society for Cardiovascular Angiography and Interventions	米国心血管インターベンション治療学会
SCCM	Society of Critical Care Medicine	米国集中治療医学会
SCD	sudden cardiac death	心臓突然死
S-ICD	subcutaneous-ICD	完全皮下植込み型ICD
SIRS	systemic inflammatory response syndrome	全身性炎症反応症候群
SIVC	subcostal inferior vena cava	心窩部下大静脈
SMA	superior mesenteric artery	上腸間膜動脈
SOFA	sequential [sepsis-related] organ failure assessment	—
SPWMD	septal to posterior wall motion delay	中隔と後壁の壁運動遅延
SSEP	short somatosensory evoked potential	短潜時体性感覚誘発電位
SSI	surgical site infection	手術創感染
SSS	sick sinus syndrome	洞不全症候群
STEMI	ST-elevation myocardial infarction	ST上昇型心筋梗塞
SUP	stress ulcer prophylaxis	ストレス潰瘍予防
SV	stroke volume	一回拍出量
$S\bar{v}O_2$	mixed venous oxygen saturation	混合静脈血酸素飽和度
SVR	systemic vascular resistance	体血管抵抗
SVT	supraventricular tachycardia	—
SVV	stroke volume variation	一回拍出量変化
SW	rhythmic spike and wave	—
TAR	total arch replacement	—
TBA	trans brachial approach	経上腕動脈アプローチ
TDM	therapeutic drug monitoring	薬物血中濃度モニタリング

TdP	torsade de pointes	—
TEE	transesophageal echocardiography	経食道心エコー図検査
TEVAR	thoracic endovascular aortic repair	胸部ステントグラフト内挿術
TFA	trans femoral approach	経大腿動脈アプローチ
TFI	trans femoral intervention	経大腿動脈インターベンション
TIA	transient ischemic attack	一過性脳虚血発作
TIMI	thrombolysis in myocardial infarction	—
TLT	time limited trial	—
TMA	trimethypamine	—
TMAO	trimethylamine *N*-oxide	トリメチルアミン-*N*-オキシド
TRA	trans radial approach	経橈骨動脈アプローチ
TRALI	transfusion-related acute lung injury	輸血関連急性肺挫傷
TRI	Trans-Radial Intervention	橈骨動脈アプローチ
TRPG	tricuspid regurgitation peak gradient	三尖弁逆流圧較差
TTE	transthoracic echocardiography	経胸壁心エコー図検査
TTM	targeted temperature management	体温管理療法
TTS	Takotsubo syndrome	たこつぼ症候群
TV-ICD	transvenous ICD	経静脈的ICD
TWOS	T-wave oversensing	—
UA	unstable angina	不安定狭心症
VA ECMO	veno-arterial extracorporeal membrane oxygenation	静動脈体外膜型人工肺
VAD	ventricular assist device	補助人工心臓
VALI	ventilator associated lung injury	人工呼吸器関連肺損傷
VAP	ventilator associated pneumonia	人工呼吸器関連肺炎
VAS	Visual Analogue Scale	—
VC	vital capacity	肺活量
VF	ventricular fibrillation	心室細動
VFMR	ventricular FMR	心室性FMR
VIDD	ventilatorinduced diaphragm dysfunction	人工呼吸器関連横隔膜障害
VSP	ventricular septal perforation	心室中隔穿孔
VSR	ventricular septal rupture	心室中隔破裂
VT	ventricular tachycardia	心室頻拍
VTE	venous thromboembolism	静脈血栓塞栓症

第 **1** 章

重症心血管疾患管理としてのCICU

第1章 重症心血管疾患管理としてのCICU

1 CICUの組織や人員配置

宮地秀樹

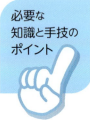
必要な知識と手技のポイント

- 適切な循環器集中治療が必要な患者に行われるようにするため，ESC-ACVCはCICUを3つのレベルに層別化することを提唱している。
- CICUの組織は専従医が診療するclosed CICUをめざすべきであるが，現状は医療資源や財源上の理由から，専従ではない医師が診療するopen CICUのほうが多い。
- 循環器と集中治療を共に専門とする循環器集中治療医を育成することは，医療資源の問題の解決策のひとつにもなり，必要不可欠である。
- 地域でCICUが適切に運営されるために，地域ネットワークの形成と遠隔医療の充実が求められる。

はじめに

1960年代に急性心筋梗塞による致死性不整脈の治療を目的に導入されたcoronary care unit（CCU）は，時代とともにその役割が大きく変化した。1980年代からの経皮的冠動脈インターベンション（percutaneous coronary intervention：PCI）の台頭とともに，肺動脈カテーテルを含む侵襲的血行動態モニタリングや循環補助装置などの高度な管理が中心となり，最近では敗血症や人工呼吸器管理，さらに腎代替療法などの心疾患以外の併存疾患の管理も必要になったことから，その名の通り，cardiovascular intensive care unit（CICU）に変化してきている。このような急速な医療環境の変化に対応すべく，欧州心臓病学会（European Society of Cardiology：ESC）は2018年，CICUの指針というべきポジションペーパーを13年ぶりに更新した[1]。本項では，その概要と日本のCICUの組織の現状について解説する。

CICUにおけるレベルの層別化

急性心血管疾患において，様々な重症度に応じた管理体制が必要であるため，CICUを診療レベルでわける試みが行われている。ESCのAssociation for Acute Cardiovascular Care（ACVC）はリスクと診療レベルに応じた3つのCICUレベルを提案した[1]。これは日本でも三次救急などと呼ばれるように救急医療分野で先行して開発されたものである。レベル1は，一般病棟ではニーズを満たすことができない患者を診療するレ

ベルを指し，病状が増悪するリスクのある患者に対し特別な専門知識や設備により，高いレベルで観察を行う。レベル2は，さらなる高度な観察とモニタリング，治療を要するレベルを指す。レベル3は最高レベルで，救命救急と同等の治療レベルを要する重症急性心血管疾患患者を診療するレベルを指す。診療すべき疾患は表1の通りであり，レベルに応じたモニタリングと手技が必要となる（表2）。このレベル層別化は，その地域の人口や医療レベルなどの社会環境によってニーズが変化し，行政の協力や病院間の連携が必要である。それぞれのレベルについて以降に詳述する。

レベル1

レベル1は，表1で示された疾患に対応できる必要がある。レベル1とはいえ，あらゆる種類の非侵襲的モニターでモニタリングし，呼吸不全には非侵襲的換気（noninvasive ventilation：NIV）で対応し，強心薬を含む血管作動薬を使用できるレベルが求められ

表1 ● レベル別の診療すべき疾患群

レベル1	レベル2	レベル3
急性症状 • 静脈うっ血を主症状とする急性心不全 • 血行動態に問題のない心室頻拍性不整脈 **急性冠症候群** • 再灌流に成功した合併症のないSTEMI • 再灌流療法前の低リスクのtype 1 NSTEMI • 合併症のないtype 2 NSTEMI **急性心血管疾患** • 肺水腫と高い収縮期血圧の急性心不全 • 急性のⅢ度房室ブロック • 心不全を合併した心房細動または上室性不整脈 • 合併症を伴わない心筋炎 • EFの変化がない／軽度の心筋炎または周産期心筋症 • ハイリスクではない大きな肺塞栓症 • 合併症のない僧帽弁狭窄症 • 構造的心疾患または末梢動脈疾患に対する経皮的インターベンション後の患者	**急性症状** • 低灌流を主症状とする急性心不全 • 乏尿を伴う急性腎不全 • 血管収縮薬が必要な状態（敗血症，右室機能不全） • 心不全を伴う不整脈 **急性冠症候群** • PCIの虚血性合併症 • 再灌流せず，または再灌流が成功しなかったSTEMI • PCI前のハイリスクNSTEMI • ショックのない心不全合併のNSTEMI/STEMI **急性心血管疾患** • 低血圧を伴う急性肺水腫 • 心不全症状のないEF低下の周産期心筋症または心筋炎 • 右心不全を伴う原発性肺高血圧症 • 血栓溶解療法の可能性または要する高リスク肺塞栓症 • 合併症のないtype B 大動脈解離 • 心タンポナーデ • 心不全を伴う大動脈弁狭窄症（初期治療） • 心不全を伴う僧帽弁閉鎖不全症（初期治療）	**急性症状** • 心原性ショック • 昏睡を伴う心停止 • エレクトリカルストームを伴う心室頻拍または心室細動 **急性心血管疾患** • 左室機能障害と急性拒絶反応が疑われる心臓移植患者 • 急性心筋梗塞の機械的合併症 • type A 大動脈解離 • 心不全によらない急性人工弁血栓症 • 心不全を伴う急性心内膜炎 • 心不全を伴う大動脈弁閉鎖不全症 • レベル2として考慮される病態で治療が速やかに奏効せず，安定または改善しないもの

STEMI：ST elevation myocardial infarction（ST上昇型心筋梗塞），NSTEMI：non-ST elevation myocardial infarction（非ST上昇型心筋梗塞），EF：ejection fraction（駆出率），PCI：percutaneous coronary intervention（経皮的冠動脈インターベンション）

（文献1より改変）

表2 各レベルで利用可能であるべき手技と専門的能力

レベル1	レベル2	レベル3
• すべての非侵襲的モニタリング • 24時間体制の胸部および心エコー検査 • 直流電気的除細動 • 非侵襲的換気 • 経皮的一時ペーシング • 胸腔ドレーン • 栄養補助 • 病棟での理学療法	レベル1に加えて • 超音波ガイド下中心静脈ラインの挿入 • 心嚢穿刺 • 経静脈的一時ペーシング • 経食道心エコー • 肺動脈カテーテル検査／右心カテーテル検査 • 経皮的循環補助（IABP，IMPELLA） • 体温管理療法（多くのセンターにおいて）	レベル2に加えて • 体外式生命維持装置（ECLS） • 機械的循環サポートの専門知識（LVAD，両心室補助装置） • 腎代替療法 • 人工呼吸器

IABP：intra aortic balloon pump（大動脈内バルーンポンプ），体外式生命維持装置（extracorporeal life support：ECLS），LVAD：left ventricular assist device（左心補助人工心臓）　　　　　　（文献1より改変）

る。また電気的除細動を含む心肺蘇生を行う。日本では高度治療室（high care unit：HCU）や一般病棟にある重症患者を管理する病室などが相当する。

レベル2

レベル2は，レベル1に加え，表1のレベル2の疾患に対応する必要がある。肺動脈カテーテルなどの侵襲的モニタリングを行い，気管挿管および人工呼吸器，さらに経皮的補助循環装置の導入や管理を行う。多くの施設では体温管理療法もできることが望まれる。日本では，緊急PCIを行う多くのCICUがこのレベル2に相当すると思われるが，補助循環用ポンプカテーテル（IMPELLA，ABIOMED社）はすべてのCICUに導入されているとは言いがたい。また体温管理療法は，日本では高度救命救急センターや集中治療室（intensive care unit：ICU）などで行われることが多く，レベル2 CICUで体温管理療法が行われている施設は多くないと思われる。さらにEuropean Society of Cardiology-Acute Cardio Vascular Care（ESC-ACVC）は，人口10万人当たり4〜5床が妥当としており，100万人の都市でさえ5つのレベル2 CICU（10床）があれば十分ということになる。

レベル3

レベル3は，表1に示した最重症心血管疾患患者に対応する。特に心原性ショックや心停止後の患者に対応すべく，veno-arterial extracorporeal membrane oxygenation（VA ECMO）や腎代替療法，侵襲的呼吸管理に精通し，高度に専門化された特定の病院環境が必要である。日本では，救急部門が整っている大規模病院（多くは三次救急対応病院）にあるCICUがレベル3に相当すると思われる。日本においてクラス3 CICUが地域性を加味して適正に配置されているかは不明である。

CICUの体制と機能 (closed CICUとopen CICU)

　CICUチームは医師，看護師，薬剤師，理学療法士，栄養士，心理学者など多職種で構成されるべきである。医師は循環器集中治療医のほか，心臓血管外科医，放射線科医，麻酔科医，感染や緩和ケアの専門医との連携が必要である。

　CICUでは専任のスタッフが完全な責任の下で治療に当たるべきで，この環境をclosed CICUと呼ぶ。一方でCICU選任ではない医師が診療するopen CICUは，本来のCICUの目的とは一致せず，ESC-ACVCは推奨していない[1]。closed CICUはopen CICUに比べCICU内死亡率が低値であるが[2,3]，米国ではopen CICUが74％を占めており[4]，日本でも2019年日本循環器学会の循環器集中治療室実態調査において74％がopen CICU であった[5]。人的資源とコストの面からclosed CICUを実現できない現状がある。

　また専任医師の医療体制については，レベル1では常に専門知識を持った医師による医療が提供され，当直医師は循環器集中治療に対応する知識を備えていなければならない。レベル2では当直医師はCICU専従医でなければならない。当直はCICUのフェローや研修医によって行われることがあるが，上級医によるオンコール体制を整えておく必要がある。レベル3では，一般的な救急救急病棟に適用される国の規則に従い，急性心血管疾患診療と救命救急の両方の専門知識を持った専従医を配置する。このようにCICUで勤務する医師は，循環器内科だけでなく，集中治療の専門スキルが必須である。そこでESCは，CICUで勤務する医師は循環器内科のトレーニングを終了した後に，CICUで12カ月の救命救急のフルタイムトレーニングを行うことを推奨しており，これによりcardiovascular intensivist（循環器集中治療医）を養成している。米国も，循環器内科と救命救急の両方の専門医を取得した医師をcardiac intensivistと呼び，その育成に力を注いでいる。日本でも，循環器内科専門医と集中治療科専門医の両資格を持った医師を循環器集中治療医と呼ぶことができるが，レベル2，3のCICUは，循環器集中治療医の育成に力を注ぐべきである。

CICU構築のためのネットワーク

　CICUの円滑な運用には，各地域のネットワークの構築が不可欠である。ST上昇型心筋梗塞（STEMI）診療では，治療の遅延を最小限にするべく，それぞれの地域でネットワークが構築されてきた。東京では，当科も所属する東京都CCUネットワークが1978年に設立され，2024年11月現在，76病院が常に緊急PCIができる病院としてレベル2以上のCICUを運用している。必要に応じレベル3に相当する病院に転送する。東京都CCUネットワークでは，病院の規模に比例して，急性心筋梗塞の院内死亡率の病院間格差が減

少していた[6]。これは日本でもレベルの層別化，高レベルの集約化が有用である可能性を示している。今後，各地域でもCICUのクラスの適正な層別化が必要になっていく可能性がある。

　ESC-ACVCは遠隔医療の重要性も示している。レベル2，3のCICUは，緊急相談のハブとして機能し，専門家の意見を提供できる環境を構築しなければならない。遠隔医療は，離島が多い日本では過疎化の進行と相まって，患者の移動時間やコストを削減し，さらに医師の偏在化にも対応しうる医療システムである。医療機関は，スタッフ教育プログラム，ハードウェア，ソフトウェア，およびそれらのアップグレードなどに予算を組む必要があるが，これは行政の役割も大きい。厚生労働省は遠隔医療に関して，オンライン診療から重点的に整備を開始しており，今後CICUの遠隔医療も議論の対象にすべきである。

文献

1) Bonnefoy-Cudraz E, Bueno H, Casella G, et al：Editor's Choice - Acute Cardiovascular care association position paper on intensive cardiovascular care units：An update on their definition, structure, organisation and function. Eur Heart J Acute Cardiovasc Care. 2018；7(1)：80-95. PMID: 28816063

2) Na SJ, Chung CR, Jeon K, et al：Association between presence of a cardiac intensivist and Mortality in an adult cardiac care unit. J Am Coll Cardiol. 2016；68(24)：2637-48. PMID: 27978948

3) Miller PE, Chouairi F, Thomas A, et al：Transition from an open to closed staffing model in the cardiac intensive care unit improves clinical outcomes. J Am Heart Assoc. 2021；10(3)：e018182. PMID: 33412899

4) van Diepen S, Fordyce CB, Wegermann ZK, et al：Organizational structure, staffing, resources, and educational initiatives in cardiac intensive care units in the United States：An American Heart Association Acute Cardiac Care Committee and American College of Cardiology Critical Care Cardiology Working Group Cross-Sectional Survey. Circ Cardiovasc Qual Outcomes. 2017；10(8)：e003864. PMID: 28794122

5) 日本循環器学会：循環器集中治療室実態調査のアンケート集計結果. [https://www.j-circ.or.jp/cms/wp-content/uploads/2022/05/2019_CCU_survey_result.pdf] (2025年2月14日閲覧)

6) Yamamoto T, Otsuka T, Yoshida N, et al：Hospital performance in a large urban acute myocardial infarction emergency care system：Tokyo Cardiovascular Care Unit network. J Cardiol. 2021；78(3)：177-82. PMID: 33934931

第1章 重症心血管疾患管理としてのCICU

2 CICUにおける教育カリキュラム

山本 剛

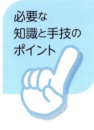

必要な知識と手技のポイント

- CICUの患者背景は循環器救急疾患，重症循環器疾患，非循環器疾患における循環器系合併症，心血管系手術後であり，これを踏まえて循環器的な手技・合併症や一般集中管理を身につける。
- 専門的知識や手技を習得するだけでなく，CICUにおける多職種チーム管理を体得し，重症患者を救命し社会復帰させることが目標である。

日本における循環器集中治療

集中治療において循環管理は非常に重要であり，重症の循環器疾患治療において全身管理は不可欠である。近年，集中治療ならびに循環器疾患治療ともに急速に進歩していく中，循環器集中治療領域に携わる専門医のニーズが高まってきている。しかし，日本の集中治療科専門医数は他の先進国と比べて少なく，日本集中治療医学会に所属する循環器系医師はきわめて少ないため，本領域に関わる専門医の育成が喫緊の課題となっている。日本集中治療医学会では，重症患者に良質な診療を行うためには，専門診療科医師による質の高い専門診療に加えて，集中治療専門スタッフによる質の高い全身管理，すなわち「ICU退室後を見据えた重要臓器の機能サポートおよび合併症予防が必要」としている[1]。これを循環器集中治療に当てはめるなら，専門診療科医師として循環器医が関わるのはもちろんのこと，集中治療専門スタッフの領域に程度の差があっても循環器医の関与が必要となる。

当CICU（cardiovascular intensive care unit）は1973年の開設当初からクローズドシステムによる管理を行っており，現在は心臓血管集中治療科として専従の循環器内科医が診療を行っている。循環器集中治療医の育成の観点からは，循環器専門医と集中治療科専門医のダブルボードの取得を目標にしている。

集中治療科専門研修カリキュラムと循環器集中治療

現行の日本集中治療医学会の集中治療科専門研修カリキュラム[2]から必修項目と，選択項目のひとつである循環領域の箇所を抜粋した（表1）[3]。患者背景は循環器救急疾患，重症循環器疾患，非循環器疾患における循環器系合併症，心血管系手術後が該当する。当CICUでは学会認定専門医研修施設として本カリキュラムに加え，近年の循環器集中治

表1 ▼ 集中治療科専門研修カリキュラム（日本集中治療医学会）の必修項目と選択項目（一部抜粋）

1　必須項目の領域	項目
（1）医療倫理	1. 医療情報を適切に提供し，文書で同意を得ることができる
（2）救急蘇生	2. ALS
	3. PCASの診断と治療
（3）呼吸	4. 気管挿管
	5. Difficult airwayへの対応
	6. 気管挿管人工呼吸管理
	7. NPPV，HFNCによる呼吸不全管理
	8. 胸腔ドレナージの施行
（4）循環	9. 循環動態モニタリング
	10. ショックの診断と管理
	11. 各種心血管疾患の診断と治療
	12. 心臓ペースメーカーの管理
（5）中枢神経	13. 脳浮腫や頭蓋内圧亢進となる疾患の診断と治療
	14. けいれんの治療
	15. せん妄の予防と治療
（6）腎	16. 腎不全の診断と治療
	17. 腎機能低下時の薬剤投与設定
（7）肝胆道系	18. 急性肝不全の診断と治療
（8）血液凝固線溶系	19. DICの診断と治療
	20. 肺血栓塞栓症／深部静脈血栓症の診断と治療
（9）多臓器障害	21. 多臓器障害の評価と治療
（10）感染	22. 敗血症の診断と治療
（11）輸液・輸血，水電解質	23. 水電解質異常の診断と治療
	24. 血液製剤の適切な使用
（12）栄養	25. 栄養状態の評価と栄養管理
2　選択項目の領域	項目
（2）循環	2. 心臓超音波検査モニタリング
	3. 各種心血管疾患の管理

（文献3より作成）

療のターゲットである心原性ショック，心停止後症候群（PCAS）の管理を重点的に，研修スタッフの背景に応じて内容が付加されている。米国の集中治療専門研修医へのサーベイ[4]では，循環器系重症疾患の多数例の経験が有益と考える一方で，循環器系手技に対する習熟度には自信がないと報告されており，救急，麻酔科系医師には研修経験が少ない循環器的な手技，合併症，病態把握の内容に重点が置かれている。また，循環器系医師では重症循環器疾患および一般集中治療管理がフォーカスされている[5, 6]（表2，3）[7]。前述の集中治療科専門研修カリキュラム[2]には集中治療科専門研修の到達目標として，専門知識，手技などの専門技能だけでなく，学術活動等の学問的姿勢，医師としての倫理性と社会性について記されており，循環器集中治療においても同様である。

表2 ▼ CICUで要求される手技・管理

心臓血管系	一般集中治療
・血行動態モニタリング	・気管挿管，人工呼吸
・心エコー	・NIV
・一時ペーシング・再同期	・気道管理手技，気管切開
・電気的除細動	・中心静脈ルート
・心嚢穿刺	・腎代替療法
・IABP・ECMO	・栄養管理
・血管作動薬投与	・適切な抗菌薬治療，選択
・心肺蘇生，低体温療法	・ICCUの質評価指標の認識

（文献7より作成）

表3 ▼ CICUでみられる病態・合併症

心臓血管系	一般集中治療
・急性心不全/心原性ショック	・急性呼吸不全
・MIの機械的合併症	・長期人工呼吸管理
・不整脈	・せん妄
・経皮的手技の合併症	・急性腎不全
	・静脈血栓症
	・急性肝不全

（文献7より作成）

多職種連携

　集中治療では多専門職あるいは多職種連携が必須である（☞第1章3参照）。当CICUの専門研修においては，日々の診療あるいは倫理カンファレンスにおいて，多職種を交えた適切なディスカッションができるように専門研修医がファシリテーター役に付く。循環器集中治療患者へのチーム管理が可能になるよう教育している。また，専従の臨床工学技士，理学療法士，薬剤師，栄養士に専門研修に関連するupdate勉強会やハンズオンを依

頼している。一方で，CICU専任看護師，臨床工学技士，理学療法士，薬剤師，栄養士への勉強会に専門研修医師が教学相長ずを期待し積極的に関与している。

Rapid Response Systemへの参画

集中治療医が院内で果たす重要な役割のひとつにRapid Response System（RRS）（☞第4章2コラム「RRS／MET」参照）の主導がある。院内患者の状態悪化に早期に対応するシステムであるが，集中治療医がより早期に介入することで，重症化を防ぎ，予後を改善できる可能性がある。当院はMedical Emergency Teamの形式で，救命救急科と心臓血管集中治療科スタッフがこのチームを担当している。専門研修医師も，RRS対応を通して循環器救急的なアプローチに加え内科救急への標準アプローチが習得できる。

ACLS／ECPRシミュレーション

難治性心停止時に迅速に合併症を起こすことなく補助循環を導入することはきわめて重要である。また，心停止後症候群（PCAS）において，包括的，体系的および集学的チームアプローチを行うことは良好な神経学的予後につながる。現在，日本循環器学会，日本集中治療医学会が主催のPCASトレーニングセミナーやPCAS・ECPR（体外循環式心肺蘇生法）セミナーが開催されている。自施設環境に合わせて行うことが重要であり，当CICUでは，関連診療科，多職種合同で定期シミュレーションを実施している。

循環器集中治療教育における指導者

循環器集中治療教育の指導者はCICUに従事し，循環器専門医と集中治療科専門医のダブルボードを有していることが望ましい。また，知識，治療手技，システムに基づいた実践，実践に基づく学習と改善，プロフェッショナリズム，対人・コミュニケーションスキルが要求される[7]。今後は関連学会が協同し，循環器集中治療の専門研修医師教育だけでなく研修施設の充実や拡大，指導医の育成についての議論が必要である。

おわりに

心原性ショックへのIMPELLAの有効性が報告されるなど，循環器集中治療領域の発展は目覚ましく，若手医師の関心度も高い。海外では心血管性ショックセンターを中心に心原性ショック管理プロトコールを共有したhub and spokeシステムが注目されてきている。日本では最近，心原性ショック治療のハイボリュームセンターが主となり，臨床と基礎双方のエキスパートから構成されるUNLOADERSが創設され，豊富な臨床経験と同時に学術活動への参加ができる循環器集中治療医の研修プログラムも公表されている。循環器集中治療領域の専門医師はいまだ少数であり，同領域に関わる循環器医および集中治療医が協働，連携して専門医師を育成していく必要がある。

文 献

1) 日本集中治療医学会：集中治療とは.
[https://www.jsicm.org/provider/icm.html]（2025年2月14日閲覧）

2) 日本集中治療医学会：日本専門医機構認定サブスペシャルティ領域専門研修制度.
[https://www.jsicm.org/certification/subsp-kanri.html]（2025年2月14日閲覧）

3) 日本集中治療医学会：集中治療科専門研修カリキュラム.
[https://www.jsicm.org/certification/pdf/Subsp-Specialist-Curriculum_20250203.pdf]（2025年2月14日閲覧）

4) Hill T, Means G, van Diepen S, Paul T, et al：Cardiovascular critical care：A perceived deficiency among U.S. trainees. Crit Care Med. 2015；43(9)：1853-8. PMID：25978338

5) O'Gara PT, Adams JE 3rd, Drazner MH, et al：COCATS 4 Task Force 13：Training in critical care cardiology. J Am Coll Cardiol. 2015；65(17)：1877-86. PMID：25777649

6) Bonnefoy-Cudraz E, Bueno H, Casella G, et al：Editor's Choice - Acute Cardiovascular Care Association Position Paper on Intensive Cardiovascular Care Units：An update on their definition, structure, organisation and function. Eur Heart J Acute Cardiovasc Care. 2018；7(1)：80-95. PMID：28816063

7) Heras M, Sionis A, Price S, et al：Training and certification in acute cardiac care. The ESC Textbook of Intensive and Acute Cardiovascular Care. 2nd ed. Tubaro M, et al eds. Oxford University Press, 2015.

8) Binzenhöfer L, Gade N, Roden D, et al：A contemporary training concept in critical care cardiology. Front Cardiovasc Med. 2024；11：1351633. PMID：38550519

第1章 重症心血管疾患管理としてのCICU

3 チーム医療（ショックチーム），多職種ラウンド，多職種カンファレンス

岡田真理

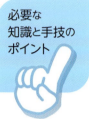

必要な知識と手技のポイント

- 緊急時にスムーズに多職種と連携できるように，体系的なシステム作りが重要である。
- 多職種で協働することにより患者を多角的に見ることができる。
- 救急の現場において医療者は通常とは異なる心理状態であることや多数の医療従事者が関わることから，エラーが起きるリスクが高まるため，日頃からチーム力の向上を目指し良好なコミュニケーションの構築が必要である。

はじめに

　突然の受傷により，生命の危機に直面している患者には，まずは救命のための治療が優先される。当院では，高度救命救急センターに救命救急科，心臓血管集中治療科を有しており，様々な急性期疾患に対応しているが，その中でも循環器疾患が疑われる心肺停止症例，心原性ショックを呈している症例などは患者搬送時から両科で構成されたショックチームで治療にあたっている。チームは様々な職種で構成されているが，それぞれがスペシャリストとしての役割を果たし，協働することで，患者を多角的にアセスメントすることができ，より安全に質の高い医療が提供できる。また，それぞれの役割を果たすためには，緊急時にすぐに対応するための体系的なシステムづくりが重要である。さらに，患者の安全は第一に保証されるものであり，チーム全体で，医療安全の視点を常に持ち合わせながら治療に当たる必要がある。患者の重症度が高いほど治療はより複雑さを増すため，患者，家族，医療者が目指すゴールを常に共有し，様々な倫理的問題についてもチームで取り組んでいくことが求められる。

多職種連携

ショックチーム

　三次救急である救命救急センターには，多くの患者が心肺停止，急性循環不全によるショック状態で搬送される。原因不明の心肺停止，またはそれが心臓由来と考えられる場合には，ショックチームとして心臓血管集中治療科のスタッフも初療対応に参画する。ショックチームが対応する症例は，高い確率で緊急心血管カテーテルが必要となる。ま

た，ショックチームは多くの職種で構成されており，救急車の到着から初療対応開始，その後の患者の状態により変化する動きにスムーズに対応するため，緊急心血管カテーテルの対応フローが作成されている（図1，2）。このような体系的なシステムにより，経験の浅いリーダー看護師などもスムーズに多職種との連携を行うことができる。

多職種カンファレンス

病棟内では，医師，看護師，薬剤師，栄養士，理学療法士，社会福祉士など，様々な職種が協力して患者の治療にあたっている。多職種カンファレンスとは，文字通りそれら多職種が，患者の状況や治療方針に関しそれぞれの立場から意見を述べ，検討する会議である。互いの役割を認識し，患者の治療方針について多角的に検討していくための重要な位置づけとなる。多職種カンファレンスの意義を以下に述べる。

ケアの質の向上

多職種カンファレンスを行うことにより，それぞれの職種ごとの専門性を活かし，患者を様々な角度から捉えることができる。たとえば，日常的に近くにいる看護師には話すことができるが，医師にはうまく表現できない，専門的な知識を持つ理学療法士にはリハ

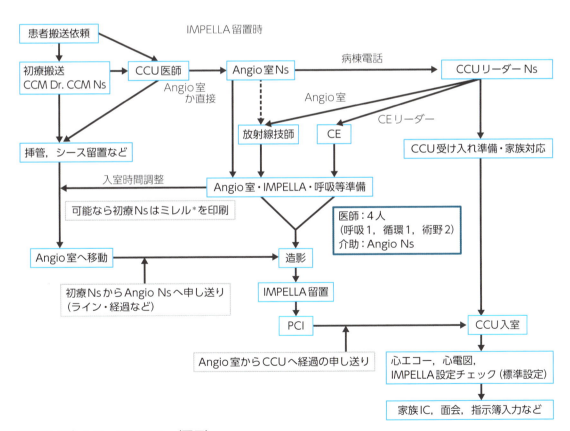

図1 ● 緊急カテーテルフロー（平日）
＊ ミレル：重症部門カルテ

（日本医科大学付属病院心臓血管集中治療科のご厚意による）

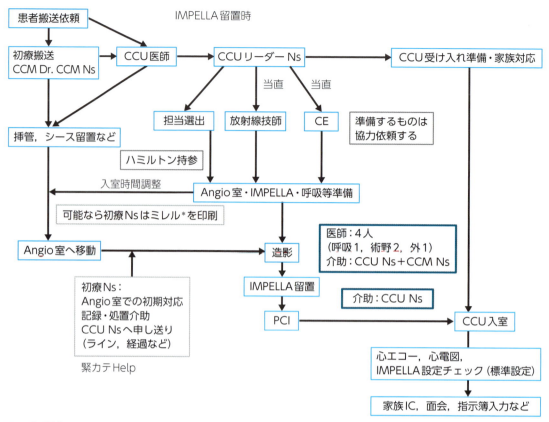

図2 緊急カテーテルフロー（休日夜間）
＊ ミレル：重症部門カルテ

（日本医科大学付属病院心臓血管集中治療科のご厚意による）

ビリテーションの際に本当の身体のつらさを伝えることができる，という場合もあるだろう。そのような様々な情報を共有し検討していくことで，問題が解決することがあり，それはケアの質を格段に向上させる。

チーム力の向上

　煩雑で多忙な日々の業務の中で，多職種とのコミュニケーションの時間は多くはないのが現状である。しかし，患者の回復という同じ目標に向かい，日々の変化を共有していくことは大変重要であり，当院では毎朝，多職種によるウォーキングカンファレンス（多職種ラウンド）を実施している。前日からの患者の状況を共有し，それぞれの職種の視点から意見を述べ，当日の方針について確認をする。多職種で検討することで新たな問題に気づくことができ，その解決に向けて一丸となって取り組むことによりチーム力の向上につながる。

多職種倫理カンファレンス

　救急搬送された患者は，搬送時に重篤な状況に至っている場合も多く，治療の開始は一刻を争う。しかし，そのような場面で即座にアドバンス・ケア・プランニング（ACP）についての情報収集を行うことは困難な場合が多い。治療はできる限り患者本人の意思の

もとに行われるべきであるが，救命のために意思確認ができないままに治療が開始された場合，多くはその家族がその後の代理意思決定者となる。また，本人の意思確認のもとに治療が開始された場合でも，期待された結果と相反する経過をたどることも珍しくなく，そのような場合，治療方針については何度も検討を重ねていく必要がある。

患者本人やその家族が病状を理解した上でどのように治療を選択していくか，医療者は常にあらゆる側面に目を向け，選択肢を提示していかなくてはならない。また，患者の予後が不良で，治療の限界について判断する場合も，多職種で議論することによって，見えていない側面はないか，医療者の意見は一致しているか，患者家族にとってそれは本当に最善かなど，様々な視点から検討する必要がある。臨床倫理で一番に目指すべきことは，患者，家族と医療チームそれぞれが納得し，最善と思える意思決定支援を実現することである。職種が違えば，専門性も違い，患者を見る視点も違ってくる。

私たちは常に倫理的な問題に目を向け，チームで考えながら治療にあたることが大切である。倫理的問題について検討するとき，倫理4原則に基づいて考える必要がある。

---

1. 自立性の尊重（Autonomy）：患者の自律的意思決定の尊重
2. 善行（Beneficence）：患者に利益をもたらすこと
3. 無危害（Non-meleficence）：患者に危害を及ぼさないこと
4. 公正（Justice）：限りある医療資源の公平な配分

この倫理原則に基づいて多職種で多角的に問題について考えるために，Jonsenの医療倫理4分割表（表1）[1]を用いて，多職種でのカンファレンスを実施している。

カンファレンスでは，4つの項目について患者の状況と照らし合わせ，記載していく。不足している情報があれば再度確認し埋めていくと，患者に現在起こっている問題点が見えてくる。また，その項目について強みをもつ職種もそれぞれ違うため，できるだけ患者に関わる多くの職種が参加することが効果的である。問題点が見えてきたら，患者，家族と医療者のゴールを確認し，それを達成するための最善の方法を選択する。患者の状況は様々な理由で変化するため，この一連のプロセスは，必要時，何度も繰り返し行っていく必要がある。そのことにより，常に患者，家族，医療者にとって最善の選択を検討することにつながる。

医療安全

救急の現場では，目まぐるしく変化する患者の状況に合わせて，医療者は迅速に対応しなければならない。しかし，患者の救命のために様々な職種が入り混じり，次々に指示が出される緊迫した環境では，通常とは異なる心理状態，それによるコミュニケーションエラーなどが医療事故を引き起こすことも少なくない[2]。コミュニケーションエ

表1 ▼ 医療倫理の4分割表 (Jonsen)

医学的適応 (Medical Indications) 善行と無危害の原則	患者の意向 (Patient Preferences) 自律性尊重の原則
1. 患者の医学的問題は何か？ 病歴は？ 診断は？ 予後は？ 2. 急性か，慢性か，重体か，救急か，可逆的か？ 3. 治療の目標は何か？ 4. 治療が成功する確率は？ 5. 治療が奏効しない場合の計画は何か？ 6. 要約すると，この患者が医学的および看護的ケアからどのくらい利益を得られるか？ また，どのように害を避けることができるか？	1. 患者には精神的判断能力と法的対応能力があるか？ 能力がないという証拠はあるか？ 2. 対応能力がある場合，患者は治療への移行についてどう言っているのか？ 3. 患者は利益とリスクについて知らされ，それを理解し，同意しているか？ 4. 対応能力がない場合，適切な代理人は誰か？ その代理人は意思決定に関して適切な基準を用いているか？ 5. 患者は以前に意向を示したことがあるか？ 事前指示はあるか？ 6. 患者は治療に非協力的か，また協力できない状態か？ その場合，なぜか？ 7. 要約すると，患者の選択権は倫理・法律上，最大限に尊重されているか？
QOL (Quality of Life) 善行と無危害と自律性尊重の原則	周囲の状況 (Contextual Features) 忠誠義務／公正の原則
1. 治療した場合，あるいは，しなかった場合に，通常の生活に復帰できる見込みはどの程度か？ 2. 治療が成功した場合，患者にとって身体的，精神的，社会的に失うものは何か？ 3. 医療者による患者のQOL評価に偏見を抱かせる要因はあるか？ 4. 患者の現在の状態と予測される将来像は延命が望ましくないと判断されるかもしれない状態か？ 5. 治療をやめる計画はその理論的根拠はあるか？ 6. 緩和ケアの計画はあるか？	1. 治療に関する決定に影響する家族の要因はあるか？ 2. 治療に関する決定に影響する医療者側 (医師・看護師)の要因はあるか？ 3. 財政的・経済的要因はあるか？ 4. 宗教的・文化的要因はあるか？ 5. 守秘義務を制限する要因はあるか？ 6. 資源分配の問題はあるか？ 7. 治療に関する決定に法律はどのように影響するか？ 8. 臨床研究や教育は関係しているか？ 9. 医療者や施設側で利害対立はあるか？

（文献1より改変）

ラーによる医療事故を防止して，医療安全文化を高めるチームワークシステムとして，TeamSTEPPSという戦略がある[3]。TeamSTEPPSはリーダーシップ，状況モニタリング，相互支援，コミュニケーションという4つのコアスキルから成り立っている。コミュニケーションスキルはいくつか挙げられるが，良好なコミュニケーションが根付くことで，コミュニケーションエラーを防ぐ大きな効果が期待されるため，日頃からのトレーニングが重要である。

SBAR

救急の現場では，患者の変化を直ちに他者に伝えなければならない場面に多く直面する。SBARは迅速，かつ適切なコミュニケーションを推進するための技法である。以下，コミュニケーションスキル例をいくつか挙げる。

S：状況 (Situation) 患者に何が起こっているか？

B：背景 (Background) 患者の臨床的背景は何か？

A：考察 (Assessment) 問題に対する自分の考えは何か？

R：提案（Recommendation）問題に対する自分の提案は何か？

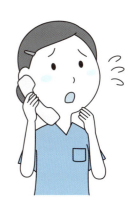

S：状況「山本先生，3号の宮地さんが突然呼吸苦を訴えています。酸素飽和度は89％です。現在2Lカニューレで酸素投与しています。」

B：背景「3日前に左大腿骨骨折の手術を行いましたが，思うように離床が進まず，今朝から左下肢の浮腫と疼痛を認めていました。」

A：考察「肺塞栓の可能性はないでしょうか？」

R：提案「とても苦しそうなので酸素投与量を増量してよいでしょうか。採血やエコー検査も必要かと思いますので，病棟に来てもらうことはできますか？」

チェックバック（再確認）

　医療現場では，相手の言葉を復唱し確認する場面が多くあるが，チェックバックはそれを受け手側で終わらせるのではなく，最終的に送り手側が情報伝達の最終確認を行うため，より確実なコミュニケーションが実行される方法である。

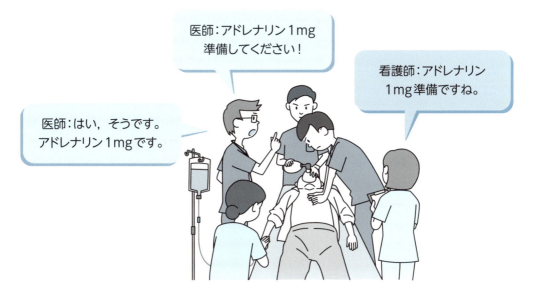

　医療において，どんな状況でも100％間違いを防ぐことはできない。特に，救急の現場ではたくさんのスタッフの声が入り混じり，次に行われることを予想しながら，多重業務の中でコミュニケーションを行わなければならない。そのような状況では，言葉に出してはっきりと相手に伝え，言葉に出して受領を確認することが，言ったつもり，わかったつもりを防ぎ，エラーの防止に大きな効果を発揮する。

文 献

1) Jonsen AR, Siegler M, Winslade WJ, 著, 赤林　朗, 蔵田伸雄, 児玉　聡, 監訳：臨床倫理学 第5版. 臨床医学における倫理的決定のための実践的なアプローチ. 新興医学出版社, 2006.

2) 米国医療の質委員会・医学研究所, 著：医学ジャーナリスト協会, 訳：人は誰でも間違える より安全な医療システムを目指して. 日本評論社, 2000.

3) 落合和徳, 海渡　健, 編：チームステップス［日本版］医療安全チームで取り組むヒューマンエラー対策. メジカルビュー社, 2012.

第2章

CICUにおける検査

第2章　CICUにおける検査

1 血液ガス・バイオマーカー

木村徳宏

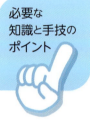

必要な知識と手技のポイント

- 循環器疾患疑い，バイタルサインに異常のある患者の救急搬送，入院・外来問わず急変時には血液ガスを評価する。
- 循環器疾患を疑った際のバイオマーカーとして，トロポニンT・Nt-proBNP・Dダイマーを採血項目に入れる。

はじめに

　循環器集中治療の分野では，患者の主訴・現病歴を含めた患者背景・バイタルサイン・身体所見・採血・12誘導心電図・X線／CT／心エコーなどの各種画像検査などを組み合わせて診断および治療を行っていく。

　迅速に結果を得ることが可能という点で，患者の速やかな状態把握に血液ガスは有用である。また循環器疾患を疑った際のバイオマーカーとしてトロポニンT・Nt-proBNP・Dダイマーが有用である。

血液ガス

　血液ガスで評価可能な項目として，①肺・人工肺でのガス交換，②酸塩基平衡，③その他がある。①では酸素，人工呼吸器，ECMOなどの機械的循環補助（mechanical circulatory support：MCS）の必要性の判断の一助および設定調整をする。②は人工呼吸器患者の分時換気量調整や腎不全時の透析開始・調整の一助とする。③その他としては，血算・乳酸値・電解質・血糖・総ビリルビン・クレアチニンなどが機械によって測定可能である。血液ガスから必要な補正を開始し，また結果が迅速に出る簡便性から治療介入後の状態が改善傾向かを経時的に追って判断する。

　なお，VA ECMOが挿入されている際に，differential hypoxiaを予防するために右手のSpO_2および動脈血液ガスをフォローする必要がある。また，循環が不安定な場合にスワンガンツカテーテルを留置中は$S\bar{v}O_2$を，CVカテーテルを挿入中は$ScvO_2$を血液ガスで評価し，循環モニタリングの一助として使用する。

コラム

動脈血液ガスと静脈血液ガス

重症な患者には，動脈ラインと中心静脈ラインの両方が挿入されている場合が多い。動脈ラインがあれば，動脈血液ガスを基本的にフォローする。しかし，動脈硬化が高度または透析導入予定などで上肢の動脈を使用しづらい，大腿動脈ではADLを上げづらいなどで動脈ラインを確保困難な状況がありうる。そのような際は，静脈血液ガスで動脈血液ガスの代用をする。pH・HCO_3に関しては代用可能で，$PaCO_2$は動脈血と静脈血の相関が悪いと言われている[1]。PaO_2はSpO_2でモニタリングし，低酸素がないことを把握する。乳酸値はおおむね静脈血では動脈血より高い値をとることが多い[2]。血算・電解質・血糖・総ビリルビン・クレアチニンなどは明らかな異常の有無を静脈血液ガスで把握し，通常の採血での血算，生化学の結果と照らし合わせる。

乳酸値

血液ガスで特に気にする項目は乳酸値で，2mmol/L（18mg/dL）以上の場合を上昇と捉える。乳酸アシドーシスの原因として，組織の低酸素または全身の低灌流に起因するものをType A，それ以外の要因に起因するものをType Bと分類することをCohenらが1976年に提唱した。Type Bをさらに基礎疾患によるB1，薬剤あるいは中毒によるB2，先天代謝異常によるB3，その他と分類した[3]。Bandarn Suetrongらが，Cohenらの分類に沿って乳酸アシドーシスを認めた際に考慮すべき病態をまとめている（表1)[4]。

当院CCUの救急患者および入室患者では，Type Aでは種々のショック，局所の低灌流（腸管・下肢）・高度低酸素・痙攣・喘息，Type Bでは，肝疾患，敗血症，糖尿病，ビタミンB_1欠乏，メトホルミン，エタノール，プロポフォールなどに伴う乳酸値上昇にしばしば遭遇する。表1[4]に示した原因を念頭に，患者の症状・バイタルサイン・身体診察・採血・心エコー・留置されていればスワンガンツカテーテルなどで血行動態評価し，介入および慎重な経過観察を行う。

トロポニンT

トロポニンTが上昇する原因としては心筋梗塞が代表的だが，心不全・心筋炎・心筋症・頻脈性不整脈・電気的除細動後・肺塞栓・腎不全などでも認める。

高感度心筋トロポニンの測定は心筋梗塞の早期診断に有用である[5]。急性冠症候群を疑う患者が来院した場合はまず12誘導心電図を検査し，典型的な症状およびST上昇を認める誘導に合致するような心臓の壁運動低下を認めた場合，ST上昇型心筋梗塞（STEMI）として原則的に緊急カテーテルをする。ST上昇を認めない場合は，非ST上昇型急性冠症候群（NSTE-ACS）としてGRACE ACSリスクスコアを参考に治療戦略を選択する[6]。当院では初回採血の1時間後に高感度トロポニンTをフォローし，0.005ng/mL以上の変化を認めた際には非ST上昇型心筋梗塞（NSETMI）の診断とし，原則的に即時or早期

にCAGを行い，必要に応じて介入の方針をとっている（☞**第5章2**参照）。

表1 ⭕ 乳酸アシドーシスの原因

Type A（組織低酸素の臨床的証拠あり）		
• ショック（敗血症性，循環血漿量減少性，閉塞性，心原性） • 局所の低灌流（腸間膜，四肢虚血） • 重度の低酸素血症 • 重度の貧血 • 一酸化炭素中毒，シアン化物中毒，鉄中毒 • 激しい筋活動（運動，痙攣，喘息）		
Type B（組織低酸素の臨床的証拠なし）		
B1（基礎疾患との関連あり）	• 肝疾患 • 敗血症 • 糖尿病 • 悪性腫瘍 • 褐色細胞腫 • ビタミンB_1欠乏症	
B2（薬物／中毒によるもの）	• ビグアナイド • アドレナリン，テルブタリン，その他のアドレナリン作動薬 • エタノール，メタノール，エチレングリコール，プロピレングリコール • プロポフォール • ニトロプルシド，吸入NO • 果糖 • ソルビトール • サリチル酸塩 • アセトアミノフェン • イソニアジド • リネゾリド	
B3（先天性代謝異常によるもの）	• グルコース-6-ホスファターゼ欠損症 • フルクトース-1,6-ニリン酸ホスファターゼ欠損症 • ピルビン酸カルボキシラーゼ欠損症 • ピルビン酸デヒドロゲナーゼ欠損症 • 酸化的リン酸化欠損症	
その他		
• D-乳酸アシドーシス • 低血糖		

（文献4より引用）

Nt-proBNP（BNP）

Nt-proBNPおよびBNPは，心室の心筋細胞から主に伸展などの機械的刺激により産生・分泌されたpre-proBNPが分解された代謝物であり，心不全の評価に有用である[7]。心不全の超急性期・肥満・肥大心などでは低めの値，高齢者・腎機能障害患者で数値が高

くなりやすいことに注意が必要で，胸部X線・心エコー所見などを含めて総合的に判断する[8]。過去にNt-proBNPを測定していれば，その推移も参考にする。

Dダイマー

　Dダイマーはフィブリン分解産物の集まりで，体内で血栓が生成され，線溶系によって分解されていることを示す。Dダイマー値が参考となる代表的な循環器疾患として，肺血栓塞栓症および急性大動脈解離が挙げられる。亜広範型〜広範型の肺血栓塞栓症，flap／心嚢液貯留／大動脈弁逆流症が明らかな急性大動脈解離は12誘導心電図・胸部X線・心エコー検査などから造影CT撮影の選択をとりやすい。しかし，各種検査で異常所見が明らかでない場合に，造影CTを撮影するか悩むことがある。その際に有用なのがDダイマーの測定とリスクスコアを用いた検査前確率の評価である。肺血栓塞栓症および急性大動脈解離において，Dダイマーは感度が高く特異度が低い検査であるため，診断の除外に利用される[9]。両疾患において，Dダイマーのカットオフ値を500ng/mLとしている報告が多い。検査前確率の評価として，肺血栓塞栓症ではWellsスコア[10]・ジュネーブスコア[11]・改訂ジュネーブスコア[12]が，急性大動脈解離ではADD-RS[13]が有用である。

　なおDダイマーは各施設で測定方法および基準値が異なっており，自施設の測定方法および基準値などを把握している必要がある。また急性大動脈解離で初診時にDダイマーが正常値である症例も稀ではあるものの経験するため，検査前確率が高い場合には造影CTを施行する。

おわりに

　循環器集中治療の現場で，血液ガスとバイオマーカーを駆使し，速やかな診断および介入につなげることが患者の状態改善，ひいては予後改善につながると考える。

文献

1) Bloom BM, Grundlingh J, Bestwick JP, et al：The role of venous blood gas in the emergency department：a systematic review and meta-analysis. Eur J Emerg Med. 2014；21(2)：81-8. PMID：23903783

2) van Tienhoven AJ, van Beers CAJ, Siegert CEH：Agreement between arterial and peripheral venous lactate levels in the ED：A systematic review. Am J Emerg Med. 2019；37(4)：746-50. PMID：30686538

3) Cohen RD, Woods HF：Clinical and Biochemical Aspects of Lactic Acidosis. Blackwell, 1976.

4) Suetrong B, Walley KR：Lactic acidosis in sepsis：It's not all anaerobic：Implications for diagnosis and management. Chest. 2016；149(1)：252-61. PMID：26378980

5) Giannitsis E, Becker M, Kurz K, et al：High-sensitivity cardiac troponin T for early prediction of evolving non-ST-segment elevation myocardial infarction in patients with suspected acute coronary syndrome and negative troponin results on admission. Clin Chem. 2010；56(4)：642-50. PMID：20167697

6) Fox KA , Dabbous OH, Goldberg RJ, et al：Prediction of risk of death and myocardial infarction in the six months after presentation with acute coronary syndrome：prospective multinational observational study (GRACE). BMJ. 2006；333(7578)：1091. PMID：17032691

7) 血中BNPやNT-proBNPを用いた心不全診療に関するステートメント2023年改訂版.
[https://www.asas.or.jp/jhfs/topics/bnp20231017.html](2025年2月14日閲覧)

8) 急性・慢性心不全診療ガイドライン(2017年改訂版 2025年2月14日閲覧)

9) Akutsu K, Sato N, Yamamoto T, et al：A rapid bedside D-dimer assay (cardiac D-dimer) for screening of clinically suspected acute aortic dissection. Circ J. 2005；69(4)：397-403. PMID：15791032

10) Wells PS, Anderson DR, Rodger M, et al：Derivation of a simple clinical model to categorize patients probability of pulmonary embolism：increasing the models utility with the SimpliRED D-dimer. Thromb Haemost. 2000；83(3)：416-20. PMID：10744147

11) Wicki J, Perneger TV, Junod AF, et al：Assessing clinical probability of pulmonary embolism in the emergency ward：a simple score. Arch Intern Med. 2001；161(1)：92-7. PMID：11146703

12) Le Gal G, Righini M, Roy PM, et al：Prediction of pulmonary embolism in the emergency department：the revised Geneva score. Ann Intern Med. 2006；144(3)：165-71. PMID：16461960

13) Nazerian P, Mueller C, Soeiro AM, et al：Diagnostic accuracy of the aortic dissection detection risk score plus D-dimer for acute aortic syndromes：The ADvISED prospective multicenter study. Circulation. 2018；137(3)：250-8. PMID：29030346

第2章 CICUにおける検査

2 脳神経モニタリング

横堀將司

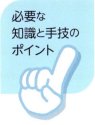

必要な知識と手技のポイント

- 脳は脆弱な組織である。二次性脳損傷を最小限にすることが神経集中治療の目標である。
- 二次性脳損傷を最小限にするためにモニタリングを駆使した病態把握を行う。
- 心停止後症候群（PCAS）は，循環停止・再灌流後に起こる各種病態を指す。PCASは虚血再灌流障害が障害の本態である。
- 非けいれん性てんかん重積（NCSE）はPCAS患者の10％前後に存在するとされる。脳波所見上でNCSEが疑わしい所見があれば積極的に抗発作薬（anti-seizure medication：ASM）を投与する。

はじめに：脳神経モニタリングの重要性

　心拍再開（return of spontaneous circulation：ROSC）後の管理として，現時点で行うことができる治療は少ない。しかし体温管理療法（targeted temperature management：TTM）による高体温の予防や持続脳波測定によるてんかん発作の探索など，我々ができる範囲で，脳を護ることが患者転帰の改善につながる。本項では，心停止後症候群（PCAS）に関する病態生理とモニタリング，さらには予後推定の方略について記載したい。

神経損傷の病態生理：一次性脳損傷と二次性脳損傷

　脳損傷の病態は，一次性脳損傷（primary brain injury）と二次性脳損傷（secondary brain injury）に大別される。二次性脳損傷は心停止に伴う脳虚血などの一次性脳損傷のあとに，低血圧，低酸素，脳浮腫，頭蓋内圧亢進などの二次的要因により，さらに引き起こされる損傷を意味する。再灌流障害による脳内フリーラジカルの急激な産生や異常脳波の発生によるてんかん重積状態など，この二次性脳損傷のトリガーとなる病態が神経集中治療の主要なターゲットとなる。二次性脳損傷予防の基本は，病態生理を理解し，適切なモニタリングを駆使しつつ頭蓋内環境の適正化を図ることにある。

　二次性脳損傷を引き起こす因子は，表1のように全身性因子と頭蓋内因子に分類できる[1]。特に全身性因子は，バイタルサインの確認や各種血液検査などで推定可能であり予

表1 二次性脳損傷をきたす因子

全身性因子	頭蓋内因子
低血圧 低酸素 貧血 高体温 高炭酸ガス血症 低血糖 酸塩基異常・代謝異常 全身炎症・感染 血液凝固異常	頭蓋内圧亢進 頭蓋内占拠性病変 脳浮腫 脳血管攣縮 水頭症 頭蓋内感染症 てんかん 脳血流低下 脳代謝障害 電解質異常 フリーラジカル産生

(文献1より引用)

防しやすい。一方，頭蓋内因子においては，脳内の病態生理を把握しなければならないことから，脳波や頭蓋内圧測定などのモニタリングやCT，MRIなどの画像診断を必要とする。

頭蓋内モニタリングの種類

　前述の通り，二次性脳損傷を惹起しうる頭蓋内因子を評価するためにモニタリングを必要とする。脳神経モニタリングは，表2のように大別される[2]。

　脳損傷の病態は多因子にわたるため，頭蓋内圧や脳灌流圧，脳組織の酸素化，電気生理学的評価，生化学的評価，脳血流などを知ることが重要であるが，特にPCASの患者では，脳波測定によるNCSEの評価とそれに対する治療介入や，バイオマーカーである神経特異エノラーゼ（neuron specific enolase：NSE）の測定（日本では保険適用外），短潜時体性感覚誘発電位（short latency somatosensory evoked potential：SSEP）による感覚誘発電位の測定などで転帰予測が行われている。

表2 脳神経モニタリングの種類

モニタリングの種類	局所モニタリング	局所・全脳モニタリング	全脳モニタリング
圧モニタリング	―	―	ICP/CPP
酸素化モニタリング	PbtO2/rSO2（NIRS）	―	SjO2
電気生理学的モニタリング	ABR/SSEP	EEG	―
生化学的モニタリング	Microdialysis	PET	biomarker (serum, CSF)
脳血流モニタリング	TCD	PET/SPECT	―

ABR：聴性脳幹反応，CPP：脳灌流圧，CSF：脳脊髄液，EEG：脳波，ICP：頭蓋内圧，NIRS：近赤外線分光法，PbtO2：脳組織酸素分圧，rSO2：脳局所酸素飽和度，SjO2：内頸静脈酸素飽和度，SSEP：短潜時体性感覚誘発電位，TCD：経頭蓋超音波ドプラ法

(文献2より引用)

NCSEと関連する異常脳波波形

NCSEと関連する異常脳波波形である律動的・周期的脳波パターン（rhythmic and periodic patterns：RPPs）を図1[3]に示す。

ザルツブルグ基準について

NCSEを疑う場合の診断基準において，現在最も普及しているのはザルツブルグ基準と言われるものである（図2）[4]。図1に示したPD，RDA，SWなどの波形やそれらの周波数，波形の広がりをもとにNCSEを診断する。基本的には，10秒間で25回を超える（＞2.5Hz）てんかん性放電（棘波：spike，多棘波：poly spike，鋭波：sharp wave，棘徐波複合：spike and wave）が観察される場合はNCSEとして治療を開始する。一方，てんかん性放電が2.5Hz以下のもの，あるいは＞0.5HzのRDAである場合には，①抗発作薬（従来で言う抗痙攣薬）の投与により脳波所見と臨床症状が改善する，②軽微な臨床的発作徴候を伴う，③時間的空間的なevolutionを伴う，のうち1つが当てはまる場合にNCSEと診断される。一方，抗発作薬を投与し，臨床症状が改善せずに脳波所見のみ改善する場合や，evolutionと断定できないfluctuationの場合は，possible NCSEと考える。

PCAS患者において痙攣の出現や，持続脳波モニタリングにててんかん波を認める場合は，脳代謝抑制目的にジアゼパムやレベチラセタムなどの抗発作薬の使用を検討する。

特に，NCSEはPCAS患者の10％前後に存在するとされる[5, 6]。脳波上でNCSEが疑わしい所見があれば積極的に抗発作薬（ASM）を投与する。

TTM中のシバリング評価

シバリングは，酸素需要の増加や代謝の亢進，厳密な体温管理に悪影響を与える。酸素需要供給バランスの確保と適正で確実な体温管理のため，シバリングは積極的に抑える必要がある。ベッドサイドシバリング評価スケール（表3）[7]を用いて，1時間ごとに評価し，スコアを0に維持することをめざす。

シバリングが生じた場合は，鎮静・鎮痛管理の強化（☞第3章3参照）や，デクスメデトミジンの追加投与，硫酸マグネシウム投与などを考慮する。また，必要に応じて筋弛緩薬を使用することが，良好な転帰と関連することも指摘されているが，筋弛緩薬を使用する場合は痙攣がマスクされてしまう可能性があるため，持続脳波モニタリングの併用が望ましい。

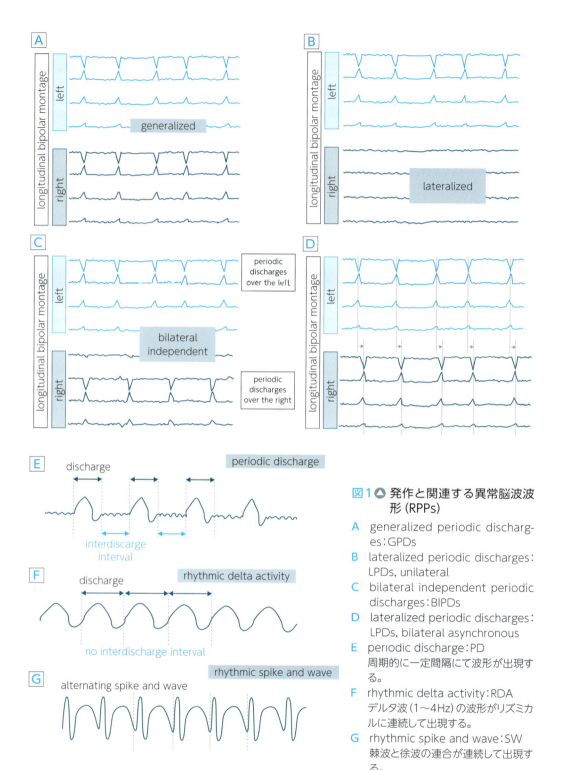

図1 ● 発作と関連する異常脳波波形（RPPs）

A generalized periodic discharges：GPDs
B lateralized periodic discharges：LPDs, unilateral
C bilateral independent periodic discharges：BIPDs
D lateralized periodic discharges：LPDs, bilateral asynchronous
E periodic discharge：PD
  周期的に一定間隔にて波形が出現する。
F rhythmic delta activity：RDA
  デルタ波（1〜4Hz）の波形がリズミカルに連続して出現する。
G rhythmic spike and wave：SW
  棘波と徐波の連合が連続して出現する。

波形が左右両側半球の誘導ともに一致して全般的に出現する場合を全般性（G：generalizedと表記），どちらかの誘導に出現している場合を片側性（L：lateralized）と表現する。なお，両側大脳半球に出現していても位相がずれている場合をbilateral independent（BI）と表記する。したがって，全般性のRDAの出現でGRDA，片側性のPDの出現でLPDなどと表記をすることとなる。

（文献3より引用）

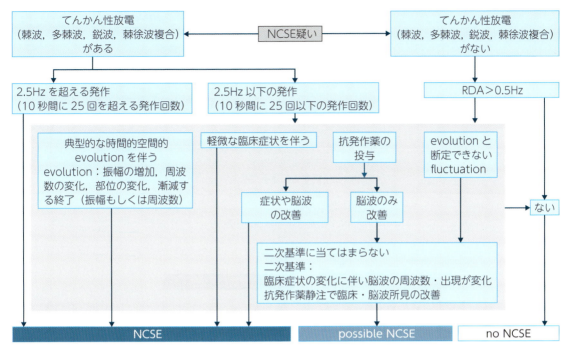

図2 ザルツブルグ基準

NCSEを疑った場合，脳波所見や抗発作薬投与へのレスポンスによりNCSEの診断を行う。なお，抗発作薬の反応性は，投与10分以内に以下の臨床，脳波所見の改善を確認する。
・臨床　a：名前を言う，b：1，2，3を繰り返す，c：上肢挙上，d：開眼，e：視線が検者に合う。
・脳波　異常脳波の発生頻度が1〜9％になる。

(文献4より引用)

表3 ベッドサイドシバリング評価スケール

スコア	シバリング発生部位	対応
0	咀嚼筋，頸部，胸壁を触診してもシバリングなし	―
1	頸部・胸郭のみのシバリング	アセトアミノフェン　1,000mg q6 IV 硫酸マグネシウム　0.5〜1mg/hr IV カウンターウォーミング　43℃
2	上肢全体＋頸部・胸郭	デクスメデトミジン　0.2〜0.7μg/kg/hr フェンタニル　0.5μg/kg/hr
3	体幹，四肢全体	プロポフォール　0.3〜3.0mg/kg/hr

(文献7より引用)

神経学的予後予測

　　　心停止後，意識障害が遷延している患者における，神経学的予後不良に関連する所見としては，以下の項目が挙げられる（図3）[8]。

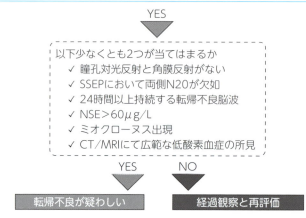

図3 PCAS 患者の神経学的予後予測 （文献7より改変）

臨床所見
- 両側対光反射と角膜反射の消失
- ミオクローヌス重積状態（30分以上全身性ミオクローヌスが継続する状態）
- Glasgow Coma Scale（GCS）最良運動反応（motor score：M）≦3点

画像所見
- 頭部CTにおけるgray/white matter ratio（GWR）<1.14（図4）
  GWR：灰白質と白質のCT値の比。低酸素性脳症の皮髄境界不明瞭を数値化したもの。
- 頭部MRIにおける広範囲なADC低下を伴う拡散強調画像（DWI）高信号

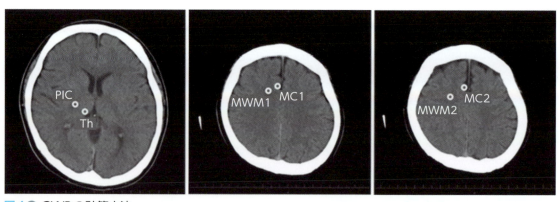

図4 GWRの計算方法
GWR＝（[Th/PIC]＋[MC1/MWM1]＋[MC2/MWM2]）/3
Th：視床，MC1：半卵円中心の灰白質皮質，MC2：高位円蓋部の内側灰白質皮質，PIC：内包後脚，MWM1：半卵円の白質，MWM2：高位円蓋部の内側白質（各値は右半球と左半球の平均値で算出する）

血液所見

- 心停止後48時間 and/or 72時間の時点での血清NSE値高値（＞60μg/L），24時間後のNSE値＜72時間後のNSE値

神経電気生理学的検査

- 両側性のSSEP N20の消失（図5）[8]
- 脳波検査における悪性脳波所見：flat（平坦脳波，抑制脳波），サプレッション・バースト（suppression-burst：SB），てんかん重積状態（electrographic status epilepticus：ESE）（図6）

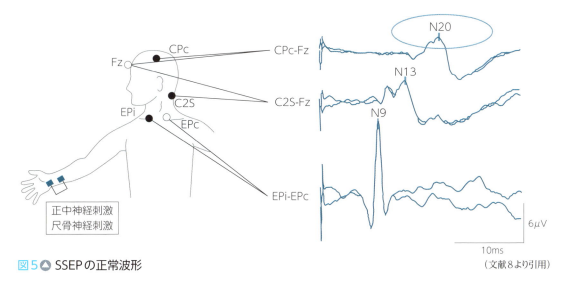

図5 SSEPの正常波形

（文献8より引用）

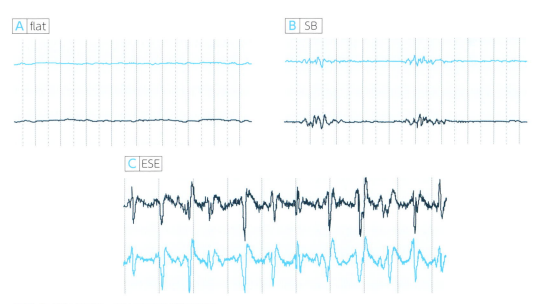

図6 脳波検査における悪性脳波所見
A　flat（平坦脳波，抑制脳波）
B　サプレッション・バースト（suppression-burst：SB）
C　てんかん重積状態（electrographic status epilepticus：ESE）

重要なのは1つの項目のみで判断せずに，複数の項目を用いて多角的に評価を行うべきということである。また，心停止直後は薬剤の影響などを受け正確な評価ができないため，TTM施行の場合は復温後72時間以降，TTM非施行の場合は心停止後72時間以降に行うことが望ましいとされる[7]。

おわりに

最近のガイドラインや知見を参考に，特にPCAS患者のモニタリングについて述べた。PCASの病態を理解したクオリティの高い集中治療管理を行うことが，患者の神経学的予後改善につながる可能性があり，本項がその一助となることを期待する。

文献

1) 横堀將司，横田裕行：頭部外傷の病態と治療．日医大医会誌．2019；15(2)：71-9.

2) 横堀將司，山口昌紘，五十嵐　豊，他：Neurological emergencyにおけるモニタリングと急性期治療戦略．脳神外ジャーナル．2016；25(3)：220-8.

3) Hirsch LJ, Fong MWK, Leitinger M, et al：American Clinical Neurophysiology Society's Standardized Critical Care EEG Terminology：2021 Version. J Clin Neurophysiol. 2021；38(1)：1-29. PMID: 33475321

4) Leitinger M, Trinka E, Gardella E, et al：Diagnostic accuracy of the Salzburg EEG criteria for non-convulsive status epilepticus：a retrospective study. Lancet Neurol. 2016；15(10)：1054-62. PMID: 27571157

5) American Heart Association：2020アメリカ心臓協会 CPRおよびECCのガイドライン ハイライト版．2020．[https://cpr.heart.org/-/media/cpr-files/cpr-guidelines-files/highlights/hghlghts_2020 eccguidelines_japanese.pdf]（2025年2月14日閲覧）

6) 日本蘇生協議会，監：JRC蘇生ガイドライン2020．医学書院，2021.

7) Nolan JP, Sandroni C, Böttiger BW, et al：European Resuscitation Council and European Society of Intensive Care Medicine guidelines 2021：post-resuscitation care. Intensive Care Med. 2021；47(4)：369-421. PMID: 33765189

8) 古閑公治，寺本靖之，松永　薫，他：高齢者の正中・尺骨神経SSEPにおける基準値の検討―自他覚所見からみた適正な母集団とは―．保健科研誌．2013；(10)：7-17.

第**2**章 CICUにおける検査

3 心電図

岡　英一郎

必要な知識と手技のポイント

▶CICUの症例では心電図モニタリングは必須であり，リコール機能，グラフトレンド機能，長時間波形機能を使用して診療に活用する習慣をつける。

▶緊急度の高い心電図所見として，ST上昇型心筋梗塞を見逃さないためのポイントを理解する。

▶心電図は病勢を最も鋭敏に反映する検査所見のひとつであり，経時的な心電図変化にも注目する必要がある。

▶wide QRS頻拍時は否定されるまで心室頻拍を疑いつつ，上室性との鑑別を行うことが重要である。

モニター心電図管理

cardiovascular intensive care unit (CICU) 入室中の症例は，血行動態が不安定な症例も多く，全例で心電図モニタリングは必須である。

モニター心電図は，QRS波形を自動感知してRR間隔から心拍数を算出するため，QRS波形がはっきりと認識できる誘導の位置に電極を装着することが望ましい。通常はⅡ誘導（赤電極が右鎖骨下，緑電極を左側肋骨下部に，心臓を挟むように貼る）でよいが，QRS波形が認識しにくい場合には12誘導心電図を見て，最もQRS波形がわかりやすい誘導を選択するように電極位置を修正する。

モニター心電図の主な役割は，①調律（リズム），②心拍数，③ST変化を記録することである。基本的にはモニタリングがメインであるが，失神症例や心停止症例などでは，時として患者の治療選択や救命に関わる重要なデータとなるため管理の仕方は重要である。

リコール機能

　あらかじめ設定した心拍数をもとに徐脈/頻脈のイベントが記録される。ただし，古いデータは上書きされ，転床などにより消去される可能性もあり，毎日モニター観察を行い，波形をカルテに保存する習慣が肝要である。

　特に心機能の低下した心不全症例や虚血性心疾患症例では，心室性不整脈イベントに注意を要し，その後の心臓突然死一次予防としての植込み型除細動器（ICD）適応を判定する上でも非持続性心室頻拍（nonsustained ventricular tachycardia：NSVT）の記録は重要な意味を持つ。

> **コラム**
>
> NSVTは30秒よりも短く，自然停止するものと定義される。一方，30秒以上持続するものは持続性心室頻拍（sustained ventricular tachycardia）と定義される。一般的にSVTと略す場合は上室頻拍（supraventricular tachycardia：SVT）を意味することが多いため，注意が必要である。

　また，心原性失神精査では，有症候時の心電図波形の同定が必須である。CICUでは観血的動脈圧モニタリングも併用することで，不整脈発作時の血圧変動から失神の原因を同定しやすい場合がある。さらに可能ならば12誘導モニター心電図を装着すると，心室性不整脈で起源となる期外収縮の同定にも有用である。同定された不整脈に応じてデバイス治療やカテーテルアブレーション治療などの治療方針決定に重要な役割を持つ。

グラフトレンド機能，長時間波形機能

　CICU入室中の症例はしばしば心房細動などの頻脈性不整脈を合併する。その際は，グラフトレンド機能から頻脈出現/停止時の時刻を把握し，長時間波形を確認するとその不整脈の特性を把握できる場合がある。

　心房細動の場合には，RR間隔が不整なため心拍数の変動は大きく，グラフトレンドでは小刻みに揺れる波形となる。一方，心房粗動や発作性上室頻拍のようなリエントリー性頻拍では心拍数は固定化されることが多く，一直線のトレンド波形となることが多い（図1）。これらの頻脈に対して心拍数調節のため薬剤投与した際の治療効果判定にもグラフトレンドの確認は有用であり，心房細動よりも心房粗動/心房頻拍のほうが薬物による徐拍化は限定的[1]となりやすく，代替療法などを検討する必要が高いとされる。

心房細動

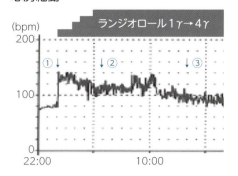

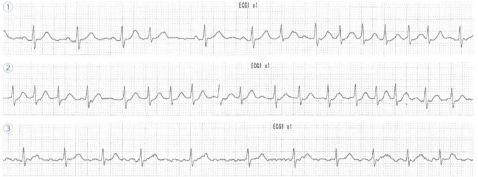

心房粗動

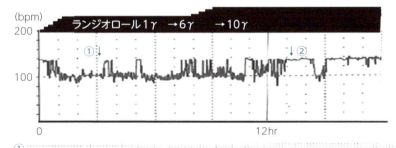

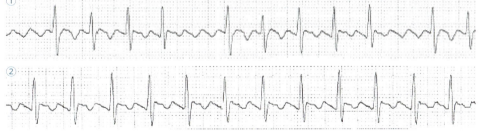

図1 ● 心房細動と心房粗動
洞調律から心房細動へ移行し，ランジオロール投与に伴い心拍数100bpm前後に徐拍化が得られている。
一方，心房粗動では高用量ランジオロールを用いて安静時などは房室伝導比2：1〜4：1に徐拍化されるものの効果は限定的で，その後は2：1房室伝導比の心拍数150bpmに固定化され頻拍が持続している。
＊　1γ＝1μg/kg/min

緊急度の高い12誘導心電図所見

問題

以下に，緊急度が高い自験例の12誘導心電図を提示する（図2〜14）。解答および解説は心電図のあとに詳述するため，心電図診断は何か，責任病変はどこであるかなどを予測しながらお読み頂きたい。

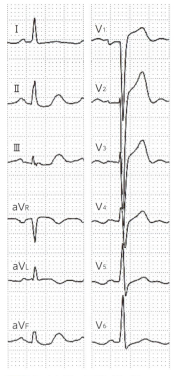

図2 ▲ 64歳，男性（胸痛）

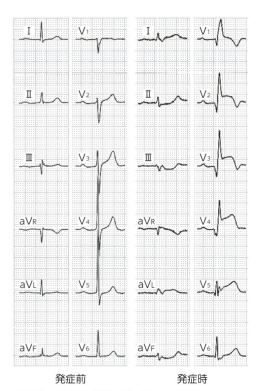

発症前　　　　発症時

図3 ▲ 79歳，男性（胸痛）

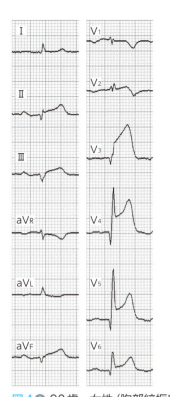

図4 ● 90歳，女性（胸部絞扼感）

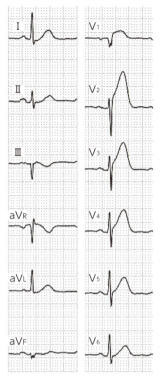

図5 ● 51歳，男性（胸痛，冷汗）

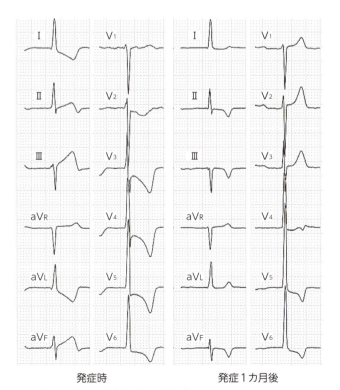

発症時　　　　　　　発症1カ月後

図6 ● 67歳，男性（悪心，冷汗）

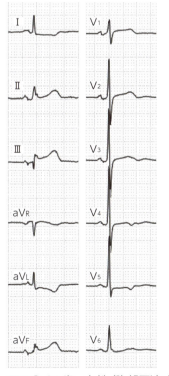

図7 ● 81歳，女性（胸部圧迫感）

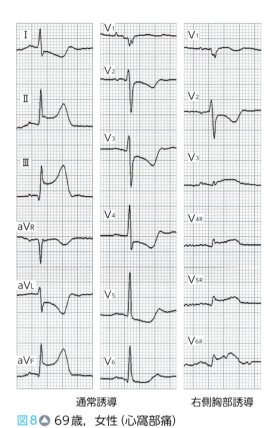

通常誘導　　　　　　右側胸部誘導

図8 69歳，女性（心窩部痛）

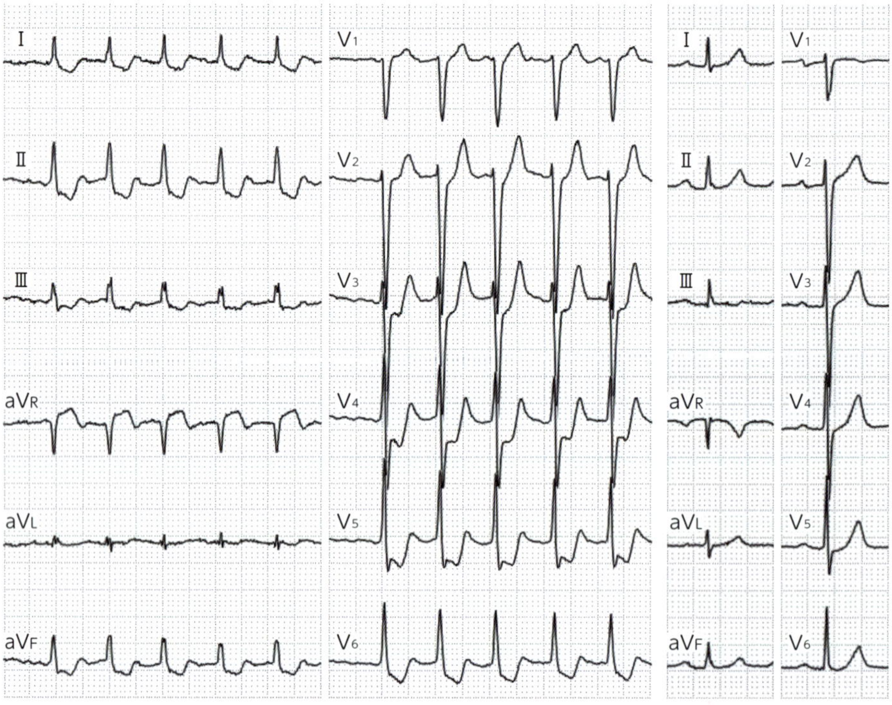

来院時　　　　　　　　　　　　　　　　2時間後

図9 69歳，男性（動悸，労作時胸痛）

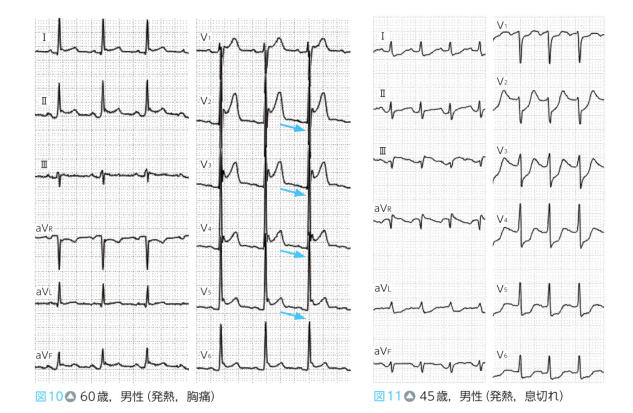

図10 60歳，男性（発熱，胸痛）

図11 45歳，男性（発熱，息切れ）

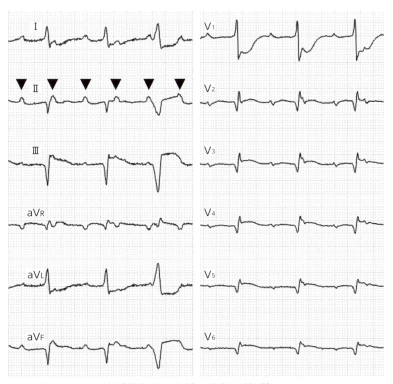

図12 40歳，男性（倦怠感，失神，胸部不快感）

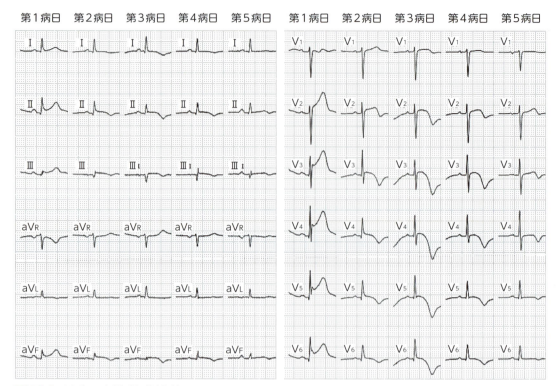

図13 62歳，女性（胸背部痛）

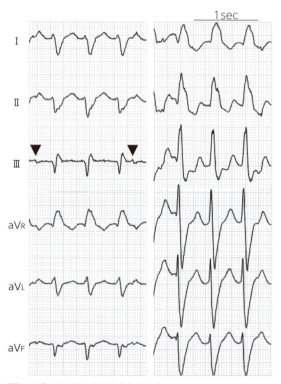

図14 79歳，男性（息切れ）

ST上昇型急性心筋梗塞（STEMI）

　　胸痛を自覚する症例に対しては可及的速やかに12誘導心電図を記録し，ST上昇型心筋梗塞（ST elevation myocardial infarction：STEMI）を見逃さないこと，早期に冠動脈造影検査の要否を判断する必要がある。"Time is muscle"と表現されるように，冠動脈閉塞後の数十分〜数時間単位で刻々と心筋壊死は進むため，自験例の緊急度の高い心電図の症例を提示しつつポイントを解説する。

　　まず，ST上昇は通常，心臓の解剖学的に（cabrea配列）隣接する2誘導以上でのST上昇と定義される。V_{2-3}以外の誘導ではJ点から1.0mm以上の上昇を示し，V_{2-3}誘導では40歳以上の男性は2.0mm以上のST上昇，40歳未満の男性は2.5mm以上のST上昇，女性では年齢を問わず1.5mm以上のST上昇とされる[2]。なお，冠動脈支配と胸部誘導との関連およびST上昇する誘導と梗塞部位の関係については他項を参照頂きたい（☞第5章1参照）。

　　心筋梗塞において，貫壁性虚血が生じた部位に面した誘導ではST上昇しているのに対し，対称部位には鏡面像として，対側性変化（reciprocal change）であるST低下が現れることがある。この変化があるとSTEMIの可能性が高まるものの，全症例に認められるわけではないことに注意が必要である。

解答と解説

　　ここからは，先に挙げた心電図の出題をもとに，各病態について解説をしていく。

左前下行枝（LAD）の閉塞性心筋梗塞の心電図

　　まず，図2は，前胸部誘導V_{1-3}でST上昇を伴い急性前壁中隔心筋梗塞を示唆する所見である。さらに，対側性変化として下壁誘導でST低下が認められる。これは左室心基部の虚血の対側性変化を反映していると考えられ，一般的に左前下行枝（left anterior descending artery：LAD）近位部が閉塞した場合に出現する。そしてV_1誘導でもST上昇を伴っているが，これはV_1誘導が心室中隔の高位右室側に面した誘導であるため，LADの中隔枝よりも近位部で閉塞していることを示唆する。一方，心室中隔は右冠動脈（RCA）円錐枝からの二重支配も受けるため，LAD近位部閉塞例すべてにおいてV_1誘導のST上昇が伴うわけではない。

解答 図2（心電図診断：急性前壁中隔心筋梗塞，責任病変：LAD＃6 100％閉塞）

　　図3のような新規右脚ブロックの出現もLAD近位部病変を示唆する。右脚ブロックは正常亜型の心電図所見とされるものが多いが，このように新規に出現し，さらに前胸部誘導で広範にST上昇を伴い下壁誘導で対側性変化のST低下を伴うものは緊急度が高い。右脚の伝導はLAD中隔枝から灌流されるため，中隔枝よりも近位部閉塞を示唆し，さらに

第2章 CICUにおける検査　**3 心電図**　41

刺激伝導系は一般的に心筋よりも虚血に強いため，心筋梗塞による傷害がより広範囲に及んでいると推察され，新規右脚ブロックを伴う急性前壁中隔心筋梗塞は注意が必要である。

 図3（心電図診断：新規右脚ブロックを伴う急性前壁中隔心筋梗塞，責任病変：LAD♯6 100%閉塞）

> **コラム**
>
> 薬物抵抗性の左室流出路狭窄による症状を伴う，閉塞性肥大型心筋症に対する経皮的中隔心筋焼灼術（percutaneous transluminal septal myocardial ablation：PTSMA）ではLADの中隔枝にアルコール焼灼を行うが，術後に右脚ブロックを伴うこともある。

一方，図4に示すように前胸部誘導V_{3-6}で著明なST上昇を伴うにもかかわらず，下壁誘導で対側性変化のST低下はなく，むしろ下壁誘導でもST上昇を伴う症例もある。では，偶発的にLADと同時にRCAも閉塞をきたしたのか。実際は，心尖部を超えて下壁領域まで灌流する大きいLADが遠位部で閉塞した結果，下壁誘導のST上昇も伴っていた。このような症例ではRCA中隔枝〜中隔への灌流が乏しいため，心尖部寄りの心室中隔穿孔の危険があるため術後管理に注意を要する。

 図4〔心電図診断：急性前壁梗塞（前胸部誘導および下壁誘導でST上昇を伴う），責任病変：LAD♯7 100%閉塞（心尖部を超えて下壁まで回り込む，灌流域の大きいLAD遠位部の完全閉塞）〕

一般的に，胸部誘導で5mm以上のST上昇を伴う場合，Q波を伴う場合，QRS終末にJ波やS波を伴わないようなST上昇は，LAD閉塞を示唆すると考えたほうがよい[3]。さらにhyperacute T wavesを伴う症例は超急性期のLAD閉塞を示唆する（図5）。

 図5（心電図診断：急性前壁梗塞，責任病変：LAD♯6 100%閉塞）

急性下壁梗塞の心電図

図6のように，胸部誘導でのST低下が目立つ症例では，逆に対側性変化としてのST上昇がないかに注目するとよい。本症例では下壁誘導でST上昇を伴っている。経時的変化ではV_{1-3}誘導は対側性変化であったが，V_{4-6}誘導ではもともと左室肥大を反映してstrain型ST低下を伴っていたことが判明した。

図6〔心電図診断：急性下壁梗塞（Strain型ST低下を随伴する），責任病変：右冠動脈（right coronary artery：RCA）♯2 100%閉塞〕

一方，右室虚血を合併すると前胸部誘導のST低下は減弱する可能性がある。対側性変化で最も対極的に位置する誘導は下壁誘導とaV_L誘導と言われており，下壁誘導においてST上昇や陰性T波が出現する前にaV_L誘導のST低下が出現することもある。aV_L誘

導でのST低下も伴っている場合には下壁梗塞を念頭に置いて診療を継続する必要がある（図7）。

解答 図7（心電図診断：急性下壁梗塞，責任病変：RCA♯2 100％閉塞）

　　RCA閉塞による急性下壁梗塞時には，左室後下壁に多く存在する左室機械受容器への刺激が関与する血管迷走神経反射（Bezold-Jarisch反射）[4]による徐脈や低血圧，嘔気・嘔吐，下痢などの腹部症状が主訴となる場合もある。さらにRCA閉塞では房室ブロックの合併や右室梗塞の合併にも注意する必要がある。

　　右室自由壁はRCA右室枝から灌流されるため，RCA近位部閉塞では右室梗塞を合併する可能性がある。その場合，血管拡張薬や利尿薬の使用で著明な血圧低下をまねく恐れもあり，下壁誘導でST上昇を伴う症例では，胸骨中央を境にV_{3-6}に対称的な位置に電極を貼る右側胸部誘導（V_{3R}-V_{6R}）を記録する習慣をつける。図8のようにV_{4R}で1mm以上のST上昇を伴う場合は右室梗塞の合併が示唆される。

解答 図8（心電図診断：右室梗塞を伴う急性下壁梗塞，責任病変：RCA♯1 100％閉塞）

　　なお，急性下壁梗塞は80～90％はRCA閉塞により生じるが，左冠動脈支配が優位な症例では左回旋枝の閉塞でも生じる場合がある。RCA閉塞の場合は右室と左室下壁の傷害ベクトルは右下方へ向かうため，Ⅲ誘導でST上昇が最も高度となり，左回旋枝の場合は左室後側壁から下壁の傷害ベクトルは左下方へ向かうことが多いため，Ⅱ誘導，aVF誘導でのST上昇が大きいことが多いとされる[5]。しかしながら，左回旋枝の灌流域は個人差も大きく，心電図のみでの責任病変の診断が難しい場合もある。急性下壁梗塞における初期診断において肝要なことは，責任病変の心電図診断よりも右室梗塞合併や伝導障害合併の有無を評価しつつリズムや血行動態を慎重にモニタリングすることと考える。

左冠動脈主幹部または3枝病変の心電図

　　心内膜下虚血を反映してST低下する場合，STが低下する誘導から心筋虚血部位を診断することは困難とされる。しかしながら，左室心内膜側が広範に虚血を生じると広範な誘導でST低下を示す一方で，aVR誘導ではST上昇を伴う場合がある。このような心電図は左冠動脈主幹部（left main coronary trunk：LMT），3枝病変など非常に緊急度が高いことが多く[6, 7]，急変に備えて補助循環装置の準備や心臓外科的介入が迅速に行えるような体制を整える必要がある。

　　図9に示す症例は，動悸と胸部不快感を主訴に来院し，来院時心房細動による頻脈と，その際に広範な誘導におけるST低下およびaVR誘導でのST上昇を認めた。数時間後に心房細動は自然停止し洞調律へ復帰した後は，ST変化も基線に復し症状も軽快した。ただし，経時的に高感度トロポニンT値が上昇しており，緊急で冠動脈造影検査を施行したところ左冠動脈主幹部90％狭窄を認め，冠動脈バイパス術となった。心房細動による頻脈にて心筋虚血が誘発されたと考えられた。

解答 図9（心電図診断：頻脈性心房細動により誘発された広範な心筋虚血，責任病変：左冠動脈主幹部90％狭窄）

　　aVR誘導は右肩方向から左室内腔を覗き込む"cavity lead"と言われるが，左室前壁・後壁の心基部寄りに強い虚血が生じるとaVR誘導のST上昇に反映される。aVR誘導のST上昇と死亡率の相関関係も報告されており，急性心筋梗塞におけるリスク層別化においてaVR誘導のST上昇にも注目する必要がある。

左脚ブロック／右室ペーシングを伴う症例の心電図

　　右脚ブロックと異なり，左脚ブロックや右室ペーシング症例ではST変化の解釈には注意を要する。通常の左脚ブロックではQRS部分とST-T部分の極性は逆になる（discordance）。一方，虚血を生じるとこのdiscordanceが変化しconcordanceとなる。Sgarbossa criteriaに提唱されるようにQRS極性が上向きの誘導において1mm以上のST上昇を伴う場合（concordant ST elevation）や，QRS極性が下向きのV$_{1-3}$誘導で1mm以上のST低下（concordant ST depression）を伴う場合は虚血が示唆される。一方，QRS極性が下向きのV$_{1-3}$誘導でST上昇（discordant ST elevation）の場合は，Smith criteriaによりST／S比を算出し，0.25より大きい場合は虚血の可能性が高まるとされる[8]。

一見すると閉塞性心筋梗塞と気づきにくい症例の心電図

　　通常の12誘導心電図では後壁に対応する電極がないため，急性後壁梗塞は診断が難しい場合がある。V$_{1-3}$誘導が後壁の対側に位置するため，後壁の異常Q波の対側性変化としてV$_2$誘導でR波増高（R／S比＞1.0），後壁のST上昇や陰性T波の対側性変化としてV$_{1-3}$誘導でST低下やT波増高などを伴う場合があり，一見するとST上昇を伴わないが閉塞性心筋梗塞を発症している可能性もある。このような症例では，背部誘導としてV$_{7-9}$誘導を記録するとST上昇（0.5mm以上）を認めることがある（V$_4$と同レベルでV$_7$：後腋窩線との交点，V$_8$：左肩甲骨中線との交点，V$_9$：脊椎左縁との交点）。また心電図機種によっては導出18誘導心電図波形を記録できる。12誘導心電図波形をもとに右側誘導や背部誘導の波形を演算処理して導出するため参考になる場合があるが，より疑わしい場合には実際に電極を貼って確認するほうが確実である。

　　初期の12誘導心電図ではST変化が明らかでない場合でも，症状から急性冠症候群が疑わしい症例では，10〜15分程度で心電図を再検し経時的変化で所見が明らかとなる場合がある。また，過去の心電図記録があれば，発症前の心電図と比較することが最も有用であり，紹介医などから過去の心電図を情報提供頂くことも重要である。胸部誘導は電極の位置が変化すると所見も変化する可能性があるため，電極位置をマーキングする習慣も大切である。

STEMIと鑑別を要する心電図

急性心膜炎／急性心筋炎 (☞第8章5参照)

急性心膜炎では，炎症が心膜腔全体へ広がるため，ST上昇を呈する誘導も広範囲となることが多い。一方，心臓内腔を反映するaVR誘導ではSTは低下する。また，多くは心房筋側にも炎症が及び，心房を反映するaVR誘導においてPR部分は上昇することが多い。この鏡面像としてaVR以外の誘導においてはPR部分が低下することが多い。aVR誘導におけるPR部分低下は感度62%，特異度89%との報告[5]があり，診断に有用である。さらに，TP部分が右肩下がりに1mm以上低下するSpodick's signは特異度95%とも報告されている[9]。Spodick's signが広範な誘導でみられればより心膜炎に特異的と考えられる (図10)。

ST上昇を伴う胸痛では，急性心筋梗塞との鑑別は重要であるが，冠動脈支配に一致しないびまん性で対側性変化を伴わないST変化，心嚢液貯留による低電位などは心膜炎に特徴的である。

解答 図10〔心電図所見：aVRを除く広範な誘導でST上昇およびPR低下，V$_{2-5}$誘導でSpodick's sign陽性 (矢印)，臨床診断：急性心膜炎〕

心筋炎は軽症から，劇症化して血行動態が破綻する症例まで臨床転帰が幅広い。心筋炎に特異的な心電図所見はなく，病勢に応じて心電図所見も変化しうるため経時的な所見の変化に注意する。最も高頻度にみられる心電図所見は洞性頻脈および非特異的ST-T変化と言われており，まずは症状や心電図所見から急性心筋炎を念頭に置いて診療を開始することが重要である。ST-T変化に関しては冠動脈支配域と一致しない変化であることや心筋浮腫を反映した低電位，QRS幅が広いことは特徴のひとつである (図11)。

解答 図11〔心電図所見：洞性頻脈および冠動脈支配領域と不一致のST-T変化 (Ⅲ誘導ST上昇，広範な誘導でST低下)，臨床診断：急性心筋炎〕

劇症化する症例では刻一刻と病勢とともに心電図も変化することが多く，心室性不整脈や房室ブロックなど多彩な不整脈を合併することもあり，慎重なモニタリングが必須である (図12)。

解答 図12〔心電図所見：房室解離を伴う補充調律 (▼はP波)，広範な誘導でQRS幅の延長およびR波減高，臨床診断：完全房室ブロックを伴う急性心筋炎〕

たこつぼ症候群 (☞第8章5参照)

たこつぼ症候群は1990年に日本から初めて報告された，冠動脈灌流では説明できない急性の心収縮異常であるが，症状や心電図所見は急性前壁梗塞と類似する点があり，初期診療において鑑別に苦慮することがある。

たこつぼ症候群と前壁梗塞ではST上昇の分布に大きな違いがあるとされる。V$_1$誘導でST上昇がなく，aVR誘導でST低下を認める場合は，感度91%，特異度96%でたこ

つぼ症候群の診断と報告されている[10]。たこつぼ症候群ではV_1以外の前胸部誘導を中心に，経時的変化にST上昇が軽減し，陰性T波が出現して2～3日後に陰性T波は巨大となる。それに連動してQT時間も延長する（図13）。致死性不整脈としてtorsade de pointesの発生頻度は4.9％，房室ブロック3.3％との報告もある[11]。QT延長がみられる際は，低カリウムや徐脈などよりQT時間を延長する因子の是正を行いつつ，心電図モニタリングを継続する必要がある。

解答 図13（心電図診断：V_1以外の前胸部誘導のST上昇およびaV_R誘導のST低下，経時的に巨大陰性T波とQT延長の出現，臨床診断：たこつぼ型心筋症）

wide QRS頻拍の鑑別

　QRS幅120msec以上のwide QRS頻拍を伴う場合，早急に心室頻拍（ventricular tachycardia：VT）との鑑別に迫られる場面があり，特に基礎心疾患を合併する場合の持続性VTでは突然死の危険性も高く，救命処置を要する場面も多い。否定されるまではVTに準じて診療することが望ましい。

　上室性でwide QRS頻拍となる場合は，もともと脚ブロックや副伝導路を有する症例の上室性頻脈や変行伝導を伴う上室性頻拍が挙げられる。これら上室性とVTの鑑別方法は様々なアルゴリズムが提唱されているが，なかなか緊急の場面ですべての基準を当てはめることは難しい。そこで，診断価値が高いものおよび比較的簡易に鑑別できるポイントのみ，以下に記載する。

wide QRS頻拍の鑑別ポイント

- 頻拍中にP波が明瞭に確認され，その周期がQRS周期よりも長くて独立している場合は房室解離所見でありVTと診断できる（図14）。
- VT中に，心房興奮が房室結節を経由して比較的narrow QRS波形の融合収縮（fusion beat）がみられた際はVTと診断可能である。
- 電気軸が北西軸の場合，これは通常の脚枝ブロックを伴うSVTでは生じないため，VTが強く示唆される（図14）。
- 右脚ブロック＋左軸偏位，左脚ブロック＋右軸偏位はVTの可能性が高い。
- 胸部誘導のすべてで同じ極性を示し，陽性波が大（positive concordance），陰性波が大（negative concordance）である所見は変行伝導では稀であり，VTが示唆される（陽性波であれば後壁基部，陰性波であれば前壁心尖部付近の起源が推定される）[12]。
- 上室性頻拍の変行伝導の場合は，His-Purkinje線維から心室筋へ伝導するが，VTの場合は心室細胞間から伝導開始するためⅡ誘導のR-wave peak time（RWPT）≧50msとなる。これは感度93％，特異度99％と報告があり，簡便な指標のひとつとなりうる[13]。

解答 図14〔心電図所見：房室解離（▼）を伴い北西軸のwide QRS頻拍，右脚ブロック型でV$_1$ monophasic R，V$_{6R}$／S＜1，臨床診断：VT（基礎心疾患は拡張型心筋症）〕

◎

煩雑なアルゴリズムを使用することは緊急の場面では困難であり，血行動態を優先して初期治療を行う必要があるが，12誘導心電図のVT波形はアブレーション治療などの治療方針決定に有益の場合があり〔トリガー心室期外収縮（premature ventricular contraction：PVC）の起源推定や心外膜アプローチの必要性など〕，血行動態が許す限り12誘導心電図の記録を行い，血行動態が落ち着いた後に各種アルゴリズムや起源の診断基準に照らし合わせることが望ましい。

文献

1) Oka E, Iwasaki Y, Maru E, et al：Differential effectiveness of landiolol between atrial fibrillation and atrial flutter/atrial tachycardia patients with left ventricular dysfunction. Circ J. 2019；83(4)：793-800. PMID：30814430
2) Thygesen K, Alpert JS, Jaffe AS, et al：Fourth universal definition of myocardial infarction (2018). Circulation. 2018；138(20)：e618-51. PMID：30571511
3) McLaren JTT, Meyers HP, Smith SW, et al：From STEMI to occlusion MI：paradigm shift and ED quality improvement. CJEM. 2022；24(3)：250-5. PMID：34967919
4) Mark AL：The Bezold-Jarisch reflex revisited：clinical implications of inhibitory reflexes originating in the heart. J Am Coll Cardiol. 1983；1(1)：90-102. PMID：6826948
5) Menown IB, Adgey AA：Improving the ECG classification of inferior and lateral myocardial infarction by inversion of lead aVR. Heart. 2000；83(6)：657-60. PMID：10814623
6) Kosuge M, Kimura K, Ishikawa T, et al：Predictors of left main or three-vessel disease in patients who have acute coronary syndromes with non-ST-segment elevation. Am J Cardiol. 2005；95(11)：1366-9. PMID：15904646
7) 酒井俊太，高野照夫，高山守正，他：急性冠症候群における標準四肢誘導心電図aV$_R$誘導のST上昇の意義に関する研究．心電図．1998；18(6)：849-57.
8) Cai Q, Mehta N, Sgarbossa EB, et al：The left bundle-branch block puzzle in the 2013 ST-elevation myocardial infarction guideline：from falsely declaring emergency to denying reperfusion in a high-risk population. Are the Sgarbossa Criteria ready for prime time? Am Heart J. 2013；166(3)：409-13. PMID：24016487
9) Witting MD, Hu KM, Westreich AA, et al：Evaluation of Spodick's sign and other electrocardiographic findings as indicators of STEMI and pericarditis. J Emerg Med. 2020；58(4)：562-9. PMID：32222321
10) Kosuge M, Ebina T, Hibi K, et al：Simple and accurate electrocardiographic criteria to differentiate takotsubo cardiomyopathy from anterior acute myocardial infarction. J Am Coll Cardiol. 2010；55(22)：2514-6. PMID：20510222
11) Migliore F, Zorzi A, Peruzza F, et al：Incidence and management of life-threatening arrhythmias in Takotsubo syndrome. Int J Cardiol. 2013；166(1)：261-3. PMID：23098850
12) Kashou AH, Noseworthy PA, DeSimone CV, et al：Wide complex tachycardia differentiation：A reappraisal of the state-of-the-art. J Am Heart Assoc. 2020；9(11)：e016598. PMID：32427020
13) Pava LF, Perafán P, Badiel M, et al：R-wave peak time at DII：a new criterion for differentiating between wide complex QRS tachycardias. Heart Rhythm. 2010；7(7)：922-6. PMID：20215043

第2章 CICUにおける検査

4 胸部X線，CT

松田淳也

> **必要な知識と手技のポイント**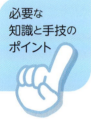
> - ポータブル胸部X線写真は，CICUにおける全身状態とデバイス位置の評価に不可欠である。
> - CT検査は，致死的な循環器疾患の迅速な診断にきわめて重要である。
> - 各検査の特徴と限界を理解し，適切な撮影条件と読影が求められる。

はじめに

CICUにおける画像診断は，患者の病態把握と治療効果の評価に不可欠な手段である。特に，胸部X線写真とCT検査は，循環器救急疾患の診断から治療方針の決定まで，幅広い場面で活用される重要なモダリティである。

本項では，CICUにおける胸部X線写真とCT検査の実践的な活用法について，撮影時の注意点から読影のポイントまで，具体的に解説する。

胸部X線

胸部X線で得られる所見とその臨床的意義

ポータブル胸部X線写真の注意点

CICUに入室している重症患者は循環動態が不安定なため，体位変換が困難な場合が多く，ほとんどの場合，AP方向（前後方向）の臥位で撮影を行う。撮影条件が通常の胸部X線と異なるため，画像の解釈には注意が必要である。

ポータブル胸部X線写真の特徴と注意点を表1に示す。

心陰影の拡大（図1A）

心不全における心陰影の拡大は，通常4段階で進行する。

> 第1段階：左心機能不全により，左室（左第4弓）が拡大する。
> 第2段階：左室圧上昇に伴い左房（左第3弓）が拡大し，肺静脈圧も上昇して肺うっ血の所見が出現する。
> 第3段階：肺静脈圧上昇が肺動脈圧の上昇をもたらし，特に左肺動脈（左第2弓）が突出する。

48

第4段階：肺動脈圧上昇により右室に負荷がかかり，右房（右第2号）が拡大する。図1A は第4段階を示している。

慢性心不全患者では慢性的に心拡大が見られるため，心胸郭比の絶対値よりも，時系列での変化（拡大または縮小）を確認することが重要である。

肺うっ血や胸水（図1B，C）

CICU入室患者の約15〜20％が心不全患者であるとされている[1, 2]。胸水の評価には，可能であれば坐位での撮影が望ましい。坐位撮影では，肋骨横隔膜角の鈍化や横隔膜陰影の不明瞭化により，少量の胸水でも判別しやすくなる。また，臥位撮影時には肺血流が約30％上昇し肺浸潤影が拡大するため，坐位撮影にすることで肺うっ血と炎症性変化の鑑別がしやすくなる[3]。

肺うっ血に特徴的な胸部X線写真所見を表2に示す。

気胸（図1D）

気胸の評価も胸部X線写真で重要である。以下のような状況で気胸が発生する可能性がある。

- 人工呼吸器による圧損傷（barotrauma）
- 心臓マッサージ施行後の肋骨骨折
- 胸水穿刺や中心静脈カテーテル挿入時の合併症

臥位撮影では，立位撮影と異なり肺底部腹側に空気が溜まりやすい。特徴的な所見として，肋骨横隔膜角が深く見える（deep sulcus sign）ことや，横隔膜近傍の透過性亢進などがある。

表1 ⬇ ポータブル胸部X線写真の特徴と注意点

管球エネルギーが低い ・通常のX線写真に比べて透過性が悪い。 ・骨や心臓と重なった肺野の病変が見逃されやすい。
AP方向での撮影と焦点距離が短い ・心陰影や縦隔影が実際よりも拡大して見える。 ・肩甲骨が上肺野に重なって見える。
臥位での撮影が多く，患者の体位が一定しない ・重力の影響で気胸や胸水の分布が立位撮影時と異なる。 ・斜位になりやすく，心陰影，縦隔影，肺野の描出に影響を与える。
呼吸の深さが一定しない ・深吸気のタイミングで撮影できないことが多い。 ・肺の含気量が不十分なため，以下の問題が生じやすい。 　　肺野の透過性が低下する。 　　肺実質や血管や病変とのコントラストが不明瞭になる。 　　縦隔や横隔膜のラインが見えにくくなる。

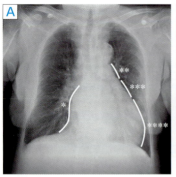

A 心陰影の拡大
左第4弓，左第3弓，左第2弓，右第2弓の拡大を認める（＊）。

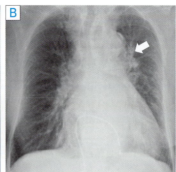

B 肺うっ血
肺血管陰影の増強，気管支周囲間質肥厚（白矢印），butterfly shadowを認める。

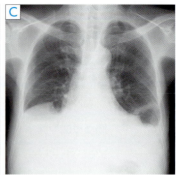

C 胸水
両側肋骨横隔膜間の鈍化を認める。

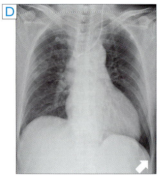

D 気胸
左横隔膜付近の肺野透過性の亢進，deep sulcus sign（白矢印）を認める。

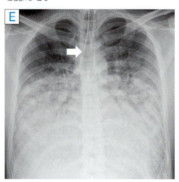

E 気管チューブ
気管分岐部より5cm上方に気管チューブ先端が位置している（白矢印）。

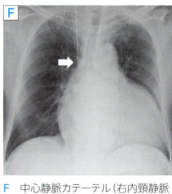

F 中心静脈カテーテル（右内頸静脈アプローチ）
左右腕頭静脈合流部から上大静脈上部もしくは気管分岐部より2cm上方に中心静脈カテーテル先端が位置している（白矢印）。

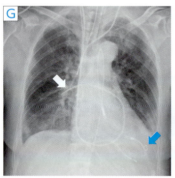

G 肺動脈カテーテル，IMPELLA
右肺動脈に肺動脈カテーテルが留置され，先端は肺門から2cm以内に位置し，バルーンは虚脱されている（白矢印）。IMPELLAが左室心尖部に留置されている（青矢印）。

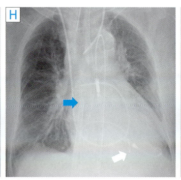

H 経静脈ペースメーカ，VA ECMO
右室心尖部に経静脈ペースメーカが留置されている（白矢印）。VA ECMOの脱血カニューレの先端が右房内に位置している（青矢印）（送血カニューレは大腿動脈に位置している。本X線写真の撮影範囲外）。

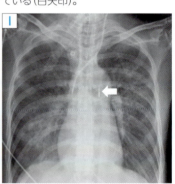

I IABP
下行大動脈にIABPが留置されている。先端は左鎖骨下動脈分岐部より2cm下方に位置している（白矢印）。

図1 ● CICU患者の胸部X線

表2 ● 肺うっ血に特徴的な胸部X線写真所見

肺血流再分布	左心不全により肺静脈圧が上昇し，上肺野の肺動脈拡張が生じ，上肺野の血管陰影が増強する。
間質性肺水腫 (肺静脈圧15〜25mmHg)	• 小葉間隔壁肥厚 (Kerley's B line) • 気管支周囲間質肥厚 (peribronchial cuffing) • 葉間胸水 (vanishing tumor) • 胸水
肺胞性肺水腫 (肺静脈圧>25mmHg)	間質のみならず肺胞にも水分が漏出し，butterfly shadow が見られるようになる。

カテーテルの位置確認

①カテーテル類の定期的な位置確認

CICU入室中の患者は，生命維持のために様々なカテーテル類が挿入されている。これらのカテーテルに問題が生じると致命的な状況に陥る可能性があるため，定期的な位置確認がきわめて重要である。気管チューブを図1Eに示す。

- 挿管直後：胸部X線写真で気管分岐から3〜5cm上方にあることを確認する。
- その後：首振りや体位変換による位置移動がないか注視する。

②中心静脈カテーテル (図1F)

- 右内頸静脈アプローチ：左右腕頭静脈合流部から上大静脈上部もしくは気管分岐部より2cm上方
- 左内頸静脈アプローチ：上大静脈下部から右房上部，または左腕頭静脈近位部

③肺動脈カテーテル (図1G)

- 右肺動脈内にバルーンを虚脱させた状態で留置（通常，右内頸挿入部より45〜55cmの位置）。先端は肺門から2cm以内に位置し，バルーンは虚脱されている。カテーテル先端が抜けると，楔入圧が測定できなくなる。カテーテル先端が前進しすぎると，バルーン拡張時に肺動脈損傷のリスクがある。

④経鼻胃管

- 気管分岐部を交差し，チューブ先端が横隔膜正中を超えて尾側にあることを確認する。
- 気管内誤挿入や途中でのループ形成がないかを確認する。

⑤生命維持デバイス

- 経静脈ペースメーカ (図1B，G，H)
- 大動脈内バルーンポンプ (IABP) (図1I)
- IMPELLA (図1G，H)
- 静脈–動脈体外膜型人工肺 (VA ECMO) (図1H)

OCT検査

CT検査で得られる所見とその臨床的意義

循環器救急の対象となる疾患は，画像検査が診断の鍵となる疾患が多い。胸背部痛患者の原因精査や，心原性ショックや心肺蘇生後患者などの重症患者における全身評価のためにCT検査は非常に有用であり，解剖学的知識や画像診断に精通する必要がある。

心血管疾患

大動脈解離／大動脈瘤破裂，肺血栓塞栓症，急性動脈閉塞，心タンポナーデなどが代表的疾患である。いずれも致死的な疾患であるため，単純CTに加えて造影CTによる迅速な診断が有用である。上記疾患が強く疑われる患者では，ヨード造影剤使用禁忌の有無を確認し，可能であれば初療室で採取した血液を用いて血液ガス分析で血清Cre値を確認し造影CTを考慮する。心筋の造影効果に注目することで心疾患の診断の一助にもなりうる（図2A，B）。

急性腹症

腸閉塞［非閉塞性腸間膜虚血（non-occlusive mesenteric ischemia：NOMI）を含む］や急性腸間膜動脈閉塞や腎梗塞などは造影CTが有用である。

撮影前に放射線技師もしくは放射線医と相談して適切な撮影プロトコールを選択するとより多くの画像情報を得ることができる（表3）。

脳神経疾患

単純CTは急性期の頭蓋内出血の検出に優れており，脳梗塞の超急性期には皮髄境界消失，レンズ核の不明瞭化，脳溝の消失（early CT sign）が知られている。低酸素脳症では脳溝・くも膜下腔の狭小化，皮髄境界や基底核の不明瞭化，大脳がびまん性に低吸収域となる。脳梗塞や低酸素脳症の診断には全身状態が安定して入ればMRI検査がより情報量が多く有用である。

まとめ

胸部X線写真は，ベッドサイドで撮影可能という利点を活かし，全身状態の経時的評価や各種医療デバイスの位置確認にきわめて有用である。一方，CT検査は，大動脈解離や肺血栓塞栓症などの致死的疾患の確定診断に必須であり，適切な症例選択と迅速な撮影により，救命に直結する情報を提供する。CICUにおける画像診断では，胸部X線写真とCT検査それぞれの特徴を理解し，適切に使い分けることが重要である。

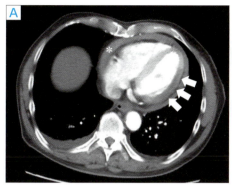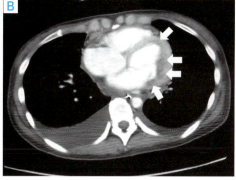

図2 CICU患者のOCT画像
A 左回旋枝の完全閉塞による急性心筋梗塞および左室自由壁破裂による心タンポナーデの症例。造影CTにて左室側壁の造影不良域と血性を疑う心嚢液（*）を認める。
B 好酸球性心内膜心筋炎の症例。左室高側壁心内膜に造影不良域（矢印）を認める。

表3 急性腹症のCTプロトコール

肺動脈相	肺動脈血栓
早期動脈相	病変周囲の動脈把握
後期動脈相	活動性出血や腫瘍への血管分布
門脈相	肝腫瘍や門脈系
平衡相	腫瘍の性状や大動脈解離および血管外漏出
下肢静脈相	下大静脈から下肢静脈内血栓

文献

1) Holland EM, Moss TJ：Acute Noncardiovascular illness in the cardiac intensive care unit. J Am Coll Cardiol. 2017；69(16)：1999-2007. PMID：28427574
2) Kadooka K, Miyachi H, Kimura T, et al：Non-cardiovascular disorders in a contemporary cardiovascular intensive care unit in Japan. J Cardiol. 2021；78(2)：166-71. PMID：33814253
3) 安藤英次，柴田善行：図解 胸部撮影法．吉川公彦，他，監．オーム社，2010，p103-65．

第2章　CICUにおける検査

5　TTE（経胸壁心エコー），肺エコー

時田祐吉

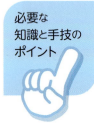

必要な知識と手技のポイント

- focused cardiac ultrasound（FoCUS）は緊急を要する病態に対しベッドサイドでの迅速な診断を目的として定性的な評価を行う経胸壁心エコー図のプロトコルである。
- FoCUSによる評価を行う際には正しい描出方法，観察する5つの像と評価すべき項目を熟知しておく必要がある。
- 肺エコーはベッドサイドで肺うっ血，気胸，胸水貯留，無気肺などの診断が可能である。

経胸壁心エコー図（TTE）

　集中治療領域で行われる経胸壁心エコー図検査（transthoracic echocardiography：TTE）の代表的なものとして，①緊急を要する病態に対し，ベッドサイドでの迅速な診断を目的とし定性的な評価を行うpoint-of-care超音波であるfocused cardiac ultrasound（FoCUS）と，②包括的なプロトコルに基づき定量的評価を含め循環器系の幅広い病態の診断を目的とした包括的心エコー図検査（comprehensive echocardiography）の2つがあり，CICUにおいても必要に応じそれぞれを行う必要があるが，特にFoCUSは緊急時の迅速な診断を目的としており，すべてのCICUに従事する医師が身につける必要がある手技である[1]。本項ではFoCUSの手技と緊急を要する循環器系病態の代表的画像を示す。TTEによる血行動態推定に関する詳細は☞第3章6，125〜126頁を参照されたい。

FoCUSの手技

　FoCUSでは図1に示す5つの画像〔傍胸骨長軸像（parasternal long axis：PLAX），傍胸骨短軸像（parasternal short axis：PSAX），心尖部四腔像（apical four chamber view：A4CH），心窩部四腔像（subcostal four chamber view：S4CH），心窩部下大静脈像（subcostal inferior vena cava：SIVC）〕を観察する。評価する項目としては，(a) 左室の大きさと収縮能，(b) 右室の大きさと収縮能，(c) 心囊液の有無，(d) 下大静脈径と呼吸性変動の有無，(e) 高度弁逆流の有無，の5つである。実際の検査手技としては，患者の体位は可能であれば左側臥位で左上肢を挙上する。難しい場合は仰臥位で記録

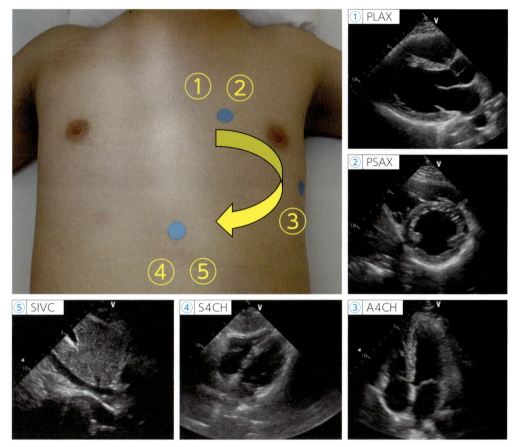

図1 ◉ FoCUSで観察する像と手技
FoCUSでは傍胸骨長軸像 (parasternal long axis：PLAX), 傍胸骨短軸像 (parasternal short axis：PSAX), 心尖部四腔像 (apical four chamber view：A4CH), 心窩部四腔 (subcostal four chamber view：S4CH), 心窩部下大静脈像 (subcostal inferior vena cava：SIVC) の順で観察する。

する。図2①にPLAX記録時のプローブのあて方と右に観察される構造を示す。プローブはセクタ型のプローブを使用し，母指・示指・中指でプローブを持ち，環指と小指は患者の体表に接地させプローブを安定化する。PLAXではプローブを第3～4肋間胸骨左縁から（画像が得られない場合は肋間を下げる），胸壁に垂直にあて，プローブのマーカーの向きは患者の右肩方向とする。図2②～⑤に残りの4画像のプローブのあて方と観察される構造を示す。PLAXの位置からプローブを90°時計方向に回転させるとPSAXが観察できる（図2②）。A4CHはプローブを心尖部（第5肋間鎖骨中線上，左乳頭のやや下あたり）に心尖部から心基部を見上げる向きにあて，マーカーは左腋窩から背側方向に向ける（図2③）。S4CHではプローブを心窩部やや尾側の位置でプローブを上から持ち寝かせてあて，マーカーの向きは左脇腹方向とする（図2④）。SIVCでは心窩部でプローブを垂直に軽くあて，マーカーの向きは頭側とする（図2⑤）。各画像で評価する項目を表1に示す。下大静脈以外は複数の像で評価可能であるため，画像が得られにくい場合は時間をかけすぎず次の像に移ることも重要である。

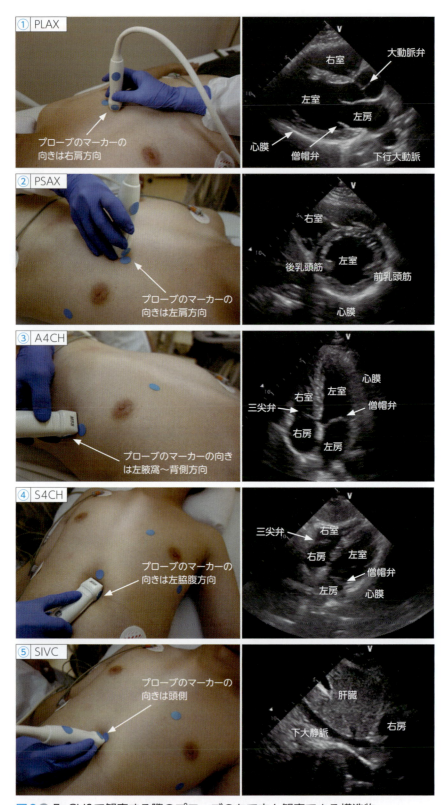

図2 ● FoCUSで観察する際のプローブのあて方と観察できる構造物

表1 ◐ FoCUSの各画像で評価する項目

		PLAX	PSAX	A4CH	S4CH	SIVC
左室の大きさと収縮能	大きさ：縮小，正常，拡大 収縮能：正常，過収縮，軽度低下， 　　　　高度低下	○	○*1	○	○	
右室の大きさと収縮能	大きさ：正常，拡大 収縮能：正常，低下	○	○	○	○	
心囊液の有無		○	○	○	○	
下大静脈径と呼吸性変動の有無						○
高度弁逆流の有無		○*2		○*3	○*3	

PLAX: parasternal long axis（傍胸骨長軸像），PSAX：parasternal short axis（傍胸骨短軸像），A4CH：apical four chamber view（心尖部四腔像），S4CH：subcostal four chamber view（心窩部四腔像），SIVC：subcostal inferior vena cava（心窩部下大静脈像）
＊1　左室収縮能低下に関してびまん性か局所壁運動異常があるかも評価する（急性冠症候群の診断）。
＊2　大動脈弁逆流，僧帽弁逆流を評価する。
＊3　僧帽弁逆流を評価する。

FoCUSの画像

　緊急を要する循環器系病態の代表的画像を図3に示す。図3Aでは左室拡大を認め，左心不全（拡張型心筋症）の症例である。FoCUSは定性的な評価のため計測は行わないが，左室拡大の評価にあたっては画面上の視野深度のマーカーを参考にする（通常1目盛り10mm）。60mmを超える場合は明らかな左室拡大である。図3Bは急性心筋炎の画像である。静止画のため収縮能を示すことはできないが，左室収縮低下を認めるにもかかわらず左室拡大を認めないのが特徴である。左室収縮能の評価はFoCUSでは定性的な評価のため左室駆出率（LVEF）の測定は行わず，視覚的な評価（visual LVEF）で行う。日頃からすでにLVEF測定済みの症例においてLVEFの数値を見る前に画像を見てLVEFを推定するトレーニングを行っておくことは重要である。図3Cは右心負荷所見（肺塞栓症）の画像だが，右室＞左室の場合には右室拡大と判断する。図3Dは心囊液貯留を示している。心タンポナーデの診断にあたっては，心囊液貯留に加えて収縮早期の右房虚脱や拡張早期の右室虚脱の所見が重要である。図3Eは高度弁逆流（僧帽弁逆流）の症例で，A4CHカラードプラで左房側に逆流する青～黄色のモザイク血流を認める。

肺エコー

　肺エコーはベッドサイドにおける肺うっ血，気胸，胸水貯留，無気肺などの診断が可能であり，CICUにおいても重要な診断ツールである。プローブは胸膜や横隔膜の厚みなど浅い部位の評価の時にはリニアプローブを，胸水や肺の深部まで観察する場合にはセクタやコンベックスプローブを用いる。字数の関係で詳細は成書を参照されたいが，正常

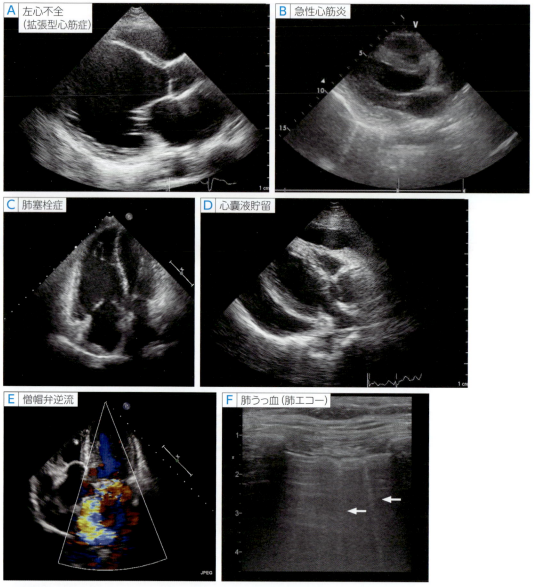

図3 ● FoCUSと肺エコーにおける緊急を要する循環器系病態の代表的画像

でみられる lung sliding, lung pulse, A-line, B-line, seashore sign や肺うっ血などでみられる multiple B-lines, 気胸でみられる lung point などの所見は知っておく必要がある[2]。うっ血性心不全症例でみられた multiple B-lines を図3F に示す。

文献

1) 時田祐吉, 山本 剛：ICUにおけるfocused cardiac ultrasound(FoCUS)と包括的心エコー図検査の役割. 日集中医誌. 2021；28：419-28.
2) 日本集中治療医学会, 編：集中治療超音波画像診断テキスト. 中外医学社, 2023.

第2章 CICUにおける検査

6 TEE（経食道心エコー），特殊TTE（3D，ストレイン）

関 俊樹，泉 佑樹

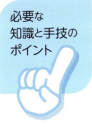

必要な知識と手技のポイント

- 経食道心エコー（TEE）は決して無侵襲な検査ではなく，禁忌事項がないことを確認のうえ，診断や治療方針の決定に有用な情報を得られる可能性がある場合に実施する。
- 緊急疾患の診断のみならず，補助循環装置を含めた血行動態管理にも有用である。
- 手術が必要な疾患の診断に必要な場合が多く，外科との連携が重要である。

はじめに

心エコー検査は循環不全をきたしている患者の病態把握や治療方針の決定に不可欠なツールである。通常は経胸壁心エコー図検査（transthoracic echocardiography：TTE）が第一選択となるが，TTEで得られる情報が不十分な場合には経食道心エコー図検査（transesophageal echocardiography：TEE）が施行される。TEEは侵襲的検査であり，食道損傷などのリスクや血行動態への影響を伴うため，その適応は慎重に検討する必要がある。一方で，挿管され人工呼吸管理下にある患者や，開心術後の合併症を迅速に評価する必要がある場合などにはTEEが非常に有用である。また，経胃アプローチが有用なケースも多く，その描出技術に習熟しておくことが求められる。本項では，CICUにおけるTEEおよび特殊TTEの使用方法を解説する。

心機能評価

TEEを用いた心機能評価では，前負荷の指標として経食道左室四腔像や経胃左室短軸像を利用し，左室の拡張末期面積を定性的に評価する。ディスク法を用いた左室駆出率（LVEF）の代用として，左室面積変化率や3Dエコーを用いたLVEFを算出することも可能であるが，実臨床で使用されることは稀である。また，僧帽弁流入波形や肺静脈血流パターンを評価することで，左室の拡張能や左室拡張末期圧を推定することができる。これらの評価は，左室充填圧の管理が求められるCICU患者において有用である。一方，TTEでは，3Dエコーを用いたLVEFの精密な算出やストレイン解析により，左室収縮機能や壁運動異常を詳細に評価することが可能である。さらに，人工知能（AI）を活用した自動診断技術により，左室駆出率や壁運動異常を迅速に検出することが期待されており，これによりCICUにおける診療の質の向上が期待される。

補助循環装置の挿入，血行動態管理

大動脈内バルーンポンプ（IABP），IMPELLAの挿入は基本的にX線透視室で行うと思われるが，ECMO（体外膜型人工肺）はベッドサイドで挿入することも多い。ガイドワイヤーの走行やカニューレの先端位置を確認することは可能である。IMPELLAにおいては留置後のトラブルシューティングでも有用である。IMPELLAの位置の確認はもちろん，僧帽弁下組織への干渉による僧帽弁逆流，大動脈弁への干渉による大動脈弁逆流，心室壁への接触による不整脈や心筋損傷のリスク評価ができる[1]。また左室や右室のサイズ，中隔の位置などから左心，右心機能の評価ができ，IMPELLAやECMOのflowを増減しながらダイレクトに血行動態の変化を観察できる。

特定の疾患の診断や治療方針の決定

急性心筋梗塞合併症（乳頭筋断裂，心室中隔穿孔，心破裂）

急性心筋梗塞合併症として乳頭筋断裂，心室中隔穿孔，心破裂が生じることは多くはないが[2]，認めた場合には緊急手術が必要なため，迅速な診断が必須である。乳頭筋断裂による急性僧帽弁逆流（MR）は，急激な肺水腫の進行を認める。乳頭筋の完全断裂では断裂した乳頭筋の先端が左房側に反転している像が認められる（図1）。部分断裂でも急速に増悪しうる。右冠動脈支配の後乳頭筋は，左冠動脈と回旋枝の二重支配を受けている前乳頭筋に比べ断裂しやすい[3]。つまり後乳頭筋に支持されている後交連側の弁尖が逸脱しやすい。心室中隔穿孔は，右冠動脈閉塞で下壁基部寄り，左前下行枝閉塞で心尖部近くに穿孔が生じることが多い。右室拡大や，心尖部の穿孔では心尖部から心基部に吹き上がる血流を認める（図2）。下壁梗塞では右室梗塞，虚血性MRの合併にも注意が必要である[4]。心

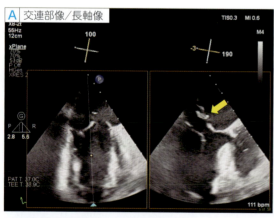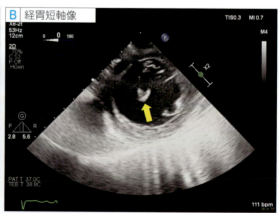

図1 ● 乳頭筋断裂　84歳女性
急性前壁心筋梗塞を背景とした乳頭筋断裂による急性心不全で，緊急手術となった症例。前乳頭筋の断裂により前尖（A1, A2）の逸脱を認める。左房に反転する乳頭筋先端を認め完全断裂している（矢印）。僧帽弁置換術（MVR）＋CABGが施行された。

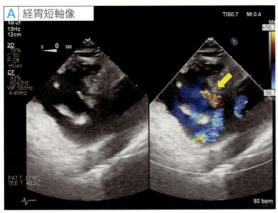
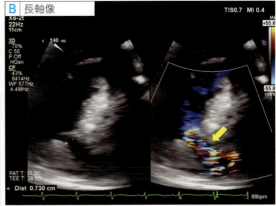

図2 ● 心室中隔穿孔　82歳女性
LADの心筋梗塞により心室中隔穿孔をきたし緊急手術となった症例．心尖部に0.7×1.2cmほどの心室中隔穿孔（VSP）を認めた．パッチ閉鎖術が施行された．

破裂ではecho free spaceとして認める場合もあれば，エコー輝度がやや高い血餅を形成している場合もある．

弁膜症

高齢化に伴い，大動脈弁狭窄症（AS）による心原性ショックでICUに入室する患者が増えた．経カテーテル的大動脈弁置換術（TAVI）が実施可能な施設ではTAVI，あるいはバルーン拡張術（BAV）を緊急〜準緊急で行う場合もある．TAVI弁の選択には造影CT検査が必須ではあるが，造影剤が使用できない場合やCT撮影の時間すら確保できない症例では，3D TEEを用いて弁輪などを評価し，弁のサイズを決定する[5]．

MRによる心不全がコントロール困難な場合は手術や経皮的僧帽弁接合不全修復術（MitraClipまたはPASCAL）などの侵襲的治療を考慮する．MRの原因（器質性，機能性，混合型），治療法（形成術，置換術，カテーテル治療など）を判断するためにはTEE検査が欠かせない．急性心筋梗塞後に機能性MRを合併すると予後不良となるが，MRに介入すると予後は改善し，さらに外科手術よりカテーテル治療のほうが予後良好である[6]．

感染性心内膜炎（IE）

感染性心内膜炎（infectious endocarditis：IE）が疑われる場合TEEが推奨される[7]．疣贅など目立つ所見に目を奪われ，その他の病変を見落とす可能性があるため，観察する順番を決めておくとよい．疣贅は弁逆流やシャント血流のあたる弁，腱索，心内膜や人工物に付着することが多い．大動脈弁位IEでは周囲の構造物への感染の波及で様々な合併症を呈するため，弁輪部膿瘍は入念に観察する（図3）．人工弁患者ではアーチファクトで評価困難な場合があるが，特に弁座の動揺や弁周囲逆流を認める場合にはIEを疑い周囲を観察する．

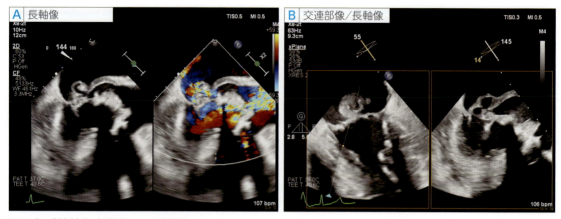

図3 ● 感染性心内膜炎　64歳男性
2年前にAVRを施行した患者の人工弁感染の症例。大動脈弁尖の肥厚，LCCからNCCにかけて弁輪部膿瘍を認め，NCCに弁瘤を形成していた。弁瘤から左房内に穿破しシャント血流を認めた。僧帽弁前尖の基部にも炎症性変化があり，Bentall手術だけでなく，MVRとSubaortic curtain再建も追加された。

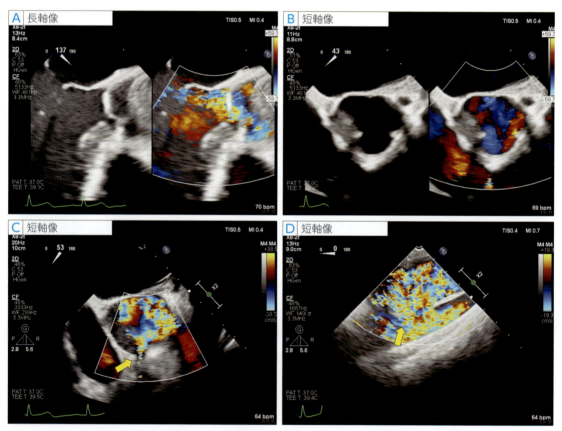

図4 ● 急性大動脈解離（Stanford A）　71歳女性
RCCの逸脱による偏心性ジェットとRCC-NCC交連部に及ぶ大動脈解離によりsevere ARを生じていた（A，B）。RCAの血流は確認できた（C）。弓部小弯側にentryを認めた（D）。本症例はRCCの逸脱によるARのvena contractaが6mmあり，交連部の修復のみではARが制御できないと判断し，Hemiarch置換＋AVRが施行された。

大動脈解離

　急性大動脈解離は主に造影CTで診断し，エントリーのある場所を置換する。しかし大動脈弁逆流（AR）や冠動脈の灌流障害を伴う場合，またCTでエントリーが不明な場合はTEEでの評価が重要となる（図4）。CICU内ではなく術中に評価することが多いと思われるが，いずれにしてもいつ血行動態が破綻してもおかしくないため，迅速かつ的確な評価が必要である。手術が始まると電気メスによるノイズや循環停止により評価が難しくなる。TEEで評価すべき項目や術式はある程度限られているため，検査の流れを定式化することが有効である（表1）。

表1 ● 急性大動脈解離の評価項目

①左室壁運動異常の有無	冠動脈に解離が及ぶと灌流障害を生じる。心電図のST変化の有無を参考にする。経胃短軸像が評価しやすい。
②心膜液貯留の有無	偽腔が心膜腔に破綻すると急性に心膜液が貯留し，心タンポナーデが生じうる。
③ARの重症度，機序，交連の脱落の評価	ARの重症度評価は難しい。縮流部幅を用いるのが簡便である。ARの成因の評価，弁輪径，Valsalva洞径，上行大動脈径などの測定も行う。ARはもともとあったもの（退行性変化，二尖弁）なのか，大動脈解離により交連が脱落して生じたものなのかの判断が重要である。交連の脱落により弁尖が逸脱して逆流が生じている場合は交連の修復によりARが制御できる可能性がある。
④解離による灌流障害の有無	左右冠動脈入口部を描出し，冠動脈の灌流障害を評価する。カラースケールを20～30cm/sec程度に下げる。
⑤解離のエントリー場所の診断	エントリーの部分を置換することになるため，CTで当たりをつけつつ，エントリーを探す。上行大動脈遠位部から弓部大動脈近位部はblind zoneとなり評価は難しい。

開胸術後

　CICUに入室している患者は，循環不全や呼吸不全を伴っていることが多く，このような患者に対してTEEを行うことは鎮静薬による血圧低下や呼吸不全の悪化，また検査体位である左側臥位を取りにくいことなどから，適応は慎重に考慮すべきである。一方，開胸術後は陽圧換気，創部のガーゼ，ドレーンなどでTTEの描出が難しい場合が多い。原因が同定できない血圧低下やコントロール困難な心不全，感染性心内膜炎を疑う場合などにTEEが有用である。術後出血の場合，原因部位に限局した血腫となる場合があり，出血部位の推定に役立つ。また弁手術後の弁周囲逆流や人工弁不全などの評価にも有用である。挿管患者においては，喉頭鏡を用いて挿入してもよい。

心内シャント

　卵円孔開存症や心房中隔欠損症で右−左シャントが生じると酸素化不良をきたす。カテ

ーテルアブレーションや経カテーテル的僧帽弁クリップ術歴がある患者では心房中隔穿刺による医原性心房中隔欠損で酸素化不良をきたすこともあるためシャント血流の評価も重要である。

文献

1) Crowley J, Cronin B, Essandoh M, et al：Transesophageal echocardiography for IMPELLA placement and Management. J Cardiothorac Vasc Anesth. 2019；33(10)：2663-8. PMID: 30770179

2) French JK, Hellkamp AS, Armstrong PW, et al：Mechanical complications after percutaneous coronary intervention in ST-elevation myocardial infarction (from APEX-AMI). Am J Cardiol. 2010；105(1)：59-63. PMID: 20102891

3) Bouma W, Wijdh-den Hamer IJ, Klinkenberg TJ, et al：Mitral valve repair for post-myocardial infarction papillary muscle rupture. Eur J Cardiothorac Surg. 2013；44(6)：1063-9. PMID: 23520228

4) Damluji AA, van Diepen S, Katz JN, et al：Mechanical complications of acute myocardial infarction：A scientific statement from the American Heart Association. Circulation. 2021；144(2)：e16-35. PMID: 34126755

5) Machida T, Izumo M, Suzuki K, et al：Value of anatomical aortic valve area using real-time three-dimensional transoesophageal echocardiography in patients with aortic stenosis：a comparison between tricuspid and bicuspid aortic valves. Eur Heart J Cardiovasc Imaging. 2015；16(10)：1120-8. PMID: 25762561

6) Haberman D, Estévez-Loureiro R, Benito-Gonzalez T, et al：Conservative, surgical, and percutaneous treatment for mitral regurgitation shortly after acute myocardial infarction. Eur Heart J. 2022；43(7)：641-50. PMID: 34463727

7) 日本循環器学会：感染性心内膜炎の予防と治療に関するガイドライン（2017年改訂版）.
[https://www.j-circ.or.jp/cms/wp-content/uploads/2020/02/JCS2017_nakatani_h.pdf]（2025年2月14日閲覧）

第2章 CICUにおける検査

7 冠動脈造影，その他造影

三軒豪仁

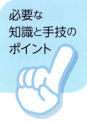

必要な知識と手技のポイント

- CAGにより，血栓や石灰化，側副血行路の有無などを確認した上で，責任病変を同定し，治療戦略を立てる。
- 下肢動脈造影は，アクセスルートの評価に重要な検査である。
- 腎動脈造影は，急性心不全治療において時に必要となる手技であり，循環器内科医も身につけておくべきである。

はじめに

循環器救急において冠動脈造影(coronary angiography：CAG)は，診断，治療における中心的な検査のひとつである。また，虚血性心疾患症例は，全身動脈硬化を伴っていることも多く，冠動脈以外の評価も必要となることは少なくない。本項では下肢動脈造影，腎動脈造影に関して要点を述べる。

CAG

CAGは，急性冠症候群(acute coronary syndrome：ACS)や虚血の関与が疑われる心不全などにおいて頻用される検査である。ここでは，特にACSにおけるCAGの読影のポイントや注意点に関して説明をする。

手技の要点

CAGのアプローチ部位として，経橈骨動脈アプローチ(trans radial approach：TRA)，経大腿動脈アプローチ(trans femoral approach：TFA)，経上腕動脈アプローチ(trans brachial approach：TBA)が挙げられる。TRAにおいて出血性合併症の頻度が少ないことは証明されており[1,2]，ガイドラインにおいても推奨されている[3,4]。TRAは，TFAと比較して小径のシースしか使用できないという問題が過去にあったが，現在は6Frシースと同等の外径で7Fr相当の内腔を有するシースが上市されている。ACSにおいては血栓吸引を要する症例が多く，吸引カテーテルの内腔径と吸引力は相関するため，上記シースを用いて7Fr吸引カテーテルにより血栓吸引を行うことが理にかなっている。一方，橈骨動脈穿刺が困難な症例や，TRAを行ったものの蛇行などでカテーテル操作が困難なケー

スも存在する。ST上昇型心筋梗塞（STEMI）など，再灌流までの時間が重要なケースにおいては，躊躇することなくTFAに変更することも重要である。

　左右冠動脈の造影の順序に関して普遍的なルールはないが，左主幹部を責任病変としたACSにおけるCAGに関しては注意が必要である。左主幹部が責任病変の場合，心筋への還流は右冠動脈に依存している。右冠動脈造影に伴い，一時的に心臓全体が虚血となり，血行動態の破綻や心室性不整脈が生じることがある。そのため，左主幹部病変が疑われる症例においては左冠動脈造影を先行し，左主幹部が責任病変であることを確認した際は，右冠動脈の造影は少数にとどめるよう留意すべきである。

CAG所見の読影

- 読影のポイント：責任病変同定，血栓の有無，石灰化の有無，側副血行路の有無，グレード

図1[5]に冠動脈の解剖を示した。冠動脈の部位ごとに適した観察方向があるため，多方向からの評価が必要である。時に，適した角度による評価なしでは，責任病変の同定が難しいケースも経験する。表1にそれぞれの部位に適した観察方向を示す。

　ACSにおけるCAGで重要なことは，①責任病変を同定すること，②その病変形態や特徴から治療戦略を決定することである。

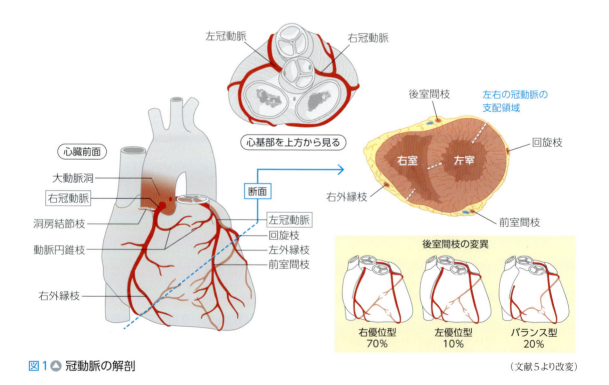

図1　冠動脈の解剖

（文献5より改変）

表1 冠動脈造影における撮影角度

評価部位	撮影角度
#1	LAO, LAO Cra, LAO Cau
#1-2	LAO, LAO Cra, RAO Cra
#2	LAO, RAO, LAO 90
#2-#3	LAO Cra, RAO Cau
#3	LAO, LAO Cra, Cranial
#4分岐部	LAO Cra, RAO Cra
#4PD 中間部以降	RAO Cra
#4AV	LAO Cra, RAO Cra
#5 入口部	LAO Cra, Cranial
#5 体部	RAO Cau, Rao Cra, Caudal
#5 分岐部	RAO Cra, RAO Cau, Spider
#6	RAO Cra, RAO Cau, Spider
#7	RAO Cra, Cranial
#8	RAO Cra, Cranial, LAO Cra, RAO Cau
#9 分岐部(LAD近位から派生)	Spider, RAO Cau, RAO Cra, LAO Cra
#10 分岐部(LAD中間部より遠位から派生)	LAO Cra, RAO Cra
#11近位部	Spider, Caudal, LAO Cra
#12分岐部	Spider, Caudal
#11 中間部以降	Spider, RAO Cau, Caudal
#13	RAO Cau, Caudal, LAO
#14分岐部	RAO Cau
#14遠位部	RAO Cra, Cranial
#15	Cra, LAO Cra

LAO:left anterior oblique(左前斜位), RAO:right anterior oblique(右前斜位), Cra:cranial (頭側), Cau:caudal(尾側), PD:poster descending branch(後下行枝), AV:atrioventricular node branch(房室結節枝)

責任病変の同定

多枝病変を伴う非ST上昇型急性冠症候群(non ST elevation acute coronary syndrome:NSTE-ACS)においては,責任病変の同定が困難なケースもあり,14%が責任病変の同定が困難であったとの報告もある[6]。責任病変と思われる閉塞部位をワイヤーが通過しない際には,ACS病変ではない慢性完全閉塞(chronic total occlusion:CTO)に対して治療を試みている可能性も検討すべきである。急性閉塞とCTOを見分ける上で,閉塞断端の形態,血栓像の有無や側副血行路の有無やグレード(表2)といった画像所見だけではなく,心電図,心エコー所見なども併せて責任病変を同定し,治療戦略を構築することが必要であり,詳細な読影力が問われる。

表2 側副血行路の発達度 (Rentrop分類)

Rentrop分類	
Grade 0	側副血行路なし
Grade 1	側副血行路により閉塞冠動脈の分枝だけが描出される
Grade 2	側副血行路により閉塞冠動脈の本幹の一部が描出される
Grade 3	側副血行路により閉塞冠動脈の本幹が完全に描出される

病変形態，特徴による治療戦略の決定

　次に，病変形態や特徴も重要である。ACSの原因として，プラーク破綻，プラークびらん，石灰化結節が報告されている[7]。血栓性病変以外に石灰化病変が関与することもあるが，石灰と血栓はともに不鮮明なX線透過性を呈するため，両者の鑑別が難しい場合がある。病変のみを評価するのではなく，冠動脈全体の石灰化の評価も両者の鑑別には重要である。なお，緊急症例においては術前に胸部CTを施行しているケースもあり，参考にすべきである。血管内イメージングの所見に応じた治療方針の決定は重要であるが，限られた時間の中で，まず初見のCAGから病変の特徴の予測を行い，治療の難易度，リスクを考え，ストラテジーを構築することも重要である。

下肢動脈造影

　ショックや心停止を伴う症例において，IMPELLA（ABIOMED社）や大動脈内バルーンポンプ（intra-aortic balloon pump：IABP），体外膜型人工肺（extracorporeal membrane oxygenation：ECMO）などの機械的循環補助（MCS）を導入する際に，下肢動脈の狭窄や閉塞は，デバイス挿入を妨げ，留置後の下肢虚血を助長するリスクがある。MCSを挿入するケースや必要となる可能性の高いケースにおいては，経皮的冠動脈インターベンション（percutaneous coronary intervention：PCI）に先行して下肢動脈の治療が必要となることもあり，大腿動脈の触知不良，間欠性跛行のエピソードといった下肢閉塞性動脈疾患（lower extremity arterial disease：LEAD）を疑う患者においては，必要に応じて下肢動脈造影をCAGと同時に評価すべきである。図2に下肢動脈の血管の解剖を示した。なお，分岐を評価する際に，正面のみではなく，斜位をかけた撮影が適していることもある。図3[8]に示すように，内腸骨・外腸骨動脈の分岐の評価には対側斜位が，浅大腿・深大腿動脈の分岐の評価には同側斜位が適している。

　なお，腎機能障害を有するケースにおいては，希釈造影剤とデジタルサブトラクションアンギオグラフィ（digital subtraction angiography：DSA）を組み合わせることで，少量の造影剤で下肢動脈を評価することも可能であり，有効活用すべきである[9]。

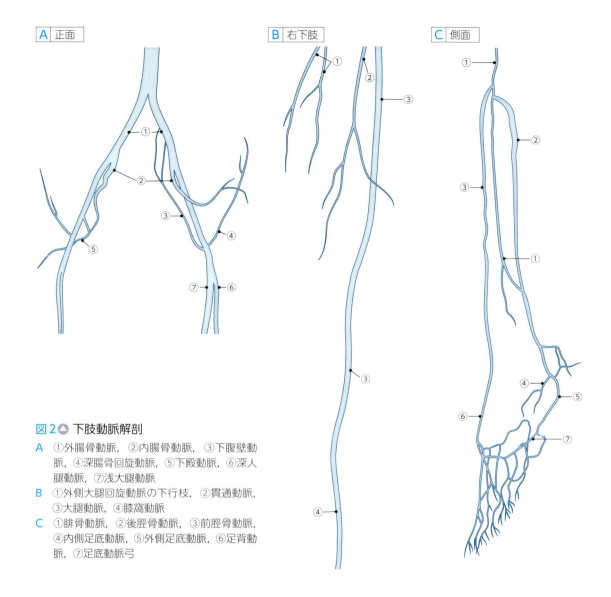

図2 ● 下肢動脈解剖
A ①外腸骨動脈，②内腸骨動脈，③下腹壁動脈，④深腸骨回旋動脈，⑤下殿動脈，⑥深大腿動脈，⑦浅大腿動脈
B ①外側大腿回旋動脈の下行枝，②貫通動脈，③大腿動脈，④膝窩動脈
C ①腓骨動脈，②後脛骨動脈，③前脛骨動脈，④内側足底動脈，⑤外側足底動脈，⑥足背動脈，⑦足底動脈弓

腎動脈造影

　腎動脈狭窄の原因の約90％以上が動脈硬化性であり，心臓カテーテル検査施行例の7％に認めたという報告もある[10]。腎動脈狭窄と腎機能障害，難治性高血圧，うっ血性心不全の関与が指摘されているが，大規模の無作為化比較試験(randomized controlled trial：RCT)[11~13]では，腎動脈形成術の有効性は証明されなかった。一方，観察研究においては腎動脈形成術の有効性も報告されており[14]，大規模試験における登録基準の問題も指摘されている。実臨床において，明らかな原因が同定できない電撃性肺水腫を呈する症例や，血圧コントロールに伴い尿量が低下し，心不全コントロールに難渋するような症例において，腎動脈形成術が状態を劇的に改善することを時に経験する。ルーチンの腎動脈形成術は不要であるが，上記のような症例に対する腎動脈形成術は『2022年改訂版

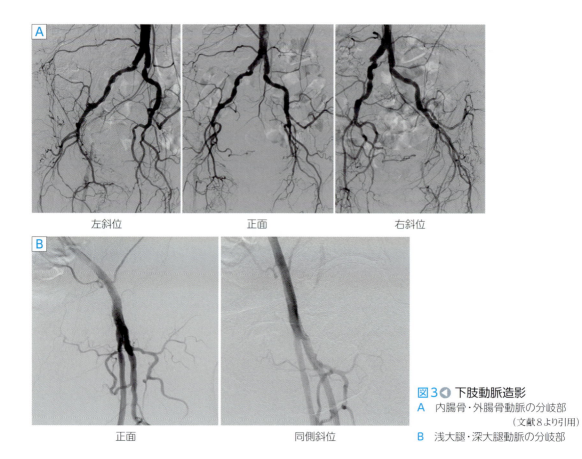

図3 下肢動脈造影
A 内腸骨・外腸骨動脈の分岐部
（文献8より引用）
B 浅大腿・深大腿動脈の分岐部

末梢動脈疾患ガイドライン』においても有効性が示唆されており[15]，症例選択が非常に重要である。

血管造影以外のモダリティーとして，腎動脈エコー，造影CT，MRAが挙げられる。低侵襲な評価を優先すべきことに異論はないが，検査の精度や患者の状態で施行困難なこともある。心不全患者に対し，CAGと同時に腎動脈造影を行うことの安全性・有効性は過去にも報告されている[16]。

手技の要点

アプローチはCAGと同様にTRA，TFA，TBAにて施行可能である。上肢アプローチに関しては，左側のほうが解剖学的にワイヤーやカテーテルのデリバリーに適していることが多い。撮影角度は腎動脈の大動脈からの分枝角度を考慮し，左斜位10〜15°程度での撮影が適している[17]（図4）。

造影方法は，大動脈造影と左右腎動脈の選択的造影が挙げられる。筆者は，大動脈造影ではピッグテールカテーテルを，選択的造影では上肢からジャドキンス型右冠状動脈用(JR)（ハナコメディカル社）の造影カテーテルを使用している。大動脈造影は，上腸間膜動脈（superior mesenteric artery：SMA）と腎動脈が重なることがある点，造影剤量が

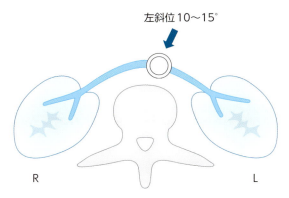

図4 ● 腎動脈造影における撮影角度

多い点が問題である。SMAの分離に関しては，caudal viewによる撮影で解決できることがある。造影剤量に関しては，前述の希釈造影剤とDSAを組み合わせた方法が，腎動脈造影においても非常に有用である。選択的造影は，腎動脈狭窄の病変の多くが入口部に位置するため，造影により解離などの合併症を起こすリスクがある。治療はもちろんのこと，検査も適応を判断し，丁寧な手技を心がけるべきである。

文献

1) Valgimigli M, Gagnor A, Calabró P, et al：Radial versus femoral access in patients with acute coronary syndromes undergoing invasive management：a randomised multicentre trial. Lancet. 2015；385(9986)：2465-76. PMID：25791214
2) Vranckx P, Frigoli E, Rothenbühler M, et al：Radial versus femoral access in patients with acute coronary syndromes with or without ST-segment elevation. Eur Heart J. 2017；38(14)：1069-80. PMID：28329389
3) 日本循環器学会：急性冠症候群ガイドライン（2018年改訂版）. [https://www.j-circ.or.jp/cms/wp-content/uploads/2018/11/JCS2018_kimura.pdf]（2025年2月14日閲覧）
4) Byrne RA, Rossello X, Coughlan JJ, et al：2023 ESC Guidelines for the management of acute coronary syndromes. Eur Heart J. 2023；44(38)：3720-826. PMID：37622654
5) 坂井建雄，河原克雅，編：カラー図解 人体の正常構造と機能【全10巻縮刷版】改訂第5版. 日本医事新報社，2025. p116.
6) Balbi MM, Scarparo P, Tovar MN, et al：Culprit lesion detection in patients presenting with Non-ST elevation acute coronary syndrome and multivessel disease. Cardiovasc Revasc Med. 2022；35：110-8. PMID：33839051
7) Ali ZA, Karimi Galougahi K, Maehara A, et al：Intracoronary optical coherence tomography 2018：Current status and future directions. JACC Cardiovasc Interv. 2017；10(24)：2473-87. PMID：29268880
8) Yokoi Y, Fukuda K, Fujihara M, et al：Angiography and Endovascular therapy for peripheral artery disease. IntechOpen, 2017. [http://dx.doi.org/10.5772/67178]（2025年2月14日閲覧）
9) Hayakawa N, Kodera S, Ohki N, et al：Endovascular therapy using diluted contrast medium for critical limb ischemia in a patient with chronic kidney disease. Int Heart J. 2019；60(1)：226-230. PMID：30464136
10) Yamashita T, Ito F, Iwakiri N, et al：Prevalence and predictors of renal artery stenosis in patients undergoing cardiac catheterization. Hypertens Res. 2002；25(4)：553-7. PMID：12358140
11) Cooper CJ, Murphy TP, Cutlip DE, et al：Stenting and medical therapy for atherosclerotic renal-artery stenosis. N Engl J Med. 2014；370(1)：13-22. PMID：24245566
12) ASTRAL Investigators；Wheatley K, Ives N, Gray R, et al：Revascularization versus medical

therapy for renal-artery stenosis. N Engl J Med. 2009；361(20)：1953-62. PMID: 19907042

13) Bax L, Woittiez AJ, Kouwenberg HJ, et al：Stent placement in patients with atherosclerotic renal artery stenosis and impaired renal function：a randomized trial. Ann Intern Med. 2009；150(12)：840-8. PMID: 19414832

14) Green D, Ritchie JP, Chrysochou C, et al：Revascularization of atherosclerotic renal artery stenosis for chronic heart failure versus acute pulmonary oedema. Nephrology (Carlton). 2018；23(5)：411-7. PMID: 28240799

15) 日本循環器学会／日本血管外科学会：2022年改訂版 末梢動脈疾患ガイドライン.
[https://www.j-circ.or.jp/cms/wp-content/uploads/2022/03/JCS2022_Azuma.pdf]（2025年2月14日閲覧）

16) Rihal CS, Textor SC, Breen JF, et al：Incidental renal artery stenosis among a prospective cohort of hypertensive patients undergoing coronary angiography. Mayo Clin Proc. 2002；77(4)：309-16. PMID: 11936924

17) Kim PA, Khilnani NM, Trost DW, et al：Fluoroscopic landmarks for optimal visualization of the proximal renal arteries. J Vasc Interv Radiol. 1999；10(1)：37-9. PMID: 10872488

第2章 CICUにおける検査

8 心筋シンチグラフィ，PET，MRI

今井祥吾

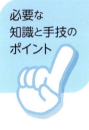

必要な知識と手技のポイント

- 心筋シンチグラフィでは非侵襲的に，虚血や梗塞についての情報を得ることができる。脂肪酸代謝イメージングによる血流代謝ミスマッチは，心筋viabilityの評価指標となる。
- シネMRIでは左室機能や局所壁運動が，black blood T2強調画像では急性期の心筋炎が評価できる。native T1マッピングは非虚血性心筋症の予後予測で有用である。
- PETにおいては，^{18}F-FDGによる大血管炎や心臓サルコイドーシスの診断，^{13}N-アンモニアを用いた心筋血流イメージングが有用だが，使用できる施設は限定的である。

心筋シンチグラフィ

核医学検査では様々な放射性薬剤が用いられ，非侵襲的に機能情報を可視化することで，CTやMRIなどの形態診断では得られない情報を提供する点が特徴である。循環器領域で用いられる主な核医学検査を表1に示す。核医学検査は診断能や予後評価に関する数多くのエビデンスの蓄積があり，非侵襲検査のゴールドスタンダードと言える。

表1 ● 循環器領域で用いられる核医学検査

トレーサー	診断・測定できる主な疾患または機能および特徴
^{201}TlCl	心筋血流シンチグラフィ。再分布現象のため1回投与で負荷・安静の撮像可能
^{99m}Tc-tetrofosmin	心筋血流シンチグラフィ。画質・被曝の点で^{201}Tlより有利。緊急検査が可能
^{99m}Tc-MIBI	
^{123}I-BMIPP	脂肪酸代謝シンチグラフィ。血流低下が回復した後のmemory imagingの機能
^{123}I-MIBG	交感神経シンチグラフィ
^{99m}Tc-PYP	梗塞心筋へ集積することで歴史的には心筋梗塞シンチグラフィとして用いられたが，最近ではアミロイドーシスの診断として注目されている。

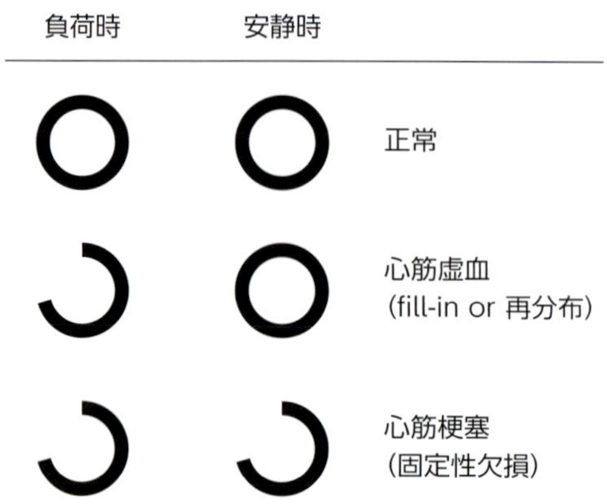

図1 ◀ 心筋血流シンチグラフィの読影
負荷時と安静時の集積の程度・分布を比較して，虚血や梗塞の判定を行う。

心筋血流イメージング

　心筋血流イメージングは，Tc製剤（^{99m}Tc-sestamibi または ^{99m}Tc-tetrofosmin）やタリウム（^{201}TlCl）を用い，安静時と負荷時の心筋血流を比較することで虚血や梗塞の診断をする手法である。冠動脈病変の責任血管の同定や，虚血や梗塞の程度や範囲の評価が可能である。また，quantitative gated SPECT（QGS）のような心時相解析を組み合わせることで，左室容積や駆出率などの左室機能評価にも有用である。

　Tc製剤は，半減期が短く，高エネルギーのため，被曝や画質の面でタリウムより優れる。さらに当日の緊急検査が可能な点でも有利である。一方で，タリウムは再分布現象により1回の注射で負荷像と安静像の撮像が可能というメリットがある。

- 心筋虚血：負荷時に集積低下を示すが，安静時は集積低下の改善を認める。これはTc製剤では fill-in，タリウムでは再分布と表現される（図1）。
- 心筋梗塞：負荷時，安静時とも同等の集積低下を示す。固定性欠損と表現される。

　この特徴は心筋虚血と心筋梗塞の鑑別に有用である。なお，心筋への集積が完全にない集積欠損の場合は貫壁性梗塞と判断されるが，集積が残っているのであれば非貫壁性梗塞と考えられる。非貫壁性梗塞の場合では梗塞心筋やその周囲に虚血が混合することがある。

脂肪酸代謝イメージング

　^{123}I-BMIPP（β-methyl-p-iodophenyl-pentadecanoic acid）を用いた脂肪酸代謝イメージングは "memory image" とも呼ばれ，過去の虚血による心筋代謝障害を反映した所見を呈し，重症心筋虚血後の気絶心筋や，慢性冠動脈疾患による冬眠心筋の評価に用いられる。

　閉塞性冠動脈疾患や冠攣縮によって心筋が強い虚血にさらされた場合，再灌流療法により梗塞を免れても，一時的に心筋の代謝活動が低下することがある。このような心筋は

脂肪酸代謝の低下を反映し，脂肪酸代謝イメージングで集積低下・欠損を示し，気絶心筋と呼ばれる。このとき，たとえ再灌流療法後に血流イメージ（Tc製剤やタリウム）では正常化していても，脂肪酸代謝イメージでの集積低下が残存するという血流代謝ミスマッチがみられることがある。このミスマッチは心筋viabilityの評価指標として重要であり，予後規定因子とされる。

PET

現時点で，国内で保険検査として行われる循環器領域のPET検査としては，^{18}F-FDGを用いた糖代謝イメージングによる大血管炎や心臓サルコイドーシスの診断，そして心筋viability診断があり，さらに^{13}N-アンモニアを用いた心筋血流イメージングも保険適用されている。

PETはSPECTに比べ，空間分解能・時間分解能・感度が高いという大きな利点を持つ。しかし，保険診療上の制約や，アンモニアの半減期の短さのため，使用できる状況・施設は限定的である。今後登場する新たなPETイメージング製剤には，より多くの施設で使用可能となることが期待される。

PETでは，SPECTよりも定量性が高いため心筋血流量（myocardial blood flow：MBF）の絶対値を測定でき，安静時と負荷時のMBFの比から心筋血流予備能（myocardial flow reserve：MFR）が算出できる。正常灌流域と比較する相対的評価のSPECTに対し，PETは絶対的な数値を測定できる点で優れており，特に左冠動脈主幹部（LMT）病変や多枝病変の診断で威力を発揮する。図2は，左回旋枝（LCx）に対する経皮的冠動脈インターベンション（percutaneous coronary intervention：PCI）後の残存狭窄病変〔左前下行枝（LAD）および右冠動脈（RCA）〕の虚血評価を目的とした検査である。

MRI

MRIは，核医学検査より高い空間分解能を持ち，形態や機能の詳細な評価に優れる。放射線被曝がないことも大きな利点である。MRIは組織コントラストが高く，自由な断面を設定でき，心臓の形態を客観的に再現性高く評価できる。造影剤を使用した際の遅延造影像での遅延造影（late gadolinium enhancement：LGE）の評価や心筋パーフュージョンMRIでは，心筋の線維化病変や血流を評価できる。また，MRIは虚血性心疾患の評価にとどまらず，心筋症や心筋炎などの心筋疾患，心臓内血栓，弁機能の診断にも有用で，その適応範囲の広さが特徴である（図3）。一方で，MRI特有の禁忌事項として閉所恐怖症や体内金属（ペースメーカーや各種デバイス）が挙げられる。また，不整脈や心拍数の変動，体動によって画質が劣化する可能性があるため，適切な患者選択と撮像条件の調整が必要である。

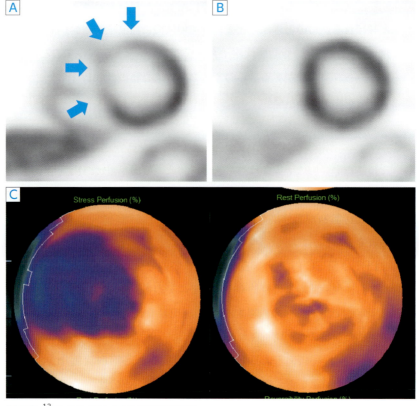

図2 ¹³N-アンモニア心筋血流PET

A　負荷時短軸断面像
B　安静時短軸断面像
C　負荷時・安静時のpolar map表示

1カ月前にNSTEMIのためLCxに対しPCI施行された，RCAとLADに残存する狭窄の虚血評価目的の検査。負荷時（A，C左）に前壁中隔～心尖部に高度の集積低下を認めるが，安静時（B，C右）には集積低下を認めない。LAD近位を責任血管とする心筋虚血と判断される。PCI治療後のLCx領域や，残存狭窄のあるRCA領域に虚血は指摘されない。
NSTEMI：非ST上昇型心筋梗塞

シネMRI

　シネMRIは，心電同期した複数の断面画像を収集することで，心臓の動きを再現し観察する方法であり，左室機能や局所壁運動，左室壁厚の評価を非造影で行うことができる。再現性や客観性が高く，経胸壁心エコー検査（TTE）が困難な場合もある肥満体や肺疾患を有する患者においても適切な評価が可能とされる。

遅延造影MRI

　MRIで使用されるガドリニウム造影剤は，静注されると血管内から心筋の細胞外液成分へ移行する。正常心筋では細胞内に移行せず，細胞外液分画が少ないため造影効果は乏しい。一方，梗塞心筋では細胞壊死や線維化によって細胞外液成分が増加し，造影剤の分

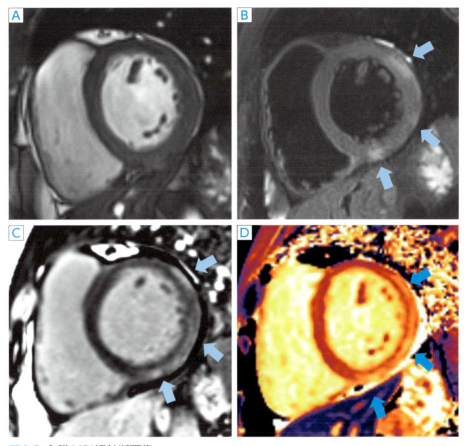

図3 心臓MRI短軸断面像
A シネ画像
B black blood T2強調画像
C 遅延造影T1強調画像
D T1マッピング画像（カラー）
側壁や下壁の外層側に，black blood T2強調画像（B）で高信号を認め，遅延造影T1強調画像（C）で線状のlate gadolinium enhancement（LGE）を認める。T1マッピング（D）では同部の信号上昇を認める。病歴などと併せてウイルス性心筋炎と診断された。

布が増加し造影増強効果を示し，このため静注約10分後の平衡相の撮像において，梗塞領域はLGEとして描出される。LGEはMRIの高い空間分解能を活かした内膜下梗塞の評価に有用である。また，非虚血性心筋症の診断においてもLGEは有用であり，疾患によって特徴的な分布パターンを示すため，診断やリスク評価に寄与する。

black blood T2強調画像

急性期心筋梗塞における心筋浮腫や心臓腫瘍の診断に用いられる。動いている血液の信号を打ち消すことで，心腔内の血液信号を抑制し，心腔内と心筋を明瞭に分離し，心筋の信号を評価できる。T2強調画像では，急性期の心筋梗塞により生じる浮腫が高信号を示すので，急性心筋梗塞と陳旧性梗塞の鑑別に有用である。上述のLGEがみられていて

も，発症から時間の経過した慢性期の梗塞ではT2強調画像で高信号を示さない。心筋浮腫は，たこつぼ症候群（☞第8章5参照）や急性期の心筋炎などでも認められるため，これらの診断にも役に立つ。

T1マッピング

　組織ごとのT1（縦緩和時間）の絶対値を測定・画像化する技術であり，心臓疾患においては心筋の線維化や浮腫，脂肪や鉄の沈着といった変化を評価する目的で使用される。造影剤を使用せず撮像したものをnative T1マッピングと言い，非虚血性心筋症の予後予測で有用とされる。造影前後のT1マッピングから細胞外容積（extracellular volume fraction：ECV）の測定が可能であり，心筋症や心筋炎などで，遅延造影ではとらえにくいびまん性心筋障害や微細な変化を評価するために用いられる。

第**3**章

CICU での管理と侵襲的手技

第3章　CICUでの管理と侵襲的手技

1　輸液，電解質管理

澁谷淳介

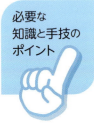

必要な知識と手技のポイント

- CICUでは，輸液量，輸液製剤の選択が血行動態や呼吸状態に大きな影響を及ぼす。
- 電解質（カリウム：K，カルシウム：Ca，マグネシウム：Mg，ナトリウム：Na，リン：P，クロール：Cl）管理は，不整脈予防や各種臓器の活動を円滑にする要となる。
- 持続的腎代替療法（CRRT）使用時，出血，ショックを併発する場合，電解質が大きく変動するのでより厳密なモニタリングが必要である。
- 原因疾患の制御と併せた電解質補正が重症循環器疾患の患者における予後改善に寄与する。

CICUにおける輸液管理

はじめに

　cardiovascular intensive care unit（CICU）でのvolume resuscitationは，ショックや急性循環不全を呈する重症患者の治療においてきわめて重要である。輸液製剤には大きく分けて晶質液と膠質液があり，それぞれの特性とリスクを理解した上で，病態や合併症，血液検査結果を踏まえて選択することが求められる。

晶質液

　生理食塩水やリンゲル液など，血漿電解質組成に近い晶質液は安全性が高く，広く汎用されている。投与量の約25％が血管内に残留すると言われるが，多量投与で電解質異常や高クロール性代謝性アシドーシスをまねきやすく注意を要する。近年のRCTであるSMART試験，BaSICS試験，BMES試験では，生理食塩水と乳酸加リンゲルなどを比較し，重大なアウトカム（死亡率や腎代替療法使用）に有意差を認めなかったと報告されている[1〜3]。よって，患者の病態に応じてメリット，デメリットを吟味しながら選択する必要がある。

膠質液

　アルブミン製剤，低分子デキストラン，ヒドロキシエチルデンプン（HES）製剤などの

膠質液は，血管内にとどまりやすいため，血圧維持や組織灌流を比較的効率的に改善する。その一方で，腎機能障害や凝固障害，アナフィラキシーのリスクがあるため，使用に際しては適応を慎重に考え，患者状態を厳密に観察する必要がある。生理食塩水とアルブミンを比較したSAFE studyでは，死亡率やICU滞在期間などに有意差を認めなかったとの報告がある[4]。そのため，晶質液と膠質液も病態に合わせて適宜使用することが重要である。

CICU特有の注意点

CICUでは，心エコーや動脈圧ライン，中心静脈圧モニター，場合によってはスワンガンツカテーテルを併用し，循環動態を多角的に評価することが基本となる。心原性ショック，循環血液量減少性ショック，血管分布異常性ショックなど原因を見極め，それに即した輸液戦略を立てることが重要である。心不全合併例では過度な輸液による肺水腫の助長を防ぐため，輸液速度，投与量に細心の注意を払わねばならない。持続的腎代替療法（continuous renal replacement therapy：CRRT）や利尿薬，血管作動薬の使用状況との兼ね合いを考慮し，過剰負荷を回避しつつ低灌流状態を改善させることが理想である。

近年，CICUの輸液管理では，4つのフェーズ，Resuscitation（蘇生），Optimization（適正化），Stabilization（安定化），Evacuation（除水）に分け，それぞれのフェーズの治療目標に応じてモニタリング指標を選択し，過剰輸液を避けつつ組織への酸素供給を維持する適切な輸液，併せて最適な血管作動薬や補助循環を選択するアプローチが推奨されている[5, 6]。

CICUにおける電解質管理

はじめに

重症循環器疾患（急性冠症候群，重症心不全，心原性ショック，致死性不整脈など）では，CICUでの管理が必要となるが，急性腎不全や肝機能障害，サイトカイン放出による血管透過性亢進などで電解質異常が発生しやすい。人工呼吸器管理や補助循環デバイス使用下では酸塩基平衡が大きく変動し，昇圧薬，強心薬，抗不整脈薬に対してKやMg，Ca濃度が大きく影響を及ぼす。したがって電解質は頻回に測定し，小さな異常でも致死的リスクを孕むことを念頭に置く。

Na異常

ICU入室時に高ナトリウム血症，低ナトリウム血症を呈する患者は，それぞれ6.9%，17.7%に及ぶとの報告がある[7]。CICUでは，ループ利尿薬や腎血流低下に伴って低ナトリウム血症になることが多い一方，脱水，不適切な補液，トルバプタンによって高ナ

トリウム血症に傾く場合もある。低ナトリウム血症補正では，浸透圧性脱髄症候群の予防に24時間あたり8〜10mEq/L以内の緩やかな上昇が原則で，急速補正してしまった場合は再度5％ブドウ糖液で血清Naを再降下させるなど柔軟に対応する必要がある。高ナトリウム血症でも急激な補正は脳浮腫のリスクがあるため，1日あたり10〜12mEq/L上限での補正を目安とする。

K異常

　Kは最も致死性不整脈に直結しやすい電解質とされ，心筋梗塞治療中や体外膜型人工肺（extracorporeal membrane oxygenation：ECMO）管理下で注意を要する。Kを4.0〜4.5mEq/Lあるいは4.5〜5.5mEq/Lに維持すべきとした報告もあるが[8, 9]，近年では4.5mEq/L以上では予後不良リスクが上昇するとの報告もある[10]。高カリウム血症（＞5.5mEq/L）では，7mEq/L以上もしくはテント状T波やQRS延長など心電図異常がある場合は，直ちにグルコン酸Ca静注し，グルコース-インスリン療法や炭酸水素ナトリウム投与で細胞内シフトを促す。低カリウム血症（＜3.5mEq/L）の場合は心電図モニタリング下で1時間あたり10〜20mEq/Lを上限に補正する。また低マグネシウム血症は尿中K排泄を亢進するため，カリウム補正に併行してMg補正を行う必要がある。特に低カリウム血症は心房細動を起こしやすく，予後不良因子となる。そして心筋梗塞の既往がある場合より発症しやすいため細心の注意が必要である[11, 12]。

Ca異常

　心筋や血液凝固に深く関わるCaイオンは，イオン化Ca値（1.1〜1.3mmol/L）の測定が重要である。大量輸血によるクエン酸負荷やECMO，IMPELLA使用時の出血リスクにより低カルシウム血症を呈することが少なくない。必要に応じてグルコン酸Caで補正するが，過剰投与は高カルシウム血症をまねくため注意する。低マグネシウム血症が原因である場合もありMgの測定と補正を行う。高カルシウム血症の鑑別は副甲状腺機能亢進や悪性腫瘍があり，治療としては輸液，カルシトニン，ビスホスホネート，透析などで対応する。Ca補正による予後改善を示唆する報告もあるが[13]，標準的な目安は確立していない。

Mg異常

　低マグネシウム血症はしばしば見落とされるが，ICU入室時の低マグネシウム血症はICU滞在期間の延長や死亡率上昇と関連するとされる[14]。特にtorsade de pointes（TdP）と関連が深く，心室頻拍や致死性不整脈リスクを高めるため，定期的なMg測定が望ましい。TdP発生時には硫酸Mg 1〜2gをボーラス投与し，その後持続投与量を血清値に応じて調整する。高マグネシウム血症は稀であるが，Mgを含量する制酸薬や緩下

薬を腎不全患者が投与していると生じることがある。12mg/dL以上の中毒域，呼吸抑制や完全房室ブロック，心停止など重篤な症状を生じる場合，グルコン酸Caを投与し透析を行う。

P異常

Pは正常範囲2.5～4.5mg/dLであるが，ショック状態などで容易に変動する。低リン血症では呼吸筋力低下や心機能低下により人工呼吸器離脱が困難になる場合がある。補正時にはCa，Mgのバランスにも留意が必要である。可能ならば内服での補正を行うが1mg/dL未満の重篤な低リン血症は点滴補正を行う。また高リン血症は症状が出ることは少なくあまり治療適応にならないが，腎不全や低カルシウム血症を生じていた場合は治療適応になりうる。高リン血症の治療において低カルシウム血症を助長する可能性があるので注意が必要である。腫瘍崩壊症候群や横紋筋融解症に伴う高リン血症では，同時に高カリウム血症や低カルシウム血症を引き起こし，重篤化しやすいため注意が必要であるし，点滴補液ならびに透析を行う。

Cl異常

Clは体内陰イオンの約2/3を占め，ICU患者の約25％で異常がみられるとされる[15]。しかし臨床ではしばしば軽視されがちで，実際には高クロール血症は術後患者の死亡率上昇や入院期間延長をまねく可能性がある[16]。特に大量の生理食塩水投与による高Cl性代謝性アシドーシスには注意を要する。低クロール血症はループ利尿薬によるCl喪失が主因となることが多い。Cl異常に対する治療としては原疾患の治療と酸塩基平衡の是正を行う。

おわりに

CICUでの輸液と電解質管理は，人工呼吸器や補助循環，CRRTなどの高度医療を駆使する中，綿密な管理が必要である。電解質管理は不整脈予防だけでなく，凝固，筋肉の働きにも関連し，予後にも関連している。不適切な輸液は電解質異常だけでなく，過剰なvolume overをまねき，治療を難渋させる。スワンガンツカテーテルを含めた持続モニタリングや心エコー，身体所見を合わせて綿密に体液管理を行い，頻回な血液ガス分析を行いながら細かく補正し適切な電解質を維持することで，重症循環器疾患患者の予後を左右すると思われる。

文献

1) Semler MW, Self WH, Wanderer JP, et al:Balanced crystalloids versus saline in critically ill adults. N Engl J Med. 2018;378(9):829-39. PMID: 29485925

2) Zampieri FG, Machado FR, Biondi RS, et al：Effect of intravenous fluid treatment With a balanced solution vs 0.9% saline solution on mortality in critically ill patients：The BaSICS randomized clinical trial. JAMA. 2021；326(9)：1-12. PMID：34375394

3) Finfer S, Micallef S, Hammond N, et al：Balanced multielectrolyte solution versus saline in critically ill adults. N Engl J Med. 2022；386(9)：815-26. PMID：35041780

4) Finfer S, Bellomo R, Boyce N, et al：A comparison of albumin and saline for fluid resuscitation in the intensive care unit. N Engl J Med. 2004 May 27；350(22)：2247-56. PMID：15163774

5) Vincent JL, De Backer D：Circulatory shock. N Engl J Med. 2013；369(18)：1726-34. PMID：24171518

6) Lim HS, González-Costello J, Belohlavek J, et al：Hemodynamic management of cardiogenic shock in the intensive care unit. J Heart Lung Transplant. 2024；43(7)：1059-73. PMID：38518863

7) Funk GC, Lindner G, Druml W, et al：Incidence and prognosis of dysnatremias present on ICU admission. Intensive Care Med. 2010 Feb；36(2)：304-11. PMID：19847398

8) Shiyovich A, Gilutz H, Plakht Y：Serum potassium levels and long-term post-discharge mortality in acute myocardial infarction. Int J Cardiol. 2014；172(2)：e368-70. PMID：24491854

9) Macdonald JE, Struthers AD：What is the optimal serum potassium level in cardiovascular patients? J Am Coll Cardiol. 2004；43(2)：155-61. PMID：14736430

10) Zhang X, Wang M, Zhu Z, et al：Serum potassium level, variability and in-hospital mortality in acute myocardial infarction. Eur J Clin Invest. 2022；52(7)：e13772. PMID：35294777

11) Bosch NA, Cimini J, Walkey AJ：Atrial fibrillation in the ICU. Chest. 2018；154(6)：1424-34. PMID：29627355

12) Krijthe BP, Heeringa J, Kors JA, et al：Serum potassium levels and the risk of atrial fibrillation：the Rotterdam Study. Int J Cardiol. 2013；168(6)：5411-5. PMID：24012173

13) Zhang Z, Chen K, Ni H：Calcium supplementation improves clinical outcome in intensive care unit patients：a propensity score matched analysis of a large clinical database MIMIC-II. Springerplus. 2015；4：594. PMID：26543729

14) Safavi M, Honarmand A：Admission hypomagnesemia--impact on mortality or morbidity in critically ill patients. Middle East J Anaesthesiol. 2007；19(3)：645-60. PMID：18044292

15) Tani M, Morimatsu H, Takatsu F, et al：The incidence and prognostic value of hypochloremia in critically ill patients. ScientificWorldJournal. 2012；2012：474185. PMID：22701359

16) McCluskey SA, Karkouti K, Wijeysundera D, et al：Hyperchloremia after noncardiac surgery is independently associated with increased morbidity and mortality：a propensity-matched cohort study. Anesth Analg. 2013；117(2)：412-21. PMID：23757473

第3章 CICUでの管理と侵襲的手技

2 TDM（バンコマイシンについて）

庄司知紘

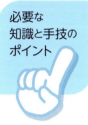

必要な知識と手技のポイント

- 薬物の中には血中濃度を測定し，患者に合わせた投与量を設定する必要があるものも存在する。
- 薬物の血中濃度測定を行う意義や目的について理解する。
- バンコマイシン（VCM）は適切な血中濃度で管理する必要があり，同時に腎機能障害などのリスクについても注意する必要がある。

はじめに

　救急・集中治療領域では尿道留置カテーテルや中心静脈カテーテルなど複数の医療デバイスが挿入され，医師や看護師など医療従事者と濃厚に接触する機会も多いため，医療関連感染症のリスクは高まる。また，敗血症性ショックなど最重症の感染症を治療する機会が多く，抗菌薬を使用する頻度は高い。救急・集中治療領域での感染症対策は米国救急医学会から総説が出されるほど世界的にも注目されており，早期に適切な抗菌薬療法を行うことは患者の予後や治療期間を左右するため重要な意味をもつ[1]。本項では，現場での使用頻度も高く，投与量調節が煩雑で，血中濃度測定が必要なバンコマイシン（VCM）について詳述する。

TDM

　治療薬物血中濃度モニタリング（therapeutic drug monitoring：TDM）とは，薬物の血中濃度を測定し，治療効果や副作用に関する様々な因子をモニタリングしつつ，それぞれの患者に合わせた投与量を設定することである。

　TDMは有効血中濃度範囲の狭い薬物を使用する場合や患者の服薬状況を確認する場合，肝・腎機能障害のある患者や患児・高齢者で投与量を決めにくい薬物を使用する場合などに有用である[*1]。たとえば高齢者では肝・腎機能が低下していることが多く，クリアランスが低下することで半減期（$t_{1/2}$）の延長が見られる。そのため若年者と比べて薬物の消失速度が低下し，薬理作用が通常より持続する場合がある。このように個人差が大きく，一律の投与設計では過量または過少となってしまうことがあり，そういった場面でTDMは有用である[2]。

他にもTDMは，体内動態の個人差が大きい薬物や作用を直接評価しにくい薬物を使用する場合，併用薬による相互作用が生じる可能性がある場合，副作用や治療効果を評価する場合などに有用性を発揮する[2,3]。薬物治療における危険性を最小限にし，患者のための利益を最大限にするための一手段としてTDMは意義がある[3,4]*1。

*1 VCM以外にTDMを必要とする薬剤：グリコペプチド系やアミノグリコシド系の抗菌薬，ボリコナゾールといった抗真菌薬，抗不整脈薬，免疫抑制薬，抗てんかん薬など[4]。

バンコマイシン（VCM）

ここからはVCMの特徴や注意事項について項目別にまとめていく。

血中濃度と腎機能障害

VCMは血中濃度を至適範囲内（10〜20μg/mL）でコントロールする必要がある。重症/複雑性MRSA（メチシリン耐性黄色ブドウ球菌）感染症などにおいては15〜20μg/mLと高めのトラフ値を目標とするが，同時に腎機能障害リスクには気をつける必要がある。逆に10μg/mLを下回る濃度（無効域）での治療を続けることは治療効果が得られないばかりか耐性菌発生のリスクもあるため，患者にとっても大きな不利益となりうる[5〜7]。

血中濃度が20μg/mLを超えると腎機能障害発現リスクは高まるが，10〜20μg/mLの範囲でコントロールできている場合であっても腎機能低下のリスクはあるということを理解しておく必要がある（図1[5,8]に示す通り，いずれの血中濃度範囲においても腎機能障害発現リスクはあるため，VCM使用中は注意してフォローする）[5〜7]。

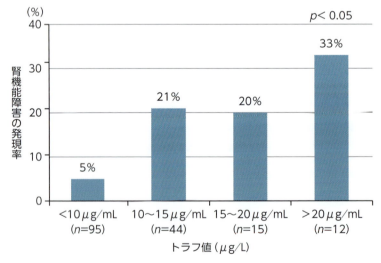

図1 ● 血中濃度ごとの腎機能障害の発現率
腎機能障害はトラフ値が10μg/mL未満で5％，10〜15μg/mLで21％，15〜20μg/mLで20％，20μg/mL超では33％で発現する。有効血中濃度範囲内であっても20％で腎機能障害が発現するリスクがある。 （文献5,8より作成）

トラフ値

VCMは，トラフ値での血中濃度測定が推奨される。トラフ値とは定常状態[*2]における血中濃度の最低値のことであり，薬剤の投与前30分以内のタイミングで採血を行う[5, 6]。トラフ値を推奨する理由は，定常状態より早い時期で測定すると，薬物吸収・組織分布の過程にあるため，血中濃度が作用部位での濃度を反映しておらず正確な血中濃度の評価ができない。ピーク濃度の測定は個人差や剤形など多くの要因により変動するため，適したタイミングでの採血が難しい。そのため再現性が高く，通常分布が終了していると考えられるトラフ値での測定が推奨されている[2][*3]。

トラフ値の測定時期としては，腎機能正常の場合，VCMが定常状態に達していると考えられる4~5回目（3日目）の投与直前で測定する。しかし，救急・集中治療領域では腎機能が低下した患者も多い。通常，主に腎臓より排泄されるVCMの半減期は6~12時間程度であるが，VCMの半減期は腎機能低下時には7日程度まで延長することもあるため，腎機能正常時よりも定常状態となるまで時間を要する。重症例や腎機能が低下した患者では，定常状態到達を待たず早期に薬物動態を評価するために早めにTDMを行うことも考慮する[2, 5~7]。

*2 定常状態：血中の薬物濃度を治療域に維持するため，薬物の持続または繰り返し投与を行い，薬物が体内に入る速度と体外に排泄される速度が等しくなり，薬物の血中濃度が安定した状態のことを言う[4, 7]。

*3 海外ではVCMにおけるTDMガイドラインが大きく改定され，従来のトラフ濃度による設計からarea under the concentration time curve（AUC）をもとにした設計に移りつつある[5]。

負荷投与

早期に目標血中濃度を維持し，治療成功率を高めるため負荷投与を行うことが推奨される。初回の負荷投与は，腎機能が低下した患者や透析中の場合であっても，目標濃度を速やかに達成するために推奨される[5]。

投与量調整

尿中未変化体排泄率が70％を超える薬物は特に腎消失依存性が高いとされているが，VCMは80~90％が腎臓より未変化体として排出されるため，腎機能による投与量の調整が必要になる[4, 7]。腎機能とバンコマイシンクリアランスには正の相関があり，クレアチニンクリアランス（Ccr）を算出することは有用である[1]。透析患者では通常用量を投与した際に明らかな蓄積が認められるため，腎機能と透析に合わせた投与が必要となる（コラム）。ただし，腎機能が保たれている症例で炎症性サイトカインなどのメディエータ除去目的に透析を行う場合や，急性腎不全に伴い透析を行っていて残存腎機能が存在する場

合は，投与設計をするにあたり腎機能と透析によるクリアランスの双方に注意が必要である[7]。

> ### コラム
>
> #### 間欠的血液透析 (HD) と持続的血液濾過透析 (CHDF) では投与設計が異なる[5, 6]
>
> #### 間欠的血液透析 (HD)
> 血中濃度測定はHD施行前のタイミングで行い (HD後では正確な体内薬物濃度を反映しないため)，実施時期についての明確な根拠はないが通常投与開始後２回目のHD日に実施する。HD後維持投与はHDにより除去された分の補充と考え，HD施行日のみHD施行後に投与する。
>
> #### 持続的血液濾過透析 (CHDF)
> TDMは投与開始３日目を目安に行うが，定常状態に達していない可能性や負荷投与による影響も考慮し，以降も短期間でのTDM実施を検討する。維持投与は24時間ごとに行う。

投与速度

　急速なワンショット静注や短時間での点滴静注により，血圧低下やred neck (red man) 症候群といった副作用を発現する可能性があるため，60分以上かけて投与することとされている。回避するためには1gあたり1時間を超える点滴時間が必要であり，1回1g以上を投与する場合には500mgあたり30分以上を目安に投与時間の延長を行う。また，血栓性静脈炎のリスクを避けるためにも十分な量の補液で希釈することが不可欠とされている[5, 7, 9, 10]。

併用薬

　併用薬による急性腎障害にも注意が必要で，代表例としてタゾバクタム／ピペラシリンが挙げられる。救急・集中治療領域では抗菌薬による治療を必要とする場面は多いが，両薬剤を長期併用する場合は腎機能の増悪に注意が必要である[1, 9, 10]。

特定の背景を有する患者

　高齢者では肝・腎機能が低下していることが多いため，半減期が延長し，薬理作用が通常より持続する可能性がある[2]。他にも，心疾患のある患者の場合には，心拍出量の低下に伴う組織血流量の低下による分布容積の減少や，ナトリウムの代謝回転の変化による粘膜浮腫や消化管の運動性低下に伴う消化管からの薬物の吸収速度低下が起こりうるため，心不全の重症度や腎機能・尿量の変化を細かく観察する必要がある[1, 2]。

◎

　VCMを使用する際は上記のようなことに注意する必要がある。また，TDMによる投与設計は「有効性」と「安全性」両方の観点から重要である。

CICUにおける薬剤師の業務と役割

　救急・集中治療領域において，薬剤師が介入し薬物治療の効果と副作用をモニタリングすることで，医療の質と安全性の向上に繋がっていると考える。当院のCICU（cardiovascular intensive care unit）において薬剤師として筆者らが行っている業務を表1にまとめる[11]。

表1 ● 各当院のCCU担当薬剤師の業務について

薬剤師の業務	業務内容の詳細
処方相談・処方提案	• 使用中の薬剤の適応や用法用量の確認，投与設計，TDM • 医師からの処方相談や薬剤に関する相談応需 • 薬剤師からの疑義照会や処方提案 • 薬物療法についての妥当性の評価や介入内容，患者や家族への説明内容について診療録へ記載
情報提供・情報共有	• 毎日の回診やカンファレンスへの同席 • 薬物療法について薬剤師の視点での協議参加 • 新規入院患者の薬剤やアレルギー情報の確認・共有 • 常用薬の継続・再開可否についての確認や提案 • 薬剤情報提供や病棟在庫の管理 • 配合変化，投与ルート，剤形の確認と変更提案 • 安全性速報（ブルーレター）や緊急安全性情報（イエローレター）に関する情報提供と注意喚起
副作用対策	• 副作用を未然に防ぐ • 重篤化の回避 • 被疑薬の確認と代替薬の提案 • 院内の関連部門・委員会，PMDA[*1]への副作用報告
チーム医療との連携[*2]	• 薬剤管理の協力や治療方針の協議 • 診療科を超えた処方における相互作用などの確認

＊1　独立行政法人医薬品医療機器総合機構（Pharmaceuticals and Medical Devices Agency）
＊2　必要に応じて緩和ケアチーム，認知症ケアチーム，感染制御チーム，褥瘡対策チームなど多くのチーム医療が介入している。
CCUの薬剤師は患者情報の確認から病棟在庫の管理まで薬剤に関わるあらゆる方面についての業務に携わっている。
(文献11より作成)

◎

　医師から薬剤師への相談として特にVCMの投与設計に関する内容が多いが，VCMの投与設計に限らずCICUチームの一員として質の高い循環器集中治療管理を提供していきたい。

文献

1) 薬剤師のための救急・集中治療領域標準テキスト改訂版編集委員会，編：薬剤師のための救急・集中治療領域標準テキスト．改訂第2版．日本病院薬剤師会，日本臨床救急医学会，監．へるす出版，p26, 30, 34, 35, 47, 137.

2) 伊賀立二，齋藤侑也，編：薬物投与設計のためのTDMの実際．じほう，1993, p3-8, 21-31, 54, 55.

3) 福岡栄介：データ解析のためのTDM入門講座．医薬ジャーナル社，1990, p9-20, 147-50.

4) 日本循環器学会/日本TDM学会：循環器病ガイドシリーズ2015年度版：循環器薬の薬物血中濃度モニタリングに関するガイドライン．2015, p6, 8-11.
[https://www.j-circ.or.jp/cms/wp-content/uploads/2020/02/JCS2015_aonuma_h.pdf]（2025年2月14日閲覧）

5) 日本化学療法学会，日本TDM学会：抗菌薬TDM臨床実践ガイドライン2022．日本化学療法学会/日本TDM学会 抗菌薬TDMガイドライン作成委員会/TDMガイドライン策定委員会抗菌薬小委員会，編．p6, 8, 10-32.
[https://www.chemotherapy.or.jp/uploads/files/guideline/tdm2022.pdf]（2025年2月14日閲覧）

6) 日本化学療法学会，日本感染症学会：MRSA感染症の治療ガイドライン．改訂版2019．MRSA感染症の治療ガイドライン作成委員会，編．p125, 128, 131.
[https://www.kansensho.or.jp/uploads/files/guidelines/guideline_mrsa_2019revised-booklet.pdf]（2025年2月14日閲覧）

7) 佐々木忠徳，喜古康博，木村利美，他：症例から学ぶTDM実践アプローチ．南山堂，2012, p8-24.

8) Lodise TP, Patel N, Lomaestro BM, et al：Relationship between initial vancomycin concentration-time profile and nephrotoxicity among hospitalized patients. Clin Infect Dis. 2009；49(4)：507-14. PMID：19586413

9) バンコマイシンインタビューフォーム．各社の情報を参照されたい．

10) バンコマイシン塩酸塩点滴静注用「ファイザー」．医薬品インタビューフォーム．2021年4月改訂（改訂第14版）．

11) 日本集中治療医学会集中治療における薬剤師のあり方検討委員会：集中治療室における薬剤師の活動指針．日集中医誌．2020；27(3)：244-7.

第3章 CICUでの管理と侵襲的手技

3 鎮痛・鎮静・せん妄管理

日野真彰

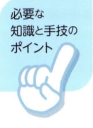

必要な知識と手技のポイント

- 集中治療における鎮痛・鎮静・せん妄管理の原則およびPADISガイドラインの内容を把握しておく。
- 鎮痛・鎮静・せん妄管理において，施設内の共通言語となるスケールを用いて評価する。
- 鎮痛薬（特にオピオイド）・鎮静薬の薬理学的特徴をよく理解して使用する。
- 薬剤は過不足のない範囲で常に調整しながら使用し，漫然と継続しない。
- できるだけ患者とのコミュニケーションを大切にし，ストレスの原因を除去するように努める。

はじめに

　鎮痛・鎮静・せん妄管理の原則的な考え方は，いずれの集中治療領域でも共通している。2025年2月現在，そのベーシックな管理指針として参考にされているのは米国集中治療医学会 (Society of Critical Care Medicine: SCCM) による2018年版PADISガイドライン[1]とそのfocused update[2]である。PADISはPain（疼痛），Agitation/Sedation（不穏／鎮静），Delirium（せん妄），Immobility（不動），Sleep Disruption（睡眠障害）の略称である。2018年版ガイドラインはSCCMのウェブサイトから日本語訳も入手可能である。紙面の都合上，詳細は割愛するが，重要な情報が網羅的に提供されている。

　また各薬剤について，実際の使用感はもちろんのこと，薬理学的な特色をよく理解しておく必要がある。こうした情報は各薬剤の添付文書や日本麻酔科学会の医薬品ガイドライン[3]などから入手可能である。各薬剤に対する理解を深める上で有用であり，これらのリソースも活用していただきたい。

　また，以下にいくつかの評価スケールを紹介するが，こちらもインターネットなどで検索頂ければ容易に入手可能であるため，ここでは掲載しない。

意識すべきCICUの特殊性

　上記ガイドライン等で示される原則をもとに，CICU特有の問題を考慮に加えなければならない。

1つ目は，循環動態の不安定性である。循環器疾患の急性期に，前負荷，後負荷，心機能や機械的補助の設定に応じて循環動態がダイナミックに変動する中で，循環機能の基本原理とされる，組織血流量，心拍出量，動脈圧[4]を適切に管理することがCICUでは求められる。鎮静・鎮痛薬は補助的な立ち位置になるもので，使い方によっては循環管理の一助となるが，一方で心抑制や末梢血管抵抗の低下といった副次的な効果が望ましくない方向にも影響しうる。誤った使い方はむしろ循環管理を難しくさせる諸刃の剣となるため繊細な調整が要求される。

2つ目は，特に機械的補助循環の使用など長期間の不動化，鎮痛が必要となる場合があることである。この場合は，light sedationやdaily sedative interruptionといった鎮静管理の基本セオリーが必ずしも通用しない。比較的長期間の過不足ない鎮痛・鎮静が必要となり，適切なモニタリングも求められる。

鎮痛

先述のPADISガイドライン[1]でも提唱されている重要な概念が「鎮痛優先の鎮静（analgosedation）」であり，鎮痛は鎮静に先行して調整を試みられるべきものである。

国際疼痛学会（IASP）では痛みを「実際の組織損傷もしくは組織損傷が起こりうる状態に付随する，あるいはそれに似た，感覚かつ情動の不快な体験」と定義している。つまり，痛みはあくまで主観的な感覚表現であり，患者本人が意思表示可能であれば他者評価ではなく本人評価が重視されるべきである。また本人評価を安易に修正することは望ましい対応ではない。ことデバイスを多く扱うCICUではモニター画面に表示される数値にばかり気を取られがちだが，患者自身の感覚を問う姿勢が重要である。

実際の評価方法はいくつかあるが，Numerical Rating Scale（NRS）やVisual Analogue Scale（VAS）といった手法が自己申告型として一般的である。いずれも4/10点以上をカットオフとして介入を検討する。これに対し他覚的な評価手法としては，行動評価型のBehavioral Pain Scale（BPS）やCritical-Care Pain Observation Tool（CPOT）が一般的である。これらの評価項目には人工呼吸器との同調性が含まれており使用できる場面が限られているが，BPSには抜管後にも継続的に評価できるよう設計された，BPS-NI（non-intubated）という評価方法もある。いずれにしても，各施設内での共通言語としてこれらの指標が用いられることが望ましい。また，介入後は必ず再評価をし，効果判定を行うことを忘れてはならない。

オピオイド

急性期

日本循環器学会のガイドライン[5]では，急性冠症候群の初期治療において，硝酸薬投与後も持続する胸部症状に対してモルヒネ2〜4mgの静注が推奨されている。胸痛は心筋酸

素消費量を増大させ，梗塞巣の拡大などにつながるが，そのリスクを軽減する心筋保護効果を目的としている。モルヒネには鎮痛効果と軽度の鎮静効果，血管拡張作用による前負荷軽減を期待しており，肺うっ血の悪化に対しても使用される。こうした効果はフェンタニルも含めた他のオピオイドにも期待されるが，その優劣に関して明確なエビデンスはなく現状推奨もない。このことは欧州心臓病学会（ESC）のガイドラインでも同様である[6]。モルヒネは効果が比較的マイルドで長時間作用することなどから急性期において有用かもしれない。

持続投与

気管挿管下など持続投与を要する患者では通常フェンタニルやレミフェンタニルが使用される。定型的な用量で使用される施設も多いだろう。これらのオピオイドは非常に強力な鎮痛薬であるが，いくつかの懸案事項がある。ICU 設定では，呼吸抑制と鉛管現象の2つを覚えておくと良い。

オピオイドによる呼吸抑制は，一回換気量よりも呼吸数の低下が顕著になることが特徴である。この点は鎮静薬による呼吸抑制との違いである。また，二酸化炭素貯留に対する換気応答を有意に抑制する。意識消失を伴わずに自発呼吸のみ消失する場合もあるため[7]，気管挿管時などボーラス投与後には呼吸のモニタリングを怠ってはならない。逆に，傾眠や気道刺激の抑制と併せて，抜管評価の妨げになる場合もあるため，用量設定には注意が必要である。

鉛管現象は，麻酔導入時など高用量のオピオイドを早送り・フラッシュした際など血中濃度が急激に上昇した際に見られることがある。四肢だけでなく横隔膜の筋緊張も亢進し，胸郭コンプライアンスや一回換気量の低下，肺血管抵抗・肺動脈圧の上昇，ひどい場合は換気不能などの事態が起こりうる。状況によっては筋弛緩薬の使用も考慮しなければならない。

オピオイドに対する感受性は個人差が大きい。モルヒネやフェンタニルは，腎機能低下・透析患者において蓄積・遷延しやすい。また，高齢者では感受性が高く，自発呼吸が容易に消失する。一方，フェンタニルは比較的脂溶性の高い薬剤であるため，肥満患者においては過小となりやすい。レミフェンタニルは体格による個人差は少ないが，効果発現が速い分，急激な循環変動をきたしやすい。このように，個人差と薬力学的特性を意識して，疼痛評価に基づく投与量の調整を日常的に行っていただきたい。

多角的鎮痛法

鎮痛法は1つにこだわらず，様々な手法を組み合わせることを考えるべきである。これには非オピオイド鎮痛薬［アセトアミノフェンや非ステロイド性抗炎症薬（NSAIDs）］はもちろん，テクニカルな手法として局所麻酔薬を用いた神経ブロックや非薬物的介入も含まれる。こうした方法は，多角的鎮痛法（multimodal analgesia）と呼ばれ，オピオイド使用量の節減にも寄与する。

鎮静

　米国麻酔科学会（American Society of Anesthesiologists：ASA）は，2002年のガイドライン[8]で鎮静深度について，図1のような区分けを定義している。これに対し，意識レベルを表現する用語には，清明（alert），傾眠（drowsy），混迷（confused），昏迷（stupor），昏睡（coma）などがあり，図1に示すような位置づけとなる[9]。鎮静とは，患者の不快感を作為的に軽減する処置を指し，鎮静深度は意識・覚醒状態のみで決定される尺度ではないことをまず理解しておきたい。

　CICUで鎮静が必要となる場面は以下が考えられる。1つは，不穏状態や過度な呼吸努力・人工呼吸器との非同調など，心筋酸素需要を増加させる，過度な交感神経系の興奮を抑えたい場合である。もう1つは，循環不全に伴う急性脳損傷に対する脳代謝抑制を目的とする場面である。

　なお，夜間不眠に対する鎮静薬は第一選択ではない。PADISガイドラインにおいても睡眠障害は独立したテーマとして論じられており，プロポフォールについてはその使用を推奨さえもされていない。また，脳波異常に対する抗発作薬（anti-seizure medications：ASMs）の3rd lineとして麻酔薬を使用することもある。これらの場合は，鎮静を目的とした使用法ではなく，本論から逸れるため，本項では記載を控える。

"monitored anesthesia care: MAC"
特定の鎮静深度のことではない
必要に応じて調整

	最小限の鎮静 （Minimal） 抗不安	中等度鎮静 （Moderate） "conscious sedation: CS"	深鎮静（Deep）	全身麻酔
反応	呼びかけに正常に反応	呼びかけまたは接触刺激に合目的に反応 傾眠	繰り返しまたは痛み刺激に合目的に反応 混迷　半昏睡 防御反射消失	痛み刺激にも反応しない 昏睡
気道	影響なし	介入不要	介入が必要かもしれない	介入がしばしば必要
自発呼吸	影響なし	保たれている	保たれていないかもしれない	ほとんど保たれていない
循環動態	影響なし	通常維持されている	通常維持されている	不安定かもしれない

図1 ● 鎮静深度
鎮静深度は，意識，気道，呼吸，循環動態のすべてを考慮に入れた総合尺度である。浅鎮静は，中等度までのレベルを指し，"conscious sedation"とも呼ばれる。
麻酔科医による処置時の鎮静は"monitored anesthesia care：MAC"と呼ばれ，鎮静深度を特定せず処置内容に応じて柔軟に調整される。
（文献9より引用）

> **コラム**
>
> **意識評価**
>
> 意識障害について記述した名著"Plum and Posner's Diagnosis of Stupor and Coma"において，
>
> - 意識レベルは検査に対する応答の仕方によって定義される
> - 意識は内容content（認知や情動的反応を含む）と覚醒arousalという2つの大きな要素からなる
>
> と記載される通り，意識状態を1つの軸に段階（レベル）を設けて落とし込むことはそもそも困難な試みであり，現在も妥当な評価方法が議論され続けている。客観的で汎用性の高い指標としてGlasgow Coma Scale（GCS）が普及しているが，この評価法で十分に表現しきれない臨床所見は別に記録しておくことが望ましい。

各種鎮静薬の特徴

　CICUで頻用される鎮静薬としてプロポフォール，ミダゾラム，デクスメデトミジンが挙げられる。他にもケタミンやバルビツール酸系鎮静薬，また短時間の鎮静として抗ヒスタミン薬のヒドロキシジン（アタラックス®-P）などがあるが，本項ではCICUで常時使用しうる薬剤として上記3つに限定して述べる。各薬剤の特徴を表1にまとめた。

プロポフォール

　プロポフォールはそのクリアランスが肝血流量に依存するため，心拍出量低下の影響を受けて効果が遷延しやすい。また，他の薬剤と比較して循環抑制もきたしやすい点はCICUでの使用において不利だろう。もう1つ覚えておくべきことは，プロポフォール注入症候群（propofol infusion syndrome：PRIS）のリスクである。過去の報告では，PRISは5mg/kg/hr以上の高用量投与や48時間以上の長期使用がリスクとされ，プロポフォールの累積投与量がPRISの発症と予測死亡率の上昇と関連することが示されている。原因不明の乳酸値上昇，代謝性アシドーシス，横紋筋融解症を示唆する血清CK上昇やミオグロビン尿，急性腎障害の進行などが見られる場合には，鎮静方法の再考と早期の腎代替療法を考慮すべきである[10]。

ミダゾラム

　ミダゾラムは循環抑制がプロポフォールよりも軽度である点でCICUでは重宝される。一方，半減期が長く，代謝産物にもミダゾラムの半分程度の力価の鎮静作用があるとされる[3]。過鎮静や覚醒不良などをきたしやすいため，最小限に留めるためのモニタリングが必要である。

デクスメデトミジン

　デクスメデトミジンと上記2つの薬剤との大きな違いは，鎮静されつつも覚醒が維持されやすい点である。自然な睡眠に近い鎮静作用をもたらすこの特徴的な作用は

表1 ▼ 各鎮静薬の特徴

	プロポフォール	ミダゾラム	デクスメデトミジン
作用点	GABA$_A$受容体α$_1$/β$_2$サブユニット	ベンゾジアゼピン受容体(GABA$_A$受容体γ$_2$サブユニット)	α$_2$アドレナリン受容体
導入量 (mg/kg)	1.5〜2.5	0.1〜0.3	−
維持量 (mg/kg/hr)	0.3〜3.0	0.03〜0.18	$0.2〜0.7×10^{-3}$
半減期	2.6分, 51分, 6時間(三相性の減衰)	1.8〜2.7時間	2.4時間
腎機能障害患者	有意差なし	有意差なし	有意差なし
肝機能障害患者	有意差なし(遷延する可能性はある)	半減期延長	半減期延長
心拍数	↓〜→	→	↓↓
平均血圧	↓↓	↓	↓
体血管抵抗	↓↓	↓	↓〜→
心拍出量	↓	→	↓↓〜↓
肺動脈圧	↓	→	→
肺血管抵抗	↓	→	→
換気	↓	→	→
呼吸数	↓	→	→
脳血流量 (CBF)	↓	→	→
脳酸素代謝率 (CMRO$_2$)	↓	→	→
頭蓋内圧	↓	→	→

各臓器への影響は, 推奨投与量範囲内での変化を示している。各薬剤の薬理学的な特徴を意識した選択と目的に応じた調整が必要である。
(各薬剤の添付文書および文献7を参考に作成)

cooperative sedationとも呼ばれる。侵襲度の高い処置時の鎮静には向かない[11, 12]が, 呼吸抑制も軽微で, 非挿管患者での鎮静には適している。デクスメデトミジンの血行動態への効果は二相性の反応を示すことが知られている。推奨投与量の範囲内では平均動脈圧は低下するが, 推奨量を超えた高用量になると逆に体血管・肺血管とも血管抵抗が上昇し, 平均動脈圧や肺動脈圧が上昇する。表1に示した血行動態の変化は, 推奨投与量の範囲内での変化を示している。本薬剤は鎮静効果はマイルドだが, 徐脈や心拍出量の下げ幅は大きく, 比較的高用量になるまで用量依存的に低下していくことが示されている[13]。この点が血圧変化との違いである。本剤はローディングも可能な薬剤ではあるが, CICUでは血行動態に与える影響が看過できず, そのような使用方法は適さない。デクスメデトミジンの代謝速度（クリアランス）はプロポフォール同様, 肝血流量に依存するため, 心機能低下症例では, やはり効果が遷延する可能性がある。

鎮静モニタリング

　鎮静薬を使用する際には，鎮痛薬と同様にモニタリングが必須である。過鎮静による不動が理学療法の妨げとなり筋力低下[ICU-acquired weakness(ICU-AW)]をもたらす[14]だけでなく，遠隔期の認知障害などの一因となることが知られている[15]。これらは身体機能・認知機能などを統合して近年は集中治療後症候群(post-intensive care syndrome：PICS)と呼ばれる後遺症として認識されている[16, 17]（図2）。鎮静薬がすべての原因ではないが，その一因となる処置であるという認識で扱っていただき，その使用を最小限に留める努力を行っていただきたい。

　モニタリングの始まりは，鎮静目標の設定である。目的に応じて，どの程度の鎮静深度を求めるかをチーム内で明確にして共有する。鎮静が深くなるほど，体動が減少し自己抜管など想定外のトラブル発生リスクを回避しやすくなるため，医療従事者にとっては管理しやすい環境になる。しかし同時にそれは本人の意思表示の機会を奪うことにもなるため，薬物的身体拘束とも呼ばれる。こうした漫然とした過鎮静状態を避けるためにも，目標を定める必要がある。鎮静状態の評価スケールとして，Richmond Agitation-Sedation Scale(RASS)がよく知られている。通常のICU管理においては浅鎮静では0～－2を，深鎮静では－4～－5を目標として設定する。

　また，processed electroencephalogram(pEEG)と呼ばれる機器による前頭部脳波の解析で算出される鎮静指標[Bispectral Index(BIS)やPatient State Index(PSi)など]を目標として調整してもよい。この方法は，前頭部に装着した電極から脳波の周波数や背景活動の抑制の割合(suppression ratio)などを機器が解析し，独自のアルゴリズムに則って鎮静深度を0～100に数値化するものであり，非常にわかりやすく可視化される。その根本原理は，鎮静が深くなるに従い，特に前頭部優位に脳波変化が生じるとい

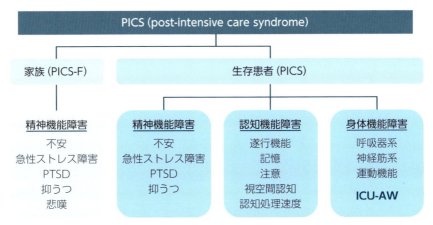

図2 ● PICSの概念
PICSを構成する機能障害とICU-AWの位置づけを示す。患者本人だけでなく，家族の精神機能障害も内包する。
（文献16より引用）

う事象（anteriorizationと呼ばれる）に基づく[18]。ただし，脳波を解析した数値である以上，脳波の電気信号に与える様々なアーチファクトの影響を受けやすい。たとえばシバリングによる筋電図，機械補助循環や人工呼吸器，ペースメーカなどの振動や電気信号を含む周辺環境によって，容易に不適切な数値を出してしまう。また，これらの数値の算出式は公開されていない。さらに，前頭部の脳波にのみ注目しているということは，部分的な領域の脳の活動を見ているに過ぎない。本来，正常脳波とは「安静閉眼時の後頭部優位のα帯域の律動」を指す。つまり，pEEGで正常脳波を評価することはできず，異常脳波（epileptic dischargesなど）の検出にも不十分な機器なのである。pEEGはあくまで鎮静深度を推し量ることに特化した機器と割り切って使用すべきである。

せん妄

『精神疾患の診断・統計マニュアル第5版（DSM-5-TR）』において，せん妄は急激な症状の変動性と何らかの誘発因子を伴って発症する，注意（attention）と意識（awareness）の障害，認知（記憶や見当識，言語，視空間認知，知覚）の変化を特徴とした精神症状として記載されている[19]。せん妄は死亡率の上昇やICU滞在日数の延長，遠隔期の認知機能低下[14]に寄与することが示されている。

せん妄の発生率は異質性の高さから報告によって差が大きいが，CICUを対象とした報告では8～20％程度とされる[20]。せん妄のサブタイプには，過活動型，低活動型，混合型があるが，低活動型が最も多いという点は概ね一致している[21, 22]。低活動型は認識すること自体が難しく[23]，スクリーニングツールを用いて検出することが望ましい。これまで様々なツールが開発されているが，集中治療領域で代表的なものはIntensive Care Delirium Screening Checklist（ICDSC）と，Confusion Assessment Method for the Intensive Care Unit（CAM-ICU）の2つである（表2）[24]。これらのツールは，過去の報告で感度，特異度，検者間信頼性の検証が行われており，有用であることがわかっている。これらのツールを各施設で統一した方法で使用していただきたい。

せん妄のリスクと予防手段

過去の研究で，せん妄のリスクとなる素因と促進因子は数えきれないほど抽出されている。しかし，その中で介入または修正する価値が高いと見出されているものは意外と少ない。

2018年版PADISガイドラインにおいては，ベンゾジアゼピン系薬剤の使用と輸血が修正可能な要因として挙げられている。CICUにおいて我々にできる介入としては，こうした修正可能な因子への曝露を最小限にとどめ，環境調整に努めることである。非薬物的な介入には，日中のリハビリテーションや昼夜の睡眠・覚醒リズムの構築に向けた環境調整（温度，音，光など不快感の要因となるものをできるだけ除去する[1]など）が必要と

表2 ▼ 集中治療領域で用いられる代表的な2つのせん妄評価ツール

	ICDSC	CAM-ICU
感度*	74.0%	80.0%
特異度*	81.9%	95.9%
評価項目	意識レベルの変化 注意力の欠如 失見当識 幻覚，妄想 精神運動興奮あるいは遅滞 情緒や話し方の異常 睡眠・覚醒サイクルの障害 症状の変動	急性発症または変動性の経過 注意力の欠如 意識レベルの変化 無秩序な思考
評価対象時間	過去24時間	測定時
鎮静使用中の対応	鎮静薬によると考えられる場合は「注意力の欠如」はチェックしない。意識レベルの低下はスコアリングしない。	鎮静の有無に関わらず，注意力の欠如を加える。
特徴と留意すべき点	せん妄の症状を網羅的に評価しており，幻覚も含まれる。 ➡評価者ごとの主観が反映されやすい。	RASS≧−3 協力が得られない場合は評価困難 ➡低活動型の評価が難しい。

施設の事情に合ったツールを共通言語として用いるべきである。
* DSM-4の基準との比較。 （文献24より改変）

なる。こうしたせん妄予防を目的とした非薬物的介入も含めて，最終的にはPICS（図2）を予防するためのABCDEFバンドル（図3）[25]と呼ばれるバンドルケアが提唱されているが，その意義については報告間での一致を見ない[26, 27]。

治療手段が限られている状況からも，予防に重点を置いた非薬物的介入を最低限日常的に考えておくことが望ましい。

2025年版PADISガイドライン focused update[2]

2025年2月，2018年版PADISガイドラインのfocused updateが発行された。せん妄管理に関わる重要な推奨が含まれているため，ここで一部を紹介する。

まずデクスメデトミジンについて，2018年版ではプロポフォールと同格となっていたが，本アップデートでは「機械的人工呼吸を受けている成人ICU患者の鎮静で，light sedationやせん妄の軽減の優先度が高い場合に，プロポフォールよりもデクスメデトミジンの使用を推奨する」とされた。デクスメデトミジンはせん妄の有病率や持続時間を減少させ，長期アウトカムを改善する可能性が期待されている。ただし，侵襲的処置の多いCICUでは個別の目的に応じた薬剤選択が必要であることは当然意識しておくべきであり，どのような状況でもデクスメデトミジンが優先されるというわけではないことに留意していただきたい。

一方，抗精神病薬については，本アップデートでは「せん妄の治療として，抗精神病薬

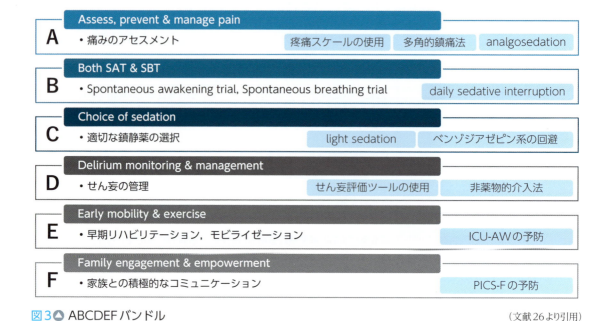

図3 ABCDEF バンドル　　　　　　　　　　　　　　　　　　　　　　　　　　　（文献26より引用）

使用の可否を勧告することはできない。」とされた。非せん妄日数のわずかな増加など有益性の報告はあるものの，個々の患者状態（せん妄サブタイプや意識状態の違い）を個別化できていない点で有益性を判断できない，というのがその理由である。また，CICUで管理される患者群（特に機械的循環補助を使用する症例）はこれらの研究対象にほぼ含まれておらず，抗精神病薬による不整脈やQT延長に伴うリスクを上回るメリットがあるかは定かでない。

この他，本アップデートは，強化されたリハビリテーション・モビライゼーションやメラトニンおよびメラトニン受容体作動薬であるラメルテオンのせん妄リスク低減効果に期待を持たせる内容となっている。せん妄に限らず今後の課題も含め非常に示唆に富む内容であり，精読の上で日々の管理に役立てていただきたい。

まとめ

これまで述べた内容を踏まえ，一例としてフローチャートを図4，5に示す。

薬剤の使用は過不足ないことを目指したい。ただし，何より先に患者が意思表示可能であるならば本人とのコミュニケーションを大事にしていただきたい。どこにどのような痛みや不安，ストレスを感じているのか，不穏の原因となるような要素がどこにあるのか，疎通を図りながら探っていただきたい。

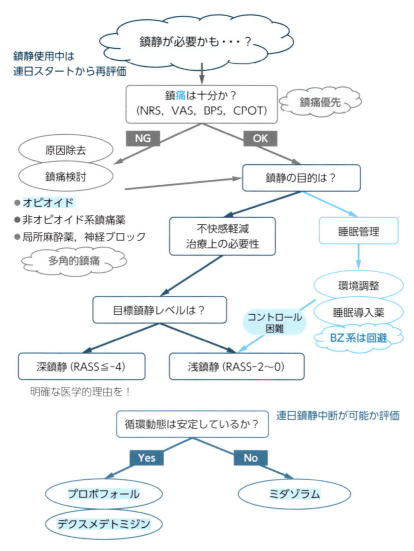

図4 ● 鎮静実施フロー
鎮静が必要かもしれないと考えた際には，その鎮静がなぜ必要なのか，まず鎮痛が十分か，どの程度の鎮静が必要なのかを明確にした上で薬剤選択をする。

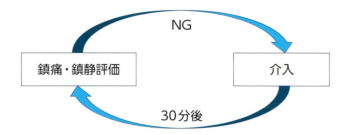

疼痛時指示
- NRS≧4，VAS≧4，BPS>5，CPOT>2→介入が必要
  ①可能な非薬物的介入を考慮
  ②オピオイドでの調整
    フェンタニル10μgフラッシュ可
- 介入30分後に再度鎮痛状況を評価すること
- 薬物的介入を繰り返しても改善しない場合はDr. call
  ③非オピオイド系鎮痛薬の使用が可能か考慮

循環動態に著明な変動を来した場合は速やかにDr. call

鎮静指示
- 日中(7時〜21時) 目標：RASS 0 〜 -2
- 夜間(21時〜7時) 目標：RASS -2 〜 -3

- 上記を目標に，使用中の持続鎮静薬を以下増減可
  プロポフォール 20mg/hrずつ
  ミダゾラム 0.03mg/kg/hrずつ
  デクスメデトミジン 0.1μg/kg/hrずつ
- 別記の最大投与速度を超えないこと
- 介入30分後に再度鎮静状況を評価すること(RASS)

- **緊急時の対応**として以下フラッシュも考慮可
  プロポフォール 10〜20mg
  ミダゾラム 1〜2mg
  ※デクスメデトミジンはフラッシュ禁

図5 ◎ 鎮痛・鎮静プロトコールの例
日本医大CICUでは看護師による鎮痛・鎮静薬の調整を許可していないが，タイムリーな介入は快適性の面で望ましい。一方，循環変動に対応可能な体制も併せて整えておく必要があり，血圧低下時のレスキュー対応を考慮しておくべきである。一例としてプロトコールを示す。

文献

1) Devlin JW, Skrobik Y, Gélinas C, et al：Clinical practice guidelines for the prevention and management of pain, agitation/sedation, delirium, immobility, and sleep disruption in adult patients in the ICU. Crit Care Med. 2018; 46(9): e825-73. PMID: 30113379
2) Lewis K, Balas MC, Stollings JL, et al：A focused update to the clinical practice guidelines for the prevention and management of pain, anxiety, agitation/sedation, delirium, immobility, and sleep disruption in adult patients in the ICU. Crit Care Med. 2025 Feb 21. Online ahead of print. PMID: 39982143
3) 日本麻酔科学会：医薬品ガイドライン. New (2019年9月5日 第3版4訂掲載).
   [https://anesth.or.jp/users/person/guide_line/medicine](2025年2月14日閲覧)
4) Hall JE. 石川義弘, 他, 監訳：ガイトン生理学 原著第13版. エルゼビア・ジャパン, 2018.
5) 日本循環器学会：急性冠症候群ガイドライン (2018年改訂版).
   [https://www.j-circ.or.jp/cms/wp-content/uploads/2018/11/JCS2018_kimura.pdf](2025年2月14日閲覧)
6) Byrne RA, Rossello X, Coughlan JJ, et al：2023 ESC Guidelines for the management of acute coronary syndromes. Eur Heart J. 2023; 44(38): 3720-826. PMID: 37622654
7) Miller RD, Pardo MC：Basics of Anesthesia. 6th ed. Saunders, 2011.
8) American Society of Anesthesiologists Task Force on Sedation and Analgesia by Non-Anesthesiologists：Practice guidelines for sedation and analgesia by non-anesthesiologists. Anesthesiology. 2002; 96(4): 1004-17. PMID: 11964611
9) 日野真彰, 豊田浩作：ハートチームと麻酔科医. 麻酔. 2020; 69(3): 256-64.
10) Hemphill S, McMenamin L, Bellamy MC, et al：Propofol infusion syndrome：a structured literature review and analysis of published case reports. Br J Anaesth. 2019; 122(4): 448-59. PMID: 30857601

11) Ruokonen E, Parviainen I, Jakob SM, et al：Dexmedetomidine versus propofol/midazolam for long-term sedation during mechanical ventilation. Intensive Care Med. 2009；35(2)：282-90. PMID：18795253

12) Riker RR, Shehabi Y, Bokesch PM, et al：Dexmedetomidine vs midazolam for sedation of critically ill patients：a randomized trial. JAMA. 2009；301(5)：489-99. PMID：19188334

13) Ebert TJ, Hall JE, Barney JA, et al：The effects of increasing plasma concentrations of dexmedetomidine in humans. Anesthesiology. 2000；93(2)：382-94. PMID：10910487

14) Kamdar BB, Combs MP, Colantuoni E, et al：The association of sleep quality, delirium, and sedation status with daily participation in physical therapy in the ICU. Crit Care. 2016；19：261. PMID：27538536

15) Girard TD, Jackson JC, Pandharipande PP, et al：Delirium as a predictor of long-term cognitive impairment in survivors of critical illness. Crit Care Med. 2010；38(7)：1513-20. PMID：20473145

16) Needham DM, Davidson J, Cohen H, et al：Improving long-term outcomes after discharge from intensive care unit：report from a stakeholders' conference. Crit Care Med. 2012；40(2)：502-9. PMID：21946660

17) Kawakami D, Fujitani S, Morimoto T, et al：Prevalence of post-intensive care syndrome among Japanese intensive care unit patients：a prospective, multicenter, observational J-PICS study. Crit Care. 2021；25(1)：69. PMID：33593406

18) 坪川恒久：BISとAEPをその生成機序から理解する. 日臨麻会誌. 2014；34(7)：896-905.

19) American Psychiatric Association：The Diagnostic and Statistical Manual of Mental Disorders, Fifth Edition, Text Revision (DSM-5-TR). American Psychiatric Association Publishing, 2022.

20) Fordyce CB, Katz JN, Alviar CL, et al：Prevention of Complications in the Cardiac Intensive Care Unit：A Scientific Statement From the American Heart Association. Circulation. 2020；142(22)：e379-e406. PMID：33115261

21) McPherson JA, Wagner CE, Boehm LM, et al：Delirium in the cardiovascular ICU：exploring modifiable risk factors. Crit Care Med. 2013；41(2)：405-13. PMID：23263581

22) la Cour KN, Andersen-Ranberg NC, Weihe S, et al：Distribution of delirium motor subtypes in the intensive care unit：a systematic scoping review. Crit Care. 2022；26(1)：53. PMID：35241132

23) Spronk PE, Riekerk B, Hofhuis J, et al：Occurrence of delirium is severely underestimated in the ICU during daily care. Intensive Care Med. 2009；35(7)：1276-80. PMID：19350214

24) Gusmao-Flores D, Salluh JI, Chalhub RA, et al：The confusion assessment method for the intensive care unit (CAM-ICU) and intensive care delirium screening checklist (ICDSC) for the diagnosis of delirium：a systematic review and meta-analysis of clinical studies. Crit Care. 2012；16(4)：R115. PMID：22759376

25) Ely EW：The ABCDEF bundle： science and philosophy of how ICU liberation serves patients and families. Crit Care Med. 2017；45(2)：321-30. PMID： 28098628

26) Pun BT, Balas MC, Barnes-Daly MA, et al：Caring for critically ill patients with the ABCDEF bundle：results of the ICU liberation collaborative in over 15,000 adults. Crit Care Med. 2019；47(1)：3-14. PMID：30339549

27) Kawakami D, Fujitani S, Koga H, et al：Evaluation of the impact of ABCDEF bundle compliance rates on postintensive care syndrome：a secondary analysis study. Crit Care Med. 2023；51(12)：1685-96. PMID：37971720

第3章 CICUでの管理と侵襲的手技

4 栄養管理と血糖コントロール

脇田真希

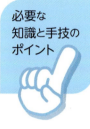

必要な知識と手技のポイント

- 集中治療領域における目標血糖値は140～200mg/dLである。
- 重症患者は持続インスリン静注で管理を行う。
- 超急性期は血糖変化量を考慮した持続インスリン静注スケールが必要である。
- 糖なしの輸液のみを長期間投与しない。
- 早期経腸栄養が重要であり栄養プロトコールにより管理する。
- 心原性ショックと相対的副腎不全は合併するが治療法は確立されていない。

はじめに

　当院cardiovascular intensive care unit（CICU）では2024年12月より，プロトコールを用いた血糖管理，栄養管理を暫定的に開始している。目標血糖値は140～180mg/dLが推奨されていたが，最新の米国SCCM（Society of Critical Care Medicine）ガイドライン2024年版では140～200mg/dLとされており，当院でもこれを踏襲している[1]。

　重症患者は，コルチゾールやグルカゴンなどのストレスホルモンの上昇による糖新生の増大，グリコーゲン分解の促進により高血糖をきたす。高血糖が集中治療室（intensive care unit：ICU）における死亡率の上昇や，ICU滞在日数の増加に関連していることはよく知られている[2]。糖尿病合併心筋梗塞患者に関しては高血糖，低血糖ともに死亡率の上昇が示唆されている[3]。低血糖の害も大きく，催不整脈作用などがあり，心疾患患者が中心のCICUにおいては高血糖を是正すること以上に，低血糖を予防することが特に重要であると考えられる[4]。血糖管理プロトコールは，低血糖をできるだけ回避するようなものが望ましい。

　集中治療領域における血糖管理のエビデンスは他書を参照頂くこととし，本項では具体的な管理法を解説する。また，CICUにおける栄養管理のエビデンスは乏しいが，近年では栄養不良の心不全患者において栄養管理を行うことで死亡率や心血管イベントを抑制したことも報告されている[5]。他の重症ICU患者と同様に，少なくとも48時間以内に栄養を開始すること，入室1週間は過栄養を避ける（permissive underfeeding）こと，中心静脈栄養よりも経腸栄養を行うことなどは重要であると考えられる[6]。血糖管理と栄養管理は密接に関連しており，お互いを考慮したプロトコールが必要である。

血糖管理プロトコール

　1型糖尿病患者については管理が難しく，糖尿病内科にコンサルテーションが必要である。本項では2型糖尿病患者，ストレス高血糖患者の急性期血糖管理について概説する。

　急性期における血糖管理は持続インスリン静注の使用が望ましく，血糖値200mg/dL以上が2回連続する場合はプロトコールの使用を考慮している。

　持続インスリンの組成は，インスリン ヒト（ヒューマリン®R）50単位/0.5mL＋生理食塩水49.5mL（インスリン ヒト注射液1単位/1mL）とする。デキスターの血糖値測定は不正確であり，測定はすべて血液ガスで行う。持続インスリン静注は血糖値変化量を考慮した持続インスリンダイナミックスケール（プロトコールA，表1），持続インスリンスライディングスケール（プロトコールB，表2）の2種類である。

　血糖値が250mg/dL以上の場合は，プロトコールAを考慮する。ある時点での血糖値

表1 ● プロトコールA

血糖値 (mg/dL)	101〜140	141〜200	200〜251	251〜	インスリン増減
変化量			>41上昇	上昇	2Δ増量
		>41上昇	1〜40上昇	1〜60低下	Δ増量
	上昇	1〜40上昇1〜21低下	1〜40低下	61〜80低下	変更なし
	1〜20低下	21〜40低下	41〜60低下	81〜120低下	Δ減量
	>20 低下*	>40低下	>60低下	>120低下	60分中止 2Δ減量し再開

＊　持続インスリン中止し15分後再検，90mg/dL以上であることを確認。その後1時間ごとに測定し，血糖140mg/dLを超えたら元の量の50%で再開

表2 ● プロトコールB

血糖値 (mg/dL)	指示
〜251	0.8単位/hr増量してDr.コール
201〜250	0.4単位/hr増量
141〜200	現在の量を継続
101〜140	0.6単位/hr減量
71〜100	持続インスリンを中止し*1に従う
〜70	持続インスリンを中止し低血糖対応*2

＊1　1時間ごとに血糖フォローし血糖値180mg/dL以上となった時点で，中止時の投与量から0.6単位/hr減量して再開する。

＊2　低血糖時は50%ブドウ糖液20mLを静注，30分後血液ガス再検。
（再検時71mg/dL以上のとき）＊1に従う。
（再検時70mg/dL以下のとき）50%ブドウ糖液20mLを静注し，Dr.コール

絶対値に応じた単純なup downの持続インスリンスライディングスケールであるプロトコールBを極端な高血糖の状況で用いた場合，本来は減量ないし中止すべき状況の際に，反対に増量されてしまう（例：血糖値500→230mg/dLまで低下した場合は減量ないし中止すべきであるが，プロトコールBではインスリンが0.4単位/hrにむしろ増量されてしまう）。血糖値変化量を考慮したプロトコールAは血糖値がある程度目標範囲に落ち着くまでは必要で，140～250mg/dL程度まで安定した場合にプロトコールBに切り替えを考慮する。インスリン使用により低カリウム血症が生じやすいため，持続インスリン静注の使用をする患者には中心静脈カテーテルを挿入し，カリウム補正を行う。

プロトコールの対象患者

　プロトコールAは医師の指示で行い，プロトコールBは指示簿により看護師が行う。プロトコールA・Bの対象患者は，絶食ないし経管栄養持続投与中の2型糖尿病患者，ストレス高血糖で，早期に経口摂取が可能と考えられる比較的軽症の患者（不安定狭心症，Killip分類I群の心筋梗塞患者など）は対象外である。具体的には，人工呼吸器や機械的循環補助（mechanical circulatory support：MCS）が挿入された重症心不全，敗血症合併患者などを対象と想定している。経口摂取が当日もしくは翌日以降など早期に可能と予想される高血糖患者は持効型インスリン，超速効型インスリンによる強化インスリン療法を行えばよい。敗血症の合併が疑われる患者は，より積極的に持続インスリン静注を考慮する。

プロトコールA・Bの実際

　プロトコールAは，米国エール大学のプロトコールを改変して聖路加国際病院で以前使用されていたものを，筆者がさらに当院CICU向けに修正したものである[7]。血糖値÷200単位をフラッシュし，血糖値÷100単位/hrで開始する（原法は血糖値÷100単位をフラッシュし，血糖値÷100単位で開始）。初回は30分後に血液ガスで血糖測定を行い，その後は1時間ごとに測定する。測定時点の血糖値をもとに，インスリンの増減量を決定する。変化量Δが表1より決定され，Δ表（表3）から実際の増減量を決めて，医師が指示簿に入力をする。血糖値が2回連続140～250mg/dLに収まった場合はプロトコールBに切り替えるが，当初の血糖値が250mg/dL前後であれば，プロトコールBから開始してもよい。プロトコールBは指示簿で看護師が行う。中止基準やDr.コール基準は表の記載の通りである（表4，5）。

　インスリン　ヒトや超速効型インスリン皮下注によるスライディングスケールは血糖値の急激な変動，低血糖リスクがある上，責任インスリンを考慮していないため基本的には使用しない。また重症患者は浮腫があり，皮下注は吸収が不安定である。皮下注スライディングスケールは上述のように，経口摂取が早期に開始できると予想される安定した患者

表3 ▼ Δ表

現在のインスリン量 （単位／hr）	Δ増減量 （単位／hr）
≦1.0	0.3
1.1〜2.0	0.4
2.1〜3.0	0.6
3.1〜4.0	0.8
4.1〜6.0	1
6.1〜8.0	1.3
8.1〜10.0	1.6
10.1〜15.0	2
15.1〜20.0	3
＞20	4

表4 ▼ プロトコールB指示（Dr.コール含む）

- 看護師が調整（指示簿）
- 血液ガス測定を2時間ごと。3回連続安定したら4時間ごとの測定に変更
- 以下の場合はDr.コールし，投与量変更を確認。
  - 臨床状況が大きく変わったとき。
  - 指示簿から逸脱するとき。
  - IMPELLA（ABIOMED社）が挿入されたとき（パージ液は5％ブドウ糖）。
  - アミオダロン点滴が開始されたとき（5％ブドウ糖に溶解）。
  - ステロイド開始となったとき。

表5 ▼ 持続インスリン中止基準

- 急変時
- ベッド移動時（検査，処置，カテ等）
- 経管栄養中止時（200mg/dL以上が2連続する際は再開を考慮）
- CHDF開始時
- その他，医師／看護師により中止が必要と判断されるとき

CHDF：continuous hemodialysis and filtration（持続的血液濾過透析）

の絶食中などに限定し，短期間行う［例：不安定狭心症に対する経皮的冠動脈インターベンション（percutaneous coronary intervention：PCI）後，翌日に経口摂取再開が予想される状況において，ブドウ糖なし細胞外液を点滴＋夜間のみ皮下注スライディングで対応など］。

ブドウ糖入点滴，内服についての考え方

　ブドウ糖なしの細胞外液の点滴のみの長期間投与は行わない。ストレス下での異化亢進があり，筋肉量の低下が促進されるためである。ブドウ糖5〜10g当たりインスリンヒトを1単位混注する［当科ではブドウ糖−電解質液（ソルデム3A）500mL，ブドウ糖加酢酸リンゲル液（ヴィーン®D）500mL，5％ブドウ糖は各4単位。ブドウ糖−電解質液（ソルデム3AG）500mLは6単位。いわゆる打ち消しインスリン］。混注量は輸液製剤ごとに固定し，血糖値上昇がみられる場合は持続インスリン静注を併用する。

　点滴へのインスリン混注は輸液バッグなどへの吸着が問題とされるが，CICUでは点滴内容や速度も頻回に変更となる。すべてを持続インスリン静注で対応し，点滴内容や速度の変更ごとに持続インスリン静注の投与量を変更することは現実的ではない。頻度は少ないが腸閉塞や非閉塞性腸管膜虚血が疑われる状況で，腸管が使用できない際に中心静脈栄養を用いる場合もある。中心静脈栄養の場合も本来は持続インスリン静注を別ルートから投与すべきであるが，煩雑になること，中心静脈栄養が開始される時点では

第3章 CICUでの管理と侵襲的手技　4 栄養管理と血糖コントロール　**107**

超急性期は過ぎていることも多いことから，インスリン混注量を増減し対応としている。高カロリー輸液用アミノ酸・糖・電解質・総合ビタミン・微量元素液（エルネオパ®NF1号輸液）1,000mL（120gブドウ糖含有）の場合，インスリン ヒトを当初は少なめに8〜12単位程度（ブドウ糖10gにつき1単位程度）混注し，血糖値上昇傾向であれば，混注量を増量する。血糖高値で次の製剤に変更まで数時間以上ある場合は，その間，一時的に持続インスリン静注を少量併用してもよい。

経口血糖降下薬

　経口血糖降下薬は，経口摂取困難が予想される重症患者では基本的にすべて中止する。例外的に安定している患者（例：不安定狭心症PCI後，経口摂取可能）などでは継続を検討してもよい。SGLT2阻害薬については重症患者では特に正常血糖糖尿病性ケトアシドーシス（euglycemic diabetic ketoacidosis：euDKA）の副作用があるため，経口摂取困難な患者への投与は避ける[8]。euDKAはアシデミア，尿ケトン陽性のみで，顕著な高血糖（血糖値＜250mg/dL）がない。CICU入院中の患者は鎮静などで症状の確認が困難な状況も多いことから，euDKAに気づきにくいため注意が必要である。循環器領域でSGLT2阻害薬の使用頻度が増加傾向であることから，循環器医，集中治療医はeuDKAについて認識しておく必要性がある。また，尿道カテーテル挿入中の患者に対する投与は尿道カテーテル関連感染症の懸念があるため，避けるようにする。

　DPP-4阻害薬については麻痺性イレウスの報告があり，腸蠕動が低下しがちであるため麻痺性イレウスをきたしやすい重症患者に対する投与は，避けたほうが無難と考えられる[9]。経口血糖降下薬の開始は，あくまでも経口摂取が可能で病態が安定したことを確認したのちに行う。

栄養管理プロトコール

　早期経腸栄養も重要なため，少なくとも入院翌日には禁忌がなければ開始を考慮する。当院CICUでは毎朝多職種でのカンファレンスを行っており，管理栄養士も含まれている。図1を参考に，持続投与で経管栄養は開始する。近年のガイドラインでは経管栄養の開始は持続投与が推奨されており，持続インスリン静注との相性もよい[10]。

　経管栄養が病態変化など何らかの理由で中止となる場合は，持続インスリン静注はいったん中止とする（原法では50％減量であるが，低血糖リスクを鑑み当院CICUでは中止）。プロトコールに従い，段階的に1週間程度を目安に増量し，超急性期を脱して安定したのちに間欠投与に切り替える。循環動態が不安定な状況では，持続投与期間は適宜延長してよい。低栄養患者はrefeeding症候群に注意が必要であり，当科では日曜と祝日以外は血清リン（P）値を毎日測定し，少なくともP＞2.0mg/dLになるよう適宜補正を行っている。間欠投与に移行した場合は，持続インスリン静注は強化インスリン療法に切り替えを

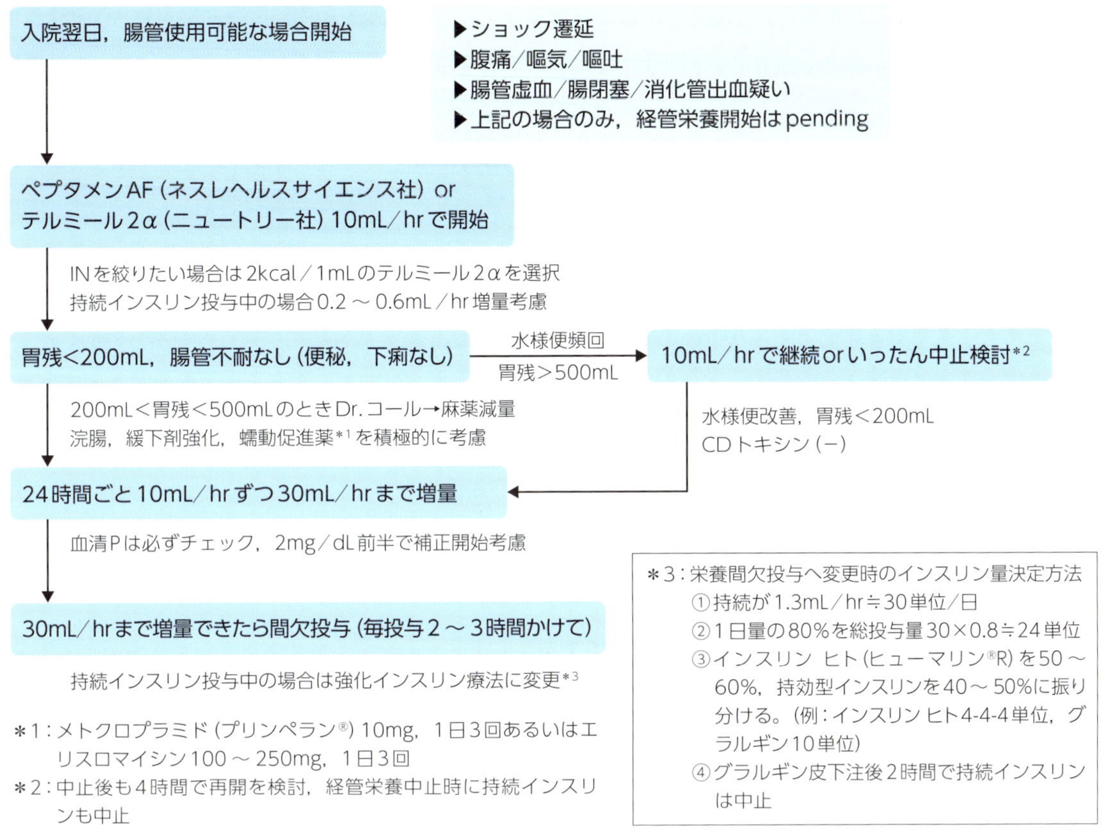

```
┌─────────────────────────────────┐        ▶ショック遷延
│ 入院翌日，腸管使用可能な場合開始 │        ▶腹痛／嘔気／嘔吐
└─────────────────────────────────┘        ▶腸管虚血／腸閉塞／消化管出血疑い
                │                            ▶上記の場合のみ，経管栄養開始はpending
                ▼
┌─────────────────────────────────────────┐
│ ペプタメンAF (ネスレヘルスサイエンス社) or │
│ テルミール2α (ニュートリー社) 10mL／hrで開始 │
└─────────────────────────────────────────┘
        │ INを絞りたい場合は2kcal／1mLのテルミール2αを選択
        │ 持続インスリン投与中の場合0.2〜0.6mL／hr増量考慮
        ▼
┌──────────────────────────────────┐  水様便頻回  ┌──────────────────────────────┐
│ 胃残<200mL，腸管不耐なし(便秘，下痢なし) │─────────→│ 10mL／hrで継続orいったん中止検討＊² │
└──────────────────────────────────┘  胃残>500mL └──────────────────────────────┘
        │ 200mL<胃残<500mLのときDr.コール→麻薬減量        水様便改善，胃残<200mL
        │ 浣腸，緩下剤強化，蠕動促進薬＊¹を積極的に考慮      CDトキシン (−)
        ▼
┌──────────────────────────────────┐
│ 24時間ごと10mL／hrずつ30mL／hrまで増量 │
└──────────────────────────────────┘
        │ 血清Pは必ずチェック，2mg／dL前半で補正開始考慮
        ▼
┌────────────────────────────────────────────┐
│ 30mL／hrまで増量できたら間欠投与 (毎投与2〜3時間かけて) │
└────────────────────────────────────────────┘
```

持続インスリン投与中の場合は強化インスリン療法に変更＊³

＊1：メトクロプラミド (プリンペラン®) 10mg，1日3回あるいはエリスロマイシン100〜250mg，1日3回
＊2：中止後も4時間で再開を検討，経管栄養中止時に持続インスリンも中止

┌───┐
│ ＊3：栄養間欠投与へ変更時のインスリン量決定方法   │
│   ①持続が1.3mL／hr≒30単位／日   │
│   ②1日量の80%を総投与量 30×0.8≒24単位   │
│   ③インスリン ヒト (ヒューマリン®R) を50〜   │
│   60%，持効型インスリンを40〜50%に振り   │
│   分ける。(例：インスリン ヒト4-4-4単位，グ   │
│   ラルギン10単位)   │
│   ④グラルギン皮下注後2時間で持続インスリン   │
│   は中止   │
└───┘

図1 ⬢ 栄養プロトコール   (NMS-CICU：EN protocol. ver 1. 2024/10)

行う。血糖の変動や低血糖リスクが高いため，極力，皮下注スライディングスケールは用いない。

集中治療領域においては病態の急激な変化が起きやすく，持効型インスリンは半減期の長いデグルデク (トレシーバ®) ではなくグラルギン (ランタス®) を第一選択薬と考えている。また，食前インスリンに関しては，経管投与が数時間かけて投与されることが多いので，リスプロ (ヒューマログ®，ルムジェブ®)，アスパルト (ノボラピッド®，フィアスプ®) ではなく，半減期の長いインスリン ヒトを用いる。経管栄養持続投与から間欠投与への切り替えのタイミングで，インスリンも持続インスリン静注から強化インスリン療法に切り替える (図1の＊3)。

相対的副腎不全と心原性ショック

敗血症性ショックについては，相対的副腎不全の合併についてよく研究されている。『日本版敗血症診療ガイドライン2024』においても初期輸液と昇圧薬に反応不良な場合は，ショックからの離脱を目的として，低用量ヒドロコルチゾン (200〜300mg／日) の投与が弱く推奨されている[11]。心原性ショックと相対的副腎不全についてはわかってい

ないことが多い。2021年にはシステマティックレビューが報告されており，心原性ショックにおける相対的副腎不全の割合は35％程度であり，予後不良と関連していると報告されている[12]。

　また，血管麻痺症候群（vasoplegic syndrome，vasoplegia）という比較的新しい概念もあり，副腎不全との関連も指摘されている[13]。明確な定義はされていないが，体血管抵抗が低下して低血圧を生じ，カテコラミンが必要となる状態とされる。敗血症がベースにあることが多いが，病態の背景が単一ではなく，解明されていないことも多い。

　心原性ショックに体血管抵抗が低下した病態を合併することは時折経験される。vasoplegiaはサイトカインによる一酸化窒素合成酵素（nitric oxide synthase：NOS）の活性化や，カテコラミン反応性の低下，内因性バソプレシン低下のほかに，副腎不全の関与も示唆されている[14]。治療抵抗性の心原性ショックにはvasoplegiaや副腎不全が影響している可能性はある。vasoplegiaの治療としては昇圧という意味ではノルアドレナリンが第一選択と考えられる。機序からも，バソプレシンや低用量ステロイド（ヒドロコルチゾン200〜300mg／日など）が有効な可能性はあるが確立はしていない。当院でもあくまでも敗血症を合併するときには低用量ステロイドを使用し，vasoplegiaに対してはノルアドレナリン，バソプレシンで対応している。低用量ステロイドの間欠投与，持続投与の優劣はないため，血糖管理の面では持続投与のほうがインスリンの調整がしやすい。vasoplegiaについては，今後の病態解明が期待される。

謝辞

　本項の内容は，聖路加国際病院内分泌代謝科部長 能登洋先生，聖路加国際病院内分泌代謝科・林聖子先生，日本医科大学大学院医学研究科糖尿病・内分泌代謝内科 羽田幹子先生のご協力を得て執筆しました。

文 献

1) Honarmand K, Sirimaturos M, Hirshberg EL, et al：Society of Critical Care Medicine Guidelines on Glycemic Control for Critically Ill Children and Adults 2024. Crit Care Med. 2024；52(4)：e161-e181. PMID：38240484

2) Ishihara M：Acute hyperglycemia in patients with acute myocardial infarction. Circ J. 2012；76(3)：563-71. PMID：22293452

3) Falciglia M, Freyberg RW, Almenoff PL, et al：Hyperglycemia-related mortality in critically ill patients varies with admission diagnosis. Crit Care Med. 2009；37(12)：3001-9. PMID：19661802

4) Frier BM, Schernthaner G, Heller SR：Hypoglycemia and cardiovascular risks. Diabetes Care. 2011；34 Suppl 2(Suppl 2)：S132-7. PMID：21525444

5) Hersberger L, Dietz A, Bürgler H, et al：Individualized nutritional support for hospitalized patients with Chronic Heart Failure. J Am Coll Cardiol. 2021；77(18)：2307-19. PMID：33958128

6) Frederiks P, Peetermans M, Wilmer A：Nutritional support in the cardiac intensive care unit. Eur Heart J Acute Cardiovasc Care. 2024；13(4)：373-9. PMID：38333990

7) Yale-New Haven Hospital：ICU Insulin Infusion Protocol (IIP) for Adults. 2009. [http://agrotikosiatros.gr/documents/ICUIPP-Yale.pdf]（2025年2月14日閲覧）

8) Sell J, Haas NL, Korley FK, et al：Euglycemic diabetic ketoacidosis：experience with 44 patients and comparison to hyperglycemic diabetic ketoacidosis. West J Emerg Med. 2023；24(6)：1049-55. PMID：38165186

9) Ueda P, Wintzell V, Melbye M, et al：Use of DPP4 Inhibitors and GLP-1 receptor agonists and risk of intestinal obstruction：scandinavian cohort study. Clin Gastroenterol Hepatol. 2024；22(6)：1226-37.e14. PMID：37716613

10) Singer P, Blaser AR, Berger MM, et al：ESPEN practical and partially revised guideline：Clinical nutrition in the intensive care unit. Clin Nutr. 2023；42(9)：1671-89. PMID：37517372

11) 日本版敗血症診療ガイドライン2024特別委員会：日本版敗血症診療ガイドライン2024年版(J-SSCG2024). 日本集中治療医学会, 2024. [https://www.jstage.jst.go.jp/article/jsicm/advpub/0/advpub_2400001/_article/-char/ja/]（2025年2月14日閲覧）

12) Nso N, Nassar M, Baraka B, et al：Adrenal insufficiency in patients with cardiogenic shock：A meta-analysis. Diabetes Metab Syndr. 2021；15(6)：102274. PMID：34628137

13) Levy B, Fritz C, Tahon E, et al：Vasoplegia treatments：the past, the present, and the future. Crit Care. 2018；22(1)：52. PMID：29486781

14) Lambden S, Creagh-Brown BC, Hunt J, et al：Definitions and pathophysiology of vasoplegic shock. Crit Care. 2018；22(1)：174. PMID：29980217

第3章　CICUでの管理と侵襲的手技

5 循環作動薬

細川雄亮

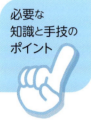

必要な知識と手技のポイント

- 各循環作動薬の作用機序・循環動態への影響を理解し，病態に応じて投与量・投与期間は必要最低限とする。
- 循環作動薬開始後は適宜様々なパラメータなどで評価を行い，治療効果を判定し用量調整や継続の是非を検討する。
- 循環作動薬を使用しつつも，原疾患の根本的な治療介入が基本であることを忘れない。

はじめに

　強心薬・昇圧薬は低血圧，末梢循環不全を呈し，循環血液量の補正に反応しない症例に使用される。これらの薬剤は血行動態や臨床所見の改善に有効であるが，その効果は一時的であり，心筋酸素需要の増大，催不整脈作用，心筋虚血などにより生命予後を不良にすることが知られている[1]。ADHERE試験では，心不全患者に対する強心薬投与は，血管拡張薬投与よりも死亡率が高いことが報告されている[2]。また日本における多施設観察研究において，入院から24時間以内に強心薬投与を受けた心不全患者の53％に，低血圧・低灌流といった強心薬投与を推奨される所見が認められなかったという報告もあり[3]，病態把握や適応，また用量，投与期間をよく検討して使用するべきであり，同時に原疾患への治療検討を行うことが大切である。使用を開始してからも随時病態の変化を注意深く観察・評価し，薬剤の増減や継続の是非を検討する。

　『急性・慢性心不全診療ガイドライン（2017年改訂版）』に記載された推奨クラスとエビデンスレベルを表1[1]に示す。

CICUで使用する循環作動薬

　CICUで使用される主な静注循環作動薬の作用部位と循環動態への影響を表2に示す。生体内で神経伝達物質もしくはホルモンとして作用しているノルアドレナリン（NAD），アドレナリン（AD），ドパミン（DOA）は内因性カテコラミン，ドブタミン（DOB）とイソプロテレノールは外因性カテコラミンと呼ばれ，それに非カテコラミンであるフェニレフリン，ミルリノン，バソプレシンを加えたものを記載した。その中で使用頻度の高いものは後に個別に述べる。

112

表1 ▼ 急性心不全に使用する薬剤の推奨とエビデンスレベル

	推奨クラス	エビデンスレベル	Minds推奨グレード	Minds エビデンス分類
利尿薬				
ループ利尿薬				
急性心不全における体液貯留に対する静注および経口投与	I	C	B	II
1回静注に抵抗性のある場合の持続静脈内投与	IIa	B	B	IVb
バソプレシンV₂受容体拮抗薬（トルバプタン）				
ループ利尿薬をはじめとする他の利尿薬で効果不十分な場合の体液貯留に対しての投与（高ナトリウム血症を除く）	IIa	A	B	II
低ナトリウム血症を伴う体液貯留に対しての投与	IIa	C	C1	II
MRA				
ループ利尿薬による利尿効果減弱の場合の併用投与	IIb	C	C1	III
腎機能が保たれた低カリウム血症合併例に対する投与	IIa	B	B	II
腎機能障害，高カリウム血症合併例に対する投与	III	C	D	VI
サイアザイド系利尿薬				
フロセミドによる利尿効果減弱の場合の併用投与	IIb	C	C1	III
血管拡張薬				
硝酸薬				
急性心不全や慢性心不全の急性増悪時の肺うっ血に対する投与	I	B	A	II
ニコランジル				
急性心不全や慢性心不全の急性増悪時の肺うっ血に対する投与	IIb	C	C1	II
カルペリチド				
非代償性心不全患者での肺うっ血に対する投与	IIa	B	B	II
難治性心不全患者での強心薬との併用投与	IIa	B	C1	II
重篤な低血圧，心原性ショック，急性右室梗塞，脱水症患者に対する投与	III	C	C2	VI
カルシウム拮抗薬				
高血圧緊急症に対するニフェジピンの舌下投与	III	C	D	IVb

	推奨クラス	エビデンスレベル	Minds推奨グレード	Minds エビデンス分類
強心薬・昇圧薬				
ドブタミン				
ポンプ失調を有する肺うっ血患者への投与	IIa	C	B	II
ドパミン				
尿量増加や腎保護効果を期待しての投与	IIb	A	C2	II
ノルアドレナリン				
肺うっ血と同時に低血圧を呈する患者へのカテコラミン製剤との併用投与	IIa	B	B	III
PDE III阻害薬				
非虚血性のポンプ失調と肺うっ血に対する投与	IIa	A	B	II
虚血性のポンプ失調と肺うっ血に対する投与	IIb	A	B	II
心拍出量の高度低下に対してのドブタミンとの併用投与	IIb	C	C1	IVb
心拍数調節薬				
ジギタリス				
頻脈誘発性心不全における心房細動の心拍数コントロール目的での投与	I	A	B	II
ランジオロール				
頻脈誘発性心不全における心房細動の心拍数コントロール目的での投与	I	C	B	II

［日本循環器学会/日本心不全学会：急性・慢性心不全診療ガイドライン（2017年改訂版）. [http://www.j-circ.or.jp/cms/wp-content/uploads/2017/06/JCS2017_tsutsui_h.pdf]（2025年2月閲覧）より許諾を得て転載］

表2 CICUで使用される主な静注循環作動薬

薬剤	受容体				循環動態への影響				
	α_1	β_1	β_2	D_1 / D_2	SVR	PVR	SV	心拍数	不整脈
アドレナリン	++++	+++	++++	0	++	−−	++++	+++	+++
ノルアドレナリン	++++	+++	+	0	++++	++	+++	+	++
ドパミン	+++	++	+++	++++	+++	++	++++	++	+++
ドブタミン	++	+++	+	0	−/0/+	−/0	++++	+	++
イソプロテレノール	0	++++	++++	0	−−−	−−	+++	++++	+++
フェニレフリン	++++	+	+/−	0	++++		−/+	0	0
ミルリノン	0	0	0	0	−−−	−−−	+++	0/+	++
バソプレシン	0	0	0	0	+++	−/0	0/+	−/0	0

PVR：肺血管抵抗，SV：一回拍出量，SVR：体血管抵抗

受容体と生理作用

　カテコラミンが作用する受容体には，アドレナリン受容体とドパミン受容体がある。

　アドレナリン受容体にはα_1，α_2，β_1，β_2の4つの受容体があり，カテコラミンはこれらに結合して生理作用を示す。心臓にはβ_1受容体が最も多く，その刺激により心筋収縮力増加，心筋弛緩速度増加，心拍数増加，刺激伝導速度増加をきたす。α_1受容体も存在しており，その刺激により軽度の心筋収縮力増加をきたす。一方で，血管平滑筋に多く存在しているのはα_1受容体とβ_2受容体である。α_1受容体刺激では血管収縮を，β_2受容体刺激では血管拡張作用を呈する。

　ドパミン受容体は$D_1 \sim D_5$の5種類が同定されているが，その中でも血管床に分布するD_1受容体刺激は血管拡張を生じる。ドパミンはノルアドレナリンの前駆物質であり，投与されたドパミンは用量依存的に作用機序が異なる。

　ホスホジエステラーゼ（PDE）Ⅲ阻害薬はβ受容体を介さず，その下流の心筋や末梢・肺動脈の血管平滑筋細胞のcAMP分解酵素であるPDEのうちPDEⅢを阻害して，細胞内のcAMP濃度を上昇させる。心収縮増強と血管拡張作用を併せ持つ薬剤である。

　バソプレシン受容体はV_{1a}，V_{1b}，V_2の3種類が同定されているが，血管平滑筋と腸管平滑筋に存在するV_{1a}受容体刺激は血管収縮を生じ昇圧効果を呈する。また腎集合体に局在するV_2受容体は抗利尿作用を呈する。

使用頻度の高い循環作動薬

ノルアドレナリン（NAD)

　強力なα_1受容体刺激作用とβ_1受容体刺激作用を有している。末梢血管のα_1刺激によ

り強力な血管収縮作用を，心筋細胞のβ_1刺激により陽性変力作用と陽性変時作用を生じるが，DOBと比べて心収縮増加作用は弱い。他の強心薬（特にDOBやPDE Ⅲ阻害薬）の使用や，循環血液量を補正しても心原性ショックから離脱できない場合に，血圧維持を目的に使用される[1]。必要以上の量を用いると，体血管抵抗の上昇により後負荷の増大，心筋酸素消費量の増加から末梢臓器血流を減少させるため，少量を短期間用いる。多くの量を要する場合は機械的循環補助を検討する。敗血症性ショックの第一選択薬としても推奨されている[4]。

ドブタミン（DOB）

β_1，β_2，α_1受容体刺激作用を有するが，主にβ_1受容体刺激により心収縮能を増加させ，組織低灌流を改善する。血管平滑筋に対するα_1とβ_2の受容体刺激作用は相殺され，β_1刺激作用が発揮される。心筋酸素消費量や心拍数を増加させるとともに催不整脈作用がある[5]。低用量（$5\mu g/kg/min$）では，軽度の血管拡張作用による体血管抵抗低下，および肺毛細血管圧の低下をもたらす。また$10\mu g/kg/min$以下では心拍数の上昇も軽度であり，心筋酸素消費量の増加が少なく虚血性心疾患にも使いやすいとされている。末梢血管収縮作用がなく血圧低下をきたす場合は，NADの併用を考慮する[1]。

ドパミン

低用量（$2\mu g/kg/min$以下）では血管平滑筋にあるD_1受容体に作用して，特に腎動脈拡張作用による糸球体濾過量の増加と腎尿細管への直接作用による利尿効果があるとされているが，ROSE試験などの複数のランダム化比較試験（RCT）では尿量増加や腎保護効果は示されなかった[6,7]。中等量（$2～10\mu g/kg/min$）ではβ_1受容体刺激作用とドパミン受容体刺激による末梢血管からのNAD放出増加により陽性変力作用，心拍数増加作用を示す。高用量（$10～20\mu g/kg/min$）では血管のα_1刺激による血管収縮作用が示されている。ショック患者に対する第一選択薬としてのNADとDOAを比較検討したSOAP Ⅱ試験では，死亡率では有意差がなく，DOA群のほうが不整脈の有害事象が多かったため[8]，日本の『急性・慢性心不全診療ガイドライン（2017年改訂版）』でも，NADのClass Ⅱaに対して，DOAはClass Ⅱbの位置付けとなっており（表1）[1]，使用機会は激減している。

ホスホジエステラーゼ（PDE）Ⅲ阻害薬

PDE Ⅲ阻害薬はβ受容体を介さず，心筋収縮増強作用と血管拡張作用を併せ持つ。DOBと比べて体血管抵抗・肺血管抵抗の低下が強く，心筋酸素消費量の増加が軽度である。よってβ遮断薬が投与されている症例などでは，PDE Ⅲ阻害薬が有用となる可能性がある。逆にDOBが好まれる症例は，PDE Ⅲ阻害薬で副作用の生じやすい低血圧

症例や腎機能低下例である。PDE Ⅲ阻害薬はDOBと同様に組織低灌流を有する急性心不全症例が適応であり，必要となる病態は類似する。それぞれの強心薬を比較検討した研究は限られているが，SCAI（Society for Cardiovascular Angiography and Interventions）分類（☞第3章14参照）のB～Eに該当する心原性ショックに対する，DOBとミルリノンの有効性を比較検証したDOREMI試験では有効性において両群間で差はなかったが[8]，ミルリノンのほうがDOBよりも30日死亡率が低く血行動態が良好であったという報告もある[9]。

アドレナリン（AD）

強力なβ_1受容体への作用に加え，β_2受容体，α_1受容体への作用も有する。すべての心停止に対する薬剤として推奨されているが，心筋酸素需要の増加，心室性不整脈などのデメリットもある。低用量の場合は心収縮力増大が，高用量の場合は血管収縮作用が優位となる。

心原性ショック症例に対するCardShock試験ではADの使用が90日予後不良の独立した予後予測因子であり，ADの使用は高感度トロポニン（hsTnT）や脳性ナトリウム利尿ペプチド（NT-pro BNP），Creの上昇をきたした[10]。また，心原性ショックの急性心筋梗塞（AMI）患者に対する，ADとNADの多施設前向き・二重盲検ランダム化比較試験による比較検討では，AD群とNAD群では心係数の改善は同等であったが，AD群はNAD群に比べて有意に心拍数の上昇があり，それに伴うダブルプロダクトの上昇が認められた。また，AD群で乳酸値の改善が乏しく，抵抗性ショックが有意に多かった[11]。

これらの結果から，心原性ショックの急性心筋梗塞に対する昇圧薬としてはNADが推奨される。心原性ショックに対してNADやDOBを使用しても低血圧が持続する場合にADは使用が検討されるが，その場合は機械的循環補助の使用を検討するべきである。

フェニレフリン

選択的α_1作動薬として後負荷を上昇させて昇圧効果を示す。心拍数増加作用を伴わないため，頻脈を伴う低血圧症例や，虚血性心疾患症例にも使用しやすい。経皮的冠動脈インターベンション（PCI）中の一時的な低血圧に対して安全に使用できる。フェニレフリンの心拍出量に対する影響は，心臓の前負荷依存状態に影響されるとされており，前負荷に依存していない状態では後負荷増加から心拍出量は低下し，前負荷に依存する状態，つまり前負荷が低下した患者ではフェニレフリンの細動脈のみならず容量血管への作用により，静脈還流が増加し血管内容量および心拍出量が増加して後負荷増大を相殺すると報告されている[12]。

バソプレシン

バソプレシンは視床下部で作られるペプチドホルモンであり，血管平滑筋に存在するV_{1a}を介して強力な血管収縮作用から昇圧効果を示す。高用量の投与は心筋・腎臓・腸管膜・皮膚の虚血を生じるリスクがある。敗血症性ショックに使用される。海外の敗血症のガイドラインでは第一選択薬であるNADを使用しても適切な動脈圧が得られない場合に，NADを増量するよりもバソプレシンを使用することが弱く推奨されている[4]。心原性ショックに対するエビデンスはほとんどなく，少数のAMI後の心原性ショック例に対するバソプレシン投与の報告では，平均動脈圧を上昇させたが，他の血行動態パラメータには変化がなかったとされている[13]。またミルリノン投与中の低血圧に対し低用量のバソプレシンが有効であったという報告もある[14]。血圧が低下している頻脈や肺高血圧症例，もしくはNADのような強心薬が血行動態を悪化させる左室流出路狭窄例などへの使用も有効かもしれない。

強心薬としての循環作動薬の使い分け

心不全で組織低灌流を呈した病態では，後負荷増大は心拍出量の低下をまねくリスクがあるため，心拍出量増加と血管拡張作用を併せ持つDOBが第一選択薬として使用されることが多く，心原性ショック（☞第4章3，第6章1参照）の患者に対してもDOBが最も頻繁に使われる[15]。SCAI分類のステージBでは心拍出量を回復させることが目的であり，強心薬が最も使用されるが，SCAI分類のステージCに達すると，拡張期動脈圧が低下する[11]ため末梢血管収縮作用の強いNADを用いて平均動脈圧を上昇させる。その後，循環血液量の評価を行い低用量の強心薬を開始するが，DOAは催不整脈作用からも推奨されておらず[16]，DOBが推奨される。β受容体遮断薬投与例や非虚血性心不全・腎機能良好例ではPDE Ⅲ阻害薬も選択肢のひとつである。

ADはSCAI分類Dへの進行が多く認められ[11]，また心停止後ショック患者の死亡率を上昇させるという報告もある[17]。NAD，DOB，PDE Ⅲ阻害薬を用いても循環動態が改善しない，治療抵抗性の心原性ショック症例に対しては，機械的循環補助への移行を速やかに行うべきである。

特殊な病態での循環作動薬の使用

成人の二次救命処置（ACLS）におけるアドレナリンの使用

ADが神経学的転帰を改善するという根拠は乏しいが，心拍再開（ROSC）率と生存退院率を改善する。『JRC蘇生ガイドライン2020』では，ショック適応の心リズム（VF／無脈性VT）の場合，初回の除細動が不成功であった後にできるだけ早くAD投与を提案，

ショック非適応の心リズム（PEA／心静止）の場合は，できるだけ早くADを投与することが推奨されている[18]。投与に際してはCPR継続下に，速やかに末梢静脈路（中心静脈路ではない）を確保する。『JRC蘇生ガイドライン2020』では静脈路確保が困難な場合は，骨髄路を確保すると記載されているが[18]，近年増加傾向であった[19]骨髄路投与は多施設ランダム化比較試験でROSCの得られる割合や30日後予後において有用性が示せていない[20, 21]。

機械的循環補助使用時の循環作動薬

VA ECMO下には強心薬（カテコラミン，PDEⅢ阻害薬など）による心筋収縮増強作用または血管拡張作用が，後負荷コントロールに有効である。血圧が維持されている場合は硝酸薬などの血管拡張薬が有効とされている。また機械的循環補助（MCS）離脱時に強心薬を使用することにより離脱を容易にすることができる（DOB $3\mu g/kg/min$ 未満，DOA $3\mu g/kg/min$ 未満，ミルリノン $0.3\mu g/kg/min$ 未満程度の少量にとどめるべき）。血管収縮薬（NADなど）の使用は左室後負荷の増加等によりうっ血や心拍出量減少をまねき，結果的に血行動態および組織代謝を悪化させるので注意が必要である[22]。

文 献

1) 日本循環器学会／日本心不全学会：急性・慢性心不全診療ガイドライン（2017年改訂版）．
[http://www.j-circ.or.jp/cms/wp-content/uploads/2017/06/JCS2017_tsutsui_h.pdf]（2025年2月閲覧）

2) Abraham WT, Adams KF, Fonarow GC, et al：In-hospital mortality in patients with acute decompensated heart failure requiring intravenous vasoactive medications：an analysis from the Acute Decompensated Heart Failure National Registry (ADHERE). J Am Coll Cardiol. 2005；46(1)：57-64. PMID：15992636

3) Nagao K, Kato T, Yaku H, et al：Current use of inotropes according to initial blood pressure and peripheral perfusion in the treatment of congestive heart failure：findings from a multicentre observational study. BMJ Open. 2022；12(1)：e053254. PMID：35058261

4) Evans L, Rhodes A, Alhazzani W, et al：Surviving sepsis campaign：international guidelines for management of sepsis and septic shock 2021. Intensive Care Med. 2021；47(11)：1181-247. PMID：34599691

5) Burger AJ, Horton DP, LeJemtel T, et al：Effect of nesiritide (B-type natriuretic peptide) and dobutamine on ventricular arrhythmias in the treatment of patients with acutely decompensated congestive heart failure：the PRECEDENT study. Am Heart J. 2002；144(6)：1102-8. PMID：12486437

6) Chen HH, Anstrom KJ, Givertz MM, et al：Low-dose dopamine or low-dose nesiritide in acute heart failure with renal dysfunction：the ROSE acute heart failure randomized trial. JAMA. 2013；310(23)：2533-43. PMID：24247300

7) Triposkiadis FK, Butler J, Karayannis G, et al：Efficacy and safety of high dose versus low dose furosemide with or without dopamine infusion：the Dopamine in Acute Decompensated Heart Failure Ⅱ (DAD-HFⅡ) trial. Int J Cardiol. 2014；172(1)：115-21. PMID：24485633

8) Mathew R, Di Santo P, Jung RG, et al：Milrinone as compared with dobutamine in the treatment of cardiogenic shock. N Engl J Med. 2021；385(6)：516-25. PMID：34347952

9) Rodenas-Alesina E, Scolari FL, Wang VN, et al：Improved mortality and haemodynamics with milrinone in cardiogenic shock due to acute decompensated heart failure. ESC Heart Fail. 2023；10(4)：2577-87. PMID：37322827

10) Tarvasmäki T, Lassus J, Varpula M, et al：Current real-life use of vasopressors and inotropes in cardiogenic shock - adrenaline use is associated with excess organ injury and mortality. Crit Care. 2016；20(1)：208. PMID：27374027

11) Levy B, Clere-Jehl R, Legras A, et al：Epinephrine versus norepinephrine for cardiogenic shock after acute myocardial infarction. J Am Coll Cardiol. 2018；72(2)：173-82. PMID：29976291

12) Rebet O, Andremont O, Gérard JL, et al：Preload dependency determines the effects of phenylephrine on cardiac output in anaesthetized patients：A prospective observational study. Eur J Anaesthesiol. 2016；33(9)：638-44. PMID：27164015

13) Jolly S, Newton G, Horlick E, et al：Effect of vasopressin on hemodynamics in patients with refractory cardiogenic shock complicating acute myocardial infarction. Am J Cardiol. 2005；96(12)：1617-20. PMID：16360345

14) Gold JA, Cullinane S, Chen J, et al：Vasopressin as an alternative to norepinephrine in the treatment of milrinone-induced hypotension. Crit Care Med. 2000；28(1)：249-52. PMID：10667533

15) Ponikowski P, Voors AA, Anker SD, et al：2016 ESC Guidelines for the diagnosis and treatment of acute and chronic heart failure：The Task Force for the diagnosis and treatment of acute and chronic heart failure of the European Society of Cardiology (ESC)Developed with the special contribution of the Heart Failure Association (HFA) of the ESC. Eur Heart J.2016；37(27)：2129-200. PMID：27206819

16) De Backer D, Biston P, Devriendt J, et al：Comparison of dopamine and norepinephrine in the treatment of shock. N Engl J Med. 2010；362(9)：779-89. PMID：20200382

17) Bougouin W, Slimani K, Renaudier M, et al：Epinephrine versus norepinephrine in cardiac arrest patients with post-resuscitation shock. Intensive Care Med. 2022；48(3)：300-10. PMID：35129643

18) 日本蘇生協議会, 監：JRC蘇生ガイドライン2020. 医学書院, 2021.

19) Vadeyar S, Buckle A, Hooper A, et al：Trends in use of intraosseous and intravenous access in out-of-hospital cardiac arrest across English ambulance services：A registry-based, cohort study. Resuscitation. 2023；191：109951. PMID：37648146

20) Couper K, Ji C, Deakin CD, et al：A randomized trial of drug route in out-of-hospital cardiac arrest. N Engl J Med. 2025；392(4)：336-48. PMID：39480216

21) Vallentin MF, Granfeldt A, Klitgaard TL, et al：Intraosseous or intravenous vascular access for out-of-hospital cardiac arrest. N Engl J Med. 2025；392(4)：349-60. PMID：39480221

22) Nishimura T, Hirata Y, Ise T, et al：JCS/JSCVS/JCC/CVIT 2023 Guideline focused update on indication and operation of PCPS/ECMO/IMPELLA. Circ J. 2024；88(6)：1010-46. PMID：38583962

第3章 CICUでの管理と侵襲的手技

6 血行動態管理

中田　亮，中田　淳

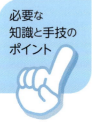

必要な知識と手技のポイント

- スワンガンツカテーテルに代表される侵襲的血行動態モニタリングは，循環動態をリアルタイムで把握することができ，治療方針決定や治療効果判定に有益な情報を得ることができる。
- 一方で，非侵襲的に血行動態を評価する経胸壁心エコーはCICUにおいて広く使用されており，侵襲的血行動態モニタリングで得られる指標と併せて，病態把握や原因検索を行うことが重要である。

はじめに

循環器疾患の治療においては血行動態の把握はなくてはならないものである。特に心原性ショックは血行動態が絶えず変化するため，血行動態のリアルタイムの把握とそれに基づいた治療プランを立てることが重要である。血行動態の評価方法として侵襲的血行動態モニタリング〔スワンガンツ・サーモダイリューション・カテーテル（以下，スワンガンツカテーテル）（BD社），フロートラック センサー（BD社）など〕と，非侵襲的な方法で血行動態を把握する経胸壁心エコー検査などが実臨床では用いられている。

スワンガンツカテーテル

1970年に米国のJeremy Swan博士とWilliam Ganz博士により考案されたスワンガンツカテーテルは，ヨットの帆が風により進むことに発想を得たもので，カテーテルを血流に乗せ心腔内に運ぶことができるカテーテルである。スワンガンツカテーテルでは，サーモダイリューション（熱希釈）法を用いて心拍出量（cardiac output）を測定し，心不全や心原性ショックの鑑別や治療効果判定のための血行動態評価に用いられている。スワンガンツカテーテルで測定することが可能なパラメータとして，肺毛細血管楔入圧（pulmonary capillary wedge pressure：PCWP），肺動脈圧（pulmonary artery pressure），右房圧（right atrial pressure：RAP）＝中心静脈圧（central venous pressure：CVP），混合静脈血酸素飽和度（mixed venous oxygen saturation：S$\bar{\text{v}}$O$_2$），CO，心係数（cardiac index：CI）がある。CO測定に用いられる熱希釈法は，カテーテルに付属するサーマルフィラメントからランダムに熱エネルギーを発信し，温度変化をサーミ

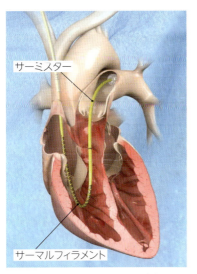

図1 連続式心拍出量の測定原理
（画像提供：日本ベクトン・ディッキンソン株式会社）

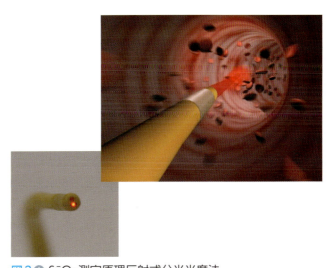

図2 Sv̄O₂測定原理反射式分光光度法
Sv̄O₂：mixed venous oxygen saturation（混合静脈血酸素飽和度）
（画像提供：日本ベクトン・ディッキンソン株式会社）

スターで測定してCOが計測される（図1）。30～60秒ごと間欠的に計測した値を，数分間の移動平均から算出されるためtime lagが生じる。Sv̄O₂測定は反射式分光光度法が用いられており，近赤外線光がカテーテル内のオプティカルファイバーを通り，カテーテルの先端から静脈血に照射され，その反射光がもう1つのオプティカルファイバーを通りモニターに伝送され，数値がリアルタイムに表示される（図2）。

　重症心不全／心原性ショックの治療において有用かつ正確な生体情報，血行動態指標をもたらすスワンガンツカテーテルの評価は，歴史的変遷をたどってきた。1900年代には重症心不全患者で頻用されてきたものの，2005年に発表された重症心不全患者に対するスワンガンツカテーテルの有効性を検証したランダム化比較試験（ESCAPE trial）では，スワンガンツカテーテルを使用しても6カ月生存率に有意差を認めない結果であった[1]。また，急性心筋梗塞（acute myocardial infarction：AMI）に合併した心原性ショック（cardiogenic shock）患者におけるスワンガンツカテーテル使用の有無と予後の関係に関する傾向スコアマッチング法を用いた比較試験においても，院内死亡に有意差を認めない結果であった[2]。これらの結果より，スワンガンツカテーテルはルーチンで使用する，あるいは心原性ショックの診断に使用するものではなく，個々の患者の経時的な血行動態の特性をより明確に，定量的に評価するために用いるべきとされている[3]。2010年代後半からIMPELLA（ABIOMED社）を含めた機械的循環補助（mechanical circulatory support：MCS）を使用した心原性ショック治療の最適化が模索される中で，ショックの同定，MCSの選択，離脱／アップグレードなどにスワンガンツカテーテルによる管理することの有用性が示され，その使用が見直されつつある。米国における心原性ショックによる緊急入院患者に対してスワンガンツカテーテル使用の有無による予後改善効

果を検証した大規模試験では，スワンガンツカテーテルを使用し管理を行った群では，非使用群に比べ死亡率を31％，再入院率を17％低下することが示された[4]。2019年の米国心血管インターベンション治療学会（Society for Cardiovascular Angiography & Interventions：SCAI）のコンセンサスステートメントとして発表された「心原性ショックSCAIステージ分類」の評価項目には，スワンガンツカテーテルから得られる血行動態指標が組み込まれている[5]。また近年，心原性ショック治療として「ショックチームプロトコール」を用いることで予後が改善することが示され，個別の施設のみならず医療圏として，スワンガンツカテーテルで得られる指標をもとにした「ショックチームプロトコール」に基づき，治療体系を共有し治療にあたる取り組みが行われている[6]。これらの最新の知見をもとに，当院では心原性ショック患者の治療および管理に際し，スワンガンツカテーテルの挿入を積極的に行っている（図3）。

スワンガンツカテーテルの実際

当院で使用しているスワンガンツカテーテルで測定した各種数値の管理Excelシートを図4に示す。循環動態を把握するにあたり，一般的なモニタリングプラットフォーム上に表示される測定項目以外に，各測定項目を用いた計算式から算出される肺血管抵抗（pulmonary vascular resistance：PVR），体血管抵抗（systemic vascular resistance：SVR），cardiac power output（CPO），肺動脈拍動性指数（pulmonary artery pulsatility index：PAPi）も重要である。CPOはCOと平均動脈圧（mean atrial pressure：MAP）から算出される指標であり，全身の循環不全を鋭敏に表す指標として用いられている。PAPiは右房圧に対する肺動脈圧の比であり，右心機能の状態を表している。そのため，心原性ショックによる循環不全および心不全の病態を評価する指標として，CPO，PAPiは有用とされている。

CPO [W] = (CO [L／min] × MAP [mmHg])／451（正常値0.6以上）
MAP：mean arterial pressure（平均動脈圧）

PAPi = (sPA − dPA)／RAP　　　　　　　　　　（正常値1.0以上）
sPAP：systolic pulmonary artery pressure，dPAP：diastolic pulmonary artery pressure

これらはExcel表に埋め込んでいた数式により自動的に算出されるようになっている。筆者らは，これらの値を用いて循環動態の把握および治療方針決定などを行っている。

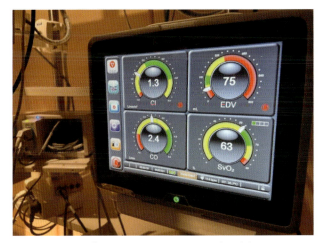

図3△ スワンガンツカテーテルによる表示例

1	日付	○/○
2	時間	8:00
3	Impella	P6
4	Impella flow	2.6
5	PCPS回転数	
6	PCPS flow	
7	FiO2	0.4
8	PEEP	10
9	PCWP mean(18mmHg)	12
10	PA mean	19
11	PA(S)	27
12	PA(D)	14
13	CVP(RA)(10mmHg)	9
14	SvO2(70-85%)	78
15	CO(4-8L/分)	4.5
16	CI(2.5-4L/分/m2)	2.8
17	Ao	82/55
18	Ao mean(70-105mmHg)	62
19	HR	87
20	PVR(250以下)	124.4444
21	SVRI(197-2390)	1371.429
22	SVI(33-47ml/回/m2)	32.18391
23	Cardiac Power Output(>0.6)	0.618625
24	PAPi(>1.0)	1.444444
25	DOB(γ)	2
26	NAD(γ)	0.05
27	Mil(γ)	
28	AVP(U)	

図4△ スワンガンツカテーテルにより測定された値を記載したExcel表

フロートラック センサー

スワンガンツカテーテルよりも低侵襲かつ簡便に連続的な血行動態パラメータが測定できるモニタリング法として，フロートラック センサーがある。スワンガンツカテーテルが熱稀釈法によるCO測定を行っているのに対し，フロートラック センサーは動脈圧解析法を用いている。動脈圧波形から得られる情報を独自のアルゴリズムで分析し，COのみならず，一回拍出量(stroke volume：SV)，一回拍出量変化(stroke volume variation：SVV)などの全身の循環に関するパラメータを連続的に測定することが可能である(図5)。

生理学的算出式

CO＝心拍数(heart rate)×SV

フロートラック センサー

CO＝脈拍数(pulse rate)[*1]×{血圧データの標準偏差[*2]×補正係数χ(カイ)[*3]}

＊1　脈拍数を20秒間測定，1分間の値に換算して表示

＊2　SVは脈圧と比例するという生理学的関係に基づき，血圧20秒間2,000ポイントの

データを収集し，平均動脈圧および標準偏差を算出
＊3 絶えず変化する患者の血管緊張が脈圧に与える影響を評価する多変量多項式。患者の脈拍，平均動脈圧，平均動脈圧の標準偏差，患者の人口統計的特性から推定した大血管コンプライアンスおよび動脈圧波形の歪度および尖度を分析することによって算出

しかし，その測定方法の特性上，スワンガンツカテーテルのようにPCWP，PA，CVP，Sv̄O₂などのパラメータを測定することは不可能である。また，動脈圧解析法を用いているため，大動脈内バルーンポンプ（intra-aortic balloon pump：IABP）のような圧波形が重複して生じる場合は図6のようにCOやCIは過大評価となる点に注意が必要である。

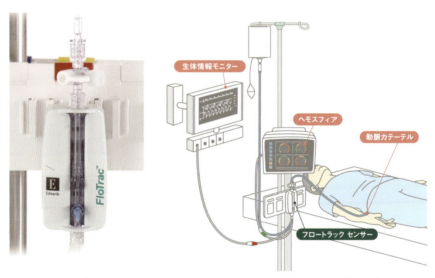

図5 ● 動脈カテーテルにフロートラック センサーを使用した状態の模式図
（画像提供：日本ベクトン・ディッキンソン株式会社）

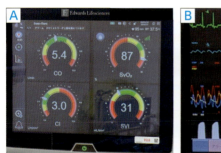
BD社，ヘモスフィア

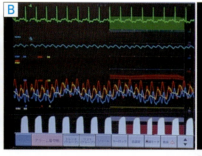

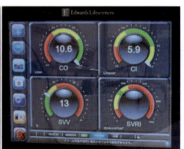
BD社，ヘモスフィア

図6 ● IABP（1：1）使用中に同じタイミングで測定したスワンガンツカテーテル（A）とフロートラック センサー（B）
IABP（1：1）使用中にスワンガンツカテーテル（A）とフロートラック センサー（B）を用いて測定された血行動態パラメタの比較。
IABP：intra-aortic balloon pump（大動脈内バルーンポンプ）

経胸壁心エコー検査

スワンガンツカテーテルを使用することで循環動態をリアルタイムで把握することが可能である。しかし，スワンガンツカテーテルは侵襲を伴うものでもあり，穿刺および肺動脈留置に伴う合併症のリスクがある。前者は気胸や血胸，上大静脈穿孔や右房穿孔が，後者は肺動脈穿孔や敗血症などが挙げられる。そのため，スワンガンツカテーテルによって得られる指標を経胸壁心エコー検査により得られる指標で代用あるいは推定して血行動態管理を行うことが可能であることから，経胸壁心エコー検査は非侵襲的血行動態モニタリングとして広く使用されている[7]。

左房圧推定

左房圧（left atrial pressure：LAP）は肺うっ血の直接的な指標となるため，cardiovascular intensive care unit（CICU）においては欠かせない評価項目であるが，単一で左房圧を評価しうる指標は確立されておらず，左房圧は複数の指標を用いて総合的に判断する必要がある（表1）。左室流入血流速度波形を用いた，左室流入血流比（E/A），deceleration time，E/e'などの指標があり，図7のように推定されている[8]。

表1 ● 測定項目と評価内容

評価内容	測定項目
左房圧推定	E/A, deceleration time, E/e'
心拍出量推定	LVOT-VTI
肺動脈圧，肺動脈楔入圧推定	TRPG, PRPG

カラードプラ所見	軽度 LAP ↑ (13-19mmHg)	中等度 LAP ↑ (20-24mmHg)	高度 LAP ↑ (>25mmHg)
E/A	0.8〜1	1.2〜1.5	>2
deceleration time (ms)	N/A	N/A	<150
E/e'	9-12	13-18	>20
PASP estimated (mmHg)	35-40	45-55	>60

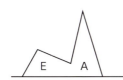 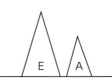 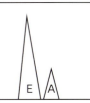

図7 ● 経胸壁心エコー所見から推定される左房圧
PASP：肺動脈

（文献8より引用）

心拍出量（CO）推定

　COの推定には左室流出路速度時間積分値（left ventricular outflow tract velocity time integral：LVOT-VTI）が用いられる。LVOT-VTIを用いることで，以下の計算式よりCOを求めることが可能である。

$$CO\,[L/min] = SV^*\,[L/bpm] \times HR\,[bpm/min]$$
$$*：SV = \pi\,(LVOT径/2)^2 \times (LVOT\text{-}VTI)$$

　しかし，LVOT径やLVOT-VTIの正確度に左右されるため，洞調律では3回以上，心房細動では5回以上の平均をとる[9]。また，同一記録者の3回計測におけるVTIの誤差は4％（中央値），2回記録時の最小変化率は11％（中央値）と報告されている[9]。

肺動脈圧／肺動脈楔入圧推定

　肺動脈圧推定には三尖弁逆流圧較差（tricuspid regurgitation peak gradient：TRPG），肺動脈圧や肺動脈楔入圧推定には肺動脈弁逆流圧較差（pulmonary regurgitation peak gradient：PRPG）が用いられ，以下の計算式より各値を推定する。

$$肺動脈圧\,[mmHg] = TRPG\,[mmHg] + RAP\,[mmHg]$$

$$肺動脈圧\,[mmHg] = PRPG\,[mmHg] + RAP\,[mmHg]$$
$$(≒肺動脈楔入圧)$$

CPO，PAPiの推定

　前述の通り，CPOやPAPiは心原性ショックによる循環不全および心不全の病態を評価する指標として有用とされている。経胸壁心エコー検査で求めたCO，TRPG，PRPGを使用することでCPOやPAPiを推定することは可能である。

文献

1) Binanay C, Califf RM, Hasselblad V, et al：Evaluation study of congestive heart failure and pulmonary artery catheterization effectiveness：the ESCAPE trial. JAMA. 2005；294(13)：1625-33. PMID: 16204662

2) Vallabhajosyula S, Shankar A, Patlolla SH, et al：Pulmonary artery catheter use in acute myocardial infarction-cardiogenic shock. ESC Heart Fail. 2020；7(3)：1234-45. PMID: 32239806

3) Henry TD, Tomey MI, Tamis-Holland JE, et al：Invasive management of acute myocardial infarction complicated by cardiogenic shock：A scientific statement from the American Heart Association. Circulation. 2021；143(15)：e815-29. PMID: 33657830

4) Ranka S, Mastoris I, Kapur NK, et al：Right heart catheterization in cardiogenic shock is associated with improved outcomes：insights from the nationwide readmissions database. J Am Heart Assoc. 2021；10(17)：e019843. PMID: 34423652

5) Baran DA, Grines CL, Bailey S, et al：SCAI clinical expert consensus statement on the classification of cardiogenic shock：This document was endorsed by the American College of Cardiology (ACC), the American Heart Association (AHA), the Society of Critical Care Medicine (SCCM), and the Society of Thoracic Surgeons (STS) in April 2019. Catheter Cardiovasc Interv. 2019；94(1)：29-37. PMID: 31104355

6) Moghaddam N, van Diepen S, So D, et al：Cardiogenic shock teams and centres：a contemporary review of multidisciplinary care for cardiogenic shock. ESC Heart Fail. 2021；8(2)：988-98. PMID: 33452763

7) Porter TR, Shillcutt SK, Adams MS, et al：Guidelines for the use of echocardiography as a monitor for therapeutic intervention in adults：a report from the American Society of Echocardiography. J Am Soc Echocardiogr. 2015；28(1)：40-56. PMID: 25559474

8) Parmar YJ, et al：Noninvasive hemodynamic assessment in the CCU. Herzog E, ed：Herzog's CCU book. Wolters Kluwer, 2018, p591-601.

9) Jozwiak M, Mercado P, Teboul JL, et al：What is the lowest change in cardiac output that transthoracic echocardiography can detect? Crit Care. 2019；23(1)：116. PMID: 30971307

第3章　CICUでの管理と侵襲的手技

7 気管挿管・抜管

岸川洋昭

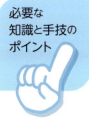

必要な知識と手技のポイント

- 気管挿管・抜管は，呼吸療法の経過における，侵襲的人工呼吸管理導入と離脱を意味する手技である。
- 適応となる患者は重症であり，いずれの手技も重篤な合併症発症・患者予後に関連する。
- 各施設で気管挿管・抜管プロトコールを作成し，CICU医師・スタッフによるシミュレーションを実施することは，手技に関連する合併症発症防止・患者予後改善に寄与すると考える。

気管挿管（図1）

　気管挿管は，侵襲的人工呼吸管理（invasive mechanical ventilation：IMV）が必要とされる全患者に適用され，適応となる患者は重症であり，"生理的困難気道"患者と呼ばれる。挿管のゴールは合併症を生じることがなく，IMVを開始することである。なお，手術室外の気管挿管は，低酸素血症，血行動態悪化，心停止などの重篤な合併症発症頻度が高い[1]。

　挿管困難の予測にはMACOCHAスコアを使用する[2]。スコアは合計12点，患者要因，病態要因，実施者要因より構成される。スコア3点以上は挿管困難が予測される。また，気道に解剖学的問題がある患者も挿管困難が予想され，"解剖学的困難気道"患者と呼ばれる。挿管困難である場合，声門上器具，気管支鏡の準備，輪状甲状間膜穿刺・外科的気道確保の用意，麻酔科医・外科医のベッドサイド待機も考慮する。

　前酸素化は，フェイスマスク，高流量鼻カニュラ（high-flow nasal cannula：HFNC），非侵襲的陽圧換気（noninvasive positive pressure ventilation：NPPV），NPPVとHFNCを組み合わせたOPTINIV法[3]にて実施する。喉頭展開中のHFNCによる無呼吸酸素化は，酸素飽和度低下を防止する[4]。

　喉頭展開に際し，ビデオ喉頭鏡による視野確保は，従来の喉頭鏡に比較し優れている。ビデオ喉頭鏡による高確率の初回挿管成功を達成するためには，50回前後のシミュレーションが必要である[5]。初回挿管成功は，挿管に伴う重篤な合併症発症を防止する。

　導入方法は，迅速導入（rapid sequence induction：RSI）を推奨する[6]。元来，フル

挿管前

1. 患者は「生理的困難気道」患者である。気管挿管実施者は2人が望ましい。
2. MACOCHAスコア3点以上・挿管困難の既往歴・「解剖学的困難気道」患者は，挿管困難が予想される。挿管困難が予想される場合，麻酔科医・外科医のベッドサイド待機も考慮する。
3. バッグバルブマスク・ビデオ喉頭鏡・声門上器具・気管チューブ・輪状甲状間膜穿刺・外科的気道確保器具・気管支鏡など気道確保デバイスを準備する。
4. 輸液負荷・血管収縮薬投与を実施し，血行動態を安定化する。
5. 可能ならば，25°の上体挙上を実施する。
6. 前酸素化（100%酸素投与。余裕があれば，4分間）を開始する。
   ① 200mmHg<P/F ratio<300mmHgならば，バッグバルブマスク（15L/min）・HFNC（60L/min）にて実施する。
   ② 100mmHg<P/F ratio<200mmHgならば，NPPV（Pressure Support Ventilation，PEEP 5～10cmH$_2$O）にて実施する。
   ③ P/F ratio<100mmHgならば，OPTINIV法（気道内圧上昇・誤嚥に注意）にて実施する。

挿管困難が予測される症例
- MACOCHAスコア3点以上の患者
- 挿管困難の既往歴がある患者
- 「解剖学的困難気道」患者
  □腔外科・耳鼻咽喉科術後，両側反回神経麻痺，開口困難，頸椎術後頸部後屈困難，短頸，小顎など

P/F ratio: PaO$_2$/FiO$_2$ ratio

MACOCHA スコア

	スコア
• 患者要因	
Mallampati（マランパチ）分類 ⅢまたはⅣ	5
Obstructive sleep Apnea syndrome（閉塞性睡眠時無呼吸症候群）	2
reduced mobility of Cervical spine（頸椎可動性低下）	1
Limited mouth Opening<3cm（開口制限）	1
• 病態要因	
Coma（昏睡）	1
Severe Hypoxia（SpO$_2$<80%）（重篤な低酸素血症）	1
• 実施者要因	
non-Anesthesiologist（非麻酔科医）	1
	合計12

挿管

1. 導入法は，迅速導入を推奨する。P/F ratio<100mmHgならば，覚醒下挿管も考慮する。
2. 導入薬（鎮静薬・筋弛緩薬）を準備する。
3. 喉頭展開に際し，バッグバルブマスク（PEEPバルブ付き）・ビデオ喉頭鏡・スタイレットを挿入した気管チューブを準備する。
4. 無呼吸酸素化を実施するために，HFNC（60L/min）を患者に装着する。
5. 100%酸素投与を継続し，迅速導入を開始する。
   ① 輪状軟骨圧迫（覚醒時10N，就寝後30Nで圧迫）を開始する。
   ② 鎮静薬投与後，筋弛緩薬投与を実施する。
   ③ ビデオ喉頭鏡にて喉頭展開する。
   ④ 気管挿管し，カフに空気を注入する。
   ⑤ 誤飲リスクよりも低酸素血症による合併症発症リスクが上回る場合や初回挿管失敗後，人工呼吸を実施する。
   ⑥ 3回挿管に失敗した場合，声門上器具を挿入し，気道確保を試みる。
   ⑦ 声門上器具での気道確保も不能な場合，輪状甲状膜穿刺・気管切開も考慮する。

挿管後

1. 食道挿管を除外するために，カプノグラフィーにてCO$_2$呼出波形を5～7周期確認する。
2. 輸液負荷・血管収縮薬投与を実施し，血行動態を安定化する。
3. 30～40cmH$_2$Oで20秒間，肺リクルートメント手技を実施する。
4. カフ内圧を25～30cmH$_2$Oに調整する。
5. 持続鎮静薬投与を開始する。
6. 人工呼吸器によるIMVを開始する。

図1 気管挿管
HFNC：high-flow nasal cannula（高流量鼻カニュラ），IMV：invasive mechanical ventilation（侵襲的人工呼吸管理），NPPV：noninvasive positive pressure ventilation（非侵襲的陽圧換気）

ストマック患者に対し，誤飲防止を目的に実施される麻酔導入法である。重症患者は腸管運動が低下しており，フルストマック患者と見なすことができる。輪状軟骨圧迫を開始し，静脈麻酔薬投与入眠後，筋弛緩薬投与人工呼吸を実施せずに気管挿管を実施する。非常に重篤な状況では覚醒下挿管を選択する場合もある。

食道挿管は，心停止を含む致命的合併症を引き起こす。食道挿管除外は必ずカプノグラフィを用いて，5〜7周期の呼出CO_2波形を確認して行う。

気管挿管時の血行動態安定化のため，輸液負荷と血管収縮薬投与は有効である。RSI開始時の鎮静薬投与は血行動態悪化をまねく場合があり，昇圧を要する。血行動態安定化が得られた後，リクルートメントを実施し虚脱肺胞を再疎通させる。

以上を経て，持続鎮静薬投与を開始し，IMVを開始する。

抜管 (図2)

抜管とは，気管チューブを抜去することだけではなく，IMVからの離脱をも意味する。抜管のゴールは，抜管失敗 (extubation failure：予定抜管が実施された後，72時間以内に再挿管が必要となること) を防ぐことにある。cardiovascular intensive care unit (CICU) 患者を対象にした研究では，抜管2日後を中央値に，再挿管率は7.6%と報告され，抜管失敗は予後を規定する独立した因子とされる[7]。

抜管可能であることを示す徴候として，自発覚醒トライアル (spontaneous awakening trial：SAT) と自発呼吸トライアル (spontaneous breathing trial：SBT) に成功していること，十分な咳嗽があること，気管分泌物が減少していること，抜管後喘鳴 (抜管後の気道浮腫・狭窄による喘鳴) の評価がされていること，適切な輸液バランスが保たれていること，意識レベル回復 [Glasgow Coma Scale (GCS) 9−T 以上] と従命可能であることが挙げられる[8]。カフリークテストを実施して陽性である場合は，抜管前のステロイド投与を実施する。

また，再挿管リスクについても評価し，リスク別に患者を層別化しておく。すなわち，超高リスク群：気道に解剖学的問題があり，抜管直後に再挿管を要する可能性がある患者群，高リスク群：抜管後，病態により呼吸不全が徐々に進行し再挿管が危惧される患者群，低リスク群：どちらのリスクにも相当しない患者群，に層別化する[9]。いずれの患者群においても再挿管の準備は必須であり，超高リスク群・高リスク群においてはNPPVの準備，特に超高リスク群では，気管チューブ交換用カテーテル使用[10]，気道評価のため気管支鏡による観察や画像診断，外科的気道確保の準備，抜管時の麻酔科医・外科医のベッドサイド待機も考慮しなければならない。

以上のように抜管可能徴候，再挿管リスク評価・対策が得られた後，抜管を実施する。

心不全は再挿管リスクの高リスク群であるため，CICU患者群は，再挿管の高リスク群に階層される。抜管直後よりCICU患者に対し予防的にNPPVを開始し，再挿管防止

抜管前

1. SATとSBTに成功している。
2. 十分な咳嗽があり（最大呼気流量60L/min以上），気管分泌物が減少している（喀痰量2.5mL/hr以下）。
3. 極端な＋バランスではなく，適切な輸液バランスである。
4. 抜管後喘鳴の評価を実施し，危険因子の該当項目があれば，カフリークテストを実施する。テスト陽性ならば，ステロイド投与を実施する。
5. 意識レベルが回復し，従命は可能である。
6. 再挿管リスクの評価を実施する。患者を再挿管リスク別に階層化し，再挿管に備える。

抜管後喘鳴の危険因子
- 長期挿管（36時間以上）
- 80歳以上
- 大口径の気管チューブ
- 女性
- 粗雑な気管挿管操作
- IMV管理中の不十分な鎮静
- 気管チューブの過剰な移動
- 喘息の既往

再挿管リスク
- 超高リスク群
  MACOCHAスコア3点以上の患者
  挿管困難の既往歴がある患者
  カフリークテスト陽性の患者
  「解剖学的困難気道」患者：口腔外科・耳鼻咽喉科術後，両側反回神経麻痺，開口困難，頸椎術後頸部後屈困難，短頸，小顎など
- 高リスク群
  心不全，COPD，慢性呼吸不全，気管支炎，高二酸化炭素血症，低栄養，肥満など
- 低リスク群
  上記のどのリスクもない場合

抜管

1. 患者は「生理的困難気道」患者である。2人以上の抜管実施者が望ましい。再挿管リスクの超高リスク群では，麻酔科医・外科医のベッドサイド待機も考慮する。
2. 抜管に必要な器具，口腔・気管内吸引カテーテル・吸引装置・テープカッター・カフ脱気用シリンジを準備する。
3. 各種酸素投与デバイスは準備を実施する。低リスク群では，鼻カニュラ・マスク・HFNC，超高リスク群・高リスク群では，NPPVを準備する。
4. 可能ならば，25°の上体挙上を実施する。
5. 再挿管するための準備を実施する。バッグバルブマスク・ビデオ喉頭鏡・声門上器具・気管チューブ・輪状甲状間膜穿刺・外科的気道確保器具・気管支鏡・気管チューブ交換用カテーテルを準備する。
6. 抜管を実施する。
   ① 気管内・口腔内吸引を実施する。
   ② 気管チューブを把持しつつ，固定テープのカットまたは固定具の取り外しを実施する。
   ③ 超高リスク群では，気管チューブ内に気管チューブ交換用カテーテルを挿入する。
   ④ カフを脱気する。
   ⑤ 抜管する。ただし，超リスク群では，気管チューブ交換用カテーテルを気管内・喉頭・咽頭・口腔内に留置しておく。

抜管後

1. 抜管した患者が再挿管リスクの低リスク群，または，心機能が回復した患者ならば，鼻カニュラ・フェイスマスク・HFNCにて，目標SpO_2へ呼吸療法を継続する。
2. 抜管した患者が再挿管リスクの高リスク群ならば，NPPVを抜管直後より開始し，目標SpO_2へ呼吸療法を継続する。
3. 抜管した患者が再挿管リスクの高リスク群ならば，
   ① 気管チューブ交換用カテーテルを気管内・喉頭・咽頭・口腔内に留置したまま，鼻カニュラ・フェイスマスク・HFNC・NPPVのいずれかを開始する。
   ② 再挿管が必要な場合，麻酔科医によるビデオ喉頭鏡または気管支鏡を併用した，気管チューブ交換用カテーテルガイド下の再挿管を実施する。
   ③ 再挿管が不可能である場合，外科的気道確保を考慮する。
   ④ 再挿管が必要ない場合，気管チューブ交換用カテーテルを抜去し，目標SpO_2へ呼吸療法を継続する。
4. 抜管後適宜，胸部X線写真撮影・血液ガス分析を実施する。いずれの群もSpO_2・血行動態が落ち着くまで，バッグバルブマスク・ビデオ喉頭鏡・声門上器具・気管チューブ・輪状甲状間膜穿刺キット・外科的気道確保器具・気管支鏡をベッドサイドに準備しておく。

図2 抜管

HFNC：high-flow nasal cannula（高流量鼻カニュラ），IMV：invasive mechanical ventilation（侵襲的人工呼吸管理），NPPV：noninvasive positive pressure ventilation（非侵襲的陽圧換気），SAT：spontaneous awakening trial（自発覚醒トライアル），SBT：spontaneous breathing trial（自発呼吸トライアル）

策をとるべきである。

　夜間の抜管は再挿管率・院内死亡率も高く，抜管時間帯は日勤帯とする[11]。extracorporeal membrane oxygenation（ECMO）など補助循環を使用している患者でも，抜管可能準備状態であれば，多職種チームによるアセスメント下，抜管すべきである[12]。

気管挿管・抜管プロトコールの作成

　気管挿管プロセスのプロトコール化は，挿管時合併症を減少させ初回挿管成功率を増加すると報告されている[13, 14]。各施設で気管挿管・抜管プロトコールを作成し医師・スタッフによるシミュレーションを実施することは，手技に関連する合併症発症防止と患者予後改善に寄与すると考える。

文献

1) Karamchandani K, Wheelwright J, Yang AL, et al：Emergency Airway Management Outside the Operating Room：Current Evidence and Management Strategies. Anesth Analg. 2021；133(3)：648-662. PMID: 34153007

2) De Jong A, Molinari N, Terzi N, et al：Early identification of patients at risk for difficult intubation in the intensive care unit：development and validation of the MACOCHA score in a multicenter cohort study. Am J Respir Crit Care Med. 2013；187(8)：832-9. PMID: 23348979

3) Jaber S, Monnin M, Girard M, et al：Apnoeic oxygenation via high-flow nasal cannula oxygen combined with non-invasive ventilation preoxygenation for intubation in hypoxaemic patients in the intensive care unit：the single-centre, blinded, randomised controlled OPTINIV trial. Intensive Care Med. 2016；42(12)：1877-87. PMID: 27730283

4) Rochwerg B, Einav S, Chaudhuri D, et al：The role for high flow nasal cannula as a respiratory support strategy in adults：a clinical practice guideline. Intensive Care Med. 2020；46(12)：2226-37. PMID: 33201321

5) De Jong A, Myatra SN, Roca O, et al：How to improve intubation in the intensive care unit. Update on knowledge and devices. Intensive Care Med. 2022；48(10)：1287-98. PMID: 35986748

6) Acquisto NM, Mosier JM, Bittner, EA, et al：Society of Critical Care Medicine Clinical Practice Guidelines for Rapid Sequence Intubation in the Critically Ill Adult Patient. Crit Care Med. 2023；51(10)：1411-30. PMID: 37707379

7) Metkus TS, Miller PE, Alviar CL, et al：Advanced Respiratory Support in the Contemporary Cardiac ICU. Crit Care Explor. 2020；2(9)：e0182. PMID: 33235999

8) Shahu A, Banna S, Applefeld A, et al：Liberation From Mechanical Ventilation in the Cardiac Intensive Care Unit. JACC Adv. 2023；2(1)：100173. PMID: 38939038

9) 日本集中治療医学会，日本呼吸療法学会，日本クリティカルケア看護学会：人工呼吸器離脱に関する3学会合同プロトコル．
　各学会のウェブサイトで閲覧できる。

10) Parotto M, Cooper RM, Behringer EC：Extubation of the Challenging or Difficult Airway. Curr Anesthesiol Rep. 2020；10(4)：334-40. PMID: 32901201

11) Gershengorn HB, Scales DC, Kramer A, et al：Association Between Overnight Extubations and Outcomes in the Intensive Care Unit. JAMA Intern Med. 2016；176(11)：1651-60. PMID: 27598515

12) Massart N, Mansour A, Flecher E, et al：Clinical Benefit of Extubation in Patients on Venoarterial Extracorporeal Membrane Oxygenation. Crit Care Med. 2022；50(5)：760-9. PMID: 34582413

13) Jaber S, Jung B, Corne P, et al：An intervention to decrease complications related to endotracheal intubation in the intensive care unit：a prospective, multiple-center study. Intensive Care Med. 2010；36(2)：248-55. PMID: 19921148

14) Corl KA, Dado C, Agarwal A, et al：A modified Montpellier protocol for intubating intensive care unit patients is associated with an increase in first-pass intubation success and fewer complications. J Crit Care. 2018；44：191-5. PMID: 29149690

第3章 CICUでの管理と侵襲的手技

8 経静脈ペーシング，恒久的ペースメーカ・ICD管理

岡　英一郎

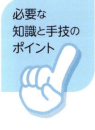

必要な知識と手技のポイント

- 徐脈により血行動態が悪化している症例では一時的経静脈ペーシングを留置する。
- ペースメーカ植込み後の症例ではペーシング誘発性心筋症の発症に注意して，経時的な心機能の推移の確認および不必要な右室ペーシング回避を図る。また近年は，刺激伝導系ペーシングの有効性も報告されている。
- 植込み型除細動器は，心臓突然死を予防できる最も有効な手段であるが，ショック作動は患者の生命予後や精神的不安にも影響する。積極的にATPを設定し，さらに治療ゾーン設定など不適切作動を回避する管理が重要である。

経静脈ペーシング〔一時的（体外式）ペーシング〕

徐脈性不整脈の急性期治療

　徐脈性不整脈には大きく分けて洞不全症候群（sick sinus syndrome：SSS）と房室ブロック（atrioventricular block：AVB）がある。後天的な原因として特発性（加齢に伴う心筋細胞の線維化・変性など）が多いが，基礎心疾患（心サルコイドーシスなどの心筋症）の初発症状としてAVBによる徐脈の場合もあり，心臓超音波検査や可能であれば心臓MRI検査を施行することが望ましい。心筋梗塞や心筋炎の急性期にAVBを合併する場合もあり，症状や血行動態などを注意深く観察する必要がある。また，薬剤性としてβ遮断薬やカルシウム拮抗薬などの服薬歴も十分聴取することが大切である。

　これら徐脈性不整脈は致死的となりうる場合がある。特に完全房室ブロックでは時として補充調律が出現しなくなり，心停止をまねく恐れもある。さらに徐脈から致死性頻脈性不整脈が誘発される可能性もあり，慎重な心電図モニタリングが必須である（図1）。

　原因は何であれ，高度な徐脈により血行動態が悪化している場合は徐脈を回避する必要がある。その急性期の手段として，①**経皮的ペーシング**，②**一時的経静脈ペーシング**がある。アトロピンやイソプロテレノールなどの薬剤による心拍数増加は迷走神経反射による徐脈の場合は有効なこともあるが，無効な場合も多い。さらに①の経皮的ペーシングは刺激による疼痛もあるため，あくまで応急処置として緊急時のみ行い，可能な限り早期に②の一時的経静脈ペーシングの準備をする必要がある。

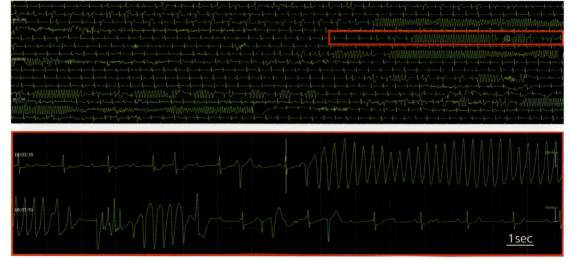

図1 完全房室ブロックによるtorsade de pointes
院外心停止で救急搬送。来院時の心電図は完全房室ブロックを呈しており，頻回にshort-long-shortパターンからtorsade de pointes（TdP）が誘発されていた。一時的経静脈ペーシング留置してoverdrive pacingをすることによりTdPは抑制された（下図は上図囲み部分の拡大）。

一時的経静脈ペーシングの目的

cardiovascular intensive care unit（CICU）における一時的経静脈ペーシングは，**症候性徐脈の治療目的とoverdrive pacing目的**に大きく分かれる。

心筋虚血部からの異常自動能による多形性心室頻拍や，二次性QT延長症候群（徐脈，電解質異常，薬剤性など）で早期後脱分極が関与するtorsade de pointes（TdP）に対する治療として，ペーシングレート70p/min以上の短い周期の電気刺激（overdrive pacing）を入れることで膜電位を深くし，活動電位持続時間を短縮することでTdPを抑制することが期待される。

一時的経静脈ペーシングの方法

静脈にシースを留置する

穿刺部位は右内頸静脈が第一選択である。大腿静脈はカテーテル感染のリスクがあり，長期間留置による安静臥床時間も要するため，避けるべきである。その後に恒久型デバイス留置へ移行する可能性の高い症例では，鎖骨下静脈は手術の際にアプローチをするため避けたほうがよい。

ペーシングカテーテルの挿入・ペーシング部位

シースからペーシングカテーテルを挿入し，15cm程度進めたところで先端バルーンを拡張する。透視下で留置する場合には，右前斜位で三尖弁輪を超えて右室内に入ったことを確認し，先端バルーン拡張を解除して右室心尖部付近にペーシングカテーテルを留置

する。心穿孔を予防するため右前斜位で心陰影の辺縁にカテーテル先端が至らないように注意する。なお，特に急性心筋梗塞や心筋炎症例では，留置の際の刺激で心室期外収縮から心室細動（ventricular fibrillation：VF）などが誘発される場合があり，体外式除細動器を用意しておく必要がある。

ペースメーカ設定

ペーシングカテーテルと体外ペースメーカを接続する〔通常は遠位電極を陰極（黒色），近位電極を陽極（赤色）〕とする。右室に留置する場合はVVI modeを選択する。いきなりペーシングが入らないように出力最小（通常0.3V），感度最大（fまたは20mV），レート最小（30p/min）に設定しておく。

まず，感度閾値を測定する。心電図モニターで自己のQRS波形を見ながら感度の数値を最大から徐々に小さくし，感知すればSenseライトが心拍に合わせて点灯する。その変更点が感度閾値である。通常心室では5mV以上であることが望ましく，設定値は閾値の1/3程度に設定することが多い。

次にペーシング閾値を測定する。自己心拍数より10〜20bpm上回るレートに設定し，出力を5Vに上げ，心電図モニターを見ながら出力を1Vずつ下げていきペーシングが確認できた最小値（ペーシング閾値）の3倍に出力を設定すると安全域を設けることができる。

急性心筋炎などでは，心筋の炎症の程度や波及によりペーシング閾値が急激に上昇してペーシング不全をまねく恐れもあり，さらに自己伝導が経時的に回復してくることもあるため，閾値や自己脈を定期的に確認する必要がある。

ペーシングカテーテルの固定

ペーシングカテーテル先端が右室心尖部付近であれば，透視やX線では脊柱左端を越えて左下方を向くことが多い。透視下であれば右前斜位/左前斜位で確認しつつ軽度のたわみをつけることで体動時の先端の位置移動やペーシング閾値の悪化を予防する。しっかりと皮膚に固定する必要があるが，可能であれば挿入に用いたシースは体外に引き抜き，直接皮膚とカテーテルを固定すると，挿入部の違和感やカテーテル感染の予防や軽減に繋がると言われている（ただし，シースを引き抜く際にカテーテル先端位置がずれる可能性があり，固定する前に再度閾値を確認するほうが安全である）。皮膚と固定する際は，体動により引っ張られても先端位置がずれないよう，カテーテルにループを作り固定するとよい。

非透視下でのペーシングカテーテル留置

血行動態が不安定な場合や，AVBによる心停止をきたしている際に透視室へ移動する危険性が高い場合は，初療室やベッドサイドで経静脈ペーシングを留置する場面に遭遇することもある（図2）。

その場合は，心電計およびポータブルX線を用意する。右内頸静脈にシースを留置した後，ペーシングカテーテルを留置する際に，心電計の肢誘導を装着して胸部誘導はカ

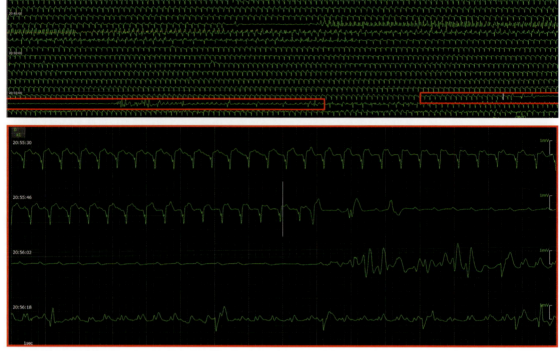

図2 ○ 発作性房室ブロックによる心停止
院外心停止で救急搬送。アドレナリン投与により自己心拍再開するものの，繰り返し心停止を認め，その際の心電図は発作性房室ブロックを呈していた。初療室にて緊急で一時的経静脈ペーシングを留置することで心停止は回避された（下図は上図囲み部分の拡大）。

テーテルの電極に接続することで，ペーシングカテーテル先端電極の単極誘導をモニタリングしながら進めることができる。もしくはペースメーカのプログラマーと接続することでも波高値や単極誘導を確認できる。

右房内ではP波と同じタイミングで心房波が記録され，三尖弁を通過するとQRSと同時相で心室波が記録されるようになる。バルーン拡張を解除してさらに進めてST部分の上昇を認めれば，右室心内膜に十分接触していると考えられる（図3）。感度・出力閾値を測定し，ポータブルX線でリード先端位置や合併症の有無を確認し，必要に応じて位置調整を行う。

右室ペーシングで血行動態が悪化する場合

低心機能症例などでは，時として右室ペーシング（right ventricular pacing：RVp）により血行動態の悪化をまねくことがある。SSSによる徐脈やoverdrive pacing目的など房室伝導が保たれた症例においては，冠静脈洞の遠位にペーシングカテーテルを挿入することで，左房を捕捉できる場合がある。その場合は，右内頸静脈からのアプローチでカテーテル先端がJ型になっているものを使用すると冠静脈洞に挿入しやすい。ただし，固定位置やペーシング閾値が不安定な場合もあるため，適応症例は十分に吟味する必要がある。

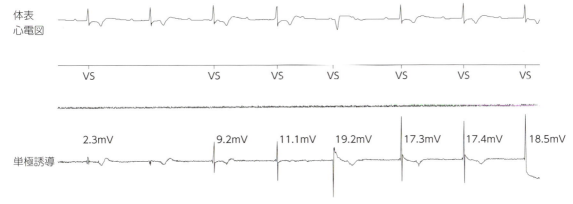

図3 ● ペーシングカテーテル先端の単極誘導
非透視下では，ペーシングカテーテル先端の単極誘導を指標にカテーテルを進めて留置する．本症例はペースメーカのプログラマと接続して波高値と単極誘導波形を確認した．

恒久型ペースメーカ植込み後の管理

恒久型ペースメーカの種類と特徴

　1958年に世界で初めてペースメーカが植込まれてから，これまでにデバイスの小型化・軽量化やペーシング機能やモードの向上，条件付きMRI対応，遠隔モニタリングなど様々な進化を遂げてきた．

　従来の経静脈ペースメーカではリードを留置する際に，鎖骨下静脈に穿刺することでの合併症（気胸や血胸など），本体が皮下に留置されるために亜急性期や遠隔期のポケット感染，本体の露出，経年変化でリード線の断線や感染など，リード関連合併症の懸念があった．感染を起こすと心内膜炎や敗血症など全身性感染症に直結し，致命的となることがあり，可及的早期のデバイス全システム抜去術がClass I 適応となる．

　長期間心腔内や血管内に留置されたリードは癒着のため，過度な用手的牽引は血管損傷や穿孔などの危険性も高く，抜去術はレーザーシースや開胸術を要するため，植込み術と比較しても大がかりとなる．したがって，経静脈ペースメーカ留置後の症例では，ポケット感染や全身性の血流感染には注意を要し，原因不明の発熱や感染時にはデバイス感染も念頭に置く必要がある．また，デバイス植込み後の症例の右心カテーテルや中心静脈カテーテル留置時などの際はリード損傷や感染にも十分注意する．

　2017年より，日本でもリードレスペースメーカが使用可能となった．本体とリードが一体化されたカプセル型でリード留置が不要のため，先述のようなリード関連合併症を生じた症例や生じるリスクが高い症例や，血液透析など静脈アクセスに制限がある症例では良い適応である．近年は，心室内から心房の動きを検出する独自のアルゴリズムによりVDDモードにより房室同期を図ることができる機種も登場している．

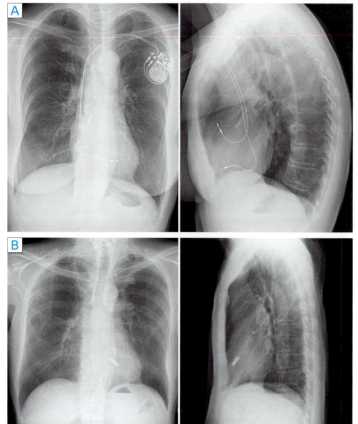

図4 経静脈的ペースメーカ (A) と
リードレスペースメーカ (B)
の胸部X線写真

ただし，リードレスペースメーカは2024年時点ではRVpしかできないため，心機能低下症例や心房ペーシングの必要度が高い症例などへの推奨度は低い。さらに，リードレスペースメーカは体表面からは留置されていることがわからないため，病歴聴取およびX線などでの確認が必要である（図4）。

右室ペーシングとペーシング誘発性心筋症

恒久型ペースメーカ植込み後の長期管理で注意すべき概念として，ペーシング誘発性心筋症（pacing-induced cardiomyopathy：PICM）がある。

RVp時は右室心尖部からプルキンエ線維を介して逆伝導し，左室中隔，自由壁の順に興奮させるため，左室において右室よりも約50msの伝導遅延が生じることで心室間非同期が形成される。さらにRVpでは下壁や中隔を中心に心筋血流の低下も報告されている[1]。これらの複合的要因により，経時的に左室駆出率（left ventricular ejection fraction：LVEF）が低下する病態をPICMと呼び，以前よりRVpが増えるほど，心不全入院も増加すること[2]が報告されており，PICM発症した症例では心血管死イベントも増加する[3]とされている。

近年発表されたメタ解析の結果，ペースメーカ植込み後のPICMの有病率は12％であ

り，PICM発症までの時間は平均5年程度で，リスク因子としては，植込み前のLVEF低下，自己QRS幅延長，ペーシングQRS幅延長，RVp率上昇などが挙げられている[4]。

PICMを予防するためには，房室伝導が維持されている限りRVpを回避することが望ましい。AAIおよびDDD間のモードスイッチや，房室伝導遅延を自動延長して自己の伝導を優先させるなどRVp回避のための各社アルゴリズムを有しており，特にペースメーカ後に心不全を発症した症例では，ペースメーカ設定を見直す必要がある[5]。また，RVp依存症例（＞20％）では定期的に心臓超音波検査などで経時的なLVEFを比較することも重要である。LVEFが低下した症例においては心臓再同期療法（cardiac resynchronization therapy：CRT）へのアップグレードを考慮すべきである。

近年では，刺激伝導系を捕捉するペーシング（conduction system pacing：CSP）として，His束を捕捉するHis束ペーシング（His bundle pacing：HBP）と右室中隔側からリードを深く挿入し左脚領域を捕捉する左脚エリアペーシング（left bundle branch area pacing：LBBAP）が行われるようになっている。HBPでは経時的な閾値上昇やリード留置の標的領域が狭いため広く普及しなかったが，LBBAPはその有用性や手術成功率などの報告が多くなり，普及しはじめている。これらCSPでは，通常のRVpと比較してQRS幅の短縮が期待できる。ペーシングQRS幅が140ms以下の症例ではPICMの発症はほとんど認められなかったとの報告[6]もあり，CSPによりPICM発症を予防できる可能性がある。

『2024年JCS／JHRSガイドラインフォーカスアップデート版 不整脈治療』[7]においても，CSPが初めて記載され，高頻度のRVpが予想される場合，LVEF 36～50％に軽度低下している場合にはClass Ⅱa，LVEF＞50％の場合にはClass Ⅱbの推奨となっている。さらにCRTの代替療法としてのCSPの適応も考慮されている。

植込み型除細動器（ICD）の管理

植込み型除細動器の適応と種類

突然死の半数以上はVFや心室頻拍（ventricular tachycardia：VT）などの致死性心室性不整脈による心臓突然死（sudden cardiac death：SCD）と言われている。日本では年間で約7.9万人（1日換算で約200人）がSCDで亡くなっているとされ，SCDの7割は自宅内で発生すると言われており，最も有効な予防は植込み型除細動器（implantable cardioverter defibrillator：ICD）である。ICDの適応にはVT／VFの既往を有する二次予防と，有さない一次予防がある。米国ではICD植込み症例の76％が一次予防適応であるのに対し[8]，日本では一次予防適応は47％にすぎず，特に虚血性心疾患における一次予防の割合が少ないことが報告されている[9]。近年発表されたHINODE研究結果[10]により，日本における一次予防患者の死亡率と心室性不整脈発生イベント率は欧米ランダマ

ーク研究と同様であることが示されており，日本人においても今後積極的に一次予防としてのICD適応を考慮していく必要がある（コラム）。

> **コラム**
>
> **着用型自動除細動器（ライフベスト）**
> LVEF 35％以下の急性不全発症後や冠血行再建後の症例は，標準心不全治療薬導入後の心機能や心不全症状の推移次第ではICD一次予防を検討すべきである。しかし，急性期症例へのICDの有用性は明らかになっていない。さらに，経時的に左室機能の回復を認める症例もある。このように突然死のリスクは高いがICDの適応の可否が未確定の症例では，発症から90日以内の3カ月間を上限に，着用型自動除細動器（ライフベスト）をレンタルで使用できる。その間にICD導入の是非を判定することで，突然死リスクの軽減も期待できるため，使用を考慮すべきである。

ICDには経静脈的ICD（transvenous ICD：TV-ICD）と完全皮下植込み型ICD（subcutaneous-ICD：S-ICD）があり，本体の留置部位およびリード挿入部位が異なるため，創部やX線を確認してICDの機種を決定する必要がある（図5）。S-ICDでは血管に関連する合併症がなく，感染時にも抜去に伴うリスクが低いことが大きなメリットであ

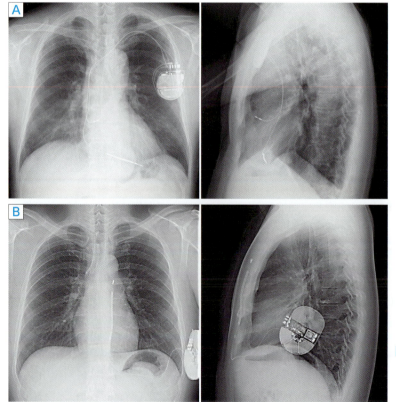

図5 経静脈的植込み型除細動器（A）と完全皮下植込み型除細動器（B）の胸部X線写真

り，若年者や一次予防症例においても推奨度が高い。ただし，S-ICDでペーシング治療は不可能であり，徐脈を合併する症例や抗頻拍ペーシング（antitachycardia pacing：ATP）の有効性が検討されるVT症例においてはTV-ICDが好ましい。

TV-ICDにおける頻拍設定

ICDにおける不整脈の検出は，心拍数〔頻拍周期（TCL）〕と頻拍持続時間で設定される。2012年に発表された一次予防患者を対象としたMADIT-RIT試験[11]では，治療ゾーンの心拍数を高く設定し，検出時間や治療までの待機時間を延長したほうが，全死亡と不適切作動を有意に減少させ，かつ失神などの有害事象の有意差はない結果であった。

実際の設定では，VF zoneの設定心拍数は220bpm（TCL 273ms）以上とすることが多い（図6A）。VT zoneは185bpm（TCL 324ms）以上，あるいはVTが臨床的に観察されている症例ではそのVTのTCLより10～20bpm低く設定することが多い（図6B）。各メーカーに対するICD推奨設定が2019年HRS/EHRA/APHRS/LAHRSのFocus update版[12]として発表されており，設定時の参考にされたい。

TV-ICDにおける治療設定および不適切作動の回避

ICDショック作動は少なからず心筋傷害を併発し，さらにショック作動が多いと生命予後の悪化や心不全入院率を上昇させるとされている[13]。なるべくATP治療を試みてショック作動を遅らせることで死亡リスクや不適切ショック発生率が減少することも報告されており，ICDショック作動を減らす設定が重要である。さらに意識下でショック作動が起こることによる患者の疼痛，不安といった精神的な影響も考慮し，ATPをうまく活用したい。

ATPは，①burst pacing（頻拍よりやや短いTCLかつ一定のTCLでのペーシング法）と，②ramp pacing（頻拍よりやや短いTCLで1拍ずつTCLを短くしていくペーシング法）に大きく分かれる。最初に設定するATPはTCLの88％周期で8発刺激を入れるburst pacingを使用することが多いが，burstで停止しない症例では周期や回数，ramp pacingとの併用など適宜試行する。ramp pacingのほうがaccelerationしてVFへ移行しやすい可能性もあり，注意が必要である[14]。

不適切作動の原因で最も多いのは心房細動をはじめとする上室性不整脈であり，頻拍検出の設定変更や薬物治療を考慮する（図7A）。ただし，VTについてもβ遮断薬やアミオダロンなどの使用により徐拍化され，治療設定心拍数以下で持続する可能性もある。上室性不整脈に対しても同様にアブレーションにより制御が可能であれば，積極的に考慮すべきである。

第3章 CICUでの管理と侵襲的手技　8 経静脈ペーシング，恒久的ペースメーカ・ICD管理　141

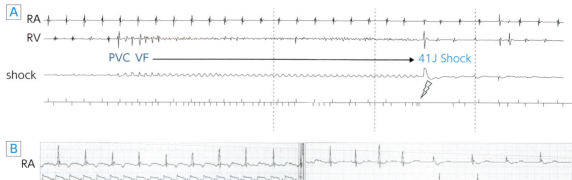

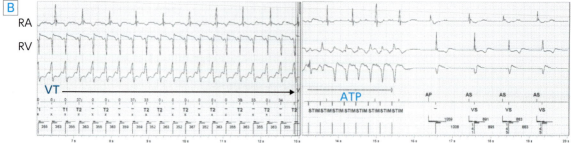

図6 適切作動例
A 心室細動に対しての適切作動例
B 心室頻拍に対し，抗頻拍ペーシング(burst pacing)による適切作動例

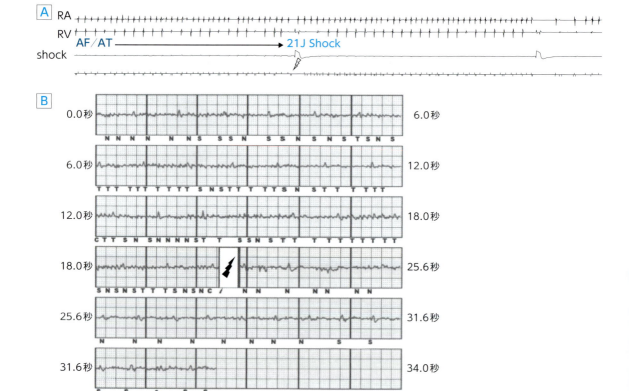

図7 不適切作動例
A 心房細動／心房頻拍による不適切作動例。本症例はslow VTが出現しており，VT zone 141bpm～に設定されていた。
B 筋電図混入によるoversensingによるS-ICDの不適切作動例
S-ICD：完全皮下植込み型ICD

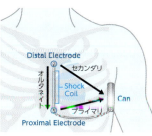

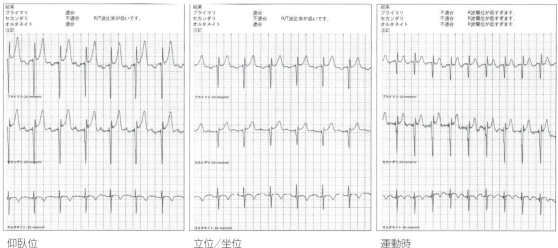

図8 ● S-ICDの心電図スクリーニング検査
仰臥位，立位/坐位，運動時でリード3極性の波形を確認する．少なくとも1つのセンシングベクトルがすべての体位で適合することが求められる．本症例では運動時に胸骨左縁ではすべて不適合であった．一方，図8には心電図を掲載していないが，胸骨右縁ではオルタネイトですべての体位で適合した．

S-ICDにおける頻拍設定および不適切作動の回避

　S-ICDでは体表心電図からTCLを計算するため，事前に心電図スクリーニングで適合する必要がある（図8）．R波高が低い症例やT波高が高い症例などではT-wave oversensing（TWOS），そのほか労作時の筋電図混入のoversensingによる不適切作動が懸念される（図7B）．近年では3つのベクトルから自動選択されるSMART Pass機能（Boston Scientific社）導入により，TWOSによる不適切作動は減少している．さらに2ゾーン設定が推奨されている．コンディショナルゾーン（心拍数と波形解析により上室性不整脈を識別することで不適切作動を減らす）を200bpm，ショックゾーン（心拍数のみで治療適応を識別する）を250bpmに設定することで不適切ショック作動回避率95.9％との報告がある[15]．

　S-ICDではATP設定を行うことができない．しかし，2024年10月に，胸骨下にリードを留置しATPも可能な血管外ICDが薬事承認を受け，今後保険適用される可能性があり，ICDの選択肢が広がることが期待される．

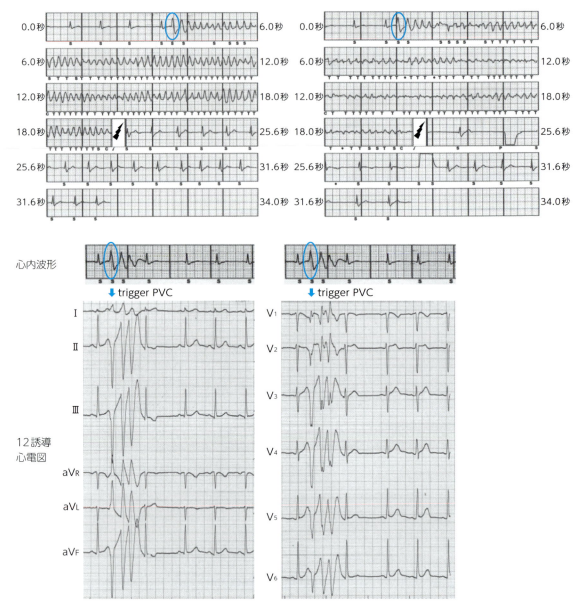

図9 S-ICDの適切作動とtrigger PVC
早期再分極症候群によるVF stormでS-ICDが頻回に作動した症例。毎回同一のtrigger PVC（青矢印）からVFへ移行していることが心内波形から確認され（下図，○囲み），12誘導心電図を装着してtrigger PVCと12誘導波形の同定を試みた。同定されたtrigger PVCを標的にアブレーションを施行し，VF stormから脱却した。

ICD適切作動後の治療指針

　ICD留置後の症例でVT/VFによる適切作動が記録された症例においては，上記のような設定変更を行い，なるべく適切ショック作動を減らす試みは必要である。さらに，抗不整脈薬強化以外にもカテーテルアブレーションが選択肢となる場合がある。特に虚血性心疾患を背景とする症例では，薬物強化よりもアブレーションの有効性が報告されており[16]，

さらにアブレーションの一次治療としての有効性も報告されはじめている[17]。

　VT中の12誘導波形やVFのtrigger心室期外収縮（premature ventricular contraction：PVC）の同定が肝要であり，ICDの心内波形と照合することも重要な手掛かりとなる（図9）。これらの12誘導波形をもとにアブレーション治療戦略（左室へのアプローチ方法や心外膜アプローチの必要性など）を検討する。さらに，ICDでプログラム刺激を行いVTの誘発を試みて，術前に12誘導波形の同定を試みる場合もある。

文献

1) Nielsen JC, Bøttcher M, Nielsen TT, et al：Regional myocardial blood flow in patients with sick sinus syndrome randomized to long-term single chamber atrial or dual chamber pacing--effect of pacing mode and rate. J Am Coll Cardiol. 2000；35(6)：1453-61. PMID：10807447

2) Sweeney MO, Hellkamp AS, Ellenbogen KA, et al：Adverse effect of ventricular pacing on heart failure and atrial fibrillation among patients with normal baseline QRS duration in a clinical trial of pacemaker therapy for sinus node dysfunction. Circulation. 2003；107(23)：2932-7. PMID：12782566

3) Cho SW, Gwag HB, Hwang JK, et al：Clinical features, predictors, and long-term prognosis of pacing-induced cardiomyopathy. Eur J Heart Fail. 2019；21(5)：643-51. PMID：30734436

4) Somma V, Ha FJ, Palmer S, et al：Pacing-induced cardiomyopathy：A systematic review and meta-analysis of definition, prevalence, risk factors, and management. Heart Rhythm. 2023；20(2)：282-90. PMID：36356656

5) 矢崎恭一郎，江島浩一郎：ペースメーカの歴史と進歩．人工臓器．2018；47(3)：161-4.

6) Khurshid S, Liang JJ, Owens A, et al：Longer paced QRS duration is associated with increased prevalence of right ventricular pacing-induced cardiomyopathy. J Cardiovasc Electrophysiol. 2016；27(10)：1174-9. PMID：27457998

7) 日本循環器学会／日本不整脈心電学会：2024年JCS/JHRSガイドラインフォーカスアップデート版不整脈治療．[https://www.j-circ.or.jp/cms/wp-content/uploads/2024/03/JCS2024_Iwasaki.pdf]（2025年2月14日閲覧）

8) Kaiser DW, Tsai V, Heidenreich PA, et al：Defibrillator implantations for primary prevention in the United States：Inappropriate care or inadequate documentation：Insights from the National Cardiovascular Data ICD Registry. Heart Rhythm. 2015；12(10)：2086-93. PMID：25982720

9) 栗田隆志，野田　崇：NIPPON Storm Studyから何が見えるか．心電図．2015；35(3)：219-226.

10) Aonuma K, Ando K, Kusano K, et al：Primary results from the Japanese Heart Failure and Sudden Cardiac Death Prevention Trial (HINODE). ESC Heart Fail. 2022；9(3)：1584-96. PMID：35365936

11) Moss AJ, Schuger C, Beck CA, et al：Reduction in inappropriate therapy and mortality through ICD programming. N Engl J Med. 2012；367(24)：2275-83. PMID：23131066

12) Stiles MK, Fauchier L, Morillo CA, et al：2019 HRS/EHRA/APHRS/LAHRS focused update to 2015 expert consensus statement on optimal implantable cardioverter-defibrillator programming and testing. Heart Rhythm. 2019；17(1)：e220-8. PMID：31103461

13) Poole JE, Johnson GW, Hellkamp AS, et al：Prognostic importance of defibrillator shocks in patients with heart failure. N Engl J Med. 2008；359(10)：1009-17. PMID：18768944

14) Gulizia MM, Piraino L, Scherillo M, et al：A randomized study to compare ramp versus burst antitachycardia pacing therapies to treat fast ventricular tachyarrhythmias in patients with implantable cardioverter defibrillators：the PITAGORA ICD trial. Circ Arrhythm Electrophysiol. 2009；2(2)：146-53. PMID：19808459

15) Gold MR, Lambiase PD, El-Chami MF, et al：Primary results from the Understanding Outcomes With the S-ICD in Primary Prevention Patients With Low Ejection Fraction (UNTOUCHED) Trial. Circulation. 2021；143(1)：7-17. PMID：33073614

16) Sapp JL, Wells GA, Parkash R, et al：Ventricular tachycardia ablation versus escalation of antiarrhythmic drugs. N Engl J Med. 2016；375(2)：111-21. PMID：27149033

17) Sapp JL, Tang ASL, Parkash R, et al：Catheter ablation or antiarrhythmic drug for ventricular tachycardia. N Engl J Med. 2024. Online ahead of print. PMID：39555820

第3章　CICUでの管理と侵襲的手技

9　心嚢穿刺

岩﨑雄樹

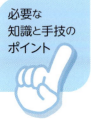

必要な知識と手技のポイント

- 呼吸周期による血行動態の変化に注目する。
- 心窩部，心尖部，傍胸骨アプローチがあり，それぞれの利点と欠点を理解する。
- 血行動態が安定している場合には，準備を整えて血管撮影室で実施する。
- 心嚢ドレナージが動脈血であった場合には，左房・左室からの出血の可能性を考える。

はじめに

　心嚢穿刺はカテーテルアブレーションで心外膜にアプローチする場合に施行されるが，CICUでは心膜腔に貯留した心膜液をドレナージする目的で実施される。原因疾患や病態によって心膜液の性状が異なり，血行動態に与える影響も様々である。慢性経過で心膜液が貯留した場合には，比較的安定した血行動態を維持することが多いが，急速に貯留した場合には心タンポナーデとなり致命的となるため緊急処置が必要となる[1]。そのため，心嚢穿刺を実施するタイミングを判断し，安全に実施するための穿刺技術を身につけておくことが重要となる。

心嚢液貯留による血行動態の変化

　生理的な状態では，吸気時に静脈還流が増加するために右室が拡張し左室を圧排することで血圧は低下するが，10mmHg未満にとどまる。心嚢液が貯留した状態では，心膜腔の圧が高くなり吸気時の左室圧排が増強される。吸気時に収縮期血圧が10mmHg低下する場合を奇脈と呼ぶ。また慢性経過で心膜液が徐々に貯留する場合には，心膜内圧の増加は軽度であるが，急速に貯留する場合には心膜内圧は急激に増加するため血行動態が急速に破綻する[2]。そのため心嚢液貯留の患者について，画像所見に加えた呼吸周期による血行動態の変化に注目した経過観察が重要となる。

心嚢穿刺のアプローチとモダリティ

　心膜腔へのアプローチには，心窩部・心尖部・傍胸骨アプローチがあり，それぞれの利点と欠点がある（表1）[3]。CICUにおける緊急時には心窩部アプローチが推奨される。心嚢穿刺は，超音波もしくはX線透視ガイドで実施するが両者を併用する場合もあり，そ

表1 ▽ 心嚢穿刺のアプローチ

アプローチ	利点	欠点
心窩部	緊急時に安全に穿刺可能	肝損傷・腸管損傷
心尖部	主要な血管損傷の危険が低い 心膜までの距離が短い	気胸・心室穿孔
傍胸骨	肥満症例でも穿刺可能	気胸・肋間動脈損傷

(文献3より作成)

表2 ▽ 心嚢穿刺のモダリティ

モダリティ	利点	欠点
超音波	簡便で心膜液を目視可能 穿刺部位を決定	穿刺針のリアルタイム表示 が困難
X線透視	造影剤による心膜腔の確認 ガイドワイヤーの位置確認	血管撮影室が必要 放射線被曝

れぞれの特長を理解し，患者ごとに検討する必要がある（表2）。血行動態が破綻するような緊急時には超音波ガイドでアプローチ部位を評価してベッドサイド穿刺を行わざるを得ないが，安定している場合には血管撮影室での実施が望ましい。超音波も併用でき，透視画像でのガイドワイヤーの位置確認や，心嚢ドレーンの留置部位も把握することができる。また血行動態が不安定となった時や合併症発症時に機械循環補助装置を速やかに導入することが可能となる。

胸部CTでの矢状断面像と透視画像におけるRL像の活用

　心嚢穿刺を実施する際には胸部CTを実施している場合が多く，通常の横断面に加えて矢状断面での画像構築を行うことで，心嚢穿刺の角度や深度をイメージすることができる（図1）。詳細は参考文献のリンク動画が参考となる[4]。カテーテルアブレーション治療における心外膜アプローチでも，その有用性が報告されている[5]。心窩部アプローチでの心膜穿刺には，胸骨に対して平行に近い前壁アプローチ（赤矢印）と心臓の下壁を目指す下壁アプローチ（緑矢印）がある。心膜液の貯留量が多く心窩部からの超音波画像で心膜腔が明確に描出されれば，どちらのアプローチでも心膜腔への到達は容易である。

　しかし，仰臥位の状態では，背面に心嚢液がシフトして，前面で穿刺可能部位の安全マージンが少ない症例が多く存在する。そのような場合には，前壁アプローチを選択することにより合併症のリスクを抑えて心嚢穿刺を実施することができる。心臓の前面である右心室に対して穿刺針の進入角度が平行に近くなるため，心拍動や呼吸に伴う心臓の変位による心臓穿孔を防ぐことができる。注意点としては，穿刺を行う剣状突起の尾側に肝臓や腸管が位置していることがあるため，CT画像や超音波で心膜腔までの障害となる重要臓器がないかを確認することが重要となる。剣状突起の裏側を沿わせるような角度で針を

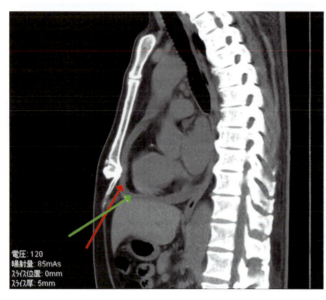

図1 CT画像における矢状断面構築と心窩部アプローチ

心嚢液評価のための胸部CTを矢状断面で再構築することによって，心嚢液の分布を把握することができる。また剣状突起下端からの心尖部アプローチによる穿刺角度や深度のイメージが付きやすい。赤矢印は前壁アプローチで，緑矢印は下壁アプローチとなる。

進めていけば，おおよそ心膜腔へのアプローチが可能である。

　心嚢液が黄色透明・赤褐色であれば穿刺針の先端が心膜腔をとらえていると判断できるが，血性の場合には血性心嚢液の場合と穿刺針の心穿孔による心室内の血液かの区別ができない場合がある。穿刺針から造影剤を少量注入することで，心膜腔到達の有無を判定可能である（図2）。まだ針が心膜まで達していない場合には，造影剤は心拍動の影響は受けずにその場に貯留する像が得られるので（図2，白矢頭），さらに針を進めても安全という判断ができる。心膜腔に到達すると造影剤が拡散し心膜のシルエットが強調される像（図2，オレンジ矢頭）が確認でき，直ちにガイドワイヤーを挿入することで心膜腔への経路が確保される。造影剤の注入はごく少量（0.5cc程度）で十分判定可能であり，投与量が多くなると造影剤が胸骨直下と心臓前面の間に広がってしまい視野が悪くなってしまうため注意が必要である。

 複数方向からの透視画像でガイドワイヤーの位置を確認する

　心嚢穿刺針が誤って心腔内に迷入してしまった場合でも，ガイドワイヤーの段階で気づくことができれば，冠動脈を穿孔していない限り重篤な状態になることは少ない。しかし，ひとたび口径の太いドレナージカテーテルを留置してしまうと抜去は不可能となり，開胸によるドレナージ抜去と心損傷の修復が必要となる。そのため，複数の医師によりガイドワイヤー留置部位が心嚢内にとどまっていることを確認してからドレナージカテーテルを挿入することが大切となる。図3は，心膜穿刺後のガイドワイヤー挿入後の正面像のX線画像であるが，ガイドワイヤーが左心室側壁心外膜側に沿って心尖部で折り返し心膜斜洞に到達している様子がわかる。また，右前斜位からの透視画像ではガイドワイヤーが心陰影に重なっており（図3，青矢頭），心外膜に留置されている所見となる。

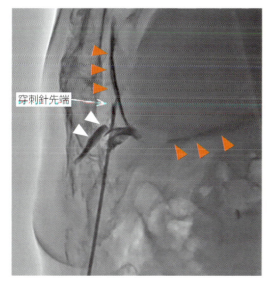

図2 ◀ 心膜穿刺針からの造影剤の注入所見
穿刺針から造影剤を少量注入することによって，心膜腔への到達の有無が容易に把握できる．白矢印は心膜到達前の造影剤の貯留を示し，心拍動で動くことはない．オレンジ矢印は心膜腔に注入した造影剤が心膜辺縁に描出される所見である．

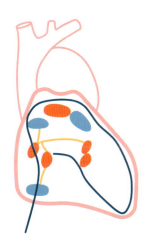 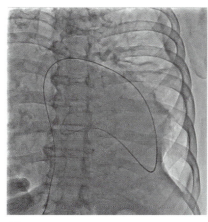 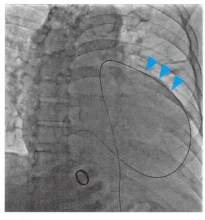

AP RAO

図3 ▲ 心膜穿刺後のガイドワイヤーの挿入と複数角度からの透視画像によるガイドワイヤー位置確認
心膜内に到達した穿刺針よりガイドワイヤーを挿入し，ガイドワイヤーが心膜腔内に確実に留置されていることを複数の透視画像から確認する．右前斜位像では矢頭のように，ガイドワイヤーが心陰影に重なっている所見は，心嚢内に正しく留置されている所見である．心膜腔の解剖学的構造を理解することが重要である．
シェーマについて，青丸は静脈系を，赤丸は動脈系を，黄色線は心膜の折り返し地点を示している．

インターベンション時代における心嚢穿刺

　従来，心嚢穿刺は外傷や感染症，悪性疾患を原因とする心嚢液貯留に対して実施されることが多かったが，経皮的冠動脈インターベンション（PCI），カテーテルアブレーションをはじめとする心房中隔穿刺手技を伴うカテーテル治療の普及によって実施件数が増加してきている．頻度は高くないものの，心タンポナーデを発症したことによる医原性の心嚢液貯留に対して心嚢穿刺が行われるようになってきた．合併症に対する治療で合併

症を引き起こさないためにも，待機的な症例で一連の手技を習得して緊急時にも落ち着いて心嚢穿刺を実施できる体制を整えることが重要である。

心嚢ドレナージのピットフォール

　急速なドレナージによってpericardial decompensation syndrome（心膜減圧症候群）を引き起こし急性心不全に陥ることがある[6]。血圧・脈拍が安定すれば500mL程度のドレナージにとどめておき，その後は時間をあけてドレナージを実施すればよい。また，急性心筋梗塞の合併症としてoozing ruptureと呼ばれる心室内から血液が徐々に漏れ出ている状態があるが，そのような状況では心膜腔内の圧によって血液の漏出が抑制されている可能性もある。したがって心嚢穿刺が血性で動脈血成分の場合には，血行動態が保てる最低限のドレナージにとどめる。経過によっては緊急で心臓血管外科による開胸手術が必要となる場合もある。

文献

1) Spodick DH：Acute cardiac tamponade. N Engl J Med. 2003；349(7)：684-90. PMID：12917306

2) Vakamudi S, Ho N, Cremer PC：Pericardial effusions：Causes, diagnosis, and management. Prog Cardiovasc Dis. 2017；59(4)：380-8. PMID：28062268

3) Kumar R, Sinha A, Lin MJ, et al：Complications of pericardiocentesis：A clinical synopsis. Int J Crit Illn Inj Sci. 2015；5(3)：206-12. PMID：26557491

4) Iwasaki YK, Fujimoto Y, Ito-Hagiwara K, et al：Feasibility and safety of CT-aided pericardiocentesis from a subxiphoid anterior approach by using fluoroscopy in patients with chronic pericardial effusions. Clin Cardiol. 2022；45(5)：519-26. PMID：35266157

5) Weerasooriya R, Jais P, Sacher F, et al：Utility of the lateral fluoroscopic view for subxiphoid pericardial access. Circ Arrhythm Electrophysiol. 2009；2(4)：e15-7. PMID：19808486

6) Adi O, Fong CP, Ahmad AH, et al：Pericardial decompression syndrome：A complication of pericardiocentesis. Am J Emerg Med. 2021；45：688. e3-688. e7. PMID：33514476

第3章 CICUでの管理と侵襲的手技

10 カルディオバージョン

蜂須賀誠人

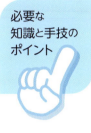

必要な知識と手技のポイント

- 循環動態が保たれている心室頻拍では除細動器を準備しながら，除細動後の治療を意識して12誘導心電図を記録することを心がける。
- ジギタリス中毒やカテコラミン誘発多形性心室頻拍，異常自動能もしくは撃発活動を機序とする心室頻拍に対するカルディオバージョンは禁忌である。
- 除細動やカルディオバージョンに失敗した場合には，パッドの再配置，圧迫することも有効な対策とされる。

はじめに

　カルディオバージョン（cardioversion）は，shock on Tから心室細動（ventricular fibrillation：VF）になることを防ぐためにQRS波に同期して安全なタイミングで通電し，頻脈性不整脈を停止させる方法である。これに対し，除細動（defibrillation）は，QRS波に合わせず非同期で通電し，特にVFや無脈性心室頻拍（pulseless ventricular tachycardia：pulseless VT）の停止を目的とする。ときに除細動抵抗性を示す場合や，すぐに再発する症例もあるため，各不整脈の特徴を理解して，適切な治療を行うことが求められる。

カルディオバージョンの適応と方法，注意点

　カルディオバージョンの適応となる不整脈は，単形性VT，発作性上室頻拍（paroxysmal supraventricular tachycardia：PSVT），心房粗動（atrial flutter：AFL），心房細動（atrial fibrillation：AF）である。QRS波が表示され，QRSの頂点に同期していることを除細動器の画面で必ず確認する。通電エネルギー量は，成人のAFでは120〜200J，AFLやPSVTでは50〜100J，脈ありVTの場合は100J程度が推奨されている。植込み型心臓電気デバイスが入っている場合には，植込み部位の直上を避けてパッドを装着する。

　AFやAFLに対するカルディオバージョンは，血行動態が不安定な場合や心不全が増悪しコントロールがつかない場合，薬物治療に抵抗性を示す場合などに考慮される。AFやAFLに対するカルディオバージョンでは血栓塞栓症のリスクが1〜5％と報告されてお

り[1]，抗凝固療法が必須である。除細動後の一過性心房筋スタニングにより[2]，心房血流のうっ滞を生じ血栓塞栓症のリスクが高まることから，除細動時にはヘパリン2,000〜5,000単位を静注する[3]。

心室不整脈においては，器質的心疾患に伴う脈ありVTは，鎮静のリスクが低ければ，経時的に不安定化するリスクを考慮しカルディオバージョンが推奨される。ただし，その後の正確な診断やカテーテルアブレーションなどの治療につなげることを見据えて，可能な限り12誘導心電図を記録することが重要である。記録した心電図の読影に時間はかけず，緊急の処置を優先する。

除細動の適応と方法，注意点

除細動が適応となるのはVFやpulseless VTで，緊急で心停止に対する二次救命処置（ACLS）を要する状況である。成人では通常120〜200Jの通電エネルギー量が推奨されており，初回のショックで不整脈が停止しない場合には，エネルギー量を増加させて再試行する。cardiovascular intensive care unit（CICU）の現場では，除細動後もVT，VFが収束せずelectrical stormとなる症例も稀ではなく，パッドは装着したまま12誘導心電図，または12誘導モニターで可能な限り長時間連続して記録し，慎重なモニタリングを行うことが重要である。薬物治療や深鎮静などの集学的治療後も抑制できないelectrical stormでは，緊急避難治療としてカテーテルアブレーションを考慮する場合があり[4]，治療標的となるVFトリガーとなっている心室期外収縮（premature ventricular contraction：PVC）の12誘導心電図波形は治療成功のために重要な記録となる。

カルディオバージョンを避けるべき不整脈

カルディオバージョンには禁忌となる不整脈が存在する。まず，ジギタリス中毒を背景とした頻脈性不整脈では，心筋の興奮性が亢進しており，電気ショックがVFなどの致死性不整脈を誘発するリスクがあり，カルディオバージョンは避けるべきである[5]。また，先天性QT延長症候群に起因するtorsade de pointesでは，頻拍停止効果は一時的にすぎず，再発のリスクが高いため避けるべきであり，硫酸マグネシウム静注やβ遮断薬静注などの薬物治療が推奨される。もちろん，VFに移行した場合には直ちに除細動が必要である（図1A）。カテコラミン誘発多形性心室頻拍（catecholaminergic polymorphic ventricular tachycardia：CPVT）における二方向性VTなどの心室不整脈に対しても，電気的除細動による疼痛や苦痛が逆に交感神経緊張を高め，さらなる不整脈を引き起こす可能性があるため注意が必要である[6]（図1B）。同様に，異常自動能，撃発活動を機序とする特発性VTに対してもカルディオバージョンは禁忌とされる。カルディオバージョンを行っても停止せず，心筋細胞の興奮性をさらに高めて新たな撃発活動を誘発し，VFなどのより重篤な不整脈が誘発されるリスクがある（図1C）。

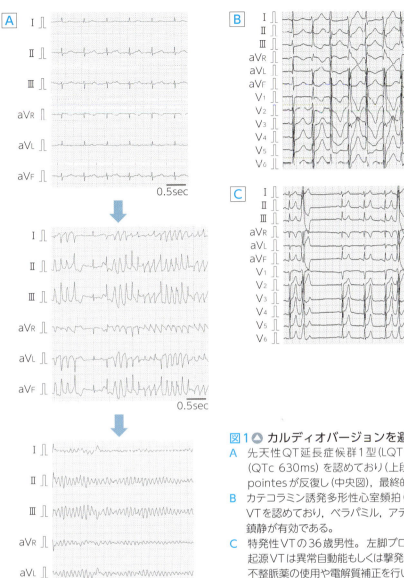

図1 カルディオバージョンを避けるべき不整脈の心電図
A 先天性QT延長症候群1型（LQT1）の49歳女性。QT時間延長（QTc 630ms）を認めており（上段図），自然停止するtorsade de pointesが反復し（中央図），最終的にVFに移行した（下段図）。
B カテコラミン誘発多形性心室頻拍（CPVT）の11歳男児。二方向性VTを認めており，ベラパミル，アデノシン三リン酸（ATP）の投与，深鎮静が有効である。
C 特発性VTの36歳男性。左脚ブロック＋右軸偏位（下方軸）の流出路起源VTは異常自動能もしくは撃発活動を機序とするVTを想定し，抗不整脈薬の使用や電解質補正を行い，鎮静も考慮する。本症例ではRR間隔が一定でないことも非リエントリーを機序とするVTが疑われる。

QTc：QT correction（補正QT時間），VF：ventricular fibrillation（心室細動），VT：ventricular tachycardia（心室頻拍）

カルディオバージョン，除細動に成功しないとき

　Ⅰ群抗不整脈薬や高用量アミオダロンは除細動閾値を上げ，ショックの効果を減弱させる可能性があるため注意が必要である。一方，Ⅲ群抗不整脈薬であるソタロールやニフェカラントは除細動閾値を下げる作用があるので，除細動抵抗性を示す場合には使用を考慮する[7]。AFに対するカルディオバージョンで洞調律に復さない場合，呼気終末時のパッドの用手的な圧迫や，パッドの位置を変更することが成功率向上に寄与することがあ

り，特に肥満患者では再配置も考慮する[8]。パッドをパドルにより8kgで圧迫すると除細動効率が上昇するという報告もある[9]。electrical stormでVT，VFが除細動後も再燃する場合には，抗不整脈薬の使用，電解質補正，深鎮静，オーバードライブペーシングなどの集学的治療を行いながら，誘因となる心筋虚血の有無を評価し，解除しうる心筋虚血があれば迅速に血行再建を行うことが重要である。

文献

1) Naccarelli GV, Dell'Orfano JT, Wolbrette DL, et al：Cost-effective management of acute atrial fibrillation：role of rate control, spontaneous conversion, medical and direct current cardioversion, transesophageal echocardiography, and antiembolic therapy. Am J Cardiol. 2000；85(10A)：36D-45D. PMID: 10822039

2) Fatkin D, Kuchar DL, Thorburn CW, et al：Transesophageal echocardiography before and during direct current cardioversion of atrial fibrillation：evidence for "atrial stunning" as a mechanism of thromboembolic complications. J Am Coll Cardiol. 1994；23(2)：307-16. PMID: 8294679

3) 日本循環器学会／日本不整脈心電学会：2020年改訂版 不整脈薬物治療ガイドライン．[http://www.j-circ.or.jp/cms/wp-content/uploads/2020/01/JCS2020_Ono.pdf]（2025年2月14日閲覧）

4) Komatsu Y, Hocini M, Nogami A, et al：Catheter ablation of refractory ventricular fibrillation storm after myocardial infarction. Circulation. 2019；139(20)：2315-25. PMID: 30929474

5) Yang EH, Shah S, Criley JM：Digitalis toxicity：a fading but crucial complication to recognize. Am J Med. 2012；125(4)：337-43. PMID: 22444097

6) Roses-Noguer F, Jarman JWE, Clague JR, et al：Outcomes of defibrillator therapy in catecholaminergic polymorphic ventricular tachycardia. Heart Rhythm. 2014；11(1)：58-66. PMID: 24120999

7) Murakawa Y, Yamashita T, Kanese T, et al：Can a class III antiarrhythmic drug improve electrical defibrillation efficacy during ventricular fibrillation? J Am Coll Cardiol. 1997；29(3)：688-92. PMID: 9060912

8) Darrat Y, Leung S, Elayi L, et al：A stepwise external cardioversion protocol for atrial fibrillation to maximize acute success rate. Europace. 2023；25(3)：828-34. PMID: 36748366

9) Squara F, Elbaum C, Garret G, et al：Active compression versus standard anterior-posterior defibrillation for external cardioversion of atrial fibrillation：A prospective randomized study. Heart Rhythm. 2021；18(3)：360-5. PMID: 33181323

第3章 CICUでの管理と侵襲的手技

11 特殊BLS／ACLS（カテ室，補助循環中，開心術後など）

福士　圭

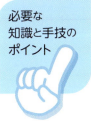

必要な知識と手技のポイント

- カテーテル室での心停止では迅速な心肺蘇生（CPR）と除細動が重要である。
- ECMO，IMPELLA，IABPといった機械的循環補助（MCS）を適切に使用する。
- MCS使用時の蘇生処置は各装置の特性に応じた対応が求められる。
- 効果的な救命のために多職種チームが協力して治療を進める。
- 定期的なシミュレーショントレーニングでチームの対応力を強化することが重要である。

はじめに

　カテーテル室での心停止や機械的循環補助装置（mechanical circulatory support：MCS）を使用している患者に対するBLS（Basic Life Support）およびACLS（Advanced Cardiovascular Life Support）は，一般的な救命処置と比較して非常に高度な技術と専門的な知識が求められる[1]。これらの患者に対する蘇生は，特殊な状況に応じて適切な優先順位を設定し，MCSの使用が必須となることがある。

　本項では，循環器内科医としての経験から，このような高度な救命処置における重要な点を整理し，優先順位，使用する装置，そして適切なアプローチについて説明していく。

カテーテル室での特殊BLS／ACLS

　カテーテル室での心停止は非常にリスクの高い状況であり，迅速かつ効果的な対応が求められる。手技中に心停止が発生した場合，最も重要なのは質の高い心肺蘇生（cardiopulmonary resuscitation：CPR）を直ちに開始することである。この初期対応の重要性は，2020年のAHAガイドライン[1]でも強調されており，除細動の準備も常に整えておく必要がある。

　心停止が発生した患者に対しては，まずCPRと必要に応じて除細動，薬物投与を迅速に行うべきである。除細動が早期に行われることで，患者の回復の可能性が大幅に向上する。また，胸骨圧迫は1分間に100〜120回，深さは5〜6cmといったようにガイドラインに従って行うことが推奨されている。

　蘇生中に最も重要な点は，適切な優先順位を設定することである。カテーテル室

においてはCPRと除細動が優先されるが，その後の対応として，体外膜型人工肺（extracorporeal membrane oxygenation：ECMO）などのMCSを早期に導入することが求められる。特に，心停止後はできる限り迅速にECMOを導入することが理想的であり，これにより患者の蘇生率が向上する可能性がある[2, 3]。ECMOの導入が遅れると，組織の酸素供給が不足し患者の予後が悪化するため，早期に決断し導入することが重要である。また患者がECMOの適応外である場合などでは，血行動態に応じてIMPELLAやIABP（大動脈内バルーンポンプ）といった他のMCSを使用する選択肢もある[4, 5]。さらに，蘇生中には心停止の原因を推定し，可能な限り迅速にその解除を行うことが不可欠である。

MCSの使用と使用中患者における特殊BLS／ACLS

MCSは，心停止や心原性ショックの患者に対する救命処置において重要な役割を担っている。特に，ECMO，IMPELLA，およびIABPは，緊急医療の現場で頻繁に利用される主要なMCSである。これらの装置を使用している患者に対するBLSおよびACLSは，標準的なプロトコールからいくつか特別な考慮を要する。

ECMO

ECMOは体外で血液ガス交換を行い，特に心肺機能が著しく低下している状態において，患者の生命を維持するために不可欠である。ECMOにはVA ECMOとVV ECMOの2種類が存在し，重度の心原性ショックや心停止時にはVA ECMOが選択される。これは，血液の循環とガス交換を同時に補助することが可能であり，心機能や肺機能が回復するまでの一時的な橋渡しとして機能する。

ECMOを使用中の患者で心停止が発生した場合，ECMOが機能していれば従来のCPRは一般的に必要ではない。ECMOにより十分な血流と酸素交換が維持されているがECMOの機能に障害がある場合や，酸素化または循環が不十分である場合には，標準的なCPRを実施する必要がある[5]。

IMPELLA

IMPELLAは左心室から大動脈へと直接血液を送り出すことができる微小軸流ポンプを用いた装置であり，心臓の負荷を軽減しながら心筋の機能回復を助けることができる。この装置は特に急性心筋梗塞や心原性ショックを伴う患者の短期間の血行動態の安定に貢献している[6]。IMPELLAを使用している患者では，心停止時の管理においてデバイスの位置と機能を確認することが重要である。

IMPELLAは直接心室内に留置されているため，血行動態が不安定の場合にはデバイスが正しく機能しているかを確認し，また心肺停止であれば基本的にはCPRを行う。CPR

開始の際は，P2に設定して胸骨圧迫を開始する。また，除細動が必要であれば，そのまま施行できる。

IABP

大動脈内バルーンポンプ（intra-aortic balloon pump：IABP）は心臓の負荷を軽減し，冠動脈血流を増加させるために使用される。この装置は大動脈内に挿入されたバルーンが収縮期に縮小し拡張期に膨張することで，心筋への酸素供給を向上させる。しかし，近年の研究では，特に重度のショックを伴う患者においてIABPの生存率に有意な改善を示す結果は得られておらず，ECMOやIMPELLAなどの他のMCS装置へとその使用が移行しつつある[7]。IABP使用中のCPRの場合，IABPは圧トリガーでは適切に作動しないため，胸骨圧迫が必要である。

これらのMCS装置を使用している患者のBLSおよびACLSには，装置の特性を熟知し，特定の状況に応じた適切な介入が必要である。そのためには，多職種の医療チームが協力して，定期的な訓練とシミュレーションを行うことが不可欠である[8, 9]。こうした取り組みを通じて，医療提供者は緊急時に迅速かつ効果的に対応できる能力を向上させることができる。

MCSを用いる際は，合併症のリスクを最小限に抑えつつ，最大限の治療効果を得るための綿密な管理が不可欠である。さらに，カテーテル室での蘇生やMCSの使用時には多職種のチームによる協力が必要であり，心臓血管外科医，循環器専門医，集中治療医，看護師などが連携して治療を進めることが重要である。これにより，各専門の知識と技術を活かし，迅速かつ効果的に患者救命率の向上が期待される。

左心補助人工心臓（LVAD）のBLS／ACLS

左心補助人工心臓（left ventricular assist device：LVAD）装着患者に対する心肺停止時の対応には，一般的な脈拍確認に依存せず，まず意識状態，皮膚の色や温度，毛細血管再充満時間といった生命徴候を評価する必要がある[10]。特に連続流型LVADの場合，脈拍が触知できないことが多いため，脈拍の欠如だけで心停止と判断するのは避けるべきである。LVAD患者にはpseudo-PEA（疑似無脈性電気活動）と呼ばれる状態が存在し，無拍動であっても循環が維持されている場合がある。このため，胸部からの機械の動作音の確認を通じて，装置が正常に稼働しているかを評価することが重要である。

循環不全や意識障害が認められる場合，まずLVADの接続状況と電源を確認し，必要に応じてコントローラを交換する。接続が正常でありながらも平均動脈圧（MAP）が50mmHg未満または呼気終末二酸化炭素分圧（$PetCO_2$）が20mmHg未満であれば，低灌流状態として胸骨圧迫が適応される。ACLS薬剤は一般的に使用可能だが，血管収縮薬の過剰投与はポンプ機能に影響を及ぼす可能性があるため，使用量に注意を要する。ま

た，薬剤効果のモニタリングにはMAPやPetCO$_2$を指標とすることが望ましい。

血圧測定や灌流評価が困難な場合には，ドプラ血圧計やエコーによる評価が推奨され，これによって胸骨圧迫の必要性を判断する。

開心術後の対応

開心術後の患者に対するBLS／ACLSでも，通常のプロトコールとは異なる特別な配慮が必要である[10]（☞第3章17「周術期管理」の「胸骨正中切開後の心停止への対応」参照）。

開胸式心臓マッサージの考慮

開心術直後の患者では，胸骨圧迫による心臓マッサージが効果的でない場合や，心タンポナーデのリスクが高い場合がある。このような状況では，開胸式心臓マッサージを考慮する必要がある。開胸式心臓マッサージは，直接心臓を圧迫することで，より効果的な心拍出量を得ることができる。ただし，この処置は熟練した心臓外科医によって行われるべきである。

一時的ペーシングワイヤーの活用

多くの開心術後患者には，一時的ペーシングワイヤーが留置されている。徐脈性不整脈や心停止の場合，これらのワイヤーを用いた緊急ペーシングが有効である[11]。ペーシングの設定や管理に精通していることが重要であり，適切な閾値設定と出力調整が必要である。

心タンポナーデの早期認識と対応

開心術後は心タンポナーデのリスクが高く，これが心停止の原因となることがある。迅速な診断と対応が生存率を大きく左右する[12]。対応には以下の点に注意する。
- 低血圧，頻脈，頸静脈怒張などの臨床症状の観察
- 心エコーによる心嚢液貯留の評価
- 必要に応じて緊急的な心嚢ドレナージの実施

出血性ショックへの対応

開心術後の出血は重大な合併症であり，心停止の原因となりうる。大量輸血プロトコールの準備と迅速な開始が重要である[13]。凝固因子の補充，血小板輸血，抗線溶薬の使用などを適切に行う必要がある。

ECMOの準備

重症心不全や難治性心停止の場合，ECMOの使用を考慮する。開心術後患者では，

ECMOへの移行がより迅速に行える可能性がある[14]。ECMOチームとの連携と，導入基準の事前確認が重要である。

薬物療法の特殊性

開心術後患者では，通常のACLSで使用される薬剤の効果や副作用が異なる場合がある。特に以下の点に注意が必要である。

- アドレナリンの使用：心筋酸素消費量増加のリスクを考慮し，慎重に投与する。
- アミオダロン：心機能抑制作用に注意し，適切な用量調整を行う。
- 電解質（特にカリウム，マグネシウム）の補正：不整脈予防のため厳密に管理する。

チーム連携と訓練

開心術後でも，効果的に実施するためには，多職種チームの連携が不可欠である。心臓外科医，麻酔科医，集中治療医，看護師，臨床工学技士などが協力して対応する必要がある。定期的なシミュレーション訓練を行い，各メンバーの役割と対応手順を確認することが重要である[15]。

開心術後のBLS／ACLSは，通常のプロトコールを基本としつつ，患者の特殊性を考慮した対応が求められる。迅速な状況判断，適切な処置の選択，そしてチームワークが患者の予後を大きく左右する。継続的な学習と訓練を通じて，これらの特殊状況に対する準備を整えておくことが必要である。

まとめ

カテーテル室での心停止やMCSを使用している患者に対するBLSおよびACLSは，一般的な救命措置と比較して，より高度な技術と専門的な知識が必要である。これらの患者に対しては，心停止や重篤な循環不全が発生した際，迅速に優先順位を設定し，適切なMCSを導入することが重要である。また，チームアプローチとシステム全体の準備が，成功の鍵を握ると考えられる。

定期的な訓練と標準化されたプロトコールに基づいた対応を通じて，患者の生存率を向上させることが可能である[16]。最終的には，迅速なCPR，適切なMCSの使用，そして多職種チームによる協力が，これらの特殊な状況下での救命成功に不可欠である。

循環器集中治療医として，これらの特殊性を理解し，適切に対応する能力を養うことが，質の高い救急医療を提供するためにきわめて重要であり，常に最新の知見を取り入れチーム全体のスキルアップを図ることで，より良い患者ケアが可能となる。今後も，この分野の発展に注目し，継続的な学習と実践を通じて，救命率の向上に貢献していくことが求められる。

文献

1) Panchal AR, Bartos JA, Cabañas JG, et al：Part 3：Adult basic and advanced life support：2020 American Heart Association Guidelines for cardiopulmonary resuscitation and emergency cardiovascular care. Circulation. 2020；142(16_suppl_2)：S366-468. PMID：33081529

2) Yannopoulos D, Bartos J, Raveendran G, et al：Advanced reperfusion strategies for patients with out-of-hospital cardiac arrest and refractory ventricular fibrillation (ARREST)：a phase 2, single centre, open-label, randomised controlled trial. Lancet. 2020；396(10265)：1807-16. PMID：33197396

3) Rao P, Khalpey Z, Smith R, et al：Venoarterial extracorporeal membrane oxygenation for cardiogenic shock and cardiac arrest. Circ Heart Fail. 2018；11(9)：e004905. PMID：30354364

4) Abrams D, Garan AR, Abdelbary A, et al：Position paper for the organization of ECMO programs for cardiac failure in adults. Intensive Care Med. 2018；44(6)：717-29. PMID：29450594

5) Ouweneel DM, Eriksen E, Sjauw KD, et al：Percutaneous mechanical circulatory support versus intra-aortic balloon pump in cardiogenic shock after acute myocardial infarction. J Am Coll Cardiol. 2017；69(3)：278-87. PMID：27810347

6) Schrage B, Ibrahim K, Loehn T, et al：Impella support for acute myocardial infarction complicated by cardiogenic shock. Circulation. 2019；139(10)：1249-58. PMID：30586755

7) Thiele H, Zeymer U,Neumann FJ, et al：Intraaortic balloon support for myocardial infarction with cardiogenic shock. N Engl J Med. 2012；367(14)：1287-96. PMID：22920912

8) Nallamothu BK, Guetterman TC, Harrod M, et al：How do resuscitation teams at top-performing hospitals for in-hospital cardiac arrest succeed? A qualitative study. Circulation. 2018；138(2)：154-63. PMID：29986959

9) Andreatta P, Saxton E, Thompson M, et al：Simulation-based mock codes significantly correlate with improved pediatric patient cardiopulmonary arrest survival rates. Pediatr Crit Care Med. 2011；12(1)：33-8. PMID：20581734

10) Peberdy MA, Gluck JA, Ornato JP, et al：Cardiopulmonary resuscitation in adults and children with mechanical circulatory support：A scientific statement from the American Heart Association. Circulation. 2017；135(24)：e1115-34. PMID：28533303

11) Dunning J, Fabbri A, Kolh PH, et al：Guideline for resuscitation in cardiac arrest after cardiac surgery. Eur J Cardiothorac Surg. 2009；36(1)：3-28. PMID：19297185

12) Mhyre JM, Ramachandran SK, Kheterpal S, et al：Delayed time to defibrillation after intraoperative and periprocedural cardiac arrest. Anesthesiology. 2010；113(4)：782-93. PMID：20808215

13) Tsang TS, Oh JK, Seward JB, et al：Diagnostic value of echocardiography in cardiac tamponade. Herz. 2000；25(8)：734-40. PMID：11200121

14) Karkouti K, Wijeysundera DN, Yau TM, et al：The independent association of massive blood loss with mortality in cardiac surgery. Transfusion. 2004；44(10)：1453-62. PMID：15383018

15) Rastan AJ, Dege A, Mohr M, et al：Early and late outcomes of 517 consecutive adult patients treated with extracorporeal membrane oxygenation for refractory postcardiotomy cardiogenic shock. J Thorac Cardiovasc Surg. 2010；139(2)：302-11, 311.e1. PMID：20106393

16) Neumar RW, Shuster M, Callaway CW, et al：Part 1：Executive summary：2015 American Heart Association guidelines update for cardiopulmonary resuscitation and emergency cardiovascular care. Circulation. 2015；132(18 Suppl 2)：S315-67. PMID：26472989

第3章 CICUでの管理と侵襲的手技

12 人工呼吸器（NPPV，HFNCを含む）

上田桂子，竹田晋浩

必要な知識と手技のポイント

- 心原性肺水腫の患者では，第一選択として非侵襲的陽圧換気（NPPV）を用いる。
- NPPVのモードはCPAPが第一選択である。
- NPPV開始1時間以内に酸素化が改善しない場合，気管挿管人工呼吸への移行を躊躇しない。

心原性肺水腫が起こる機序

肺水腫が起こる機序はFrank-Starlingの曲線（図1）[1] により説明できる。毛細血管透過性が亢進し，リンパ管のドレナージ能力を超えると，肺間質，肺胞腔に過剰な液体貯留が生じ，肺水腫が起こる[2]。

肺間質の水分により肺胞が虚脱し，換気血流比不均衡（$\dot{V}/\dot{Q}$ミスマッチ）が起こり，肺内シャントにより低酸素血症が生じる。また，水分で満たされた肺胞は隣接した肺胞を拡張しにくくし，肺コンプライアンスが低下する。さらに，肺水腫により肺胞容量が低下し，機能的残気量が低下することで肺胞拡張のための呼吸仕事量が増大する[2]。心原性肺水腫による呼吸不全の病態生理を図2に示す。

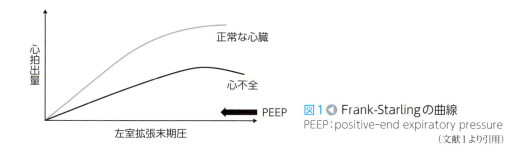

図1 Frank-Starlingの曲線
PEEP：positive-end expiratory pressure
（文献1より引用）

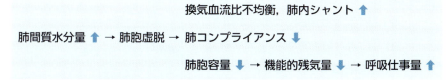

図2 心原性肺水腫による呼吸不全の病態生理

呼気終末陽圧（PEEP）が心血管系に与える影響

前負荷減少

　陽圧換気により胸腔内圧が上がり，右房圧が上昇し，右房，右室への血流が低下する。つまり呼気終末陽圧（positive end expiratory pressure：PEEP）により静脈還流量が減少し，前負荷が減る。Frank-Starlingの曲線で右下方に移動した過剰な前負荷により心拍出量が低下している患者では，心拍出量を改善させうる（図1）[1]。

左室後負荷減少

　左室後負荷は左室拡張末期容量，収縮期の左室壁内外圧較差に比例する[3]。PEEPにより心臓の収縮と同じ方向に圧をかけることで，心収縮を助け，左室後負荷を軽減する[4]（図3）[5]。

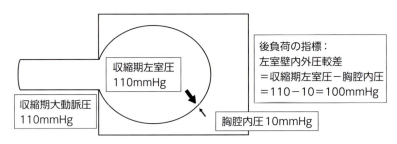

図3　PEEPによる左室後負荷減少　　　　　　　　　　（文献5より改変）

右室後負荷上昇

　過剰なPEEPをかけた場合，肺胞が過伸展し，周囲の毛細血管を圧迫し，右室後負荷が上昇し，心拍出量が低下する[6]。肺水腫，無気肺などにより肺容量が減少すると，含気のある肺胞で効率よくガス交換するため，虚脱した肺胞周囲の毛細血管が収縮する低酸素性肺血管収縮（hypoxic pulmonary vasoconstriction：HPV）と言われる生理的機能があり，肺血管抵抗が上昇する。適切なPEEPにより虚脱した肺胞が開き，HPVによる肺血管抵抗上昇を軽減し，右室後負荷を減少させる[5]。

　PEEPの効果を表1にまとめる[6]。

表1　PEEPの効果

心血管系	静脈還流量↓→右室前負荷↓→左室前負荷↓
	肺血管抵抗↑→右室後負荷↑
	左室後負荷↓
	血圧↓→心拍出量↓
呼吸器系	虚脱した肺胞を広げる→機能的残気量↑
	肺胞を持続的に開く→ガス交換改善
	呼吸仕事量↓
	酸素化↑

（文献6より引用）

心原性肺水腫に対する人工呼吸管理

心原性肺水腫に対する人工呼吸管理の第一選択は非侵襲的陽圧換気（noninvasive positive pressure ventilation：NPPV）であり，様々なガイドラインにおいてGrade Aで推奨されている[7, 8]。

NPPV

NPPVは簡単に装着でき，速やかに病態が改善し，心原性肺水腫の患者において成功率が高いことが最大のメリットである。急性心不全の患者114,756症例の後方視的研究で，NPPVで管理した1,760症例のNPPV成功率は95.9%であり，NPPV成功群で死亡率，ICU滞在日数，入院日数は有意に短かった[9]。また，気管挿管時鎮静・鎮痛薬の投与による循環動態の変動，口腔・咽頭・喉頭損傷，人工呼吸器関連肺炎，過剰な気道内圧による肺損傷，抜管後の咽頭浮腫，嗄声，嚥下障害などの気管挿管による合併症を回避できる。

早期に開始することが重要で，Mebazaaらは呼吸困難，呼吸促迫，肺水腫のあるすべての急性心不全患者に使用すべきであると述べている[10]。メタ解析では，持続気道陽圧（continuous positive airway pressure：CPAP）により6人に1人の気管挿管を回避，10人に1人の死亡を回避できることが示されている[9]。

NPPVの適応と禁忌

NPPVの適応と禁忌を表2[7]に示す。適応としてはさらに，①循環動態が安定している，②消化管が活動している（閉塞がない）ことも重要である。禁忌では，①非協力的で不穏，②気道が確保できない，③呼吸停止，昏睡，意識状態が悪い，④循環動態が不安定，⑤心停止，⑥自発呼吸がない，⑦2つ以上の臓器不全がある，といったことも挙げられる[8]。

モード

CPAPの効果が最も期待できるのは急激な血圧上昇に伴う心原性肺水腫（クリニカルシナリオ1）の患者である[8]。24のランダム化比較試験（RCT），2,484症例を検討したメタ解析では，急性肺水腫の患者において，酸素投与群と比較して，CPAP群，二相式気道陽圧（bilevel positive airway pressure：bilevel PAP）群で，どちらも有意に気管挿管率，院内死亡率を低下させ，心筋梗塞の発症率では有意差はなかった[11]。一方，RCTでCPAP群とbilevel PAP群について検討し，bilevel PAP群で治療開始後の呼吸回数，動脈血二酸化炭素分圧（$PaCO_2$）改善が有意であったとの研究がある[12]。

日本呼吸器学会のNPPVガイドラインでは，より設定が簡単にできるCPAPを第一選択とすべきとされている[8]。

NPPVから気管挿管人工呼吸への移行

NavaらのRCTでは，NPPV群では酸素投与群と比較して，NPPV開始30分後にP／

表2 ▼ 急性心不全に対するNPPVの適応・禁忌・気管挿管への移行基準

NPPVの一般的適応条件
① 意識があり，協力的である
② 気道が確保できている
③ 喀痰の排出ができる
④ 顔面の外傷がない
⑤ マスクをつけることが可能

NPPV禁忌事項
① ドレナージされていない気胸がある
② 嘔吐，腸管の閉塞，活動性消化管出血がある
③ 大量の気道分泌物がある
④ 誤嚥の危険性が高い

NPPVから気管挿管への移行基準
① 患者の病態が悪化
② 動脈血ガス分圧が改善しない，または悪化
③ 気胸，痰の滞留，鼻梁のびらんなどのあらたな症状，または合併症の出現
④ 症状が軽減しない
⑤ 意識レベルの悪化

〔日本循環器学会/日本心不全学会：急性・慢性心不全診療ガイドライン（2017年改訂版）．
[https://www.j-circ.or.jp/cms/wp-content/uploads/2017/06/JCS2017_tsutsui_h.pdf]（2025年2月閲覧）より許諾を得て転載〕

F比，$PaCO_2$，呼吸回数が有意に改善している[13]。また，NPPVガイドラインでは，NPPV開始後1時間でも低酸素血症が改善しない場合はNPPV無効例として特に注意すべきとされている[8]。CarrilloらはNPPVから気管挿管への移行の遅れにより，院内死亡率が有意に上昇したと報告している[14]。以上より，NPPV開始1時間後に酸素化の改善がみられない場合，気管挿管人工呼吸への移行を念頭に，バイタルサイン，呼吸様式，血液ガスの評価を繰り返して，改善がなければ気管挿管人工呼吸に移行するべきである。

NPPVからの離脱

気管挿管人工呼吸を離脱する際の自発呼吸トライアル（spontaneous breathing trial：SBT）のような離脱の判断基準はなく，容易に着脱ができるため，マスクを外して状態が悪化しなければ離脱し，マスクを外して状態が悪化する場合には再装着する。

高流量鼻カニュラ酸素療法（HFNC）

高流量鼻カニュラ酸素療法（high-flow nasal cannula：HFNC）は軽度のPEEP効果[15]，解剖学的死腔のウォッシュアウト効果による呼吸仕事量軽減の可能性[16]が指摘されており，心原性肺水腫の患者での効果も期待される。HFNC施行中の平均気道内圧を流量に応じて測定した研究では，流量が30，40，50L/minで，3，4，5cmH$_2$Oと軽度であった[15]。また，急性呼吸不全患者に対するNPPV群，HFNC群を比較したRCTのサブグループ解析における心原性肺水腫患者での検討では，気管挿管率，治療の成功率

で有意差はなかった[17]。現時点で心原性肺水腫の患者において第一選択として使用する利点はないが，HFNCはNPPVよりも快適性で優れるとされている[18]。NPPVより患者の忍容性が高いことを臨床的にはよく経験し，つけたまま会話や飲食ができるという利点がある。

気管挿管人工呼吸

人工呼吸器のモード

心原性肺水腫の患者に適したモードはなく，持続的に肺胞を開く適切なPEEPで管理する。4つのRCT，4つの観察研究で急性呼吸促迫症候群（acute respiratory distress syndrome：ARDS）でない2,184症例を検討したメタ解析において，1回換気量6mL/kg以下で管理した症例では，10mL/kgで管理した症例と比較して，28日間の人工呼吸器離脱率が有意に高い結果であった[19]。肺保護換気を意識して管理することも大事である。

重度の低酸素血症

一酸化窒素（NO）吸入，腹臥位療法の併用があるがどちらもエビデンスは高くない。腹臥位療法では，肺血管抵抗を含め右室の血行動態を改善する効果について報告がある[20]。

右心不全の患者での注意点

右心不全の患者では陽圧換気が不利になることが多い。血管内容量の適正化，血管収縮薬の適切な投与が不十分な場合，陽圧換気により循環虚脱が起こる可能性がある。静脈還流，肺血管抵抗に注意しながら低めのPEEPで開始する。

人工呼吸器離脱

陽圧設定を下げていくにあたって，weaning-induced edemaと呼ばれる肺うっ血を生じることがあり，慢性閉塞性肺疾患（chronic obstructive pulmonary disease：COPD），肥満，左室駆出率の低下している患者でリスクが高い[21]。24時間以上陽圧換気を受けた患者において，抜管後48時間はHFNCで管理するHFNC群，夜間NPPVで管理し日中は適宜NPPV，もしくはHFNCで管理するNPPV群で検討し，7日以内の再挿管率がNPPV群で有意に低かったという報告[22]があり，抜管後，HFNC，NPPVに移行して離脱する方法が推奨される。

◎

心原性肺水腫の患者では，第一選択としてNPPVを用い，開始から1時間以内に酸素化が改善しない場合，気管挿管人工呼吸への移行を躊躇しないことが大事である。

文献

1) 小林　克：循環管理のすべて-研修医からの質問443-急性心不全 治療：呼吸管理　非侵襲的陽圧換気．救急・集中治療．2022；34（1）：127-32．
2) Zanza C, Saglietti F, Tesauro M, et al：Cardiogenic Pulmonary Edema in Emergency Medicine．Adv Respir Med．2023；91（5）：445-463．PMID：37887077

3) Luecke T, Pelosi P:Clinical review:Positive end-expiratory pressure and cardiac output. Crit Care. 2005;9(6):607-21. PMID: 16356246

4) Kuhn BT, Bradley LA, Dempsey TM, et al:Management of mechanical ventilation in decompensated heart failure. J Cardiovasc Dev Dis. 2016;3(4):33. PMID: 29367576

5) Cheifetz IM:Cardiorespiratory interactions:the relationship between mechanical ventilation and hemodynamics. Respir Care. 2014;59(12):1937-45. PMID: 25389353

6) Masip J, Peacock WF, Price S, et al:Indications and practical approach to non-invasive ventilation in acute heart failure. Eur Heart J. 2018;39(1):17-25. PMID: 29186485

7) 日本循環器学会/日本心不全学会合同ガイドライン:急性・慢性心不全診療ガイドライン(2017年改訂版). [https://www.j-circ.or.jp/cms/wp-content/uploads/2017/06/JCS2017_tsutsui_h.pdf](2025年2月14日閲覧)

8) 日本呼吸器学会 NPPV ガイドライン作成委員会，編:NPPV(非侵襲的陽圧換気療法)ガイドライン. 改訂第2版. 南江堂, 2015. [https://www.jrs.or.jp/publication/file/NPPVGL.pdf](2025年2月14日閲覧)

9) Tallman TA, Peacock WF, Emerman CL, et al:Noninvasive ventilation outcomes in 2,430 acute decompensated heart failure patients:an ADHERE Registry Analysis. Acad Emerg Med. 2008;15(4):355-62. PMID: 18370990

10) Mebazaa A, Gheorghiade M, Piña IL, et al:Practical recommendations for prehospital and early in-hospital management of patients presenting with acute heart failure syndromes. Crit Care Med. 2008;36(1 Suppl):S129-39. PMID: 18158472

11) Berbenetz N, Wang Y, Brown J, et al:Non-invasive positive pressure ventilation (CPAP or bilevel NPPV) for cardiogenic pulmonary oedema. Cochrane Database Syst Rev. 2019;4(4):CD005351. PMID: 30950507

12) Crane SD, Elliott MW, Gilligan P, et al:Randomised controlled comparison of continuous positive airways pressure, bilevel non-invasive ventilation, and standard treatment in emergency department patients with acute cardiogenic pulmonary oedema. Emerg Med J. 2004;21(2):155-61. PMID: 14988338

13) Nava S, Carbone G, DiBattista N, et al:Noninvasive ventilation in cardiogenic pulmonary edema:a multicenter randomized trial. Am J Respir Crit Care Med. 2003;168(12):1432-7. PMID: 12958051

14) Carrillo A, Gonzalez-Diaz G, Ferrer M, et al:Non-invasive ventilation in community-acquired pneumonia and severe acute respiratory failure. Intensive Care Med. 2012;38(3):458-66. PMID: 22318634

15) Ritchie JE, Williams AB, Gerard C, et al:Evaluation of a humidified nasal high-flow oxygen system, using oxygraphy, capnography and measurement of upper airway pressures. Anaesth Intensive Care. 2011;39(6):1103-10. PMID: 2216536

16) Makdee O, Monsomboon A, Surabenjawong U, et al:High-flow nasal cannula versus conventional oxygen therapy in emergency department patients with cardiogenic pulmonary edema:a randomized controlled trial. Ann Emerg Med. 2017;70(4):465-472.e2. PMID: 28601264

17) Haywood ST, Whittle JS, Volakis LI, et al:HVNI vs NIPPV in the treatment of acute decompensated heart failure:Subgroup analysis of a multi-center trial in the ED. Am J Emerg Med. 2019;37(11):2084-2090. PMID: 30880040

18) Frat JP, Thille AW, Mercat A, et al:High-flow oxygen through nasal cannula in acute hypoxemic respiratory failure. N Engl J Med. 2015;372(23):2185-96. PMID: 25981908

19) Serpa Neto A, Simonis FD, Barbas CS, et al:Association between tidal volume size, duration of ventilation, and sedation needs in patients without acute respiratory distress syndrome:an individual patient data meta-analysis. Intensive Care Med. 2014;40(7):950-7. PMID: 24811940

20) Vieillard-Baron A, Charron C, Caille V, et al:Prone positioning unloads the right ventricle in severe ARDS. Chest. 2007;132(5):1440-6. PMID: 17925425

21) Liu J, Shen F, Teboul JL, et al:Cardiac dysfunction induced by weaning from mechanical ventilation:incidence, risk factors, and effects of fluid removal. Crit Care. 2016;20(1):369. PMID: 27836002

22) Thille AW, Muller G, Gacouin A, et al:Effect of postextubation high-flow nasal oxygen with noninvasive ventilation vs high-flow nasal oxygen alone on reintubation among patients at high risk of extubation failure:a randomized clinical trial. JAMA. 2019;322(15):1465-1475. PMID: 31577036

第3章 CICUでの管理と侵襲的手技

13 腎代替療法

橘 貴人, 山本 剛

必要な知識と手技のポイント

- CICUで治療を受ける患者において，急性腎不全が合併することは非常に多い。
- 急性腎不全は独立した予後規定因子であり，腎代替療法を適切に行う必要がある。
- それぞれの透析方法の特徴を理解し，患者の循環動態に即した透析方法を用いる。
- 出血リスクを考慮し，適切な抗凝固療法を選択する。

はじめに

CICUに入室する患者において，20～30％の症例に急性腎障害（acute kidney injury：AKI）が合併する[1]。心筋梗塞や急性心不全などの循環器緊急疾患は，腎血流の低下や腎うっ血などによって急激な腎機能障害をきたす。心不全における独立したAKIのリスク因子（表1）[2]を参照すると，どのリスク因子もCICUにおいてよく遭遇する病態であることがわかる。

さらにAKIは独立した予後規定因子であり，AKIの重症度に一致して死亡率が上昇する[3]ため，適切な介入が求められる。AKIに対する対応として腎代替療法が必要になるケースは多い。中でも循環動態が不安定な患者に対しては持続的腎代替療法（CRRT）にて血液透析を行うことが推奨されている。当院ではCICUに入室した患者の約5～8％の症例でAKIに対して持続的血液濾過透析（CHDF）を用いて腎代替療法を行った。

本項では，CICUにおける腎代替療法の位置付けやその管理について説明する。

表1 ● 心不全における独立したAKIのリスク因子

独立したリスク因子
・加齢
・糖尿病合併
・心機能低下
・脳血管障害の既往
・CKD
・蛋白尿
・NGAL高値
・NT-proBNP高値
・利尿薬投与量・治療抵抗性
・利尿薬による血液濃縮
・高血圧（>160mmHg）
・低血圧（<90mmHg）
・低ナトリウム血症（<130mmol/L）
・過去3回以上の心不全入院

（文献2より改変）

腎代替療法が必要な病態

CICUにおいて腎代替療法が必要になるケースを以下に示す。

- 尿毒症：高尿素窒素血症
- 電解質異常：高カリウム血症あるいは急速に血清カリウム値が上昇する病態
- 酸塩基平衡異常：高度の代謝性アシドーシス
- 体液過剰：利尿薬抵抗性の乏尿，無尿

しかし腎代替療法の導入を判断するための明確なパラメータはなく，AKIの診断基準（表2）[2]を参考にしながら血清Cre値や尿量の推移を指標に導入を検討する。

CICUにおいて，適切な体液バランスを保つために腎代替療法を行うケースは多く，近年，AKI患者において体液過剰と予後との関連を調査した報告が増えつつある。腎代替療法の実施に関わらず，体液過剰は腎予後だけでなく生命予後に対しても独立した危険因子とされている[4~6]。体液過剰になりやすい，ECMO（体外膜型人工肺）を導入した患者を対象とした後ろ向き観察研究では，ECMO導入後早期の体液過剰は入院中および90日後死亡率を上昇させる独立した因子であったと報告されている[7]。

一方で，AKIの治療＝腎代替療法ではなく，腎前性や腎後性，腎毒性をもつ薬剤による影響など可逆的な要素がないかの検索を怠ってはならない。不必要な透析を避けることも集中治療においては重要となる。

また，CICU入室前から既に維持透析が導入されている患者においては，入院中も維持透析を行う必要があるが，入院前とは大きく全身状態が異なるためドライウエイトの見直しや透析方法の変更などを考慮する。

表2 ▼ KDIGO診療ガイドラインによるAKI診断基準

> **定義**
> ① 48時間以内に血清Cre値が0.3mg/dL以上増加
> ② 血清Cre値が7日以内の値（もしくは予想される基礎値）から1.5倍上昇
> ③ 6時間以上にわたり尿量が0.5mL/kg/hr以下に減少
> 上記のいずれかを満たした場合，AKIと診断する。

（文献2より改変）

導入のタイミング

腎代替療法を早期に始めるべきか，晩期に始めるべきかには一定の見解がなく，最も効果的な導入のタイミングはわかっていない。早期に腎代替療法を開始することで死亡率

を低下させたと報告したRCTは複数ある[8~10]が，一方で早期群と晩期群では死亡率に差がなかったと，まったく異なる結果の研究も多い[11, 12]。

2020年に報告された，CICUにおける重症AKIに対する腎代替療法の導入タイミングを検討した大規模多施設RCTでは早期の腎代替療法は死亡率を低下させず，むしろ有害事象や腎代替療法の持続的依存状態に繋がったことが明らかとなった[13]。

これらの結果を受け，現行のAKI診療ガイドライン[2]では，早期の血液浄化療法開始が予後を改善するエビデンスは乏しく，個々の病態を考慮して開始時期を決定するという見解にとどまっている。

明確なパラメータはないが，当院では尿量の低下や利尿薬の抵抗性，電解質・代謝異常の程度を1つの指標としている。単純に血清Cre値の上昇だけで腎代替療法を開始すると不要な透析を増やすことにつながるため，まずは不可逆的な要素がないか原因検索，補液や強心薬などのカテコラミン，利尿薬投与に対する反応をみる。その上で治療への反応が乏しい乏尿・無尿や電解質異常，代謝異常などが遷延した場合に腎代替療法を選択する。

一方で，CICUでは緊急で血液透析が必要なケースもあることを忘れてはならない。循環動態に影響するような高度代謝性アシドーシスや電解質異常などのケースでは緊急血液透析をためらわず行う。

透析方法

透析方法は大きく分けて，持続的腎代替療法（continuous renal replacement therapy：CRRT）と間欠的腎代替療法（intermittent renal replacement therapy：IRRT）がある。日本において，CRRTでは持続的血液濾過透析（continuous hemodiafiltration：CHDF），IRRTでは血液透析（hemo diafiltration：HD）が主に用いられる。

それぞれの特徴を表3にまとめる。短時間で効率的に除水や溶質の除去を行うHDに対して，CHDFは持続的な透析によって緩徐に除水や溶質の除去を行うことが最大の相違点である。CICUでの腎代替療法においては，循環動態が安定しているかどうかが重要なポイントとなる。往々にして心原性ショックや敗血症性ショックに伴って循環動態が不安定

表3 ● HDとCHDFの特徴

	HD	CHDF
治療時間	短時間（3〜5時間）	持続的（24時間以上）
血行動態への影響	大きい（低血圧など）	小さい
透析効率	小分子の除去効率が高い	小〜大分子の除去も可能
コスト	安い	高い
出血リスク	低い	高い（長時間抗凝固薬に曝露される）

なことが多いため，CHDFを選択することが多い。また，CHDFは細かく除水量を設定することができるため，水分バランス管理を厳格に行うことができる（図1）。

　日本におけるCRRTで認められている血液浄化量（10～15mL/kg/hr）が海外の推奨量に比して少ないことが指摘されているが，後方視的に日本を含む多施設ICUで血液浄化療法を受けた重症AKI患者の血液浄化量と予後の比較を行った報告では，日本の標準的血液浄化量（14.3mL/kg/hr）と海外の推奨浄化量（20～25mL/kg/hr）とで院内死亡率に有意差は認められていない[14]。

　浄化膜の素材としてセルロース系と合成高分子系があり，ともに生体適合性に優れている。浄化膜の差による予後改善効果は示されていない。敗血症などで炎症性サイトカイン吸着特性を示す浄化膜や特異的吸着カラムも臨床応用されたが，予後改善に寄与することを示したエビデンスはない。

　また，CRRT施行時の合併症（CRRT trauma）にも注意が必要である。低カリウム血症，低リン血症などの電解質異常，水溶性ビタミン，微量元素の低下，必要薬剤（抗菌薬など）の濃度低下，出血，感染，低血圧などが挙げられる[15]。CRRT施行中にこれらの合併症が起こりうることを念頭に置きながら全身管理を行う。

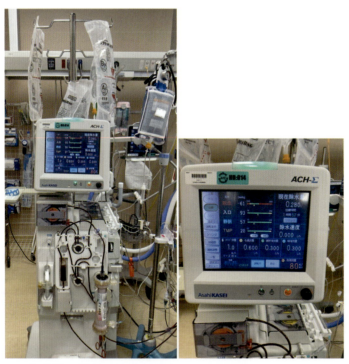

図1 ● 当院で使用しているCHDF
1時間量で除水速度を設定でき，厳格な水分バランスの管理が可能である。

抗凝固療法

腎代替療法を行う際，フィルターや回路内の血液凝固による閉塞を防ぐために抗凝固療法が必要となる。CHDFで用いる抗凝固薬の比較を表4に示す。

表4 CHDFで用いる抗凝固薬の比較

	未分画ヘパリン	低分子ヘパリン	ナファモスタットメシル酸塩	アルガトロバン
半減期	約45～90分	約2～5時間	約5～8分	約30～50分
モニタリング	APTT，ACT	通常不要 （測定する場合は，抗Xa活性）	回路内APTT，ACT	APTT
出血リスク	中～高	中等度	低い	高い
HITリスク	高い	低い	なし	なし
コスト	安価	中～高	高価	高価

ACP：活性化凝固時間，APTT：活性化部分トロンボプラスチン時間

未分画ヘパリン

- 安価で最も一般的に用いられている抗凝固薬である。
- プロタミンで拮抗が可能である。
- ヘパリン起因性血小板減少症（heparin-induced thrombocytopenia：HIT）に注意が必要である。未分画ヘパリン投与後に血小板低下や血栓症を起こした際にはHITを疑う。
- 開始時に20～30国際単位/kgで投与し，10～20国際単位/kg/hrで持続投与する。

低分子ヘパリン

- 分子量が小さいため抗凝固作用がより安定し，かつ持続時間が長いことが特徴である。
- 主に第Xa因子の阻害を通じて抗凝固作用を示す。
- 未分画ヘパリンに比べてHITのリスクが低いとされている。
- コストが高く，拮抗薬がない。モニタリングする際には抗Xa活性の測定が必要になるため簡便にモニタリングすることはできない。

ナファモスタットメシル酸塩

- 半減期が約5～8分と非常に短いため，抗凝固効果が回路内に限定される。
- 投与中止によりすぐに効果が減弱するため，出血リスクが高い患者に使用される。

- コストが高く，高カリウム血症や低カルシウム血症，アナフィラキシーの副作用が報告されている。
- 開始時のボーラス投与は不要で，0.1〜1.0mg/kg/hrで持続投与を行う。

アルガトロバン

- 主に日本で開発された，選択的トロンビン阻害薬である。
- 未分画ヘパリンの代替薬として特にHITの患者に使用される。
- 肝臓で代謝されるため，肝機能障害がある患者では薬剤の蓄積による出血リスクの増大に注意が必要である。

◎

　当院では通常，安価で最も一般的に用いられている未分画ヘパリンを用い，出血リスクが高い患者やHITが疑われる患者にはナファモスタットメシル酸塩やアルガトロバンを使用している。モニタリングには検査室で測定するAPTTに合わせて，数時間ごとにベッドサイドで測定できるACTを併用して過凝固にならないよう管理を行う。CICUで治療を行う患者は，出血リスクが高いことが多いため，透析を行うことで出血が助長されることがないように十分注意を払う。

終了のタイミング

　導入のタイミングと同様で，AKIに対して行った腎代替療法をどのタイミングで終了させるかには明確な決まりはない。一般的には尿量や臨床データの改善度を評価しながら終了のタイミングを図る。1つの後ろ向き観察研究では，尿量が多く，血清Cre値が低いほど離脱成功の可能性が高かった[16]。離脱成功の尿量のカットオフ値は利尿薬投与時で2,330mL／日（約100mL／hr），利尿薬非投与時で436mL／日（約20mL／hr）であった。
　以下に示す指標をもとに腎代替療法の終了を判断する。

- 尿素窒素の改善
- 電解質異常の改善
- 酸塩基平衡異常の改善：pHやHCO$_3$$^-$の正常化
- 体液貯留の改善：尿量が持続的に増加し，20〜100mL／hr以上に達すること。利尿薬を投与し反応をみることも行う。
- 血清Cre値の安定化：数日の間，血清Cre値が低下，もしくは安定化した場合，腎機能の回復を示唆する。

しかし単一の指標だけに頼るのではなく，患者の全体的な状態を考慮して多角的に判断する。一方，腎機能が廃絶してしまい透析依存になってしまうこともある。当初は循環動態が不安定のためCHDFを用いて透析を行ったとしても，循環動態が安定した場合は途中からHDへ移行させることもある。

文献

1) Doi K, Negishi K, Ishizu T, et al：Evaluation of new acute kidney injury biomarkers in a mixed intensive care unit. Crit Care Med. 2011；39(11)：2464-9. PMID：21705884

2) AKI（急性腎障害）診療ガイドライン作成委員会，編：AKI（急性腎障害）診療ガイドライン2016. 日腎会誌. 2017；59(4)：419-533.

3) Fujii T, Uchino S, Doi K, et al：Diagnosis, management, and prognosis of patients with acute kidney injury in Japanese intensive care units：The JAKID study. J Crit Care. 2018；47：185-91. PMID：30015288

4) Zhang J, Crichton S, Dixon A, et al：Cumulative fluid accumulation is associated with the development of acute kidney injury and non-recovery of renal function：a retrospective analysis. Crit Care. 2019；23(1)：392. PMID：31796077

5) Wang N, Jiang L, Zhu B, et al：Fluid balance and mortality in critically ill patients with acute kidney injury：a multicenter prospective epidemiological study. Crit Care. 2015；19：371. PMID：26494153

6) Uusalo P, Hellman T, Löyttyniemi E, et al：Early restrictive fluid balance is associated with lower hospital mortality independent of acute disease severity in critically ill patients on CRRT. Sci Rep. 2021；11(1)：18216. PMID：34521957

7) Schmidt M, Bailey M, Kelly J, et al：Impact of fluid balance on outcome of adult patients treated with extracorporeal membrane oxygenation. Intensive Care Med. 2014；40(9)：1256-66. PMID：24934814

8) Zarbock A, Kellum JA, Schmidt C, et al：Effect of early vs delayed initiation of renal replacement therapy on mortality in critically ill patients with acute kidney injury：The ELAIN randomized clinical trial. JAMA. 2016；315(20)：2190-9. PMID：27209269

9) Durmaz I, Yagdi T, Calkavur T, et al：Prophylactic dialysis in patients with renal dysfunction undergoing on-pump coronary artery bypass surgery. Ann Thorac Surg. 2003；75(3)：859-64. PMID：12645707

10) Sugahara S, Suzuki H：Early start on continuous hemodialysis therapy improves survival rate in patients with acute renal failure following coronary bypass surgery. Hemodial Int. 2004；8(4)：320-5. PMID：19379436

11) Gaudry S, Hajage D, Schortgen F, et al：Initiation strategies for renal-replacement therapy in the intensive care unit. N Engl J Med. 2016；375(2)：122-33. PMID：27181456

12) Li X, Liu C, Mao Z, et al：Timing of renal replacement therapy initiation for acute kidney injury in critically ill patients：a systematic review of randomized clinical trials with meta-analysis and trial sequential analysis. Crit Care. 2021；25(1)：15. PMID：33407756

13) STARRT-AKI Investigators：Canadian Critical Care Trials Group；Australian and New Zealand Intensive Care Society Clinical Trials Group；United Kingdom Critical Care Research Group；Canadian Nephrology Trials Network；Irish Critical Care Trials Group；Bagshaw SM, Wald R, Adhikari NKJ, et al：Timing of initiation of renal-replacement therapy in acute kidney injury. N Engl J Med. 2020；383(3)：240-51. PMID：32668114

14) Uchino S, Toki N, Takeda K, et al：Validity of low-intensity continuous renal replacement therapy*. Crit Care Med. 2013；41(11)：2584-91. PMID：23939357

15) Moliner JM, Honore PM, Sánchez-Izquierdo Riera JA, et al：Handling continuous renal replacement therapy-related adverse effects in intensive care unit patients：the dialytrauma concept. Blood Purif. 2012；34(2)：177-85. PMID：23095418

16) Uchino S, Bellomo R, Morimatsu H, et al：Discontinuation of continuous renal replacement therapy：a post hoc analysis of a prospective multicenter observational study. Crit Care Med. 2009；37(9)：2576-82. PMID：19623048

第3章 CICUでの管理と侵襲的手技

14 補助循環（IABP，ECMO，IMPELLAなど）

中田 淳

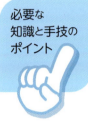

必要な知識と手技のポイント

- 心原性ショックの重症度を見極め，病態に即して各々の補助循環を使い分け治療を行う。
- 心原性ショック患者に対する大動脈内バルーンポンプ（IABP）のルーチン使用は推奨されていない。
- 日本におけるIMPELLAの適応は，薬物療法抵抗性の急性心不全である。
- VA ECMOは短期間の使用に限り，重症の心原性ショック合併例に対して使用する。
- ECPELLA治療は，VA ECMOのもつ全身の流量補助効果と，IMPELLAのもつ強力な心臓後負荷増大に対する左室補助・減負荷（unload）効果を併用し行う治療である。
- 経皮的補助循環法による治療で心機能の回復が得られない場合は，開胸を要するcentral ECMO（VA ECMO＋LVベント）や体外式VADへのエスカレーションを行うことを常に念頭に置いて治療を行う。

はじめに

　日本において，左心不全による心原性ショックに対する経皮的左室補助循環として，大動脈内バルーンポンプ（IABP）およびIMPELLAが使用可能である。心原性ショックのIABPのルーチン使用はガイドライン上 Class Ⅲbとなっている[1]が，冠灌流圧増加により血行動態を安定化させる効果がある。IMPELLAは，十分な流量補助とともに心室減負荷（unload）により血行動態を安定化させ，心不全を改善させる効果がある。一方で，遷延した左心不全あるいは右心／両心不全および低酸素血症を併発した心原性ショックでは，全身の循環不全を改善することを目的にVA ECMOを使用する。

　心原性ショック治療では，初期治療に反応せず経時的に血行動態が増悪した場合には予後不良となるため，心原性ショックの重症度を見極め，病態に即して各々の補助循環を使い分けて治療を行うことが，血行動態の安定化・心原性ショックからの離脱，原心疾患に対する適切な治療介入，心機能の回復を可能とし，予後改善につながる。

IABP

　大動脈内バルーンポンプ（intra-aortic balloon pump：IABP）は心臓の拍動に同期

しバルーンを拡張・収縮させることで心臓の圧補助を行う左室補助デバイスである。拡張期に大動脈内のバルーンを拡張させて冠血流を増加（diastolic augmentation）させ，収縮期にバルーンを急速に虚脱させることで後負荷が軽減（systolic unloading）され，心拍出量が増加する。これまで冠灌流圧上昇を目的に，あるいは心原性ショックに対する循環補助を目的に広く使用されてきた。冠灌流圧上昇による予後改善効果に関しては，BCIS-1試験において駆出率（EF）＜30％のハイリスクPCI（経皮的冠動脈インターベンション）時にIABP補助を行うことが，退院時MACCE[*1]を減少させ，中央値51カ月で死亡率を34％低下させると報告されている[2]。一方で，急性心筋梗塞（AMI）のIABP補助効果に関しては，冠灌流圧上昇により血行動態を安定させる効果はあるものの，予後を改善させる明確なエビデンスは示されていない。また，CRISP試験でprimary PCI時にIABP補助を行うことは，前壁のST上昇型心筋梗塞（STEMI）で梗塞サイズを減少させないとの結果が示された[3]。そして，IABP補助による予後改善効果に関しては，IABP-SHOCK Ⅱ試験で，AMIによる心原性ショック患者へのIABP補助が30日死亡率を低下させず，予後の改善をもたらさないという結果が示された[4]。

　これらの結果をふまえ，欧米のガイドラインおよび日本における『急性・慢性心不全診療ガイドライン（2017年改訂版）』[1]では心原性ショック患者に対するIABPのルーチン使用に関してClass Ⅲbとなっており，心筋梗塞（myocardial infarction：MI）後の機械的合併症による心原性ショック時にのみClass Ⅱaでの推奨となっている。

＊1　MACCE：死亡，非致死性心筋梗塞，脳卒中，心血管疾患による入院。

IMPELLA

　IMPELLAは2000年代に考案され，2017年から日本で使用可能となった左室補助循環デバイスである。IMPELLA CPおよびIMPELLA 2.5は大腿動脈から経皮的に速やかに挿入可能で，IMPELLA 5.5は人工血管を大腿動脈あるいは腋窩動脈に縫着した上で挿入することが必要になる。日本でのIMPELLAの適応は薬物療法抵抗性の急性心不全とされている[5]。IMPELLAの効果として循環補助効果とともにLV unloadingに伴う左室拡張末期圧（LVEDP）減少による壁ストレス減少および冠血流増加・心筋酸素消費量減少がある。IMPELLAが他の補助循環デバイスと大きく異なる点は，急性期治療の現場で血行動態を保ちながら左室酸素消費低下を介した心室減負荷（unload）を可能とすることである。

　AMIによる心原性ショックに対するIMPELLAの使用は，欧米で蓄積された臨床データにより，安全性と有効性が示されている。各機械的補助循環治療と標準薬物治療との非盲検ランダム化比較試験において，IABP[4]，ECMO[6]の使用による死亡率や総死亡は不変という結果であったが，2024年に発表されたDanGer Shock trialでは，標準薬物治療に対し，IMPELLA CPの使用は180日時点での死亡率が有意に改善した〔ハザード比

0.74, 95％信頼区間（CI）0.55〜0.99, $p = 0.04$]⁷⁾。一方で，中等度以上の出血，下肢虚血，腎代替療法，脳卒中，敗血症などの有害事象はIMPELLA CP群で有意に増加したと報告されており⁷⁾，IMPELLA補助中の管理には注意が必要である。IMPELLA CPの想定使用期間は数日であり，長期の補助が想定される場合にはIMPELLA 5.5や補助人工心臓（VAD）へのアップグレードおよび心臓移植を念頭に置いた長期戦略を練る必要がある。

IMPELLA 5.5は，IMPELLA CPに比べより高流量での補助が可能であり，鎖骨下動脈からの留置を行うことで坐位での管理が可能となる。ICU-acquired weakness（ICU-AW）予防や心臓リハビリテーションが可能となり，至適薬物療法（optimal medical therapy：OMT）導入によるbridge therapyとしても重要な意義をもつ。

VA ECMO

VA ECMOは，人工肺を通し十分に酸素を含有した血液を，遠心ポンプにより高流量で送血し，全身の末梢臓器灌流を増加させる。緊急的に導入できる補助デバイスの中では4.0L/min程度と，最も多くの流量を確保できる反面，循環が逆行性になることで左室にとっては後負荷となるのが問題点である。VA ECMOの適応は，IABPでは不十分な循環虚脱例の緊急循環補助，および重症冠動脈疾患症例のPCI時の循環補助から，重症心不全の補助循環，呼吸補助，救急領域の心肺蘇生など多岐にわたる。またVAD導入へのつなぎ（bridge to bridge：BTB）のための循環補助としても役割を果たしている。

2017年のESCのSTEMIのガイドラインでは，VA ECMOは短期間の使用に限り，重症の心原性ショック合併例に対して適応としてもよい（Class Ⅱb）とされている⁸⁾。2021年の欧州心臓病学会（ESC）の心不全のガイドラインでは，VA ECMOを含む補助循環は，心機能や多臓器障害が改善するまでの短期間の使用は適応となりうるが，数日から数週間が目安であり，その間に心臓移植や長期使用が可能な補助循環へのスイッチの適応があるか検討する bridge to decision（BTD）として用いるとされている⁹⁾。

心肺停止の場合においては，米国心臓病協会（AHA）のガイドラインで，心機能の回復が期待できる病態で，適切なCPRが施行されている心停止患者に対して，心肺蘇生の補助としてVA ECMOを考慮してもよいとされている¹⁰⁾。2014年に日本から報告された多施設前向き研究SAVE-J試験および2022年に報告されたSAVE-JⅡ試験は，OHCA（院外心肺停止）患者に対するVA ECMOの有用性を示した研究として世界的にも有名である^{11, 12)}。

VA ECMOのリスクとECPELLA（ECMELLA）

VA ECMOは補助流量の増加に伴い右房圧（right atrial pressure：RAP）を低下させ，右心をバイパスすることにより右心補助を行うが，左心に対しては左室拡張末期圧

(left ventricular end-diastolic pressure：LVEDP）を上昇させ，左室拡大，左房圧の上昇を引き起こす。通常，心停止および遷延した心原性ショック時には，自己心拍出はきわめて低下している。たとえばAMIなどの左心系疾患では，左室後負荷増大による心筋酸素需要量増大・心筋リモデリング促進，肺高血圧による酸素化不良増悪が常につきまとうリスクとなる。

　また，心停止後症候群（post cardiac arrest syndrome：PCAS）後の両心不全などでは，右心機能の改善が得られるまでVA ECMOによる右心補助が必要となる。すなわち，左室収縮能が高度に低下し両心不全を呈している症例，右心補助目的にVA ECMOの高流量補助をしばらくの間必要とする症例では，全身の末梢臓器への十分な流量補助を行いながら，左室内圧を下げ，その後の心不全増悪を回避するための左室補助デバイス（IABP，IMPELLA）を併用し管理する必要がある。VA ECMOのもつ全身の流量補助効果とIMPELLAのもつ強力な心臓後負荷増大に対する左室補助・減負荷（unload）効果とを併用し行う治療をECPELLA治療と呼ぶ（欧州ではECMELLAと呼ばれることもある）。

各補助循環使用時の左室圧容積曲線（PV loop）の変化

　左室圧容積曲線（pressure volume loop：PV loop）は縦軸に左室圧を，横軸に左室容積を示し，1心周期で反時計回りに1回転し，1心周期にわたりプロットすると閉じたループが生成され，左室の圧-容積関係を視覚的に表す。PV loopとESPVR，EDPVRで囲まれる扇状の領域の面積を圧容積面積（PVA）と呼び，これは1心周期での心筋酸素消費量（myocardial oxygen consumption：MVO$_2$）と正に相関する[13]。心原性ショックに対する各補助循環使用時の左室PV loopの変化を図1に示す。心原性ショック時，心機能低下時は収縮能と拡張能が低下する。ESPVRはなだらかに，EDPVRは急峻となるため，loopの領域は狭くなる（図1A）。

　IABPは心臓の収縮期に対してバルーンが収縮することによる収縮末期圧低下が後負荷軽減（systolic unloading）となり，心室の後負荷を表す実効動脈エラスタンス（E$_a$）が低下することにより一回拍出量は増加する。左室PV loopは軽度左方へ移動しPVAは小さくなりMVO$_2$の減少を認めるが，効果としては限定的である（図1B）。

　VA ECMOは大腿動脈からの送血が心臓に対して逆行性に送られるため，後負荷の増大に加担し，心拍出量は低下する。PV loopは右上方に移動していくためPVAは増加し，MVO$_2$の増大につながる（図1C）。

　VA ECMOにIABP補助を追加した場合，IABPのsystolic unloading効果によりVA ECMOによる後負荷増大をわずかに低下させ，PVAはVA ECMO単体と比較してわずかに縮小しMVO$_2$は減少する（図1D）。

　左室から血液を汲み取り上行大動脈へと順行性に送血するIMPELLAは流量補助と同時に左室の減圧（unloading）を行うことができ，PV loopは左下方に移動しPVAは縮

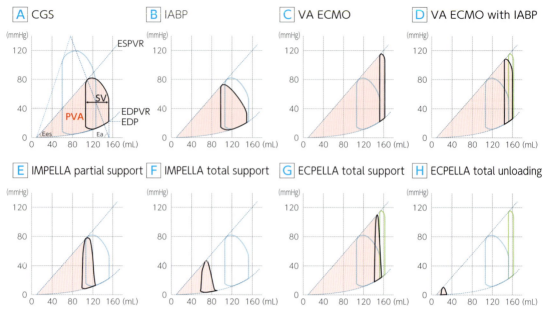

図1 心原性ショックに対する各補助循環使用時の左室圧容積曲線（PV loop）の変化

（文献14より改変）

小する．自己心からの拍出が保たれた状態でIMPELLAで補助を行うと，大動脈の脈圧は減少しpartial supportの状態となる．その際には，IMPELLA補助がない場合に比べるとPVAは縮小しMVO_2は減少するものの，MVO_2の減少は限定的である（図1E）．

一方で，高度な左心機能低下時IMPELLAで完全に左室から脱血し大動脈へ送血する循環が成立した場合には，大動脈弁の開放が消失するtotal supportの状態となる．その際には，PV loopは左下方に大きくシフトし，PVAは縮小し，MVO_2の減少が起こる（図1F）．

VA ECMOにIMPELLA補助を追加した場合，VA ECMOによる後負荷増大を低下させ，PVAはVA ECMO単体と比較して縮小しMVO_2は減少し，total supportの状態となる（図1G）．

さらに十分なVA ECMOとIMPELLAの補助により，VA ECMOによる右心への前負荷軽減に加えてIMPELLAの左室圧負荷を十分に軽減した場合には，total unloadの状態となる．その際には，一回拍出量は著明に減少し，PV loopを左下方へ移動させ，PVAはほぼゼロに近いところまで縮小し，MVO_2は低下する（図1H）．

心原性ショックに対する補助循環（IABP，ECMO，IMPELLA）の使い分け

日本医科大学付属病院心臓血管集中治療科では，これまでに実証されている心原

性ショックおよび補助循環の知見をもとに，米国心血管インターベンション治療学会（SCAI）の心原性ショックのステージ分類を用いた心原性ショックに対する補助循環デバイス選択をプロトコール化し，日常診療に活用している[14]（図2）。すなわち，SCAIショック分類のステージA〜Cでは，末梢冷感，乏尿，乳酸値上昇などの低灌流の徴候があり，持続的低血圧（収縮期血圧<90mmHg）などの低血圧所見を伴う場合，または血圧が正常（収縮期血圧>90mmHg）であった場合にも末梢灌流障害を示唆する所見を認めた場合には，強心薬／血管作動薬投与を開始する。その後，心原性ショックにより全身の灌流障害の所見が持続し，左心機能低下（LVEF<30%），左室拡張末期圧の上昇（LVEDP>20mmHg）を認める場合には，IMPELLAの使用を第一に考慮する。しかし，厳格な抗凝固療法を受けている出血リスクの高い患者や，大口径シースの挿入が困難な患者，あるいは左心不全に対する心室減負荷（unload）より冠灌流圧増加を主目的とする場合などではIABPの使用を検討する。一方で，ステージD/E，たとえば，心室頻拍や心室細動を伴う難治性心原性ショック，心肺蘇生を必要とする心停止の場合には，末梢臓器低灌流を改善する目的でVA ECMOが第一選択となる。さらに，VA ECMOの使用による左室後負荷により肺うっ血が悪化したり，大動脈弁の開きが不十分になった患者には，IMPELLAもしくはIABPを使用し左室負荷軽減を考慮する。

VA ECMOと左室補助デバイス併用療法の管理

補助循環（IABP，ECMO，IMPELLA）の各デバイス管理に関しては，他書を参考にされたい。本項では，複雑かつ綿密な管理を要するVA ECMOとIMPELLA併用（ECPELLA）療法の管理について概説する。VA ECMOと左室補助デバイス併用療法の管理で最も重要なのは，脳をはじめとする各臓器，下肢に至る末梢組織への灌流圧を保つことである。その上で，心原性ショック・心停止の原因となる原疾患に対する早期の介入および左室補助デバイスによる左室の圧／容量負荷を軽減し心不全の増悪を防ぎ，心機能の改善を図ることである。ECPELLA導入当初は，VA ECMOの十分な補助流量を維持することを優先する。

mixing point

VA ECMO導入後の管理で留意すべきポイントとしてmixing pointが挙げられる。自己心からの拍出がない状態では，VA ECMOが全身の循環を代行し，人工肺で酸素化された血液が大動脈弓部から上行大動脈まで逆行性に送血され全身の各臓器を灌流する。一方で，自己心からの拍出が低下した状態では，自己肺−左室経由の順行性血流とVA ECMO経由の逆行性血流が大動脈内でぶつかり，混合血が各臓器を灌流する。この，自己肺−左室経由の順行性血流とVA ECMO経由の逆行性血流が大動脈内でぶつかる点をmixing pointと呼び，自己心拍出量とVA ECMOの流量のバランスによって決まる。

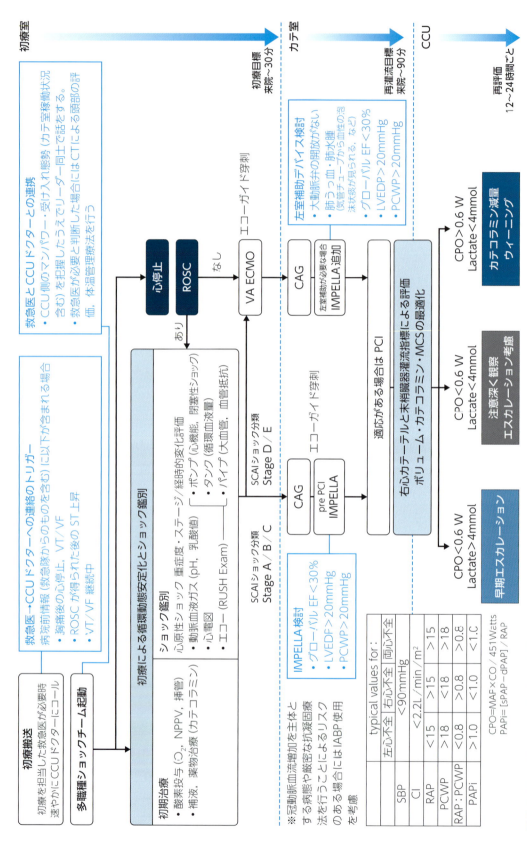

図2 日本医科大学付属病院 心原性ショックに対する治療プロトコール

(文献15より転載)

mixing pointが上行大動脈に存在する場合には，全身から脳血流に至るまでVA ECMO経由の血液で灌流され酸素化は担保されるが，mixing pointが大動脈弓部遠位に存在する場合には脳血流は自己肺で灌流される。

ECPELLA管理を行う際のIMPELLAの補助流量

VA ECMOに加えてIMPELLAを導入しECPELLA管理を行う際のIMPELLAの補助流量は，脱血不良の起きない最大流量とする。具体的には，両デバイスの補助流量の総和を5L/min以上に保つことを目標とする。高流量の総循環補助流量を得るためには，多くの血管内容量が必要であり，静脈還流量の低下はVA ECMOの脱血不良，さらにはIMPELLAのサクション不良へとつながるため，必要な量の補液・輸血を行い，血管内容量の確保に努める。血行動態の安定化により末梢組織の灌流不全が改善し，乳酸（Lactate）値高値が是正された後には，VA ECMOの補助流量を段階的に下げ，IMPELLAの補助流量を上げる。その際に評価すべき点は，

①VA ECMOによる右心補助なしに肺血管抵抗に抗し右心から左心に送血できる右心機能の改善があるか？

②左心の拍出増加によりIMPELLAのみの補助で血行動態が維持可能であるか？

である。

ECPELLAからのVA ECMO離脱指標とIMPELLA離脱指標

ECPELLAからのVA ECMO離脱指標の一例を図3に示す。VA ECMOの流量を1.0～1.5L/min程度に下げ，①右橈骨動脈から採取した血液ガス分析でP/F ratio>200を満たしていれば，自己肺での酸素化が可能と判断する。②RAP<15mmHg，PAPi≧1を満たしていれば右心機能の改善があると判断する。③平均動脈圧（MAP）≧65mmHg，CPO（cardiac power output）≧0.6Watts，肺毛細血管楔入圧（PCWP）<20mmHg，lactate<2mmol/Lを満たしていれば，IMPELLAのみでの補助で血行動態維持可能と判断する。以上の指標をクリアしている場合には，VA ECMOを離脱し，IMPELLAによる心不全のコントロールを継続する。その後，IMPELLAの流量を段階的（例：補助Pレベル 8→6→4→2）に下げ，血行動態が安定している場合には，IMPELLAから離脱する。

IMPELLA離脱指標の一例を図4に示す。①平均血圧（mean AP）≧65mmHg，CPO≧0.6Watts，PCWP<20mmHg，lactate<2mmol/Lを満たしていれば，IMPELLAなしで血行動態維持可能と判断する。②PCWP<20mmHgを満たし，酸素化不良および肺鬱うっ血増悪を認めなければ，IMPELLAによる左室補助・除荷なしに心不全コントロールが可能と判断する。

- 自己肺-左心経由の血液で全身の酸素化ができるか？
- VA ECMOによる右心補助なしに右心から左心へ送血できる右心機能改善があるか？
- 左心の拍出増加によりIMPELLAのみの補助で血行動態維持が可能か？

VA ECMOの流量を1.0〜1.5L／min程度に下げる

①右橈骨動脈から採取した血液ガス分析でP／F ratio>200を満たし，自己肺での酸素化が可能
②RAP＜15mmHg，PAPi≧1を満たし，右心機能が改善
③平均血圧（mean AP）≧65mmHg，CPO≧0.6Watts，PCWP＜20mmHg，Lactate＜2mmol／Lを満たしていればIMPELLAのみで血行動態維持が可能

VA ECMOを離脱し，IMPELLA補助流量を上げ心不全治療を継続

図3 ECPELLAからのVA ECMO離脱指標

- 左心の拍出増加によりIMPELLA補助なしで血行動態維持が可能か？
- IMPELLAによる左室補助・徐荷（unload）なしに心不全・肺うっ血コントロールが可能か？

IMPELLAの補助流量（Pレベル）を段階的に下げる
（例：P8→P6→P4→P2）

①平均血圧（mean AP）≧65mmHg，CPO≧0.6Wattsを満たし，IMPELLA補助なしで血行動態維持が可能
②PCWP＜20mmHgを満たし，酸素化不良および肺うっ血増悪を認めない

IMPELLAを離脱し，心不全治療を継続

図4 IMPELLAからの離脱指標

◎

　なお，全身循環補助目的のVA ECMOと左室の減負荷目的のIMPELLAの併用は有用である一方，これらの管理でも中心循環の低酸素は解決困難な場合がある。その際は，VA ECMOの送血を大腿動脈と中心静脈に分配するVAV ECMOへ移行したシステムを検討する場合もある。

　IMPELLAにおいてもVA ECMOにおいても長期間の留置は困難であり，およそ1週間以内には次の治療戦略への移行を検討すべきである。経皮的補助循環法による治療で心機能の回復が得られない場合は，開胸を要するcentral ECMO（VA ECMO＋LVベント）や体外式VADへのエスカレーションを行うことを常に念頭に置かなければならない。

文 献

1) 日本循環器学会/日本心不全学会：急性・慢性心不全診療ガイドライン（2017年改訂版）．
[http://www.j-circ.or.jp/cms/wp-content/uploads/2017/06/JCS2017_tsutsui_h.pdf]（2025年2月14日閲覧）

2) Perera D, Stables R, Clayton T, et al：Long-term mortality data from the balloon pump-assisted coronary intervention study（BCIS-1）：a randomized, controlled trial of elective balloon counterpulsation during high-risk percutaneous coronary intervention. Circulation. 2013；127(2)：207-12. PMID：23224207

3) Patel MR, Smalling RW, Thiele H, et al：Intra-aortic balloon counterpulsation and infarct size in patients with acute anterior myocardial infarction without shock：the CRISP AMI randomized trial. JAMA. 2011；306(12)：1329-37. PMID：21878431

4) Thiele H, Zeymer U, Neumann FJ, et al：Intraaortic balloon support for myocardial infarction with cardiogenic shock. N Engl J Med. 2012；367(14)：1287-96. PMID：22920912

5) 補助人工心臓治療関連学会協議会 インペラ部会：IMPELLA適正使用指針．2024年6月18日改定（第6版）．
[https://j-pvad.jp/guidance/]（2025年2月14日閲覧）

6) Thiele H, Zeymer U, Akin I, et al：Extracorporeal Life Support in infarct-related cardiogenic shock. N Engl J Med. 2023；389(14)：1286-97. PMID：37634145

7) Møller JE, Engstrøm T, Jensen LO：Microaxial flow pump or standard care in infarct-related Cardiogenic Shock. N Engl J Med. 2024；390(15)：1382-93. PMID：38587239

8) Ibanez B, James S, Agewall S, et al：2017 ESC Guidelines for the management of acute myocardial infarction in patients presenting with ST-segment elevation：The Task Force for the management of acute myocardial infarction in patients presenting with ST-segment elevation of the European Society of Cardiology（ESC）. Eur Heart J. 2018；39(2)：119-77. PMID：28886621

9) McDonagh TA, Metra M, Adamo M, et al：2021 ESC Guidelines for the diagnosis and treatment of acute and chronic heart failure. Eur Heart J. 2021；42(36)：3599-726. PMID：34447992

10) Cave DM, Gazmuri RJ, Otto CW, et al：Part 7：CPR techniques and devices：2010 American Heart Association Guidelines for Cardiopulmonary Resuscitation and Emergency Cardiovascular Care. Circulation. 2010；122(18 Suppl 3)：S720-8. PMID：20956223

11) Sakamoto T, Morimura N, Nagao K, et al：Extracorporeal cardiopulmonary resuscitation versus conventional cardiopulmonary resuscitation in adults with out-of-hospital cardiac arrest：a prospective observational study. Resuscitation. 2014；85(6)：762-8. PMID：24530251

12) Inoue A, Hifumi T, Sakamoto T, et al：Extracorporeal cardiopulmonary resuscitation in adult patients with out-of-hospital cardiac arrest：a retrospective large cohort multicenter study in Japan. Crit Care. 2022；26(1)：129. PMID：35534870

13) Braunwald E：50th anniversary historical article. Myocardial oxygen consumption：the quest for its determinants and some clinical fallout. J Am Coll Cardiol. 1999；34(5)：1365-8. PMID：10551680

14) Nakata J, Yamamoto T, Saku K, et al：Mechanical circulatory support in cardiogenic shock. J Intensive Care. 2023；11(1)：64. PMID：38115065

15) 日経メディカル開発，編：補助循環用ポンプカテーテル マスターガイド-Impella A to Z．日経メディカル開発，2023，p123．

第3章 CICUでの管理と侵襲的手技

15 CICUにおける臨床工学技士の役割

豊冨達智，鈴木健一

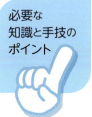

必要な知識と手技のポイント

- 生命維持管理装置は適切に点検され臨床使用されているか。
- 生命維持管理装置の使用中トラブルには，どのようなものがあるのか，原因や対応について知っているか。

はじめに

臨床工学技士とは，臨床工学技士法第一章第二条2に「厚生労働大臣の免許を受けて，臨床工学技士の名称を用いて，医師の指示の下に，生命維持管理装置の操作及び保守点検を行うことを業とする者をいう。」とある[1]。CICUにおける臨床工学技士の役割も同様であり，『臨床工学技士基本業務指針2010』に集中治療領域での業務が示されている（表1）[2]。これらを前提に，臨床工学技士は，他項に述べられている人工呼吸器，腎代替療法（血液浄化療法），補助循環などで使用される多種多様な生命維持管理装置を安全に使用するための管理を行っている。

では，生命維持管理装置を安全に使用するための管理とは何か。装置装着中の機器の動作確認や患者の病態を確認し，治療効果の評価を行い，設定変更や治療方針を検討するのはもちろんのこと，使用開始前に行う日常的な点検，定期的なメーカー点検なども含まれる。また，装置を操作する者への研修の実施も安全に使用するための管理のひとつである。病院の中で医師がこれらすべてを行うには負担が大きいため，これらの点検計画や結果の保管，研修会の計画・実施などは臨床工学技士の役割のひとつである。ただし，生命維持管理装置は機械であるため，適切に点検を行っていても故障や不具合などのトラブルが起こりうることは念頭に置かなければならず，トラブル時の対応については臨床工学技士だけでなく，患者を管理している医師・看護師も知っていなければならない。本項では，CICUにおける臨床工学技士の役割と題して，主に臨床工学技士の視点からで臨床で遭遇しがちな機械的なトラブルや，医師・看護師にも知っていてほしい項目に焦点をあてて記述する。

表1 臨床工学技士基本業務指針2010

A. 治療開始前
1. 使用する生命維持管理装置の保守点検及びその記録
2. 使用する生命維持管理装置(回路等を含む)等及び操作に必要な薬剤及び操作条件(監視条件を含む)の指示書等の確認
3. 使用する生命維持管理装置(回路等を含む)の準備
4. 使用する生命維持管理装置の組立及び回路の洗浄・充填
5. 使用する生命維持管理装置の操作に必要な薬剤・治療材料の準備
6. 使用する生命維持管理装置の始業点検

B. 治療開始から終了まで
1. 生命維持管理装置の操作条件及び監視条件の設定及び変更
2. 生命維持管理装置の機能維持及び治療効果の評価
3. 留置カテーテルからの採血

C. 治療終了後
1. 生命維持管理装置の消毒及び洗浄等

D. 特記事項
1. 医師の決めた生命維持管理装置の操作条件及び薬剤の投与量等に従い,臨床工学技士はこれらの条件等の設定及び変更を行う。こうした指示については操作前に医師から受ける書面等による指示の他,操作中の指示についても,できる限り具体的に受けなければならない。
2. 治療開始前に,生命維持管理装置の操作に必要な薬剤・治療材料及び使用する機器等の操作条件(監視条件を含む)の指示を医師から受けている場合であっても,業務を遂行するに当たり機器等の操作に関して疑義のある点については治療に先立ち,改めて医師の最終確認を受けなければならない。
3. 身体に直接針を穿刺して行う血管からの採血及び血管内への輸血等を,臨床工学技士は行ってはならない。
4. 留置カテーテル採血は医師の具体的な指示を受けなければならない。(動脈ライン等を含む)
5. 集中治療領域で対象となる機器は,人工呼吸器,酸素療法機器,NOガス治療機器,血液浄化装置,補助循環装置(IABP,ECMO,PCPS,VAS等),保育器,除細動器,各種監視装置等の業務で必要性に応じて使用する生命維持管理装置等である。
6. NICU,CCU,HCU,SCU,PICU,救命救急室での業務は集中治療領域での業務に準ずる。

（文献2より改変）

生命維持管理装置のトラブル

人工呼吸器

CICUは心臓疾患に伴う呼吸不全患者や治療のために鎮静下で管理している患者が多く,人工呼吸器を装着している状態が多い。トラブルとしては装置の停止やリークの発生,不適切なアラーム設定などがある。

装置の停止

人工呼吸器が停止し,患者への酸素供給が遮断された場合は迷わずジャクソンリースなどによる用手換気へ切り替えるのが鉄則である。また,少しでも人工呼吸器の動作を疑うようなことがあれば用手換気に切り替え,原因の究明を図るべきである。

【対応】
①患者から人工呼吸器を切り離しジャクソンリースなどによる用手換気を行う。
②ジャクソンリースによる換気が問題なく行えるか確認を行う。
③人工呼吸器をテスト肺で駆動させ動作確認を行う。

このとき，②で問題がなければ人工呼吸器側の不具合を疑い予備の装置に入れ替える。逆に③で問題がなければ患者側の状態悪化や気管チューブの閉塞などが疑われる。また，当院では②③ともに問題がない場合でも予備の装置に入れ替えることが多い。

リークの発生

臨床工学技士が人工呼吸器を管理する中で一番多く対応するトラブルがリークの発生である。ただし，この多くは人工呼吸器回路によるリークではなく，その大半はカフリークである。リークが生じているかについては，人工呼吸器のグラフィックから読み取ることができる。図1はリークがない状態から右に行くにつれてリークが大きくなる画像であり，グラフィックの一番下の換気量を見るとリークが大きくなるにつれて呼気から吸気に移るタイミングで一気に換気量が0まで下がっていることがわかる。また，リーク大の場合にはミストリガーも生じていることがわかる。

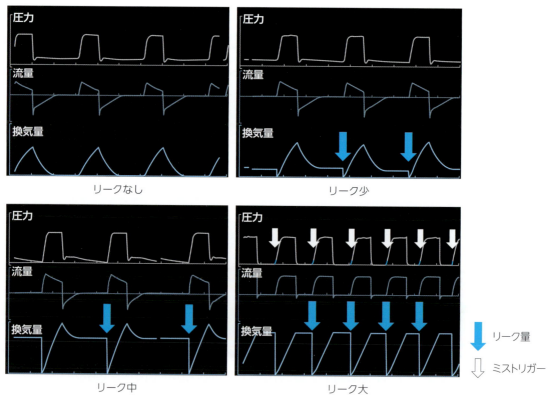

図1 ● 人工呼吸器のリークグラフィック

【対応】

① グラフィックを見て少量のリークであれば，カフリークを疑いカフ圧の確認をする。

② リークが改善しない場合には呼吸器回路を確認し，外れや亀裂の確認をする。人工呼吸器から回路の間のリーク確認をする場合は患者から切り離し，回路のリークチェックを行う。リークがある場合には回路交換もしくは装置交換を行う。

③ 気管切開チューブ・気管チューブのサイズアップを検討する。人工呼吸器のグラフィックは，リーク以外にも痰づまりや肺コンプライアンス変化などの徴候を見ることができる。

不適切なアラーム設定

人工呼吸器で設定できる主なアラームには，分時換気量，気道内圧，換気回数，無呼吸時間がある。すべて重要なアラームではあるが，人工呼吸器の制御方法・モードによって注意して設定しなければいけない項目も変わる。たとえば，従圧式では設定圧が規定されているため，気道内圧より分時換気量にウエイトを置いてアラーム設定する。逆に従量式では一回換気量が規定されているため，分時換気量より気道内圧にウエイトを置いてアラーム設定する。また，spontなどの自発換気モードでは分時換気量も重要だが，換気回数や無呼吸時間の設定がより重要になる。

補助循環装置

機械的補助循環装置（mechanical circulatory support：MCS）は重症心不全に対する治療を行うにあたり患者生命維持において大きな役割を担っており，他の装置と比較して機器トラブル時の患者への影響も大きい。

IABP

大動脈内バルーンポンプ（IABP）は穿刺アプローチにより大腿動脈から経皮的に挿入が可能であり，心臓の拍動に同期して下行大動脈内に留置したバルーンを拡張・収縮させることにより循環補助を行う。トラブルや管理中の注意点については，トリガーの種類・使用用途，カテーテルによる末梢の虚血などがある。

トリガーの種類と注意点

IABPは心臓に同期して拡張・収縮を行うために，心電図トリガーと動脈圧トリガーの2つがある。循環が不安定な患者に対し使用することが多く，自己脈圧が低下すると動脈圧トリガーではトリガー不全となる場合があるため，通常は心電図トリガーで管理することが多い。ただし，手術中など電気メスやその他電気的なノイズが発生する環境下では，心電図にノイズが混入し適切なトリガーが行われないため，動脈圧トリガーを使用する。

バルーンカテーテルによる虚血

バルーンカテーテルによる虚血については，腹部臓器（主に腸管・腎）還流の虚血と下肢血流の虚血が挙げられる。腹部臓器還流の虚血については，挿入前に患者の身長を参考にバルーン容量を決定するが，同容量のバルーンでもメーカーによって長さが異なるため，各施設で使用しているバルーンの特徴を把握しておく必要がある。導入後の評価は乳酸値の上昇やアシドーシスの進行，尿量の減少をもって総合的に判断する。下肢血流については，定期的に脈拍触知や冷感の観察を行い左右差がないか観察する。また，経時的に下肢の組織酸素飽和度（rSO$_2$）を測定し両下肢の左右差を観察することも早期発見に有用である。下肢血流の評価に関しては，後述のIMPELLAやECMOについても同様である。

IMPELLA[3]

IMPELLAは左室内に留置されたポンプカテーテル吸入部より直接血液が脱血され，上行大動脈へ血液を送血することにより循環を補助するカテーテル式の血液ポンプである。トラブルについては，不適切なポンプ位置関連のアラームやサクションアラーム，溶血などがある。これらの多くはカテーテル先端の留置位置が適切でない場合に生じる。

ポンプ位置関連のアラーム

先述したように，IMPELLAの留置位置は左室内に吸入部，上行大動脈内に駆出部が適切である。体動などによりこれが不適切な位置になると，制御装置は「ポンプ位置大動脈内アラーム」や「ポンプ位置心室内アラーム」のアラームを発生させる。IMPELLAの特性上，吸入部と駆出部が同室内にカテーテルがある場合，モーター波形が平坦化したフラットな波形となる。これとAo位置波形を参考に大動脈内か心室内かを判断している。

> 【対応】
> 心エコーもしくは透視下でカテーテル位置調節を行う。

サクションアラーム

留置位置が不適切な場合や吸入部が左室と干渉し，脱血が阻害されると発生するアラームである。吸入部への血栓付着などによっても生じる。サクションアラームの発生時は，目標の補助流量が得られなくなるため，十分な補助循環効果が得られない。また，溶血の原因ともなる。

> 【対応】
> カテーテル先端が深く入りすぎていないか，後壁を向いていないか確認し，位置の調整を行う。循環血液量が不足していないか，右心不全や肺高血圧がないか評価する。当院ではスワンガンツ・サーモダイリューション・カテーテルにて経時的に観察している。

溶血

IMPELLAでは留置位置が適切でないと血液に過剰な陰圧がかかり溶血を生じることがある。溶血の判断材料としては，尿の色や血中のヘモグロビン値の低下などの臨床所見で判断する。

【対応】
溶血か血尿か検査し，溶血が疑われる場合はカテーテル位置の調節を行う。尿量の減少が見られる場合は腎代替療法も検討する。

ECMO

ECMOは遠心ポンプと膜型人工肺からなる閉鎖型回路である。送血する部位によってVV ECMO，VA ECMOと分類されるが，CICUでは循環・呼吸維持を目的としたVA ECMOが必要となる症例が多い。トラブルとしては装置故障，ポンプ不良や人工肺不良による回路交換などがある。また，当院ではトラブル早期発見のため回路内圧の測定を行っている。

装置故障

突然停止した場合は装置故障を疑う。

【対応】
①直ちに送血側を鉗子でクランプする。
②ハンドクランクへ乗せ換え，手回しを開始する。
③装置・遠心ポンプによって異なるが，1,000rpm程度まで回転数を上昇させ回路が逆流しない状態で鉗子をデクランプする。
④元の回転数まで上昇させ状態を維持する。
⑤予備の装置を準備し乗せ換える。

乗せ換えの際も①〜④の順で行う。ハンドクランクへの乗せ換えは日頃から多職種でのトレーニングが重要である。当院では，毎月第2火曜日に医師・看護師向けに，保有する3機種についてハンドクランクへの乗せ換えのトラブルシューティングを行っている。

回路交換

血液ポンプは凝血が流入することで，突然停止や血液流量が低下することがある。人工肺については血栓や長期使用による劣化により酸素化能が低下することがある。これらの場合には，いずれも緊急的に回路交換が必要となる。

表2 ▼ ECMOトラブルによる補助流量と回路内圧の変化

	補助流量	脱血圧	人工肺前圧	送血圧	ガス圧
脱血不良	↓	↓↓	↓	↓	―
人工肺の詰まり	↓	↑	↑↑	↓	―
送血不良	↓	↑	↑↑	↑↑	―
人工肺の血漿リーク	―	―	―	―	↑
ガス供給停止	―	―	―	―	↓

(文献4より作成)

回路内圧の測定

ECMOを安全に管理する上で各所回路内圧の測定は有用であり，当院ではトラブルの早期発見を目的に脱血圧，人工肺前圧，送血圧，ガス圧の測定（表2）[4]を行っている。脱血圧の測定に関しては，脱血不良などで過度な陰圧がかかる可能性があるため閉鎖回路による測定が望ましく，当院では空圧式の装置を使用してモニタリングしている。また，最近では回路内圧モニタリングの重要性から圧センサーがプレコネクトされた回路も多い。

腎代替療法

CICUでの腎代替療法（☞第3章13参照）は，循環動態が不安定な患者が多いことから間欠的な血液透析（HD）ではなくCRRT（持続的腎代替療法）であるCHDF（持続的血液濾過透析）が選択されることが一般的である。トラブルとしては脱血不良や回路内凝固が挙げられる。

脱血不良

脱血不良は血液回路の折れ曲がりによるキンクの場合も起こるが，臨床で経験する多くはバスキュラーアクセスカテーテル（カテーテル）側の問題である。

【対応】

多くの原因はカテーテル先端の先当たりや中折れ，循環血液量の減少が原因で発生することが多いため，これらを解除する必要がある。

カテーテル先端の先当たりについてはカテーテル留置位置の調整で解除できることが多い。

中折れは，患者の血管内でカテーテルが折れ曲がっている状態であるが，大腿静脈からカテーテルを挿入している場合に起こることが多い。特に，ヘッドアップなどで腰が曲がっている場合には中折れしやすいため，この場合にはヘッドアップの角度を緩徐にする。呼吸状態が悪くヘッドアップを解除できない場合には，殿部から腰にかけてクッションを入れ，なるべく腰を伸ばす状態にすることで脱血不良が改善できることがあ

る。循環血液量が減少している場合には除水の停止やボリュームの負荷も検討が必要である。これらの処置をしても脱血が上手くできない場合，送血側での脱血，いわゆる逆接続にて治療を継続することがある。これについては，通常の治療と比べ再循環率が増加するため浄化効率が低下することを考慮しなければいけない。

回路内凝固

CRRTは長時間治療を継続することが前提であるため，通常の透析と比べ回路内凝固による治療中断が多い。またCICUにおいては，このほかに①出血抑制のための過少な抗凝固薬での管理，②播種性血管内凝固症候群（DIC）を併発している症例，③敗血症を併発している症例など，回路内凝固を助長する因子は少なくない。回路内凝固により，回路内の血液を患者へ返血不可になることも少なくなく，この場合には200mL程度の出血になる。

【対応】

回路内凝固の多くはヘモダイアフィルタ後の静脈チャンバーでの凝血が一番多い。この場所での凝血が多い理由としては，①抗凝固薬の投与回路から遠い位置にある，②ヘモダイアフィルタによる抗凝固薬の吸着，③ヘモダイアフィルタでの濾過による血液濃縮などが挙げられる。①，②に対しては，静脈チャンバー直前の回路に追加で抗凝固薬を投与するなどの対応ができる。また，②に対しては吸着能が低いヘモダイアフィルタへ変更することがある。③は濾過流量や除水量の検討が必要である。

おわりに

CICUでは多種多様な生命維持管理装置を使用しており，記述したトラブル以外にも様々なトラブルが生じる。どの施設の臨床工学技士もそれらのトラブルを解決できるよう日々精進しているので，医師・看護師の皆様は，何か助けが必要な時には遠慮せずに頼っていただきたい。

文 献

1) 臨床工学技士法．令和4年6月17日施行．
2) 日本臨床工学技士会 臨床工学合同委員会：臨床工学技士基本業務指針2010．p14．[http://ja-ces.or.jp/wordpress/01jacet/shiryou/pdf/kihongyoumushishin2010n.pdf]（2025年2月14日閲覧）
3) ABIOMED：IMPELLAシステム取扱説明書．
4) Short BL, Williams L, eds：ECMO Specialist training manual 3rd ed. Extracorporeal Life Support Organization, Ann Arbor, MI, USA.

参考文献

• 坂本篤裕，監，竹田晋浩，鈴木健一，編：ME機器 安全使用・管理マニュアル 虎の巻 国家資格取得から臨床現場におけるME機器の使用目的，操作方法，トラブル対処まで．克誠堂出版，2015．

第3章 CICUでの管理と侵襲的手技

16 リハビリテーション
心臓リハビリテーション，呼吸リハビリテーション，理学療法

齊藤 彬

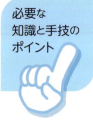

必要な知識と手技のポイント

- 救命救急・集中治療領域のリハビリテーションでは，呼吸管理の診療援助を行いつつ，病態の治療状況に合わせて可及的早期からADLの再獲得を目指していく。
- 集中治療後症候群（PICS）予防，改善に早期リハビリテーションは重要である。
- PICSに包含されるICU-acquired weakness（ICU-AW）は多臓器不全でより重篤になる。
- リハビリテーションの内容には，呼吸機能を改善・医師の診療援助を行う呼吸リハビリテーション（呼吸理学療法），心肺機能に負荷を加える心臓リハビリテーション，筋骨格系の機能を維持，改善する理学療法（物理療法，運動療法）に大きく区別される。

はじめに

　近年の救命救急・集中治療領域のリハビリテーションは，早期離床を含む早期リハビリテーションが標準的に行われている。その背景としては，急性期医療の発展に伴い救命率が向上した結果，集中治療後症候群（post-intensive care syndrome：PICS）が問題視されていることにある。そのため，CICU（cardiovascular intensive care unit）においても早期リハビリテーションは年々増加傾向にあり，リハビリテーションの1日当たりの時間をかけることで，退院日数の短縮や，5年間の全死亡率，心血管イベントの減少につながることが報告されている[1,2]。本項では，日本医科大学CICUのリハビリテーションについて解説する。

PICSとICU-acquired weakness

　PICSとは「ICU患者が，急性重症疾患から回復後，ICU在室・退室後，さらに退院後に持続して生じる身体面，認知面，精神面における機能不全の総称」と定義されている[3]（☞第3章3参照）。それぞれの機能不全の発症率は身体機能障害が25～80%，認知機能障害が30～80%，精神機能障害が8～57%と高率に発症する[3-5]。また，PICSの発症率を入室原因で分けた研究によると，内科疾患は58%，緊急手術は64%，待機的手術は43%であり，ICU滞在期間や入院期間は内科疾患，緊急手術で長い傾向にあった。さらに，内科疾患で入室した患者はICU入室前からフレイルの有病率が高く，退院後も

身体機能障害を有していることが多いと報告されている[6]。日本の心血管疾患患者の特徴としても，フレイルを有している高齢者が増加している[7, 8]。

身体機能障害の原因は，フレイルの他にICU-acquired weakness（ICU-AW）[*1]がある。ICU AWとは，重症疾患に起因するびまん性の筋力低下であり，その原因が明確でないものを指す。特徴は全身性かつ対称的であり，四肢（遠位よりも近位）と呼吸筋に影響を及ぼす[9]。ICUに入室してから1週間で筋肉量が10％以上減少することもあり，単臓器不全よりも多臓器不全でより著明に減少する[10]。ICU-AWのリスク因子は，高齢者，女性，重症度や敗血症，炎症，高血糖，乳酸値の高値，多臓器不全の他に，人工呼吸器装着期間やICU滞在期間，不動など多岐にわたり，これらはPICSのリスク因子でもある[6, 9]。ICU-AWの存在は，死亡率の上昇や人工呼吸器装着期間，ICU滞在期間の延長などが報告され[11]，死亡率や再挿管率の上昇とも関連している[11~13]。ICU-AWの評価には，神経伝導検査，針筋電図検査，筋生検があるが，簡便で侵襲がなく実用性が高い四肢の筋力評価を行うMedical Research Council（MRC）Sum Score[*2]を用いることが多い[14]。MRC Sum Scoreは意思疎通が困難な患者には実施できない点に注意が必要であり，合計60点中48点未満でICU-AWを疑う。

このことからも，PICS予防に早期リハビリテーションは重要であり，その方策は早期リハビリテーションのみならず，各介入要素の頭文字を取ったABCDEFGHバンドル[15]やPADISガイドライン[16]がある（☞第3章3参照）。どちらの方略も「ICU内では，早期から痛みやせん妄を評価，管理し，適切な鎮静薬の選択を行い，人工呼吸器からの離脱を常に検討しながら，早期離床や早期からの運動を行うこと」とされ，包括的な介入が重要視されている。ABCDEFGHバンドルの効果は，生存率や人工呼吸器期間，ICU在室期間，入院期間が短縮され，せん妄や睡眠に好影響があると報告されている[17, 18]。

*1　ICU-AWには重症疾患多発ニューロパチー（critical illness polyneuropathy：CIP），重症疾患ミオパチー（critical illness myopathy：CIM），重症疾患ニューロミオパチー（critical illness neuro-myopathy：CINM），電気生理学的検査でも異常が検出できないmuscle deconditioningがある。

*2　四肢筋力の測定部位は，肩関節外転，肘関節屈曲，手関節背屈，股関節屈曲，膝関節伸展，足関節背屈を徒手筋力検査（manual muscle test：MMT）で評価する。

リハビリテーションの内容

CICUにおけるリハビリテーションの内容には，呼吸不全に対して行う呼吸理学療法（呼吸リハビリテーション），心臓に対して労作負荷を与える離床プロトコール（心臓リハビリテーション），四肢筋力に対して介入する神経筋電気刺激や床上エルゴメーター，筋力トレーニング（理学療法）の3つからなり，病態に合わせて実施するリハビリテーション内容は変わる[19]。患者の病態に合わせて時期を図1[20]のように分類できる。

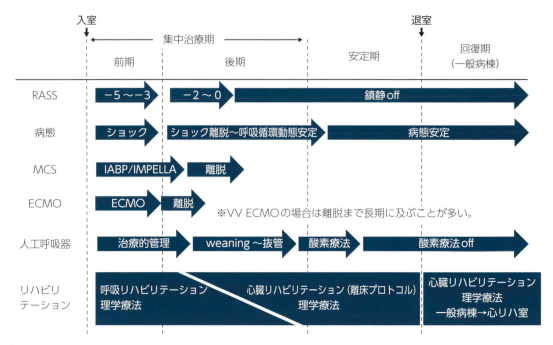

図1 CICUにおける各時期とリハビリテーションの概略
ECMO：体外膜型人工肺，IABP：大動脈バルーンポンプ，MCS：機械的循環補助　　　　　　　　（文献20より改変）

集中治療前期

病態が不安定であり，補助循環や人工呼吸器管理，循環作動薬の投与，持続的血液濾過透析が施行されていることが多い．そのため，心臓リハビリテーションの適応はなく，呼吸リハビリテーションが主体であり，付加的に理学療法を実施する．

呼吸リハビリテーション

呼吸リハビリテーションの目的は，全体または局所的な換気と肺コンプライアンスを改善，気道抵抗と呼吸仕事量を減らし，気道分泌物を取り除くことで酸素化や換気に寄与する肺胞を増大することにある[21]．これらの他に，人工呼吸器関連肺炎（ventilator associated pneumonia：VAP）や無気肺，人工呼吸器惹起性横隔膜障害（ventilator-induced diaphragmatic dysfunction：VIDD）を予防し，早期に人工呼吸器から離脱できるように援助することも含まれる．

呼吸リハビリテーションの内容は，体位変換・ポジショニングの計画や実施，徒手的な呼吸・咳嗽介助法や呼気終末陽圧（positive endexpiratory pressure：PEEP）バルブを用いた各呼気陽圧呼吸法，徒手的肺膨張法（manual hyperinflation：MH），機械的排痰補助，気管吸引，早期離床など多岐にわたる．また，人工呼吸器の一時的な設定変更などを活用して，肺機能の維持・改善を図ることも広義で呼吸リハビリテーションに位置づけられる[22]．

肺の評価には，呼吸音などのフィジカルアセスメントの他に画像検査がある。しかし，画像検査は日内変動を捉えるには十分でなく，加えて肺エコーを行うことで，無気肺や肺水腫，胸水の鑑別やその程度が把握できる。これらの評価をもとに，医師が行う治療方針決定のための援助や有効な体位管理の計画へつなげることができる。肺エコーを用いた無気肺や肺水腫，胸水，気胸の診断精度を胸部X線，胸部CTと比較した研究では，感度，特異度ともに胸部X線よりも優れるとの報告もある[23]。肺エコーの詳細は他項（☞第2章5参照）を参照頂きたいが，診断以外にも肺のモニタリングツールとして活用することができる（図2）。痰の影響によって酸素化障害をきたしている場合は，体位ドレナージなどを施行し，加えて加温加湿器の導入や去痰薬の追加を医師へ提案する。また，無気肺が認められる場合は，呼吸音や肺エコー所見などをもとに無気肺の種類を鑑別し，体位管理の計画を立て，看護師と共有することで無気肺の改善に努める（図3A）。

理学療法

深鎮静管理のため，拘縮予防を目的とした関節可動域練習や他動的床上エルゴメーター，神経筋電気刺激を実施する。『重症患者リハビリテーション診療ガイドライン2023』[24]では，床上エルゴメーター，神経筋電気刺激の実施は弱く推奨されているが，強度や継続期間などに関しては結論が出ていない。

集中治療後期

病態が安定して人工呼吸器からのウィーニング，抜管を検討する時期であり，呼吸リハビリテーションの割合が減少し，心臓リハビリテーションや理学療法が主体になる。この時期では自発覚醒トライアル（spontaneous awakening trial：SAT）や自発呼吸トライアル（spontaneous breathing trial：SBT）が実施される。

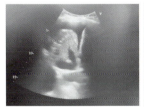 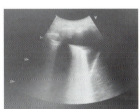 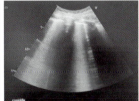 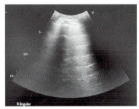

| consolidation (tissue-like sign) | multiple B-lines | B-line | A-line |

増悪 ← 含気低下に伴う異常所見から正常所見までの経過 → 改善 or 過膨張

症状進行に伴うB-lineと肺内水分量
- B-line 3本以上：間質に水分が多くなり肺虚脱のごく初期
- multiple B-lines：間質〜肺胞にさらに多くの水分が貯留しconsolidationの一歩手前（すりガラス影）
- consolidation：最終的に肺胞が水浸しになり含気が失われた状態

図2 ● 肺エコーを用いたモニタリング

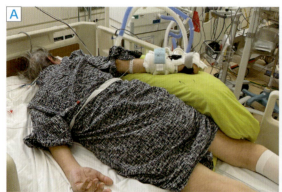
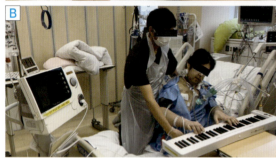
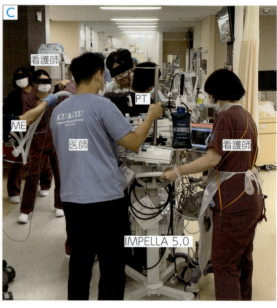

図3 リハビリテーションの実際
A 無気肺改善や体位ドレナージを目的とした体位管理(前傾側臥位)
B IMPELLA 5.0，人工呼吸器患者に対するベッド上端坐位に合わせて認知刺激入力，巧緻機能練習〔医師1名，看護師1名，理学療法士(PT)2名で実施〕
C 多職種連携によるIMPELLA 5.0，人工呼吸器患者に対する歩行練習〔医師1名，看護師4名(外回りを含む)，PT1名，臨床工学技士(ME)1名で実施〕

呼吸リハビリテーション

　集中治療前期からの呼吸リハビリテーション評価，介入を継続しつつ，ウィーニング中は過剰な吸気努力により自発呼吸誘発性肺傷害(patient self-inflicted lung injury：P-SILI)やVIDDを呈することがあるため，吸気努力や呼吸仕事量，人工呼吸器との非同調の評価を行い医師と共有する。SBT実施中は，再挿管危険因子(呼吸予備能や咳嗽力，咳嗽反射の有無など)の評価を行う。各因子の指標とカットオフ値は，呼吸数を一回換気量で除したRapid Shallow Breathing Index(RSBI)が100〜105回/min/L[25, 26]，最大吸気位から最大努力した呼気量をもとに肺活量を測定し体重(Bw)で除したVC/Bwが12.3mL/kg[27]，最大吸気圧(maximal inspiratory pressure：MIP)は−20〜−30cmH$_2$Oよりも強い陰圧を発生させられると呼吸筋疲労のリスクが低下する[28]。咳嗽力の評価には咳嗽時最大呼気流量(cough peak expiratory flow：CPEF)があり，60L/分以上の場合に抜管後の自己排痰能力があると判断する[29]。抜管後は，血液ガス検査による酸素化，換気などの生理学的所見に加えて，呼吸パターンの異常，呼吸筋疲労，自己喀痰，肺水腫増加の有無などをフィジカルアセスメントや肺エコーの評価結果を医師と共有し，酸素デバイス変更の提案や必要があれば排痰援助も行う。

心臓リハビリテーション

　離床の開始基準[24]を満たしていれば，人工呼吸器装着中から離床プロトコールを開始し安静臥床期間は最小限にとどめる。日本医科大学CICUの離床プロトコールの内容は，ギャッジアップ坐位→ベッド上端坐位→立位→車椅子→50m歩行（トイレ歩行許可）→100m歩行→200m歩行としている。虚血性心疾患の場合は，離床プロトコール前後にベッドサイドにて12誘導心電図検査を施行している。労作負荷後，循環動態や心電図に変化がなければ1日1段階ずつ労作負荷を増大していく。経口挿管による人工呼吸器管理中は，車椅子までが労作負荷の最高レベルになることが多い。離床プロトコールは毎日のカンファレンス，病棟ラウンドの際に多職種で協議し決定している。

理学療法

　SATに合わせてせん妄やICU-AWの評価を実施する。せん妄は，ICU滞在期間や入院期間を延長し，死亡率の上昇をまねく[30]ため，せん妄予防に努めることはきわめて重要となる。せん妄の評価には，Confusion Assessment Method for the Intensive Care Unit（CAM-ICU）やIntensive Care Delirium Screening Checklist（ICDSC）がある。せん妄予防には，早期離床や認知刺激入力，せん妄を誘発する危険性のある薬剤を避ける，日中は眼鏡や補聴器を付ける，昼夜リズムを作るなど多岐にわたるため多職種連携が重要である。ICU-AWに対しては，心臓リハビリテーションに併用して自動運動主体の筋力トレーニングや床上エルゴメーターなどを行う。

安定期

　CICUからの退室を検討する時期であり，集中治療後期から継続して心臓リハビリテーション，理学療法を行う。また，病態管理や服薬，栄養指導など包括的な心臓リハビリテーションの開始を検討する。CICUから退室する際は，離床プロトコールの進行状況や問題点などを多職種で共有し，一般病棟へ申し送りを行う。必要があればCICU退室前に一般病棟と多職種合同カンファレンスを行い，現在の問題点や方針を共有する。

補助循環法や人工呼吸器からの離脱困難症例

　長期IMPELLA症例の場合，IMPELLA 5.0で管理になることが多く，離床プロトコールや理学療法を進めていくためにも腋窩動脈アプローチが望ましい。腋窩動脈アプローチの場合，デバイス関連の姿勢制限がなくなるため，循環動態に留意しつつ床上エルゴメーターや離床プロトコールを実施することができる。長期の人工呼吸器使用症例では，呼吸リハビリテーションよりも心臓リハビリテーションや理学療法が中心になることが多く，ICU-AWの改善やせん妄予防・改善を図るために，多職種連携し歩行まで心臓リハビリテーションを進めていく（図3B，C）。その際には，マンパワーを確保し，実施前にブリーフィングを行い役割や中止基準を多職種で共用することがきわめて重要である。

おわりに

　人工呼吸器患者では，肺コンプライアンスやメカニカルパワー，非同調，換気に携わる肺領域などを評価し，医師と共有することで人工呼吸器管理の支援を行うことも集中治療期に携わる理学療法士（PT）の役割のひとつである[20]。その理由は，呼吸に起因する多臓器不全を予防し，可及的に心臓リハビリテーションや理学療法へ移行するためである。包括的な視点で多職種連携を行い，各時期に合わせたリハビリテーションを展開していく必要がある。

文献

1) Hamazaki N, Kamiya K, Nozaki K, et al：Trends and outcomes of early rehabilitation in the intensive care unit for patients with cardiovascular disease：A cohort study with propensity score-matched analysis. Heart Lung Circ. 2023；32(10)：1240-49. PMID: 37634967

2) Johnson JK, Lohse B, Bento HA, et al：Improving outcomes for critically ill cardiovascular patients through increased physical therapy staffing. Arch Phys Med Rehabil. 2019；100(2)：270-77. e1 PMID: 30172645

3) Needham DM, Davidson J, Cohen H, et al：Improving long-term outcomes after discharge from intensive care unit：report from a stakeholders' conference. Crit Care Med. 2012；40(2)：502-9. PMID: 21946660

4) Colbenson GA, Johnson A, Wilson ME：Post-intensive care syndrome：impact, prevention, and management. Breathe(Sheff). 2019；15(2)：98-101. PMID: 31191717

5) Rabiee A, Nikayin S, Hashem MD, et al：Depressive symptoms after critical illness：A systematic review and meta-analysis. Crit Care Med. 2016；44(9)：1744-53. PMID: 27153046

6) Geense WW, Zegers M, Peters MAA, et al：New physical, mental, and cognitive problems 1 year after ICU admission：A prospective multicenter study. Am J Respir Crit Care Med. 2021；203(12)：1512-21. PMID: 33526001

7) 日本循環器学会／日本心臓リハビリテーション学会：2021年改訂版 心血管疾患におけるリハビリテーションに関するガイドライン．
[https://www.jacr.jp/cms/wp-content/uploads/2015/04/JCS2021_Makita2.pdf]（2025年2月14日閲覧）

8) Matsue Y, Kamiya K, Saito H, et al：Prevalence and prognostic impact of the coexistence of multiple frailty domains in elderly patients with heart failure：the FRAGILE-HF cohort study. Eur J Heart Fail. 2020；22(11)：2112-19. PMID: 32500539

9) Vanhorebeek I, Latronico N, Van den Berghe G：ICU-acquired weakness. Intensive Care Med. 2020；46(4)：637-53. PMID: 32076765

10) Puthucheary ZA, Rawal J, McPhail M, et al：Acute skeletal muscle wasting in critical illness. JAMA. 2013；310(15)：1591-600. PMID: 24108501

11) Ali NA, O'Brien JM Jr, Hoffmann SP, et al：Acquired weakness, handgrip strength, and mortality in critically ill patients. Am J Respir Crit Care Med. 2008；178(3)：261-8. PMID: 18511703

12) Sharshar T, Bastuji-Garin S, Stevens RD, et al：Presence and severity of intensive care unit-acquired paresis at time of awakening are associated with increased intensive care unit and hospital mortality. Crit Care Med. 2009；37(12)：3047-53. PMID: 19770751

13) Jeong BH, Nam J, Ko MG, et al：Impact of limb weakness on extubation failure after planned extubation in medical patients. Respirology. 2018. Online ahead of print. PMID: 29641839

14) Stevens RD, Marshall SA, Cornblath DR, et al：A framework for diagnosing and classifying intensive care unit-acquired weakness. Crit Care Med. 2009；37(10 Suppl)：S299-308. PMID: 20046114

15) Inoue S, Hatakeyama J, Kondo Y, et al：Post-intensive care syndrome：its pathophysiology, prevention, and future directions. Acute Med Surg. 2019；6(3)：233-46. PMID: 31304024

16) Devlin JW, Skrobik Y, Gélinas C, et al：Clinical practice guidelines for the prevention and management of pain, agitation/sedation, delirium, immobility, and sleep disruption in adult patients in the ICU. Crit Care Med. 2018；46(9)：e825-73 . PMID: 30113379

17) Pun BT, Balas MC, Barnes-Daly MA, et al：Caring for critically ill patients with the ABCDEF bundle：results of the ICU liberation collaborative in over 15,000 adults. Crit Care Med. 2019；47(1)：3-14. PMID：30339549

18) Moraes FS, Marengo LL, Moura MDG, et al：ABCDE and ABCDEF care bundles：A systematic review of the implementation process in intensive care units. Medicine(Baltimore). 2022；101(25)：e29499. PMID：35758388

19) 齊藤　彬，山本　剛．ICUにおける心臓リハビリテーション．循環器内科．2023，93(4)．434-40.

20) 齊藤　彬，髙橋哲也，藤原俊之：高度救命救急センターにおけるリハビリテーション．順天堂保健医療学誌．2024；5(1)：33-9.

21) Gosselink R, Bott J, Johnson M, et al：Physiotherapy for adult patients with critical illness：recommendations of the European Respiratory Society and European Society of Intensive Care Medicine Task Force on Physiotherapy for Critically Ill Patients. Intensive Care Med. 2008；34(7)：1188-99. PMID：18283429

22) 日本集中治療医学会早期リハビリテーション検討委員会：集中治療における早期リハビリテーション～根拠に基づくエキスパートコンセンサス～．日集中医誌．2017；24(2)：255-303.

23) Danish M, Agarwal A, Goyal P, et al：Diagnostic performance of 6-point lung ultrasound in ICU patients：A comparison with chest X-ray and CT Thorax. Turk J Anaesthesiol Reanim. 2019；47(4)：307-19. PMID：31380512

24) 日本集中治療医学会集中治療早期リハビリテーション委員会：重症患者リハビリテーション診療ガイドライン2023．日集中医誌．2023；30(Suppl 2)：S905-72.

25) MacIntyre NR, Cook DJ, Ely EW Jr, et al：Evidence-based guidelines for weaning and discontinuing ventilatory support：a collective task force facilitated by the American College of Chest Physicians；the American Association for Respiratory Care；and the American College of Critical Care Medicine. Chest. 2001；120(6 Suppl)：375S-95S. PMID：11742959

26) 日本集中治療医学会，日本呼吸療法学会，日本クリティカルケア看護学会：人工呼吸器離脱に関する3学会合同プロトコル．

各学会のウェブサイトで閲覧できる．

27) 横山仁志，渡邉陽介，武市梨絵，他：人工呼吸器患者の抜管時における肺活量評価の有用性．『呼吸』eレポート．2019；3(1)：26-32.

28) 横山仁志，渡邉陽介：第Ⅲ章　呼吸器疾患—急性呼吸不全．聖マリアンナ医科大学病院リハビリテーション部，編：疾患別リハビリテーションリスク管理マニュアル．ヒューマン・プレス，2018；234-83.

29) 渡邉陽介，横山仁志，武市梨絵，他：人工呼吸器管理患者におけるcough peak expiratory flowを用いた抜管後排痰能力の予測．人工呼吸．2014；31(2)：180-6.

30) Ely EW, Shintani A, Truman B, et al：Delirium as a predictor of mortality in mechanically ventilated patients in the intensive care unit. JAMA. 2004；291(14)：1753-62. PMID：15082703

第3章　CICUでの管理と侵襲的手技

17　周術期管理

間瀬大司

> **必要な知識と手技のポイント**
>
> ▶ 心臓血管外科手術の術後管理では，まず止血完了を得ることが最優先である。
>
> ▶ 補助循環装置を使用する場合は適切な管理を行うとともに，補助循環に起因する合併症には迅速に対応する。
>
> ▶ 胸骨正中切開術後の致死性不整脈や心停止に対しては通常の心肺蘇生（CPR）手順と異なることに留意する。
>
> ▶ あらゆる不測の事態に対しても迅速かつ適正に対応できる医療チームが必要である。
>
> ▶ 多職種による医療チームで全身管理を行い，術後早期回復と社会復帰を目指す。

はじめに

　心臓血管外科手術後は循環管理のみにとどまらず，包括的な全身管理を必要とする。循環器診療を専門とする医師，集中治療を専門とする医師のみならず，看護師，薬剤師，理学療法士，管理栄養士などにより構成される多職種の医療チームで患者の術後早期回復と社会復帰を目指すことが重要である（☞第1章3参照）。

神経

　心臓血管外科手術を受ける患者は高齢者が多く，しばしば術前合併症として脳血管障害や認知機能障害を有しているが，周術期に発症すると入院期間を延長させるとともに死亡リスクを上昇させる[1]。また，緊急手術の場合は術前に心停止あるいは心原性ショックを呈していた症例もしばしば経験する。体外循環の使用は脳血管障害発症のリスクとなるため，脳波と組織酸素飽和度のモニタリング，頻回の神経系評価を行い，術後の覚醒遅延，意識障害の遷延，痙攣発作，麻痺などの神経症状を認めた場合には速やかにCTなど画像精査を行う。一般的に脳梗塞の急性期診断にはMRIが有用であるが，心臓血管外科手術後の患者は補助循環装置や人工呼吸器やシリンジポンプや金属を含んだデバイス（ペーシングワイヤー）が装着されており，検査中の生体情報モニタリングも十分でないため，推奨されない。胸腹部大動脈術後では脊髄虚血による対麻痺発生にも留意する。

鎮痛・鎮静

　人工呼吸管理中はデクスメデトミジンおよび麻薬性鎮痛薬（フェンタニル，レミフェンタニル）で管理する。デクスメデトミジンは挿管下の人工呼吸管理あるいは非侵襲的陽圧換気（NPPV）中の鎮痛・鎮静として使用可能で，患者応答が可能で協力的な鎮静を得ることができる点でも，覚醒を維持するという近年のICUでの鎮痛・鎮静方法に最適の薬剤である[2]。プロポフォールの長期使用は行わず，また術後せん妄のリスクを高めないためにもベンゾジアゼピン系鎮静薬の使用は控える。レミフェンタニルは，ICUにおいては成人の挿管患者でのみ使用可能である。抜管後も創部やドレーン刺入部の疼痛に対して適切に疼痛管理を行わなければ早期離床の妨げとなり，術後せん妄を増悪させる可能性があるため，術後疼痛に対しても積極的に疼痛管理を行う（☞第3章3参照）。

呼吸器

　心臓血管外科術後では挿管下の人工呼吸管理が主となるが，人工呼吸器関連肺炎（VAP）の発症を回避する管理を行いながら，早期の人工呼吸器離脱を目標とする。抜管後の呼吸療法としてNPPVやネーザルハイフローなども近年頻用され，早期抜管を可能にしている。一方で，再挿管はICU滞在期間の延長や死亡率を上昇させるリスクとなるため，人工呼吸器の適切なウィーニングと自発呼吸トライアルなど抜管前のリスク評価を行うことが重要である[3]（☞第3章7参照）。一酸化窒素吸入療法は，新生児の肺高血圧を伴う低酸素性呼吸不全の改善，心臓手術の周術期における肺高血圧の改善にのみ適応がある。適応を遵守し，投与中は循環動態のモニタリングと動脈血ガス分析検査を頻回に行い，メトヘモグロビン血症に注意する。

循環

　厳格な循環動態のモニタリングを必須とし（☞第3章6参照），機械的循環補助（MCS）などの生命維持装置の正常駆動と合併症への速やかな対応が不可欠である（☞第3章15参照）。心臓血管外科手術後は血圧低下，心房細動など上室性の頻脈性不整脈，心室性の致死性不整脈などをしばしば経験するため，それらへの対処と原因検索を速やかに行える能力を持つことが必要である。体外循環装置を使用している場合，大腿動脈からの送血時は下肢末梢側の虚血進行に十分留意し，末梢側へ部分送血を行うことも考慮される。コンパートメント症候群発症時は減張切開を行うことも考慮する。

胸骨正中切開後の心停止への対応

　心臓血管外科手術後早期の胸骨圧迫は，冠動脈グラフト損傷，大動脈損傷，置換弁損傷のリスクがあり，一般的な心肺蘇生（CPR）を適用することができない。EACTSガイ

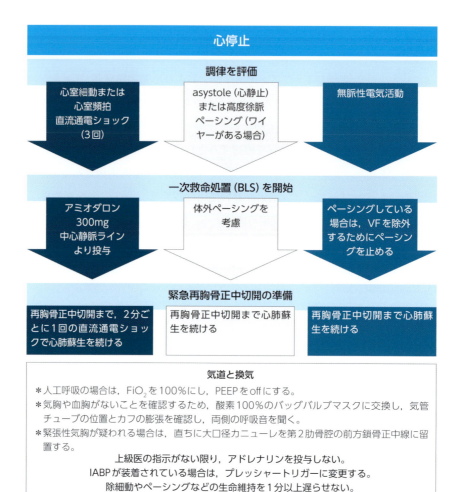

図1 心臓手術後に心停止した患者の蘇生に関するEACTSガイドライン
(文献4より引用)

ドラインに基づき，心停止を発見した場合は直ちに胸骨圧迫は開始せず，心臓血管外科医師のコールと再開胸またはECPR（体外循環式心肺蘇生法）の準備をするとともに，心室細動または心室頻拍には除細動を，徐脈や心静止にはペーシングを優先する（図1）[4]。心臓血管外科手術後の心停止に対する蘇生手順は各施設でプロトコールとして医療チーム内で共有し，シミュレーショントレーニングを定期的に実施する。緊急蘇生時でも円滑な対応が可能となるよう，十分な備えが必要である。

消化器

消化器外科手術後と異なり，心臓血管外科手術後は多くが術後も消化管機能が保持されていると考えて差し支えない。高侵襲の手術後は筋蛋白異化が亢進し，術後回復を遅延させる原因となるため，術後早期の栄養介入が望ましい。術後回復の程度，理学療法の強

度に応じて必要なエネルギー量，タンパク量などを理学療法士や管理栄養士と評価するとともに，周術期の血糖管理にも留意する。頻度は稀であるものの，心臓血管外科手術後，透析患者で発症が多いとされる非閉塞性腸間膜虚血症（NOMI）は，しばしば診断確定が難しく，発症した場合には多くが救命困難であることが知られている（☞第9章6参照）。血清乳酸値や逸脱酵素の上昇や代謝性アシドーシスの進行，腹痛など腹部所見で疑った時には速やかに造影CTあるいは血管撮影検査を行う。

腎泌尿器

心臓血管外科手術後の休液管理の一環として利尿薬の使用はほぼ必須となる。ループ利尿薬やナトリウム利尿ペプチド製剤のほかバソプレシン受容体拮抗薬も使用可能である。術後の急性腎障害や慢性腎臓病患者に対して腎代替療法が実施されるが，循環動態が不安定な術後急性期は持続腎代替療法を選択し，その後循環動態が安定したタイミングで間欠的腎代替療法へと移行する（☞第3章13参照）。

血液凝固

心臓血管外科手術後はまず止血を得ることが最優先である。出血による止血凝固障害に対して濃厚血小板や新鮮凍結血漿などの血液製剤が使用されるが，輸血に関連する有害事象の存在も忘れてはならない（☞第9章1参照）。術後出血を観察する上でドレーン管理は不可欠である。排液量や性状変化の観察はもちろんのこと，血液製剤の使用量，血液検査データ推移，循環動態を包括的に評価して術後出血を遷延させないことが肝要である。周術期の抗凝固療法としてヘパリンが頻用されるが，術後出血を遷延あるいは再燃させうるため，特にECMOやIMPELLAといった体外循環装置の使用中は頻回にAPTT，AT Ⅲ活性をチェックして厳格に投与量を調整する。

感染症

術後感染症はICU滞在期間を延長させ，死亡率を上昇させる。手術創感染（surgical site infection：SSI）の予防が要となるが，抗菌薬は適正に選択し，適正な投与期間の使用を心がける。また，人工呼吸器関連肺炎（VAP），カテーテル関連血流感染症（CRBSI），尿路感染症の発症を予防するとともに，医療者は手指衛生含めて感染対策を徹底する（☞第9章4参照）。心原性ショックや心停止といった緊急事態で体外循環装置を装着した場合は，十分な清潔野で実施できていなかった可能性も考え，厳重に感染監視を行う。厚生労働省による感染症対策事業として，SSIのほかICU内での上記3つの感染症についてもサーベイランスが実施されている[5]。ベンチマーキングの施設間比較により自施設の問題点や課題が明瞭となる。

終末期への対応

　集中治療室で治療することの目的は，患者の救命と社会復帰を目指すことである。しかしながら，現代の医療水準でも救命が困難とされる病態に遭遇することも少なくない。近年，救急集中治療領域においても終末期の概念が関連学会から提言されている[6]。集中治療を要する患者は自身で意思決定できない状態にあるため，家族との協議が不可欠となる。しかしながら，残される家族にとっての最善ではなく，患者本人の尊厳を最大限に尊重し，患者本人にとっての最善の医療は何か，残される家族とともに考えることが医療者として求められる。

文献

1) Selnes OA, Gottesman RF, Grega MA, et al：Cognitive and neurologic outcomes after coronary-artery bypass surgery. N Engl J Med. 2012；366(3)：250-7. PMID：22256807

2) Girard TD, Kress JP, Fuchs BD, et al：Efficacy and safety of a paired sedation and ventilator weaning protocol for mechanically ventilated patients in intensive care (Awakening and Breathing Controlled trial)：a randomised controlled trial. Lancet. 2008；371(9607)：126-34. PMID：18191684

3) 日本集中治療医学会，日本呼吸療法医学会，日本クリティカルケア看護学会：人工呼吸器離脱に関する3学会合同プロトコル．
各学会のウェブサイトで閲覧できる．

4) Society of Thoracic Surgeons Task Force on Resuscitation After Cardiac Surgery Collaborators：The Society of Thoracic Surgeons Expert Consensus for the Resuscitation of Patients Who Arrest After Cardiac Surgery. Ann Thorac Surg. 2017；103(3)：1005-20. PMID：28122680

5) 厚生労働省院内感染対策サーベイランス事業．
[https://janis.mhlw.go.jp/](2025年2月14日閲覧)

6) 日本集中治療医学会，日本救急医学会，日本循環器医学会：救急・集中治療における終末期医療に関するガイドライン～3学会からの提言～．
各学会のウェブサイトで閲覧できる．

第**4**章

プレホスピタルケアおよび救急外来

第4章 プレホスピタルケアおよび救急外来

1 院外心停止

濱口拓郎

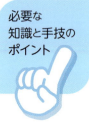

必要な知識と手技のポイント

- 脳蘇生を達成するために質の高いcardiopulmonary resuscitation（CPR）とその有効性を評価するCPRモニタリングが重要である。
- 心肺蘇生に並行して介入可能な可逆的心停止原因を同定し対応する。
- extracorporeal cardiopulmonary resuscitation（ECPR）の適応を把握する。
- targeted temperature management（TTM）の適応と対象患者を推定する。
- high quality TTMを完遂する。

はじめに

院外心停止は年間14万人もの救急搬送件数があり、高齢化社会の影響もあり年々増加傾向である。目撃のある心原性心停止の生存率は10.3％、社会復帰率は6.6％であるが、過去十年にわたる生存率、社会復帰率は上昇しておらず多くの課題を残している[1]。

院外心停止の蘇生率向上には「救命の連鎖」が重要であり、病院外での重みは大きく、市民バイスタンダーや救命士の病院前活動の質が高いことは患者の蘇生率に直結する[2,3]。病院内での蘇生もまた救命には必須であり、初期対応やreturn of spontaneous circulation（ROSC）後の集中治療が患者予後に影響する。本項では院外心停止の初期対応と自己心拍再開後の集中治療管理について述べる。

質の高い救命処置

院外心停止患者の初期対応は病院前でAdvanced Life Support（ALS）が未確立であれば、Basic Life Support（BLS）を引き継ぎながらALSの確立を行う。BLS、ALSにおいては心肺蘇生を行うチームが患者の蘇生に対して最大限の効果を発揮できるようにアルゴリズムを用いた共通認識のもとで行うことが効果的である。日本蘇生協議会（JRC）の『JRC蘇生ガイドライン2020』におけるBLS、ALSアルゴリズムを参考にされたい[4]。

質の高いCPRとBLS、ALSは院外心停止患者の救命に必須である。CPRは脳蘇生や全身への酸素循環を維持するためには重要な因子であり[5,6]、JRCガイドラインでの推奨は下記の通りである。

良質なCPRの要件

　胸骨下半分を圧迫する，圧迫深度は約5cm，胸骨圧迫は100〜120回/minのテンポ，圧迫解除時の完全なrecoil，人工呼吸や除細動実施時の胸骨圧迫中断時間は10秒以内にする，バッグバルブマスク換気において胸骨圧迫人工呼吸器比30：2，高度な人工呼吸器管理下では一回換気量500〜600mLを8〜12回/min，CPR中の胸骨圧迫時間である胸骨圧迫比（CFF）60%以上に保つ[4]。

　しかしながら脳虚血を防ぐための脳循環血液量は正常値の40〜50%が必要とされており[7]，実際CPRによって脳循環，全身循環が維持されているかを蘇生中に評価することが注目されている。心肺蘇生中のモニタリングデバイスには，$EtCO_2$や観血的圧モニタリング，脳局所酸素飽和度（脳rSO_2）などがある。

CPRモニタリング（表1）[8]

　$EtCO_2$は呼気中のCO_2濃度が肺循環血液量と相関することから心拍出量と相関関係にあることを利用した指標であり，CPR中の$EtCO_2$上昇は脳循環や冠動脈血流と相関する[9, 10]。また気管挿管を実施する際に$EtCO_2$モニターは，片肺挿管の検出は聴診に頼らざるを得ないが，高い確率で気管挿管の同定が可能となる[9]。

　観血的圧モニタリングは，動脈や右房圧へのアクセスが必要であるが直接的にCPRによる循環評価が行える点で有用である。CPRにおける胸骨圧迫は圧迫により胸腔内と心腔内が圧迫され臓器循環を維持するための収縮期血圧を生み出す。またrecoil時に胸郭の再拡張により静脈還流が発生し冠動脈圧（拡張期血圧−右房圧）を維持しており[11, 12]，冠動脈圧の評価はROSCの予測指標である。

表1 ● CPRモニタリングの種類と目標値

モニタリング項目	特徴	目標値
冠動脈圧モニタリング	心筋血流を反映 侵襲的モニタリング 観血的動脈圧モニタリングとRAPモニタリングが必要	CPP>20mmHg
拡張期血圧モニタリング	心筋血流を間接的に反映 侵襲的モニタリング 観血的動脈圧モニタリングとRAPモニタリングが必要	DBP≧25mmHg
呼気CO_2濃度	心拍出量を間接的に反映 気管挿管下でモニタリング 窒息，背景肺，人工呼吸換気，カテコラミンに影響を受ける	$EtCO_2$≧10〜20mmHg ROSC時に10mmHgの上昇あり
脳rSO_2	脳酸素循環を間接的に反映 非侵襲的 機種ごとに適切な基準値が異なる	rSO_2>40〜50%

（文献8より引用）

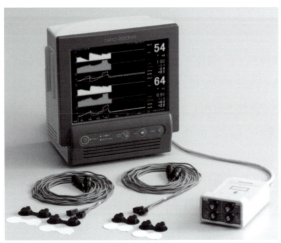
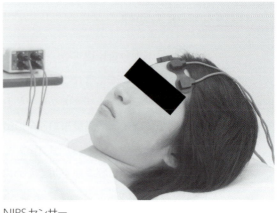
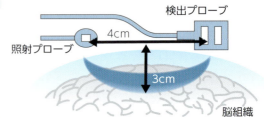

図1 ○ NIRSモニターとNIRSセンサー
（日本医科大学付属病院 鹿野 恒先生よりご提供）

脳rSO$_2$は，近赤外線分後法（near-infrared spectroscopy：NIRS）と呼ばれる近赤外線光を用いて，脳組織酸素飽和度を測定し，脳循環を間接的に評価している[7]（図1）。CPR中の脳rSO$_2$の上昇は有効なCPRの結果として評価され，脳rSO$_2$ 65％以上[7]ではROSCと関連している。また来院時脳rSO$_2$ 42％以上は神経学的予後良好と関連を示し，一方で蘇生治療にもかかわらず25％未満と低値なことは予後不良所見である[13, 14]。

除細動の質を高める

shock波形はALS確立に先駆けて2～3回の除細動を優先することが推奨される[15]。除細動を行う際，胸骨圧迫中断が長いことは除細動成功率を下げるため，胸骨圧迫の中断時間は10秒以内が目標である[16]。さらに除細動前後における良質な胸骨圧迫の維持（EtCO$_2$＞45mmHg）は除細動成功率を高める[17, 18]。しかし難治性VF/VTにおいてはALS未確立であることは，除細動成功率の低下や患者予後悪化につながる可能性がある[19]。心停止患者へのアドレナリン投与の効果は時間依存性であり，心停止直後であるほど脳灌流圧や冠動脈圧は上昇し，除細動の効果を高める[20]。病院前においては少なすぎる現場滞在時間（8分以下）は現場での蘇生治療の機会を逸し，胸骨圧迫の質を低下させる可能性がある[21]。除細動の成功率を高め，院外心停止患者の予後改善のためには，適切な現場滞在時間（8～16分程度）[21~23]を確保し，適切なタイミングのALS確立，有効なCPRの維持，さらに無駄のない除細動を行うことが救命への鍵である。

除細動の成功率を上げる手段として除細動パッドの貼付位置も工夫がある。通常，除

表2 ▼ 除細動パッド貼付位置とその臨床効果の比較

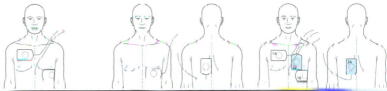

	standard defibrillation	vector change defibrillation	double sequential external defibrillation
生存退院 (%)	13.3	21.7	30.4
除細動成功 (%)	67.6	79.9	84.0
ROSC (%)	26.5	35.4	46.4
神経学的予後良好 (%)	11.2	16.2	27.4

(文献27より引用)

細動パッドは右前胸部と左側胸部(standard defibrillation：SD)に貼られ使用される。しかし，SDに対して左前胸部と左胸背部(vector change defibrillation：VCD)に貼付する手法もある[24]。また除細動パッドを2組用意する必要があるがSDとVCDの双方の位置に除細動パッドを貼付し，SD→VCDの順番で0.75～1秒の間をあけて[25]連続で除細動を行う(double sequential external defibrillation：DESD)といった手法がある[26]。治療抵抗性のVF/pulseless VT (3回以上の除細動でもなお除細動されないVF/pulseless VT) に対してこれら3つの除細動手法を比較するとDSEDで予後良好を獲得している(表2)[27]。実臨床において，DSEDは2つの除細動器が必要であることや，VCDとDSEDはパッド貼付の際に胸骨圧迫が中断されることで良質な蘇生治療に対して業務が煩雑となるため一概に取り入れるべきとは断定できず，また日本でも一般的ではない点で注意が必要であるが，一部の患者ではその使用を試みる価値はある。

心停止の原因検索と初期対応

良質なCPRの維持，BLS，ALSを継続しつつ治療可能な心停止の原因検索を行う必要がある。特にPEAでは心筋の電位的異常以外の様々な病態が原因であるため，その要因を検索することは患者の蘇生に大きく影響する。一般的には心停止の原因は6H6T (表3) とまとめられることが多く，蘇生治療と並行してこれらの原因検索を行う。

心停止の原因検索として超音波検査もまた有効である[28]。CPR中のエコー検査は胸骨圧迫と人工呼吸を妨げることなく実施する必要があるため脈波確認中に実施することが望ましい(10秒以内)。また胸骨圧迫中のエコーwindowは剣状突起下が胸骨圧迫を中断することなく心臓を描出可能である[29～31]。実際には図2の①～⑤のエコーwindowで，心停止時のエコー検査で評価すべき可逆的要因を模索する。

表3 ● 心停止の鑑別疾患とその初期対応

6H	対応	6T	対応
Hypovolemia	輸液/輸血	Tension pneumothorax	緊急脱気
Hypoxia	確実な気道確保と酸素化，換気	Tamponade	心嚢穿刺，心嚢開窓術 限定的な患者でのECMO導入
Hydrogen ion(acidosis)	換気 炭酸水素ナトリウム	Toxins	原因薬剤の中和/拮抗 （例：麻薬中毒に対するナロキソン） 限定的な患者でのECMO導入
Hyper/hypokalemia	炭酸水素ナトリウム GI療法 カルシウム製剤 安全なカリウム投与	Thrombosis (pulmonary)	限定的な患者でのECMO導入
Hypothermia	加温 限定的な患者でのECMO導入	Thrombosis (coronary)	限定的な患者でのECMO導入
Hypoglycemia	ブドウ糖投与	Trauma	蘇生的開胸術 止血術，REBOA留置 輸血

ECPRの適応について

　従来治療に反応しない心停止において限定的な患者でかつ経験豊富な医療スタッフと施設において，ECMOを用いた蘇生治療を行うECPRが行われる[32]。一般的なECPRの導入基準は，75歳以下，目撃/バイスタンダーCPRがある初期波形shock波形が採用されていることが多い。ECPRは近年その実施件数が増加傾向にあり，昨今，ECPRにおけるランダム化比較試験（RCT）の報告から従来治療に比較して高い生存率を認め[33~35]，ガイドラインでの推奨度も上がっている。

　ECPR患者の適応疾患は従来治療に反応しない可逆的心停止であり，心原性である可能性の高いshock波形は比較的良い適応である[33, 35]。また初期波形が非shock波形でも神経学的予後良好は7.7％程度あり[34]，一概にPEA，asystoleがECPR不適当であると結論付けることは困難である。初期波形が非shock波形の中で予後良好な症例の心停止原因は肺塞栓症が40％程あり[36, 37]，肺塞栓症が原因である心停止はshock波形に至らなくともECPRが適応となる。また低体温症は，低体温による脳障害の予防効果により予後良好が期待される疾患であるが，低体温がゆえに通常蘇生ではROSCを得られにくく比較的ECPRの適応と考えられる[38]。

　またECPRは対象症例が，脳機能が温存されているかが重要な評価項目である。脳機能の温存を評価する上でCPRモニタリングの結果の他に，さらに重要な項目にsigns of lifeがある。signs of lifeとは心停止であるにもかかわらず生命徴候があることを指し，

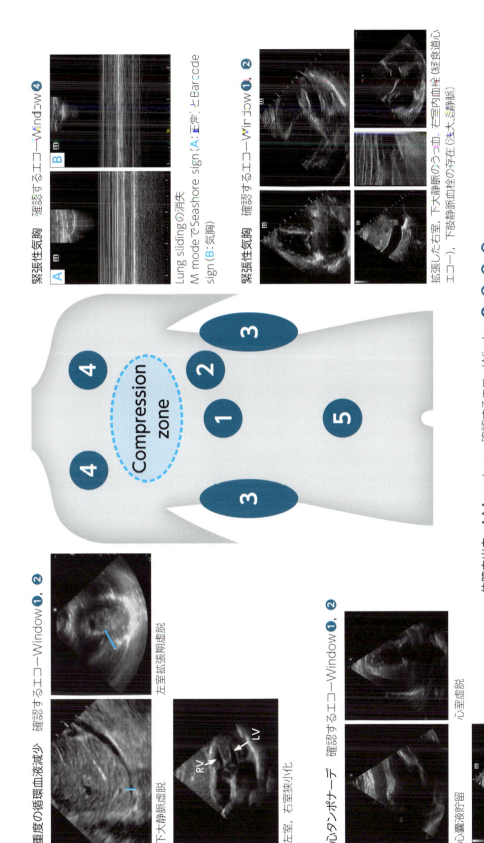

図2● 心停止時描出するエコーWindowと各病態ごとのエコー所見

死戦期呼吸，対光反射，何らかの体動（自発開眼，顎の緊張，嚥下運動，何らかの発語，何らかの体の動き）と定義される。これはCPRにより脳循環がある程度維持され，脳障害の進行がない，または早期である場合に認められる頻度が高い[39]。院外心停止でsigns of lifeは数%～20%弱認められ，病院到着時にsigns of lifeを認めることはECPRの良い適応である[40]。

ROSC後の集中治療管理

院外心停止患者への蘇生治療によりROSCまたはECMO確立が得られれば速やかに気道・呼吸・循環の安定化をはかる。同時に心停止の原因追究，心停止後症候群（post cardiac arrest syndrome：PCAS）に対して体温管理療法を中心とした集中治療管理を行う。原因検索と全身状態の把握のために超音波検査も繰り返し行う。12誘導心電図でST上昇型心筋梗塞の他にも，心原性ショックの持続，不安定な不整脈の持続，虚血性心筋症やその他の心筋症の疑いがある場合は緊急での冠動脈造影を行う[41]。また非心原性心停止が疑われる，否定できない状況である場合やCPRによる合併症（胸部外傷や肝損傷，血管損傷等）の検索目的に全身のCT検査を実施する。

PCASでは二次性脳損傷の予防，心筋機能不全と全身性虚血再灌流障害による循環不全を中心とした多臓器不全，心停止の原因疾患の治療が必要となり，早期の集中治療管理が必須である[42]。二次性脳損傷とは，低酸素に曝され虚血に陥った細胞に対してROSC，ECMO確立による虚血再灌流障害による脳細胞からの細胞障害物質（グルタミン酸）の放出と全身性サイトカイン血症の結果，脳細胞への相対的酸素供給不足や脳微小循環血栓，血管性浮腫や酸素毒性，脳循環調整機能の破綻による進行性の脳細胞壊死を指している[6, 43~45]。二次性脳損傷の予防として，心停止後早期に低体温を実施することで細胞障害物質の放出を抑制[46]し，脳機能の温存を期待してTTMを行うことが主流である。

体温管理療法（TTM）の適応と患者選択

体温管理療法は心停止後の患者でかつ昏睡が続く場合が対象となる。昏睡の評価はGlasgow Coma Scale（GCS）＜8やFOUR Scale＜4[17, 48]が使用される。『JRC蘇生ガイドライン2020』ではTTMの目標体温は32～36℃と，その温度を一定に維持することを提案している[4]。一方でERCでは少なくとも72時間の高体温回避（＞37.7℃）を提案しており[49]，ガイドライン間でも低体温を実施するかどうかの推奨度が異なっている。

これまでのTTMにおけるRCTを振り返ると，HACA trial[50]，Bernard trial[51]，HYPERION trial[52]で低体温管理が神経予後良好と関連を認めていたが，TTM trial[47]，TTM2 trial[48]では低体温と平温療法で差を認めないという結果であった。HACA trial，Bernard trial，HYPERIONでは対象患者はshock波形や非shock波形に限定して行われた研究であり患者層が比較的均一化された研究であり，一方でTTM trial，TTM2 trialではshock波形，非shock波形が混在した不均一な集団を対象としている点で特徴的である。過去のRCTの結果から，低体温療法はPCASの中でも厳選された患者層に選択される可能性がある。患者選択についてはrCAST scoreといったPCASの重症度スコアを参考にする場合[53]や脳波パターンにより層別化する手法がある[54]。いずれも中等度の重症度に対して低体温療法が有効であったと報告された。低体温療法の適応は中等度のPCASである可能性があり，重症すぎれば低体温療法による合併症（感染，凝固障害，不整脈，電解質異常等）が顕著になり[55]，逆に軽症例では低体温療法の恩恵が少ない可能性がある。

High quality TTM

　TTMという治療を確実に実施しその有効性を高めるためにhigh quality TTMの遂行が提唱されている[56]。High quality TTMはTTMの迅速導入，中枢温持続測定，シバリング予防，麻酔薬の使用，TTM維持の厳格な体温管理，緩徐な復温，TTM後の発熱管理などを含んでおり，TTMによる合併症予防と二次性脳損傷防止を意図した治療概念である。

　TTMの迅速な導入は神経予後と関連する。ROSC後2時間以内に低体温を開始することで神経予後改善を認めた報告もあり[57]，可及的速やかな体温管理療法開始が必要である。体温測定部位も留意が必要でありTTM中は脳の温度に近似する膀胱，食道，血管内温度（中枢温）を測定することが望ましい。一方で直腸温は中枢温と比較して遅れて変化するため推奨されない[58]。TTMの持続期間は，24時間と48時間の低温管理期間を比較したTTH48 trial[59]では，神経予後良好に差は認めなかった。しかしながら神経学的予後良好の患者群では48時間低温療法を実施した群で認知機能が良好であったことから[60]少なくとも24時間の体温管理期間を続ける必要がある。

　復温に関しては0.1～0.2℃/hrの緩徐な復温が望まれ，0.5℃/hr以上の速度の復温は予後悪化の可能性がある[61]。またTTM終了後，少なくとも48時間の発熱は死亡率上昇と関連しておりTTM終了後も高体温回避が必要である[62]。これらの煩雑なTTM管理において体表冷却装置（Arctic Sun™5000，メディバンス社）や血管内冷却装置（サーモガードシステム®，旭ゾールメディカル社）などの，体温フィードバックシステム（temperature feedback system：TFS）を有する自動デバイスは目標体温までの時間を短縮でき，目標体温の変動も小さく，復温速度も一定である点から有用である[61, 63]。

　実臨床においてPCAS患者は安静保持や酸素消費量の低減，TTM中のシバリング抑制などで麻薬（フェンタニル，レミフェンタニルなど）や鎮静薬（プロポフォール，ミダゾラム，デクスメデトメジン等）が使用されている。痙攣や脳波モニタリングの異常があった場合は鎮静薬を開始，または増量し抗てんかん薬（レベチラセタムやバルプロ酸等）を追加する。またてんかんを認める場合は鎮静薬の調整はてんかん重積の治療に順じて神経所

見，脳波所見をもってミダゾラム（0.05~0.4mg/kg/hr），プロポフォール（2~5mg/kg/hr），チオペンタール（3~5mg/kg/hr）などを増量，併用して管理していく。

　PCAS管理中は原疾患の治療と上述の通りTTMを開始することで患者予後改善を期待する。

PCAS管理における換気と酸素化

　二次性脳損傷を予防するためにTTMのほか，低酸素ならびに過酸素血症の回避を行う。心停止の蘇生中においては純酸素を使用するがROSC後では速やかにSpO$_2$またはPaO$_2$を測定し血中酸素濃度を適正範囲に調整する。過酸素血症は酸素毒性により患者予後を悪化させるため[64]，SpO$_2$は94~98％，PaO$_2$は75~100mmHgを目標として調節する[65]。またPaCO$_2$は脳血流量を調整するため少なからずPCASの脳循環に影響すると思われるが[66]，実臨床での有効性は示しておらず[67]，PaCO$_2$は35~45mmHgを目指す。しかしECPR患者において，ECMOは人工肺において強力な酸素供給と速やかなCO$_2$除去が可能であり，体内のPaO$_2$，PaCO$_2$はダイナミックに変化する。そのためECMO肺の酸素供給による高酸素血症（PaO$_2$ > 150mmHg）は死亡リスクを2倍まで引き上げ，神経予後を悪化させる可能性がある[68]。訓練された施設ではECMO人工肺のガス分圧を調整し人工肺後PaO$_2$ 150mmHgを目標とすることが推奨されている[69]。また人工肺によるCO$_2$除去に関しても，ECPR後の過剰なCO$_2$除去（12時間で30％以上のPaCO$_2$低下）は血管緊張を高め，脳出血と強い関連を示すため[70]，ECPR後の人工肺の酸素流量の調整は慎重に行う必要がある。

その他の管理上の注意点

中枢

　脳神経モニタリングによるてんかん治療を行う。短時間作用型の鎮静薬，麻薬を使用する。TTM中のシバリングを避ける。

呼吸

　PaO$_2$ 75~100mmHg，PaCO$_2$ 35~45mmHg管理とし，一回換気量は6~8mL/kgに制限する。

循環

　全身性サイトカイン血症による血管拡張と心停止後心筋機能不全，TTMによる寒冷利尿による血管内容量の低下や電解質異常・低体温による徐脈等の不整脈により循環が不安定となる。繰り返し心エコーなどで循環動態を把握しカテコラミンの使用等でMAP ≦ 65mmHgを避ける。

電解質

　TTMでは寒冷利尿と細胞内移動によりK，Mg，P，Caなどの低下を認め不整脈の原

因となる。一方復温期にはKが細胞内から血中へ移動するため高カリウム血症に注意が必要である。

血糖管理

TTM中はインスリン分泌低下，糖代謝低下，インスリン抵抗性の増加から高血糖となりやすい。血糖値140〜180mg/dLを目標にインスリン療法を行う。

栄養

来院48時間以内に低流量で経腸栄養を開始する。

凝固

35℃以下で血小板減少や血小板機能の低下を認め，33℃以下になると凝固因子の活性が低下するため，出血傾向となりやすい[71]。

感染

予防的抗菌薬の推奨はないがTTM管理中は発熱がマスクされるため注意が必要である。

おわりに

最近のガイドラインや知見を参考に，質の高いCPRやECPR，さらにはTTMを中心としたROSC後管理について述べた。救命の鍵は脳循環を維持すること，治療可能な心停止原因を検索することである。TTMは，その真の適応は未確立であり今後の知見の蓄積に期待する分野である。院外心停止の蘇生に向けて本項がその一助となることを期待する。

文 献

1) Okubo M, Gibo K, Wallace DJ, et al：Regional variation in functional outcome after out-of-hospital cardiac arrest across 47 prefectures in Japan. Resuscitation. 2018；124：21-8. PMID: 29294318

2) Stiell IG, Wells GA, ield BF, et al：Advanced cardiac life support in out-of-hospital cardiac arrest. N Engl J Med. 2004；351(7)：647-56. PMID: 15306666

3) Ong MEH, Perkins GD, Cariou A：Out-of-hospital cardiac arrest：prehospital management. Lancet. 2018；391(10124)：980-8. PMID: 29536862

4) 日本蘇生協議会，監：JRC蘇生ガイドライン2020. 医学書院，2021.

5) Hossmann KA, Ophoff BG：Recovery of monkey brain after prolonged ischemia. I. Electrophysiology and brain electrolytes. J Cereb Blood Flow Metab. 1986；6(1)：15-21. PMID: 3944213

6) Sekhon MS, Ainslie PN, Griesdale DE：Clinical pathophysiology of hypoxic ischemic brain injury after cardiac arrest：a "two-hit" model. Crit Care. 2017；21(1)：90. PMID: 28403909

7) Parnia S, Yang J, Nguyen R, et al：Cerebral oximetry during cardiac arrest：A multicenter study of neurologic outcomes and survival. Crit Care Med. 2016；44(9)：1663-74. PMID: 27071068

8) Marquez AM, Morgan RW, Ross CE, et al：Physiology-directed cardiopulmonary resuscitation：advances in precision monitoring during cardiac arrest. Curr Opin Crit Care. 2018；24(3)：143-50. PMID: 29629927

9) Weil MH, Bisera J, Trevino RP, et al：Cardiac output and end-tidal carbon dioxide. Crit Care Med. 1985；13(11)：907-9. PMID: 3931979

10) Lewis LM, Stothert J, Standeven J, et al：Correlation of end-tidal CO2 to cerebral perfusion during CPR. Ann Emerg Med. 1992；21(9)：1131-4. PMID: 1514728

11) Cha KC, Kim HJ, Shin HJ, et al：Hemodynamic effect of external chest compressions at the lower end of the sternum in cardiac arrest patients. J Emerg Med. 2013；44(3)：691-7. PMID: 23218197

12) Paradis NA, Martin GB, Rivers EP, et al:Coronary perfusion pressure and the return of spontaneous circulation in human cardiopulmonary resuscitation. JAMA. 1990;263(8):1106-13. PMID: 2386557

13) Ito N, Nishiyama K, Callaway CW, et al:Noninvasive regional cerebral oxygen saturation for neurological prognostication of patients with out-of-hospital cardiac arrest:a prospective multicenter observational study. Resuscitation. 2014;85(6):778-84. PMID: 24606889

14) Hayashida K, Nishiyama K, Suzuki M, et al:Estimated cerebral oxyhemoglobin as a useful indicator of neuroprotection in patients with post-cardiac arrest syndrome:a prospective, multicenter observational study. Crit Care. 2014;18(4):500. PMID: 25168063

15) Holmberg MJ, Issa MS, Moskowitz A, et al:Vasopressors during adult cardiac arrest:Λ systematic review and meta-analysis. Resuscitation. 2019;139:106-21. PMID: 30980877

16) Sell RE, Sarno R, Lawrence B, et al:Minimizing pre- and post-defibrillation pauses increases the likelihood of return of spontaneous circulation (ROSC). Resuscitation. 2010;81(7):822-5. PMID: 20398991

17) Savastano S, Baldi E, Raimondi M, et al:End-tidal carbon dioxide and defibrillation success in out-of-hospital cardiac arrest. Resuscitation. 2017;121:71-5. PMID: 28942011

18) Edelson DP, Abella BS, Kramer-Johansen J, et al:Effects of compression depth and pre-shock pauses predict defibrillation failure during cardiac arrest. Resuscitation. 2006;71(2):137-45. PMID: 16982127

19) Tateishi K, Saito Y, Kitahara H, et al:Impact of number of defibrillation attempts on neurologically favourable survival rate in patients with Out-of-Hospital cardiac arrest. Resuscitation. 2023;186:109779. PMID: 36963560

20) Choi DH, Hong KJ, Kim KH, et al:Effect of first epinephrine administration time on cerebral perfusion pressure and cortical cerebral blood flow in a porcine cardiac arrest model. Resuscitation. 2024;195:109969. PMID: 37716402

21) Shin SD, Kitamura T, Hwang SS, et al:Association between resuscitation time interval at the scene and neurological outcome after out-of-hospital cardiac arrest in two Asian cities. Resuscitation. 2014;85(2):203-10. PMID: 24184782

22) Grunau B, Kime N, Leroux B, et al:Association of intra-arrest transport vs continued on-scene resuscitation with survival to hospital discharge among patients with out-of-hospital cardiac arrest. JAMA. 2020 Sep 15;324(11):1058-67. PMID: 32930759

23) Reynolds JC, Frisch A, Rittenberger JC, et al:Duration of resuscitation efforts and functional outcome after out-of-hospital cardiac arrest:when should we change to novel therapies? Circulation. 2013;128(23):2488-94. PMID: 24243885

24) Lupton JR, Newgard CD, Dennis D, et al:Initial defibrillator pad position and outcomes for shockable out-of-hospital cardiac arrest. JAMA Netw Open. 2024;7(9):e2431673. PMID: 39250154

25) Rahimi M, Drennan IR, Turner L, et al:The impact of double sequential shock timing on outcomes during refractory out-of-hospital cardiac arrest. Resuscitation. 2024;194:110082. PMID: 38092182

26) Gerstein NS, McLean AR, Stecker EC, et al:External defibrillator damage associated with attempted synchronized dual-dose Cardioversion. Ann Emerg Med. 2018;71(1):109-12. PMID: 28559035

27) Cheskes S, Verbeek PR, Drennan IR, et al:Defibrillation strategies for refractory ventricular fibrillation. N Engl J Med. 2022;387(21):1947-56. PMID: 36342151

28) Nolan JP, Sandroni C, Böttiger BW, et al:European Resuscitation Council and European Society of Intensive Care Medicine Guidelines 2021:Post-resuscitation care. Resuscitation. 2021;161:220-69. PMID: 33773827

29) Mauriello A, Marrazzo G, Del Vecchio GE, et al:Echocardiography in cardiac arrest:Incremental diagnostic and prognostic role during resuscitation care. Diagnostics (Basel). 2024;14(18):2107. PMID: 39335786

30) Magon F, Longhitano Y, Savioli G, et al:Point-of-care ultrasound (POCUS) in adult cardiac arrest:clinical review. Diagnostics (Basel). 2024;14(4):434. PMID: 38396471

31) Ávila-Reyes D, Acevedo-Cardona AO, Gómez-González JF, et al:Point-of-care ultrasound in cardiorespiratory arrest (POCUS-CA):narrative review article. Ultrasound J. 2021;13(1):46. PMID: 34855015

32) Richardson ASC, Tonna JE, Nanjayya V, et al:Extracorporeal cardiopulmonary resuscitation in adults. Interim guideline consensus statement from the Extracorporeal Life Support Organization. ASAIO J. 2021;67(3):221-8. PMID: 33627592

33) Yannopoulos D, Bartos J, Raveendran G, et al:Advanced reperfusion strategies for patients with

out-of-hospital cardiac arrest and refractory ventricular fibrillation (ARREST): a phase 2, single centre, open-label, randomised controlled trial. Lancet. 2020; 396(10265): 1807-16. PMID: 33197396

34) Belohlavek J, Smalcova J, Rob D, et al: Effect of intra-arrest transport, extracorporeal cardiopulmonary resuscitation, and immediate invasive assessment and treatment on functional neurologic outcome in refractory out-of-hospital cardiac arrest: A randomized clinical trial. JAMA. 2022; 327(8): 737-47. PMID: 35191923

35) Suverein MM, Delnoij TSR, Lorusso R, et al: Early extracorporeal CPR for refractory out-of-hospital cardiac arrest. N Engl J Med. 2023; 388(4): 299-309. PMID: 36720132

36) Yoshida T, Fujitani S, Wakatake H, et al: Exploratory observational study of extracorporeal cardiopulmonary resuscitation for nonshockable out-of-hospital cardiac arrest occurring after an emergency medical services arrival: SOS-KANTO 2012 Study Report. J Emerg Med. 2020; 58(3): 375-84. PMID: 32001120

37) Tanimoto A, Sugiyama K, Tanabe M, et al: Out-of-hospital cardiac arrest patients with an initial non-shockable rhythm could be candidates for extracorporeal cardiopulmonary resuscitation: a retrospective study. Scand J Trauma Resusc Emerg Med. 2020; 28(1): 101. PMID: 33054829

38) Takiguchi T, Tominaga N, Hamaguchi T, et al: Etiology-based prognosis of extracorporeal CPR recipients after out-of-hospital cardiac arrest: A retrospective multicenter cohort study. Chest. 2024; 165(4): 858-69. PMID: 37879561

39) Debaty G, Lamhaut L, Aubert R, et al: Prognostic value of signs of life throughout cardiopulmonary resuscitation for refractory out-of-hospital cardiac arrest. Resuscitation. 2021; 162: 163-70. PMID: 33609608

40) Bunya N, Ohnishi H, Wada K, et al: Gasping during refractory out-of-hospital cardiac arrest is a prognostic marker for favourable neurological outcome following extracorporeal cardiopulmonary resuscitation: a retrospective study. Ann Intensive Care. 2020; 10(1): 112. PMID: 32778971

41) Perman SM, Elmer J, Maciel CB, et al: 2023 American Heart Association Focused Update on adult advanced cardiovascular life support: An update to the American Heart Association Guidelines for Cardiopulmonary resuscitation and Emergency Cardiovascular Care. Circulation. 2024; 149(5): e254-73. PMID: 38108133

42) Penketh J, Nolan JP: Post-cardiac arrest syndrome. J Neurosurg Anesthesiol. 2023; 35(3): 260-4. PMID: 37192474

43) Inoue A, Hifumi T, Sakamoto T, et al: Extracorporeal cardiopulmonary resuscitation for out-of-hospital cardiac arrest in adult patients. J Am Heart Assoc. 2020; 9(7): e015291. PMID: 32204668

44) Kirkegaard H, Taccone FS, Skrifvars M, et al: Postresuscitation care after out-of-hospital cardiac arrest: Clinical update and focus on targeted temperature management. Anesthesiology. 2019; 131(1): 186-208. PMID: 31021845

45) Buunk G, van der Hoeven JG, Meinders AE: Cerebral blood flow after cardiac arrest. Neth J Med. 2000; 57(3): 106-12. PMID: 10978556

46) Takata K, Takeda Y, Sato T, et al: Effects of hypothermia for a short period on histologic outcome and extracellular glutamate concentration during and after cardiac arrest in rats. Crit Care Med. 2005; 33(6): 1340-5. PMID: 15942353

47) Nielsen N, Wetterslev J, Cronberg T, et al: Targeted temperature management at 33° C versus 36° C after cardiac arrest. N Engl J Med. 2013; 369(23): 2197-206. PMID: 24237006

48) Dankiewicz J, Cronberg T, Lilja G, et al: Hypothermia versus normothermia after out-of-hospital cardiac arrest. N Engl J Med. 2021; 384(24): 2283-94. PMID: 34133859

49) Sandroni C, Nolan JP, Andersen LW, et al: ERC-ESICM guidelines on temperature control after cardiac arrest in adults. Intensive Care Med. 2022; 48(3): 261-9. PMID: 35089409

50) Louie LG, Newman B, King MC: Influence of host genotype on progression to AIDS among HIV-infected men. J Acquir Immune Defic Syndr (1988). 1991; 4(8): 814-8. PMID: 1856793

51) Bernard SA, Gray TW, Buist MD, et al: Treatment of comatose survivors of out-of-hospital cardiac arrest with induced hypothermia. N Engl J Med. 2002; 346(8): 557-63. PMID: 11856794

52) Lascarrou JB, Merdji H, Le Gouge A, et al: Targeted temperature management for cardiac arrest with nonshockable rhythm. N Engl J Med. 2019; 381(24): 2327-337. PMID: 31577396

53) Nishikimi M, Ogura T, Nishida K, et al: Outcome related to level of targeted temperature management in postcardiac arrest syndrome of low, moderate, and high severities: A nationwide multicenter prospective registry. Crit Care Med. 2021; 49(8): e741-50. PMID: 33826582

54) Nutma S, Tjepkema-Cloostermans MC, Ruijter BJ, et al: Effects of targeted temperature management at 33°C vs. 36°C on comatose patients after cardiac arrest stratified by the severity

of encephalopathy. Resuscitation. 2022;173:147-53. PMID: 35122892

55) Fernando SM, Di Santo P, Sadeghirad B, et al:Targeted temperature management following out-of-hospital cardiac arrest:a systematic review and network meta-analysis of temperature targets. Intensive Care Med. 2021;47(10):1078-88. PMID: 34389870

56) Taccone FS, Picetti E, Vincent JL:High quality targeted temperature management (TTM) after cardiac arrest. Crit Care. 2020;24(1):6. PMID: 31907075

57) Stanger D, Kawano T, Malhi N, et al:Door-to-targeted temperature management initiation time and outcomes in out-of-hospital cardiac arrest:Insights from the continuous chest compressions trial. J Am Heart Assoc. 2019;8(9):e012001. PMID: 31055981

58) Shin J, Kim J, Song K, et al:Core temperature measurement in therapeutic hypothermia according to different phases:comparison of bladder, rectal, and tympanic versus pulmonary artery methods. Resuscitation. 2013;84(6):810-7. PMID: 23306812

59) Kirkegaard H, Søreide E, de Haas I, et al:Targeted temperature management for 48 vs 24 hours and neurologic outcome after out-of-hospital cardiac arrest:A randomized clinical trial. JAMA. 2017;318(4):341-50. PMID: 28742911

60) Evald L, Brønnick K, Duez CHV, et al:Prolonged targeted temperature management reduces memory retrieval deficits six months post-cardiac arrest:A randomised controlled trial. Resuscitation. 2019;134:1-9. PMID: 30572070

61) Hifumi T, Inoue A, Kokubu N, et al:Association between rewarming duration and neurological outcome in out-of-hospital cardiac arrest patients receiving therapeutic hypothermia. Resuscitation. 2020;46:170-7. PMID: 31394154

62) Bro-Jeppesen J, Hassager C, Wanscher M, et al:Post-hypothermia fever is associated with increased mortality after out-of-hospital cardiac arrest. Resuscitation. 2013;84(12):1734-40. PMID: 23917079

63) Cho E, Lee SE, Park E, et al:Pilot study on a rewarming rate of 0.15°C/hr versus 0.25°C/hr and outcomes in post cardiac arrest patients. Clin Exp Emerg Med. 2019;6(1):25-30. PMID: 30781943

64) Awad A, Nordberg P, Jonsson M, et al:Hyperoxemia after reperfusion in cardiac arrest patients: a potential dose-response association with 30-day survival. Crit Care. 2023;27(1):86. PMID: 36879330

65) Nolan JP, Sandroni C, Böttiger BW, et al:European Resuscitation Council and European Society of Intensive Care Medicine guidelines 2021:post-resuscitation care. Intensive Care Med. 2021;47(4):369-421. PMID: 33765189

66) Pynnönen L, Falkenbach P, Kämäräinen A, et al:Therapeutic hypothermia after cardiac arrest - cerebral perfusion and metabolism during upper and lower threshold normocapnia. Resuscitation. 2011;82(9):1174-9. PMID: 21636200

67) Eastwood G, Nichol AD, Hodgson C, et al:Mild hypercapnia or normocapnia after out-of-hospital cardiac arrest. N Engl J Med. 2023;389(1):45-57. PMID: 37318140

68) Jentzer JC, Miller PE, Alviar C, et al:Exposure to arterial hyperoxia during extracorporeal membrane oxygenator support and mortality in patients with cardiogenic shock. Circ Heart Fail. 2023;16(4):e010328. PMID: 36871240

69) Lorusso R, Shekar K, MacLaren G, et al:ELSO interim guidelines for venoarterial extracorporeal membrane oxygenation in adult cardiac patients. ASAIO J. 2021;67(8):827-44. PMID: 34339398

70) Shou BL, Ong CS, Premraj L, et al:Arterial oxygen and carbon dioxide tension and acute brain injury in extracorporeal cardiopulmonary resuscitation patients:Analysis of the extracorporeal life support organization registry. J Heart Lung Transplant. 2023;42(4):503-11. PMID: 36435686

71) Van Poucke S, Stevens K, Marcus AE, et al:Hypothermia:effects on platelet function and hemostasis. Thromb J. 2014 Dec 9;12(1):31. PMID: 25506269

第4章 プレホスピタルケアおよび救急外来

2 救急外来における胸痛，呼吸困難の鑑別

浅見慎思，宮地秀樹

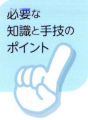

必要な知識と手技のポイント

- 胸痛の鑑別に関しては，重症度が高く致死的な疾患の鑑別を優先する。
- 呼吸困難の鑑別に関しては，まずは呼吸不全の有無を判断し，肺由来か心臓由来かの鑑別を行い，適切な介入を行う。
- ショックを合併する病態に関しては緊急度を意識した鑑別を行う。

はじめに

　救急外来では，胸痛や呼吸困難を主訴に搬送される患者が多いため，適切に鑑別を行うことが重要である。特にショックを伴う場合，患者情報が取得できず迅速に正確な鑑別を行うことが困難になることがある。しかし正確な診断は適切な治療につながり，予後に影響を与えるため，本項では胸痛と呼吸困難の鑑別の基本的な考え方を解説する。

胸痛の鑑別

　胸痛は，救急外来を受診する最も多い主訴のひとつであるが，鑑別は心疾患に限らず多岐にわたる（表1）[1]。しかし，胸痛患者の半数が入院を要さない非特異的胸痛であることを知っておくことは重要である[2]。一方，入院を要した患者の1/4程度が急性冠症候群と診断されるが，急性冠症候群を呈した胸痛患者の約2%は誤診で入院せずに帰宅しており，その患者の30日死亡率は2倍に増悪することから，正確な鑑別が重要である[3]。

致死的疾患

　まず，最も重要なのは致死的疾患を迅速に鑑別することである。具体的には急性心筋梗塞，大動脈解離，肺塞栓症，緊張性気胸，食道破裂からなるいわゆるkiller chest painの鑑別を行う。そのためには，病歴，身体所見，12誘導心電図，胸部X線写真，経胸壁心エコー図検査，血液検査の所見を総合的に判断することが重要である。

　病歴，身体所見から，鑑別疾患を念頭に置き，各種検査所見を確認し，発症機転や発症の時系列，部位や性状，症状の強さ，随伴症状の有無，寛解・増悪因子などからより鑑別を進める。具体的には，救急隊からの先行情報を整理しつつ，発症から再灌流までの時間の短縮が予後改善につながるST上昇型心筋梗塞（STEMI）の鑑別をまずは優先する。

表1 ▼ 急性の胸痛を伴う鑑別疾患

心臓疾患	肺疾患	大血管疾患	消化器疾患	整形外科疾患	その他
心筋炎，心筋症 頻脈性不整脈 急性心不全 高血圧緊急症 大動脈弁狭窄症 たこつぼ症候群 冠攣縮 心臓外傷	急性肺血栓塞栓症 (緊張性)気胸 気管支炎，肺炎 胸膜炎	急性大動脈解離 症候性大動脈瘤 脳卒中	逆流性食道炎 食道痙攣 消化性潰瘍，胃炎 膵炎 胆嚢炎，胆石	骨格筋障害 胸部外傷 筋障害／筋炎 肋軟骨炎 頸椎病変 肋間神経痛	不安神経症 帯状疱疹 貧血 高体温 甲状腺機能亢進症 血液粘度の増加

(Ibanez B, et al. 2018[A]をもとに作表)

〔日本循環器学会：急性冠症候群ガイドライン（2018年改訂版）．[https://www.j-circ.or.jp/cms/wp-content/uploads/2018/11/JCS2018_kimura.pdf]（2025年2月閲覧）より許諾を得て転載〕

A) Ibanez B, James S, Agewall S, et al:2017 ESC Guidelines for the management of acute myocardial infarction in patients presenting with ST-segment elevation: The Task Force for the management of acute myocardial infarction in patients presenting with ST-segment elevation of the European Society of Cardiology (ESC). Eur Heart J. 2018;39(2):119-77. PMID: 28886621

12誘導心電図をfirst medical contactから10分以内に記録し[4]，心電図検査でST上昇の有無を確認するとともに，不整脈や右心負荷所見も確認する。また胸部X線写真で，気胸や食道破裂に伴う縦隔気腫の有無を確認し，経胸壁心エコー図検査で上行大動脈や下行大動脈に解離を疑うflapがないかを確認する。それでも診断がつかない場合は，経食道心エコー検査が有用となることもある。

ショック，心停止

意識レベルが低下したショックや心停止では，直接の問診が困難であり，病歴や処方歴などの情報がない中で迅速に原因を鑑別する必要がある。特にextracorporeal cardiopulmonary resuscitation（ECPR）が必要な心停止例（☞第4章1参照）においてはVA ECMOを確立するために大腿動静脈にシースを確保しながら，並行してVA ECMOが良好に作動しない病態があるかを確認する。心タンポナーデ，大動脈解離，腹腔内出血はVA ECMOの脱血不良を引き起こすため，当院では胸骨圧迫の障害とならないようにエコーを心窩部からのアプローチで行い，心嚢液貯留，下行大動脈のflap所見を瞬時に確認している。心嚢液貯留が著明であればVA ECMOの確立・駆動と同時に心嚢穿刺を行う。

必要に応じて単純／造影CT検査を行う。CTは特に大動脈疾患や肺塞栓の鑑別に有用である。最近ではハイブリッドERと呼ばれるCTと血管造影装置を併設した救急外来初療室が救命救急センターを中心に作られるようになってきている。そこではECPRを血管造影装置で確認しながら安全にシース挿入を行い，直後にその場でCTを施行し原因精査をすることができる。

採血では，高感度トロポニンなどの心筋逸脱酵素の上昇を確認する。特に高感度トロ

ポニンは病院到着時だけではなく，1または2時間後に上昇するかどうかを必ず確認し，非ST上昇型心筋梗塞（NSTEMI）の鑑別を行う[4]。その他，たこつぼ型心筋症や冠攣縮性狭心症なども考慮し心臓カテーテル検査の必要性を検討する。またNSTEMIの場合は，TIMIスコアやGRACEスコアのようなリスクスコアでリスク層別化を行い，治療適応を判断する。

心原性の胸痛が否定されたとしても，**表1**[1]に示したような非心原性の胸痛も血液検査所見や画像検査所見などを参考に鑑別する。

呼吸困難の鑑別

呼吸困難は，循環器集中治療領域では胸痛と並んでよく遭遇する主訴である。呼吸困難の病態生理は解明されているとは言い難いが，一般的には，中枢の呼吸運動の遠心性シグナルと，気道，肺，胸壁の機械受容器および化学受容器からの求心性フィードバックとのミスマッチが原因とされている。疫学的には，救急外来を訪れる呼吸困難の約半数が急性心不全である[5]。その他，肺炎や気管支炎（20%），慢性閉塞性肺疾患（COPD）や気管支喘息の急性増悪（20%），肺塞栓（5～10%），不安障害（5%）と続く。約5～10%の患者は心不全や肺炎などの2つの疾患を合併している。よって呼吸困難の鑑別では心原性か肺原性かの鑑別が重要となる。

具体的な鑑別の手順

まず，救急外来で得られる情報は，酸素飽和度（SpO_2）と呼吸回数であり，低酸素血症はある程度想定できる。来院後にはまず胸部の聴診を行い，得られる肺音から疾患の鑑別を進めていく。断続性ラ音として聴取されるfine cracklesからは特発性間質性肺炎が想起され，coarse cracklesからは肺水腫や肺炎，肺胞出血などの病態が想起される。連続性ラ音としては気管支喘息に特徴的なwheezesやrhonchiが聴取されるが，wheezesは心原性肺水腫でも聴取される。また，気道狭窄を疑うstridorに関しても聞き逃さないように注意する。低酸素血症が予想される場合には動脈血液ガス検査を行い，CO_2貯留（$PaCO_2$ 45Torr以上）を伴わない1型呼吸不全と，CO_2貯留を伴う2型呼吸不全の鑑別を行い，補助換気の適応を判断する。

胸部X線写真で両側中枢側優位のすりガラス陰影に加え，左室後負荷の上昇を示唆する血圧高値を認める場合には心原性肺水腫が強く疑われ，非侵襲的陽圧換気（NPPV）や気管挿管を行い人工呼吸管理を検討する。特に心エコーで左室駆出率（LVEF）の低下や，左房圧の上昇を示唆するようなE/A，E/e′の上昇，心拍出量の低下を示唆するような左室流出路血流の速度時間積分値（LVOT-VTI）の低下など，左心不全の関与が疑わしければ胸部X線写真で肺水腫の所見が乏しくても呼気終末陽圧（PEEP）による後負荷軽減を期待し，補助換気の適応を積極的に検討する。一律に定まった基準はないものの，特に

FiO_2 0.9以上でもP/F＜150などの重症呼吸不全を認める際には，Murray Scoreなども加味した上でVV ECMOの導入を検討する[6, 7]。

心原性ショック，急性心不全

また，心原性ショックや重度の肺水腫を伴う急性心不全患者に，安易に救急外来で挿管を行おうとすると，内因性のカテコラミンでかろうじて維持されていた血行動態が気管挿管前の鎮静薬の投与と陽圧換気による静脈還流量の減少によって急激に悪化し，血圧低下や心肺停止に至る可能性がある。そのため大腿動静脈にシースを確保した上で気管挿管を行うなど，全身状態を見据えたマネジメントが必要である。

急性心不全の鑑別にはBNPなどのナトリウム利尿ペプチドの測定は特に有用である。BNP＜100pg/mLは強く心不全が除外され，＞400pg/mLは強く心不全が疑われる[8, 9]。また肺エコーも有用である。詳細は別項（☞第2章5参照）に譲るが，少量の胸水や気胸の検出には肺エコーは感度，特異度が高い。気胸ではMモードでstratosphere sign（bar-code sign）と呼ばれる層状陰影を呈し，急性心不全などの肺水腫ではB lineやコメットなどと呼ばれる縦方向に深部まで伸びるアーチファクトが観察される。

胸部CTも呼吸困難の鑑別に重要であるが，特に肺炎やCOPD，肺塞栓など肺疾患の鑑別に有用である。肺炎ではC反応性蛋白（CRP）やプロカルシトニンといった炎症マーカーも鑑別の指標になる。図1に示したような症状や所見は心原性か肺原性かを鑑別する重要な指標となる。

コラム

RRS/MET

病院内での心停止を予防するために，前兆を発見し介入することで，予後を改善するためのシステムがRapid Response System（RRS）である[11, 12]。治療が必要と判断された場合は，Medical Emergency Team（MET）が起動する。METとは，集中治療医を中心とした医師が主導するチームで，ベッドサイドであらゆる処置を行う。

院内心停止患者の多くは，心停止に至る数時間前に呼吸器症状の増悪などの症状や徴候の所見を呈する[13]。そこで早期警告スコアリングシステム（Early Warning Scoring System：EWSS）を用いて，ルーチンに生理学的な測定と観察を行い，危機的な状況になる患者を早期に発見し，適切な知識，技能，経験を持ったチームが早期から対応することで患者の死亡率を低減させることができる[14, 15]。

当院では呼吸回数，SpO_2，酸素投与の有無，収縮期血圧，脈拍数，意識，体温からなるスコアリングを用い，リスクが高いと判断される場合には集中治療医，救命救急医，循環器内科医，神経内科医，集中治療看護師からなるMETが起動され，現場に急行し対応を行う体制を整えているほか，集中治療領域から一般病床へ転室となった患者や，外来・一般病床における重症患者を対象としくCritical Care Outreach Team（CCOT）による回診を行うことで患者の急変を未然に防ぐことに努めている。

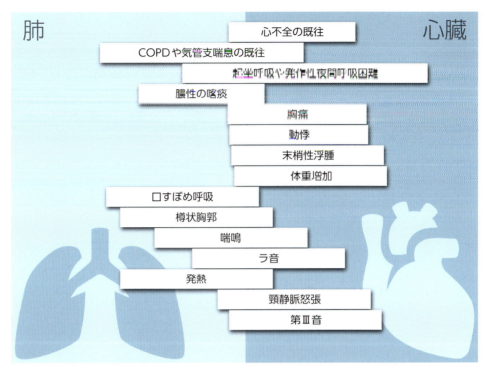

図1 心原性か肺原性かの鑑別 （文献10より改変）

文献

1) 日本循環器学会：急性冠症候群ガイドライン（2018年改訂版）．[https://www.j-circ.or.jp/cms/wp-content/uploads/2018/11/JCS2018_kimura.pdf]（2025年2月14日閲覧）

2) Hsia RY, Hale Z, Tabas JA：A National study of the prevalence of life-threatening diagnoses in patients with chest pain. JAMA Intern Med. 2016；176(7)：1029-32. PMID：27295579

3) Bjørnsen LP, Naess-Pleym LE, Dale J, et al：Description of chest pain patients in a Norwegian emergency department. Scand Cardiovasc J. 2019；53(1)：28-34. PMID：30760035

4) Byrne RA, Rossello X, Coughlan JJ, et al：2023 ESC Guidelines for the management of acute coronary syndromes. Eur Heart J. 2023；44(38)：3720-826. PMID：37622654

5) Mueller C, Christ M, Cowie M, et al：European Society of Cardiology-Acute Cardiovascular Care Association Position paper on acute heart failure：A call for interdisciplinary care. Eur Heart J Acute Cardiovasc Care. 2017；6(1)：81-6. PMID：26124458

6) Peek GJ, Mugford M, Tiruvoipati R, et al：Efficacy and economic assessment of conventional ventilatory support versus extracorporeal membrane oxygenation for severe adult respiratory failure (CESAR)：a multicentre randomised controlled trial. Lancet. 2009；374(9698)：1351-63. PMID：19762075

7) Brodie D, Bacchetta M：Extracorporeal membrane oxygenation for ARDS in adults. N Engl J Med. 2011；365(20)：1905-14. PMID：22087681

8) Maisel AS, Krishnaswamy P, Nowak RM, et al：Rapid measurement of B-type natriuretic peptide in the emergency diagnosis of heart failure. N Engl J Med. 2002；347(3)：161-7. PMID：12124404

9) Mueller C, Scholer A, Laule-Kilian K, et al：Use of B-type natriuretic peptide in the evaluation and management of acute dyspnea. N Engl J Med. 2004；350(7)：647-54. PMID：14960741

10) Michou E, et al：Acute dyspnoea in the mergency department. Brown DL：Cardiac Intensive Care. 3rd ed. Elsezier, 2019, p105-6.

11) Devita MA, Bellomo R, Hillman K, et al：Findings of the first consensus conference on medical emergency teams. Crit Care Med. 2006；34(9)：2463-78. PMID：16878033

12) Jones DA, DeVita MA, Bellomo R：Rapid-response teams. N Engl J Med. 2011；365(2)：139-46. PMID: 21751906

13) Franklin C, Mathew J：Developing strategies to prevent inhospital cardiac arrest：analyzing responses of physicians and nurses in the hours before the event. Crit Care Med. 1994；22(2)：244-7. PMID: 8306682

14) Buist MD, Moore GE, Bernard SA, et al：Effects of a medical emergency team on reduction of incidence of and mortality from unexpected cardiac arrests in hospital：preliminary study. BMJ. 2002；324(7334)：387-90. PMID: 11850367

15) Maharaj R, Raffaele I, Wendon J：Rapid response systems：a systematic review and meta-analysis. Crit Care. 2015；19(1)：254. PMID: 26070457

第4章 プレホスピタルケアおよび救急外来

3 心原性ショック

小田 淳

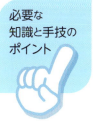

必要な知識と手技のポイント

- 心原性ショックの治療の目標は，十分な組織灌流を維持し，悪循環に陥った血行動態異常の負の連鎖を断ち切ることである。
- ベッドサイドでのショックの鑑別には，FoCUS (focus cardiac ultrasound) による包括的心評価が有用である。
- 心原性ショックの臨床徴候として5P〔皮膚蒼白 (pallor)，虚脱 (prostration)，冷汗 (perspiration)，脈拍触知不良 (pulselessness)，呼吸不全 (pulmonary deficiency)〕がある。
- 心原性ショックの表現型には，Ⅰ-非うっ血型，Ⅱ-心腎関連型，Ⅲ-心代謝関連型がある。
- 心原性ショックのSCAIステージ分類は，①患者像，②身体所見，③生化学マーカー，④血行動態の4項目からなる評価を行い，At Risk (A)，Beginning (B)，Classic (C)，Deteriorating/doom (D)，Extremis (E) の5つのカテゴリーに分けたものである。
- 心原性ショックの病態整理として，左/右優位型および両心型がある。
- 心原性ショックのマネージメントでは，原心疾患への介入，血行動態の最適化，各臓器に対する介入の3つのポイントをもとに治療を行うことが重要である。

ショックの鑑別

　ショックとは，急速に全身の循環不全が生じることで，重要臓器への血流低下により組織酸素供給が障害され，細胞の機能障害が出現する症候群である。ショックの病因には，①心原性ショック，②血液分布異常性ショック，③循環血液量減少性ショック，④閉塞性ショックがある。プレホスピタルおよび救急外来において，これらのショックの鑑別は，その後の血行動態管理や原疾患への介入を早期に行うために，迅速かつ適切に行う必要がある。具体的には，エコーを用いたPOCUS (point-of-care ultrasound) による下大動脈 (inferior vena cava：IVC) 虚脱による循環血液量の評価やFoCUS (focus cardiac ultrasound) による包括的心評価が有用である。FoCUSは，心臓超音波検査を専門としない臨床医がベッドサイドにおいて問題解決型アプローチで評価項目を絞り

短時間に行う検査と定義される。これまで救急や集中治療の現場において、ショックや呼吸困難などの迅速な病態把握に有用であること、心嚢穿刺などの侵襲的手技の安全な施行に有用であることなどが報告されている。2018年の欧州心臓病学会（ESC）のfocus cardiac ultrasound core curriculum and core syllabusでは、7つの評価項目と6つのシナリオ（表1）が設定されている[1]。

また、肺エコーを用いたBLUE（Bedside Lung Ultrasound in Emergency）プロトコールによる肺疾患評価[2]やNt-proBNPやST2，copeptin，GDF-15などの様々なバイオマーカー）も鑑別に有用である。しかしながら、これらの指標はいずれも単独で病型を判断するには十分でなく、患者の臨床所見と照らし合わせて、その鑑別を注意深く行い、病型および病態に合わせた治療を行うことが求められる。

表1 ● FoCUSにおける7つの評価項目と6つのシナリオ

FoCUSにおける7つの評価項目
(1) 左室収縮能
(2) 右室収縮能
(3) 心嚢液，心タンポナーデを疑う所見
(4) 血管内容量，輸液反応性
(5) 慢性変化（心室拡大・肥大，心房拡大）
(6) 弁異常
(7) 大きな心腔内構造物（疣腫，腫瘍，血栓）

FoCUSにおける6つのシナリオ
(1) 循環不全／ショック
(2) 心停止
(3) 胸痛／呼吸困難
(4) 胸部／心外傷
(5) 呼吸不全
(6) 失神／前失神

（文献1より引用）

心原性ショックの臨床症状と定義

心原性ショックの臨床症状

心原性ショックの経時的変化は、古典的には前ショック（pre shock），ショック（shock），高度ショック（profound shock）に分けられ、急性心筋梗塞による心不全の程度を身体所見から分類したKillip分類や、心係数（cardiac index：CI）と肺毛細血管楔入圧（pulmonary capillary wedge pressure：PCWP）を用いた心不全の血行動態から分類したForrester分類の重症度と相関するとされている[3]。心原性ショックの臨床徴候として、5P〔皮膚蒼白（pallor），虚脱（prostration），冷汗（perspiration），脈拍触知不良（pulselessness），呼吸不全（pulmonary deficiency）〕がある。また、嗜眠、傾眠、錯乱などの意識障害がみられる場合がある。その他、多くの症状（胸痛，呼吸困難，腹痛など）が、基礎疾患または続発する臓器不全により起こりうる。組織灌流が不十分であることを示す所見（意識障害，乏尿，末梢性チアノーゼ）および代償機序が働いていることを示す所見（頻脈，頻呼吸，発汗）を的確に見極め、各所見を総合的な臨床状況により評価することが重要である。

心原性ショックの様々な定義

　心原性ショックの統一された詳細な定義はなく，これまで臨床試験やガイドラインなどで様々な定義が用いられてきた。

　2012年に発表されたIABP-SHOCK Ⅱ試験では，AMIによる心原性ショックの血行再建後のIABP補助群と薬物治療群を比較した試験であるが，その臨床基準は，

1. 収縮期血圧＜90mmHgが30分以上持続，もしくは90mmHg以上を維持するために血管作動薬を必要とする
2. 臨床的肺うっ血
3. 末梢臓器灌流異常所見を以下4項目の少なくとも1項目を認める（意識障害，四肢冷感，時間尿＜30mL，乳酸（Lac）値＞2mmol/L）

となっており[4]，それ以降の様々な臨床試験においても，心原性ショックの臨床基準はほぼ同様の定義となっている。

　日本では，『2023年JCS/JSCVS/JCC/CVITガイドラインフォーカスアップデート版 PCPS/ECMO/循環補助用心内留置型ポンプカテーテルの適応・操作』で，臨床および血行動態基準として，

30分以上にわたる収縮期血圧90mmHg未満または基礎値より30mmHg以上の低下と心係数（CI）2.2L/min/m^{2}未満（循環補助がない場合は1.8 L/min/m^{2}未満）

と記載されている[5]。

心原性ショックの表現型

　心原性ショックの治療の目標は，十分な組織灌流を維持し，悪循環に陥った血行動態異常の負の連鎖を断ち切ることである。心原性ショックをきたす器質的疾患への介入とともに，適切なタイミングで心原性ショックの診断を行い，血行動態の不安定化（hemodynamic problem）から臓器灌流/代謝障害（hemo-mtabolic problem）への進行を的確に見極めなければならない。

　Zweckらは2021年，3つの異なる表現型（Ⅰ–非うっ血型，Ⅱ–心腎関連型，Ⅲ–心代謝関連型）に基づく心原性ショックの分類を提案した[6]。非うっ血型（Ⅰ）は，他の型と比較して心拍数が低く，右房圧および肺毛細血管楔入圧が正常で，血圧が高いという特徴を示し，心原性ショック患者の中でも比較的安定した状態と言える。心腎関連型（Ⅱ）は心拍数は低く，肺動脈圧および肺毛細血管楔入圧は上昇し，糸球体濾過率は低下して

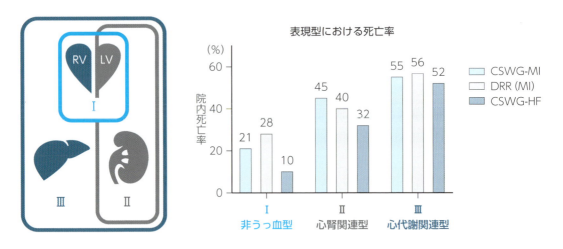

図1 ● 心原性ショックの3つの異なる表現型（Ⅰ-非うっ血型，Ⅱ-心腎関連型，Ⅲ-心代謝関連型）と予後との関係
（文献7より改変）

おり，ショックによる腎障害を呈する．心代謝関連型（Ⅲ）は，心拍数，右房圧は上昇し，血圧，心拍出量，指標は低下し，乳酸値，血清クレアチニン／尿素窒素／肝酵素，乳酸アシドーシスの増加を特徴とする多臓器障害を出現する．この分類は，心原性ショックがまず血行動態の障害から始まり，腎および肝機能障害を引き起こし，さらに悪循環をまねく「代謝性」ショックの表現型につながることが強調されており，国際心原性ショックレジストリー（Cardiogenic shock working group：CSWG）の急性心筋梗塞患者群においても，心不全患者群においても，サブセットⅠ～Ⅲに進行するに従って予後が増悪することが示されている（図1）[7]。

心原性ショックの重症度（SCAIステージ分類）

Forrester分類やNohria-Stevenson分類の限界

従来，心原性ショックの重症度の評価として，血行動態のパラメータから全身の末梢臓器灌流異常と肺うっ血の2つのベクトルで4つのサブセットに分類するForrester分類，あるいは身体的所見に基づくNohria-Stevenson分類が，予後予測や治療方針の決定に用いられてきた。

しかしながら，これらは，複雑かつダイナミックに変化する心原性ショックの病態の中で，血行動態の不安定化（hemodynamic problem）から臓器灌流／代謝障害（hemo-metabolic problem）への進行を的確に見極め，重症度に合わせた適切な治療方法を選択するには十分でない。また，日常臨床でしばしば遭遇する正常血圧低灌流患者（normotensive with hypoperfusion）は，低血圧で灌流が保たれている患者（hypotensive with preserved perfusion）よりも死亡リスクが高いとされている。

SHOCK試験においても，この正常血圧低灌流患者は，低血圧低灌流患者と比べ平均心拍出量（cardiac output：CO）が有意に低く，院内死亡率が43％と高率であった[7]。

心原性ショックSCAI分類の登場

上記の点をふまえ，2019年米国心血管インターベンション治療学会（Society for Cardiovascular Angiography and Interventions：SCAI）の専門家らにより心原性ショックの重症度について，①患者像，②臨床徴候，③生化学マーカー，④血行動態指標の4項目からなる評価を行い，At Risk（A），Beginning（B），Classic（C），Deteriorating/doom（D），Extremis（E）の5つのカテゴリーに分けた「心原性ショックSCAI分類」のコンセンサスステートメントが発表された[8]。

その後，2022年に以下の3点を念頭に改訂版が発表された（☞第6章1も参照）。

1. 異なる患者背景や医療機関でより網羅的にショックの病態を簡潔に捉える。
2. 治療介入過程における経時的な変化をより明確に把握し，その上でステージ分類を行う。
3. 各ステージにおける指標を"典型的所見"と"可能性のある所見"の2つに分け，よりきめ細やかな分類を行う。

心原性ショックSCAI分類の臨床的意義

この改訂版は，ショックのスペクトラムを念頭に，時間軸に沿って患者の状態を捉える実用的なものとなっている（表2）[9]。この分類を用いた心原性ショックの重症度分類とその予後との関係について，今日多くの検討がなされている。Jentzerらは，2007～2015年にMayo Clinicの心疾患集中治療室に入院した10,004名の心原性ショックの患者のデータベースをもとに，心原性ショックSCAI分類を用いて重症度とその予後の関係を検討した。その結果，入院死亡率はそれぞれのステージで段階的に上昇し，ステージAでは3.0％，ステージBでは7.1％，ステージCで12.4％，ステージEでは67.0％であり，このステージ分類の臨床的意義が示された[10]。

心原性ショックの病態の整理に必要な検査と指標

心原性ショックの診断の後に行うべきは，原疾患の精査鑑別と病態の整理となる。心原性ショックの主な要因として，左心室優位型，右心室優位型，不整脈由来，心膜・心膜腔由来，心毒性薬・代謝性疾患由来，弁膜症・機械的合併症がある[11]。これらの原疾患の精査と病態の整理を，心電図，心臓超音波（エコー）検査，冠動脈カテーテル検査，右心（スワンガンツ）カテーテル検査，血液生化学・凝固検査，動脈血液ガス分析，肺超音波（エコー）検査，X線，CT，MRIなどを用いて行う。正常な血行動態下では，右室拍出量と左室拍出量は等しいが，右室優位型心不全では，左室より圧容量負荷に対する適応性が低

表2 ● 心原性ショック SCAI分類 2022改訂版

1. 異なる背景や医療背景（でより網羅的に病態を簡潔に捉えられる指標とする。
2. 治療介入過程における経時的な変化を明確に把握し、ステージ分類を行う。
3. 各ステージにおける指標を "典型的所見" と "可能性のある所見" に分ける。

ステージ	患者像	身体所見		バイオマーカー		血行動態	
		典型的所見	可能性のある所見	典型的所見	可能性のある所見	典型的所見	可能性のある所見
A:At Risk	現于心原性ショックの所見はないが、心原性ショックに今後陥る危険な状態。広範囲急性心筋梗塞や心筋梗塞既往で、ある急性心不全あるいは慢性心不全増悪例を含む。	・頸静脈圧正常 ・末梢冷感なし ・脈を正常に触知 ・意識障害なし	・脈音正常	・乳酸値正常	・異常所見なし ・腎機能正常	正常血圧 ・sBP≧100mmHg、もし＜は患者にとっての正常値	右心カテーテルが可能な場合 ・CI≧2.5L/min/m² ・CVP＜10mmHg ・PCWP≦15mmHg ・SvO₂≧65%
B:Beginning	相対的血圧の低下、頻拍を含二血行動態の不安定化の所見は生じているものの、低灌流所見は認めない病態。	・頸静脈圧正常 ・末梢冷感なし ・脈を正常に触知 ・意識障害なし	・肺ラ音	・乳酸値正常	・軽微な腎機能障害 ・BNP値上昇	低血圧 ・sBP＜90mmHg ・MAP＜60mmHg ・＞30mmHg以上のベースラインからの低下 頻脈 ・心拍数≧100bpm	
C:Classic	低灌流の所見を呈する。緊急輸液療法に加え、少なくとも1種類の治療介入（強心薬や昇圧薬、補助循環）を必要とする。具体的には相対的な血圧をきたすが、血圧低下は必ずしも必須ではない病態。	・体液貯留	・気分不良、不穏、精神状態の急激な変化 ・四肢冷感・冷汗 ・肺野広範囲にラ音聴取 ・皮膚蒼白、斑状暗赤色 ・毛細血管再充満時間遅延 ・乏尿（＜30mL/hr）	・乳酸値＞2mmol/L	・Cre値上昇正常値の1.5(0.3mg/dL)、もしくはeGFRが50%低下 ・肺機能正常 ・BNP値の上昇	右心カテーテルが可能な場合 ・CI＜2.2L/min/m² ・PCWP＞15mmHg	
D:Deteriorating/Doom	ステージCに該当する患者に1回目治療介入を行っても状態が改善せず、初期治療を行っても低灌流所見が増悪。低血圧や臓器灌流不全が増悪し、乳酸値増加を伴う病態。	ステージCと同様の所見が改善せず、初期治療を行っても低灌流所見が増悪	ステージCの所見のいずれかを満たし、乳酸値＞2mmol/Lが持続		・腎機能障害増悪 ・肝機能異常増悪 ・血中BNP値の増加	ステージCの所見のいずれかを満たした上、複数の昇圧薬または機械的補助を導入している。最大限の補助下で低血圧の持続。	
E:Extremis	急変もしくは持続する循環動態の破綻。	・意識障害	・脈正触知不良 ・循環虚脱 ・複数回の除細動	・乳酸値≧8.0mmol/L	・心肺蘇生処置(A-mcdifier) ・pH≦7.2 ・塩基過剰＞10mEq/L		・昇圧薬の急速静注

(文献9より改変)

表3 ▼ 左／右優位型および両心型心原性ショックの鑑別

心原性ショック	左心優位型	右心優位型	両心型
収縮期血圧	<90mmHg	<90mmHg	<90mmHg
下腿浮腫／頸静脈怒張／肝腫大	軽度	高度	高度
肺ラ音	あり	なし	あり
中心静脈圧(CVP)	<14mmHg	>14mmHg	>14mmHg
中心静脈圧(CVP)／肺毛細血管楔入圧(PCWP)	<0.86	>0.86	>0.86
PAPi*	>1.5	<1.5	<1.5
心係数(CI)	<2.2	<2.2	<2.2
CPO**	<0.6W	<0.6W	<0.6W

CVP：central venous pressure，PCWP：pulmonary capillary wedge pressure
* pulmonary artery pulsatility index（systolic pulmonary artery pressure― diastolic pulmonary artery pressure］／RA）
** cardiac power output（mean arterial pressure×CO／451）　　　　（文献12より改変）

く，右室の拡張により心室中隔が左室腔に移動し，左室拡張期充満不良が起こり，全身の低灌流がさらに増悪する[9]。

　左／右優位型および両心型心原性ショックの鑑別に関する統一された指標はないものの，Saxenaらによる指標を表3[10]に示す。すなわち，心原性ショックが右心優位型である場合には，臨床所見としては，高度の下腿浮腫／頸静脈怒張／肝腫大がある一方で，肺ラ音は明らかではないことが多く，血行動態としては，収縮期血圧＜90mmHg，心係数（CI）＜2.2，CPO＜0.6Wに加えて 中心静脈圧（CVP）＞14mmHg，中心静脈圧（CVP）／肺毛細血管楔入圧（PCWP）＞0.86，PAPi＜1.5で示される右心負荷所見を認める。

　なお，CPOは平均血圧×心拍出量／451で求められる血行動態指標であり，全身の循環不全を鋭敏に表す指標として今日用いられており，カットオフ値である0.6Wに達しない場合に循環不全があると判断する。また，PAPiは，右房圧に対する肺動脈圧の比，すなわち，（肺動脈収縮期圧―肺動脈拡張期圧）／右房圧であり，心原性ショック時にPAPi＜1.5の場合には右心優位型のことが多い[12]。

心原性ショックのマネージメント

　心原性ショックの治療を考える際には，「A．原疾患への介入，B．血行動態の最適化，C．各臓器に対する介入を考えること」が重要である（図2）[13]。

　「A．原疾患への介入」では，冠動脈病変に対する血行再建（PCI，CABGなど），弁膜症に対する非侵襲的／侵襲的治療，不整脈や伝導障害に対する薬物治療をはじめとする非侵襲的治療／除細動やペースメーカ／CRTといった侵襲的治療を行う。

「B. 血行動態の最適化」に関しては，「B-1 全身の組織灌流維持」とともに「B-2 十分な心拍出を保つこと」を目標とする．すなわち，「B-1 全身の組織灌流維持」においては，静脈還流圧の上昇，肺うっ血を認める場合には，利尿薬や腎代替療法を検討する．また，血管トーヌスの低下がみられる場合には，ノルアドレナリンなどの血管作動薬を使用し，敗血症などの他の要因の鑑別を行う．一方で，「B-2 十分な拍出を保つ」ためには，前述した左/右優位型および両心型の鑑別とともに，前/後負荷の適正化を図る．具体的には，適正な前負荷による血管内ボリュームの維持，血管拡張薬を用いた後負荷の軽減，さらに低心拍出に対する強心薬（ドブタミン，ミルリノンなど）が挙げられる．しかしながら，これらの介入を行ってもショックが遷延する場合には，機械的補助循環デバイスの使用を検討する．

「C. 心原性ショック時において，各臓器の対する介入」としては，非侵襲的/侵襲的人工呼吸器を用いた十分な酸素化，アシドーシスや体液過剰に対する腎代替療法，代謝異化亢進の抑制や集中治療後症候群（PICS），ICU-acquired weakness（ICU-AW）予防のための鎮静，リハビリテーションなどを含めた集学的治療が必須である[13]．

A. 原疾患への介入
冠動脈血行再建術，弁膜症の管理，不整脈・伝導障害の管理

B. 血行動態の最適化

1. 組織灌流の改善

▶静脈圧亢進および/または肺うっ血の場合
　ループ利尿薬，腎代替療法

▶低血圧の場合
　血管作動薬：ノルアドレナリン

▶その他の血管麻痺（敗血症など）の治療

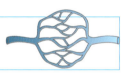

2. ポンプ機能の改善

▶右室収縮能または左室収縮能が低下している場合 ⇒ 強心薬：ドブタミン（ミルリノン，levosimendan）
心拍数の管理：上室性または心室性不整脈の軽減/伝導障害時の心拍数改善：イソプレナリン

▶心室充満が不十分な場合
　容量拡張
　さらなる壁圧の減少

▶右室後負荷を増加させる場合
　左室機能の改善
　胸腔内圧の低下

▶左室充満が不十分な場合
　血管内容量の最適化/肺動脈圧の低下

▶左室後負荷を増加させる場合
　末梢血管拡張/閉塞の軽減

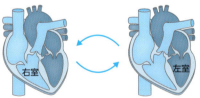

C. 各臓器に対する介入

酸素供給
非侵襲的または侵襲的機械的換気
代謝必要量の減少：鎮静，筋弛緩
アシドーシスおよび/または過負荷のコントロール：腎代替療法

難治性心原性ショックの場合，急性機械的循環補助を考慮する．

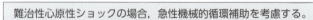

図2 ● 心原性ショックのマネージメント　　　　　　　　　　　　　　　　　　　　　　　　　（文献13より改変）

まとめ

　全身の循環不全が生じることで，重要臓器への血流低下により組織酸素供給が障害される心原性ショックでは，できるだけ早期にショックを同定し，原疾患治療を行う必要がある。また，その病態が左右どちらの心室優位型あるいは両心型心不全であるかを身体所見，血行動態から判断し，初期治療を行うことが求められる。さらには，血行動態の不安定化（hemodynamic problem）から臓器灌流／代謝障害（hemo-metabolic problem）への進行を的確に見極め，重症度を評価し適切な介入を行い，さらには全身の集中治療管理へとつなげていくことが，予後を改善する鍵となる。

文献

1) Neskovic AN, Skinner H, Price S, et al：Focus cardiac ultrasound core curriculum and core syllabus of the European Association of Cardiovascular Imaging. Eur Heart J Cardiovasc Imaging. 2018；19(5)：475-81. PMID: 29529170

2) Khosla R：Bedside lung ultrasound in emergency (BLUE) protocol：a suggeestion to modify. Chest. 2010；137(6)：1487. PMID: 20525667

3) Vincent JL, Ince C, Bakker J：Clinical review：Circulatory shock--an update：a tribute to Professor Max Harry Weil. Crit Care. 2012；16(6)：239. PMID: 23171699

4) Thiele H, Zeymer U, Neumann FJ, et al：Intraaortic balloon supported for myocardial infarction with cardiogenic shock. N Engl J Med. 2012；367(14)：1287-96. PMID: 22920912

5) 日本循環器学会／日本心臓血管外科学会／日本心臓病学会／日本心血管インターベンション治療学会：2023年JCS／JSCVS／JCC／CVITガイドラインフォーカスアップデート版 PCPS／ECMO／循環補助用心内留置型ポンプカテーテルの適応・操作． [https://www.j-circ.or.jp/cms/wp-content/uploads/2023/03/JCS2023_nishimura.pdf]（2025年2月14日閲覧）

6) Menon V, Slater JN, White HD, et al：Acute myocardial infarction complicated by systemic hypoperfusion without hypotension：report of the SHOCK trial registry. Am J Med. 2000；108(5)：374-80. PMID: 10759093

7) Zweck E, Thayer KL, Helgestad OKL, et al：Phenotyping cardiogenic shock. J Am Heart Assoc. 2021；10(14)：e020085. PMID: 34227396

8) Baran DA, Grines CL, Bailey S, et al：SCAI clinical expert consensus statement on the classification of cardiogenic shock：This document was endorsed by the American College of Cardiology (ACC), the American Heart Association (AHA), the Society of Critical Care Medicine (SCCM), and the Society of Thoracic Surgeons (STS) in April 2019. Catheter Cardiovasc Interv. 2019；94(1)：29-37. PMID: 31104355

9) Naidu SS, Baran DA, Jentzer JC, et al：SCAI SHOCK Stage Classification Expert Consensus Update：A Review and Incorporation of Validation Studies：This statement was endorsed by the American College of Cardiology (ACC), American College of Emergency Physicians (ACEP), American Heart Association (AHA), European Society of Cardiology (ESC) Association for Acute Cardiovascular Care (ACVC), International Society for Heart and Lung Transplantation (ISHLT), Society of Critical Care Medicine (SCCM), and the Society of Thoracic Surgeons (STS) in December 2021. J Am Coll Cardiol. 2022；79(9)：933-46. PMID: 35115207

10) Jentzer JC, van Diepen S, Barsness GW, et al：Cardiogenic shock classification to predict mortality in the cardiac intensive care unit. J Am Coll Cardiol. 2019；74(17)：2117-28. PMID: 31548097

11) Jentzer JC, Burstein B, Van Diepen S, et al：Defining shock and preshock for mortality risk stratification in cardiac intensive care unit Patients. Circ Heart Fail. 2021；14(1)：e007678. PMID: 33464952

12) Saxena A, Garan AR, Kapur NK, et al：Value of hemodynamic monitoring in patients with cardiogenic shock undergoing mechanical circulatory support. Circulation. 2020；141(14)：1184-97. PMID: 32250695

13) Laghlam D, Benghanem S, Ortuno S, et al：Management of cardiogenic shock：a narrative review. Ann Intensive Care. 2024；14(1)：45. PMID: 38553663

第**5**章

急性冠症候群

第5章 急性冠症候群

1 ST上昇型心筋梗塞（STEMI）

塩村玲子

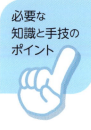

必要な知識と手技のポイント

- 発症12時間以内のST上昇型心筋梗塞（STEMI）に対する再灌流療法の有効性は確立している。
- 発症早期からの迅速な診断・治療がその後の生命予後に大きく関与するため，救急外来での迅速な対応が重要である。
- 重症ポンプ失調を合併したSTEMIには機械的循環補助（MCS）を含めた遅れることのない適切な治療介入が必要である。
- 心原性ショック合併の急性心筋梗塞患者は，病状が経時的に増悪する場合や致死性不整脈をきたす場合も多い。primary PCIによる血行再建と並行して，発症から搬送・初療・治療・集中治療管理と時間軸に沿った治療が重要となる。

はじめに

急性冠症候群（acute coronary syndrome：ACS）は，冠動脈粥腫（プラーク）の破綻とそれに伴う血栓形成により冠動脈内腔が急速に狭窄・閉塞し，心筋が虚血・壊死に陥る病態を示す症候群である[1]。急性心筋梗塞（acute myocardial infarction：AMI）は，急性期の診断・治療の進め方の違いからST上昇型心筋梗塞（ST-elevation myocardial infarction：STEMI）と非ST上昇型心筋梗塞（non-ST-elevation myocardial infarction：NSTEMI）に分類される。不安定狭心症（unstable angina：UA）とAMIは梗塞の有無，臨床的には多くの場合心筋バイオマーカーの上昇の有無によって区別されるが，初療時にUAとNSTEMIとを区別して扱うことはしばしば困難である。そのため，初療時の診断・治療においては両者をあわせて非ST上昇型急性冠症候群（non-ST-elevation acute coronary syndrome：NSTE-ACS）として扱う[2,3]。急性冠症候群の概念と分類を図1に示した。本項ではSTEMIの管理について述べる。

ST上昇の診断基準と梗塞部位の把握

STEMIには，12誘導心電図での持続的なST上昇または新規の左脚ブロックを示すものが含まれる。ST上昇は，虚血責任冠動脈の完全閉塞による貫壁性虚血を示唆し，冠動脈造影（CAG）前に閉塞部位を予測し，CAG後に再灌流療法を決定する重要な所見であ

る。正常のSTレベル（J点で計測）は，年齢，性別，誘導によって異なる。

　ST上昇の定義は，V_{2-3}以外の誘導ではJ点の上昇が1mm以上，V_{2-3}誘導では40歳以上の男性では2mm以上，40歳未満の男性では2.5mm以上，女性の場合は年齢を問わず，1.5mm以上とされる[4]。また左回旋枝（LCx）閉塞による純後壁梗塞は，標準12誘導心電図に左室後壁に面する誘導がないため診断が難しいが，背側部誘導（V_{7-9}誘導：V_4誘導と同じレベルで，V_7誘導は左後腋窩線との交点，V_8誘導は左肩甲骨中線との交点，V_9誘導は脊椎左縁との交点に付ける）の記録は後壁梗塞の診断に役立つ。胸骨左縁短軸像の冠動脈支配と胸部誘導の関連，梗塞部位とST上昇部位の関係を図2に示す。

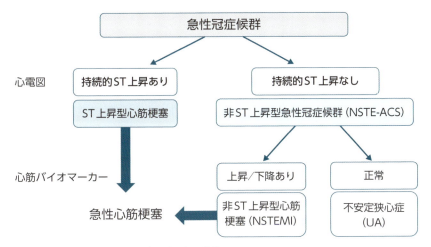

図1● 急性冠症候群（ACS）の概念・分類

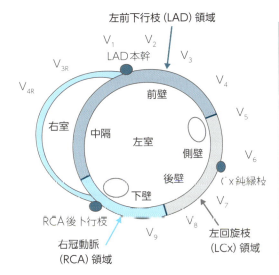

梗塞部位	ST上昇部位
前壁	V_{2-4}
広範囲前壁（前側壁）	V_{1-6}, I, aVL
側壁	I, aVL, V_5, V_6
下壁（広範囲）	II, III, aVF plus
下側壁	I, aVL, V_5, V_6
下後壁	V_{7-9}, V_{1-2}（ST↓）
右室	(V_1), V_{3R}, V_{4R}
純後壁	V_{7-9}, V_{1-2}（ST↓）
広範囲左室（左主幹部）	aVR, 下側壁誘導を含む≧8誘導（ST↓）

図2● 胸骨左縁短軸像の冠動脈支配と胸部ST上昇部位・梗塞部位の関連

初期診断と再灌流療法

STEMIに対する発症後早期の再灌流療法は予後を改善させる確立された治療法であり，早期診断，早期治療が重要である。救急外来では患者到着後10分以内に，バイタルサインのチェック，連続心電図モニターを行い，簡潔かつ的確な病歴聴取とともに12誘導心電図を記録し，臨床検査を行う。収縮期血圧＜90mmHgが30分以上持続しているか，末梢冷感や不穏といった臓器灌流障害の所見の有無，乳酸値上昇などのショックを示唆する所見の有無は，救急外来での非常に重要な所見となる。ベッドサイドでの心臓超音波検査は，局所壁運動異常，左心機能および機械的合併症（左室自由壁破裂，心室中隔穿孔，乳頭筋断裂）の評価のみならず他の疾患（急性大動脈解離，急性肺塞栓，急性心膜炎など）との鑑別に有用であり，短時間での的確な評価が求められる。胸部X線写真は，合併する心不全の重症度評価や他の疾患との鑑別に有用である。

STEMIにおいて最も重要なことは，door-to-balloon time 90分以内という目標だけでなく発症から再灌流までの総虚血時間（total ischemic time）をいかに短くするかである[5]。

重症度評価

STEMIの場合，生存心筋の絶対量が急激に減少することにより，心臓全体として収縮能および拡張能が低下する。左室心筋の20％以上が梗塞に陥ると心不全徴候が出現し，40％を超えると心原性ショック（☞第3章14参照）に陥ると言われる[6]。1回の梗塞による心筋壊死量が少なくても，心筋梗塞の既往例が再梗塞を起こした場合や，入院時に心不全徴候がなくても経過中に梗塞拡大をきたした場合には，心不全を併発するため注意が必要である。心筋梗塞急性期のポンプ失調の重症度を主に聴診所見から評価した分類として，代表的なものにKillip分類がある[7]（表1）。特にKillip分類クラスⅣは，重度のポンプ失調をきたし心原性ショックに陥る場合は，大動脈バルーンポンプ（intra-aortic balloon pump：IABP），経皮的心肺補助装置（veno-arterial extracorporeal membrane oxygenation：VA ECMO），循環補助用心内留置型ポンプカテーテル

表1 ▽ Killip分類

クラス I	ポンプ失調なし	肺野にラ音なく，Ⅲ音を聴取しない。
クラスⅡ	軽度〜中等度の心不全	全肺野の50％未満の範囲でラ音を聴取またはⅢ音を聴取する。
クラスⅢ	重症心不全，肺水腫	全肺野の50％以上の範囲でラ音を聴取する。
クラスⅣ	心原性ショック	血圧90mmHg未満，尿量減少，チアノーゼ，冷たく湿った皮膚，意識障害を伴う。

（文献7より引用）

（IMPELLA）などの機械的循環補助（mechanical circulatory support：MCS）を考慮する。Primary PCIが普及した現代においてもクラスⅣの院内死亡率はいまだ32.3％と高い[8]。心筋梗塞急性期の重症度は，スワンガンツカテーテルで得られる血行動態指標からも評価できる。クラスⅣは肺毛細血管楔入圧（PCWP）＞18mmHg，心係数≦2.2L/min/m^{2}で，半数以上が心原性ショックを呈しており，広範囲の心筋梗塞であることが多い。

機械的循環補助導入のタイミング

STEMIに併発した心原性ショック患者の頻度は依然高い死亡率を推移しており，発症から搬送・初療・治療・集中治療管理と時間軸に沿った適切な治療が重要となる[8]。

現在日本で使用できる経皮的に挿入可能なMCSには，IABP，IMPELLA，VA ECMOがある。心原性ショックを合併したSTEMI患者600例を対象にIABPの有用性を検討した大規模ランダム化比較試験（RCT）であるIABP-SHOCK Ⅱ試験では，IABPの予後改善効果は証明されず，ショック症例に対するIABPのルーチンでの使用は推奨されなくなっている[9]。

一方，STEMIに対するIMPELLAによる補助は，血行動態を安定させるとともに，左室拡張末期圧減少による壁ストレス減少および冠血流増加，心筋酸素消費量減少による左室減負荷（unload）による心保護作用がある。この効果を鑑みて，door-to-unloadingというコンセプトが提言されている。短時間に進行する病態を適切かつ迅速に重症度を把握するために，2019年，米国心血管インターベンション学会（SCAI）より心原性ショックの重症度分類が提唱された[10]（☞第6章1参照）。

日本医科大学における心原性ショックに対する院内プロトコール

ショックの重症度を即座に判断し，SCAIのショックステージ分類をもとに時間軸に沿った速やかな対応が求められる。日本医科大学CICUでは心原性ショックに対する院内プロトコール（図3）に沿って，適切なタイミングでのMCSを導入している（☞第3章14も参照）。SCAIショックステージA～Cでは，まず冠動脈造影検査（CAG）を行い，EF（左室駆出率）＜30％，LVEDP（左室拡張末期圧）・PCWP（肺毛細血管楔入圧）＞20mmHgであればIMPELLAを挿入しサポートを開始した上で，責任病変のprimary PCIを行う。ステージD～Eであれば循環維持のためにまずVA ECMOを導入した上で，冠動脈造影へと向かう。

左室補助が必要な場合

左室補助が必要な場合は，IMPELLAを追加する。VA ECMOによる心臓後負荷増大

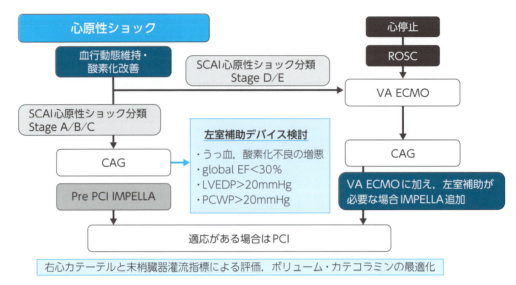

図3 心原性ショックプロトコール（日本医大プロトコールから一部抜粋）

に対する除荷としてIMPELLAは生理的な流量補助を行い，左室に対する圧容量負荷を軽減するため心不全の増悪に効果的である。CCU入室後も右心カテーテルや末梢臓器灌流指標や臨床所見を慎重にフォローし，血管内容量やカテコラミンの最適化をはかる。乳酸値やCPO（cardiac power output）値を参考にし，血行再建後の左心機能の改善や全身の循環不全の改善をみながら，MCSの補助流量の漸減（ウィーニング）や離脱をはかる。またVA ECMOによる右心補助なしに右心から左心への送血ができるか，右心機能が正常であるかどうか（特に右室梗塞を合併している場合や，心肺停止後の右心機能低下の際）を心臓超音波検査だけでなくPAPi（pulmonary artery pulsatility index：肺動脈拍動性指数）を参考にしながら評価し，VA ECMOを離脱する。SCAI分類のステージのいずれのレベルに位置するかを共通言語として理解しながら，必要時は適切なタイミングで遅れることなくMCSのアップグレードを検討することが重要である。

IMPELLAの心原性ショックにおける有用性

IMPELLAの心原性ショックにおける有用性に関しては，過去の試験では結果はまちまちであったが，2024年4月心原性ショックを合併したSTEMI患者のIMPELLA治療群と標準治療群の比較において，IMPELLA治療群で有害事象の発現率は多いものの180日の時点での全死因死亡のリスクが低くなったというRCTが発表された[11]。またDTU-STEMI試験より，心原性ショックを伴わないSTEMI患者において，IMPELLA CPデバイスによる左室負荷軽減開始後，30分PCIを遅延させて実施しても安全であり，梗塞サイズを増加させないことが報告されており，IMPELLA CPを使用した左室の負荷軽減の有用性が示された[12]。

冠動脈造影所見の重要性

冠動脈造影所見は非常に重要であり，左前下行枝（left anterior descending artery：LAD）の一枝が責任病変であったとしても，LAD近位部であるのか遠位部であるのか，また責任病変の他に残存狭窄があるかなどにより，心収縮低下範囲は様々である。責任病変の血行再建が終わっても残存病変が残っていることで心不全（虚血）の改善が得られず，MCSの離脱が難しいこともある。CAG所見を十分念頭に置きながら，今後MCSのescalationが必要となる可能性に関しても考慮しながら治療を進める。CCU入室後にAMIに伴う致死性不整脈が起こることも多く，両者に対する集学的治療が必要である。

文 献

1) Fuster V, Badimon L, Badimon JJ, et al：The pathogenesis of coronary artery disease and the acute coronary syndromes (1). N Engl J Med. 1992 Jan 23；326(4)：242-50. PMID: 1727977

2) Braunwald E, Antman EM, Beasley JW, et al：ACC/AHA guidelines for the management of patients with unstable angina and non-ST-segment elevation myocardial infarction. A report of the American College of Cardiology/American Heart Association Task Force on Practice Guidelines (Committee on the Management of Patients With Unstable Angina). J Am Coll Cardiol. 2000；36(3)：970-1062. PMID: 10987629

3) 日本循環器学会：急性冠症候群ガイドライン（2018年改訂版）. [https://www.j-circ.or.jp/cms/wp-content/uploads/2018/11/JCS2018_kimura.pdf]（2025年2月14日閲覧）

4) Wagner GS, Macfarlane P, Wellens H, et al：AHA/ACCF/HRS recommendations for the standardization and interpretation of the electrocardiogram：part VI：acute ischemia/infarction：a scientific statement from the American Heart Association Electrocardiography and Arrhythmias Committee, Council on Clinical Cardiology；the American College of Cardiology Foundation；and the Heart Rhythm Society. Endorsed by the International Society for Computerized Electrocardiology. J Am Coll Cardiol. 2009；53(11)：1003-11. PMID: 19281933

5) Shiomi H, Nakagawa Y, Morimoto T, et al：Association of onset to balloon and door to balloon time with long term clinical outcome in patients with ST elevation acute myocardial infarction having primary percutaneous coronary intervention：observational study. BMJ. 2012；344：e3257. PMID: 22623632

6) Page DL, Caulfield JB, Kastor JA, et al：Myocardial changes associated with cardiogenic shock. N Engl J Med. 1971；285(3)：133-7. PMID: 5087702

7) Werns SW, Bates ER：The enduring value of Killip classification. Am Heart J. 1999；137(2)：213-5. PMID: 9924153

8) Yamamoto T, Otsuka T, Yoshida N, et al：Hospital performance in a large urban acute myocardial infarction emergency care system：Tokyo Cardiovascular Care Unit network. J Cardiol. 2021；78(3)：177-82. PMID: 33934931

9) Holger Thiele H, Uwe Zeymer, Franz-Josef Neumann, et al：Intraaortic balloon support for myocardial infarction with cardiogenic shock. N Engl J Med. 2012；367(14)：1287-96. PMID: 22920912

10) Baran DA, Grines CL, Bailey S, et al：SCAI clinical expert consensus statement on the classification of cardiogenic shock：This document was endorsed by the American College of Cardiology (ACC), the American Heart Association (AHA), the Society of Critical Care Medicine (SCCM), and the Society of Thoracic Surgeons (STS) in April 2019. Catheter Cardiovasc Interv. 2019；94(1)：29-37. PMID: 31104355

11) Møller JE, Engstrøm T, Jensen LO, et al：Microaxial flow pump or standard care in infarct-related cardiogenic shock. N Engl J Med. 2024；390(15)：1382-93. PMID: 38587239

12) Kapur NK, Kim RJ, Moses JW, et al：Primary left ventricular unloading with delayed reperfusion in patients with anterior ST-elevation myocardial infarction：Rationale and design of the STEMI-DTU randomized pivotal trial. Am Heart J. 2022；254：122-32. PMID: 36058253

第5章 急性冠症候群

2 非ST上昇型急性冠症候群

澁谷淳介

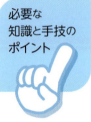

必要な知識と手技のポイント

- 非ST上昇型心筋梗塞の診断にトロポニンの0h/1hアルゴリズムが有用である。
- 冠動脈造影検査や血行再建のタイミングはリスク評価を行い決定する。
- 適切なリスク評価を繰り返し，最適な冠動脈造影検査と血行再建のタイミングを逃さないようにする。

はじめに

　非ST上昇型心筋梗塞(non-ST-elevation myocardial infarction：NSTEMI)は，急性冠症候群(acute coronary syndrome：ACS)患者の約30％に発症する[1]。一般的にST上昇型心筋梗塞(ST-elevation myocardial infarction：STEMI)に比べて緊急性が低い病態が多いが，その予後はSTEMIが4.8％，NSTEMIが6.2％と大きな違いはなく重症であり，注意が必要である[2]。

発症から診断まで

　日本循環器学会のACSガイドラインによると，ACSを疑う患者は，診断，治療方針の決定とリスク評価のために高感度心筋トロポニンを測定するが，STEMI患者の場合は血液検査結果を待たずに冠動脈造影検査を行うことになっている。NSTEMIでは血行動態が安定している症例においては，トロポニンTの血液検査結果を持って冠動脈造影検査を行うことになるが，その値に関しては患者の背景によって異なる。特に発症から血液検査までの時間が6時間以内の場合は検討が必要である。

心筋トロポニンに関して

　当院においてはトロポニンに関しての解釈は，欧州心臓病学会(European Society of Cardiology：ESC)が提唱している0h/1hアルゴリズムを参考にしている(図1)[3]。これは初回の心筋トロポニン値と1時間後の心筋トロポニンの上昇値を測定することで，rule-out，observe，rule-inの3群に分ける。rule-outの患者の陰性的中率は99％，陽性的中率は70〜75％と言われている。初回(0h)のトロポニンTが0.052ng/mL以上の場合，1時間後(1h)に0.005ng/mL以上の上昇を認めた場合はrule-inとして冠

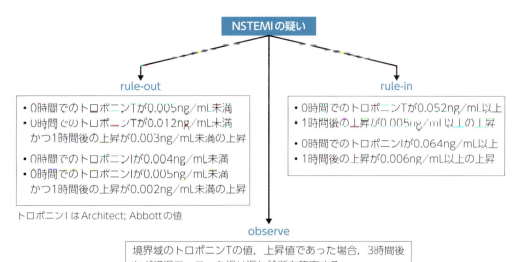

図1 ● トロポニン0h/1hアルゴリズム　　　　　　　　　　　　　　　　（文献3より作成）

動脈造影検査を行う。初回（0h）のトロポニンTが0.012ng/mL未満の場合，1時間後（1h）に0.003ng/mL未満の上昇を認めた場合はrule-outし非侵襲的検査を行う。どちらにも当てはまらない場合はobserve群となり3時間後に再検査する。

ただし腎不全患者は平時より心筋トロポニン高値を示すことが多いため，決められた基準は現時点で存在しない。

リスクスコアの評価

胸痛，心電図変化，トロポニンを初めとした心筋逸脱酵素の上昇から心筋梗塞が疑われた場合，STEMIと異なりNSTEMIにおいては冠動脈の血行再建のタイミングが問題となってくる。

NSTEMIはリスクによりその後の治療戦略が異なることから，初期のリスク評価がより重要である。日本循環器学会によるACSのガイドラインによると，診断，短期予後評価のために，臨床経過，症状，バイタルサインや身体所見，心電図やバイオマーカーを用いたリスク評価を行い，予後評価のために確立したリスク評価，TIMIリスクスコア，GRACE ACSリスクスコアなどを行うことがクラスIとなっている[4]。

TIMIリスクスコアは，①年齢が65歳以上，②3つ以上の冠危険因子，③既知の冠動脈疾患，④7日以内のアスピリンの使用，⑤24時間以内に2回以上の狭心症状の存在，⑥心電図における0.5mm以上のST偏位の存在，⑦心筋バイオマーカーの上昇，の7要素で構成される。

GRACE ACSリスクスコアは，①年齢，②心拍数，③収縮期血圧，④初期血清クレアチニン，⑤Killip分類，⑥心停止による入院，⑦心筋バイオマーカーの上昇，⑧ST部分の偏位，の8要素で構成される。これらのリスクをそれぞれスコア化し点数が上昇すると

心血管イベントが増加される。リスク評価を行った上で治療戦略を立てることは臨床的有効性が証明されており，初診時から12時間以内に治療戦略を立てることが必要である[5]。

また1点だけで治療戦略を立てず，経時的にリスク評価を繰り返すことが重要である。リスクに応じて集中治療室，一般病棟，一般外来と患者管理する場所を決定していく。

冠動脈血行再建のタイミング

冠動脈造影検査（coronary angiography：CAG），そして経皮的冠動脈インターベンション（percutaneous coronary intervention：PCI）を行うタイミングによって，初期保存的治療戦略と侵襲的治療戦略に分けられている[4]。

初期保存的治療戦略はスタチンや抗血小板薬を先行することで，抗血小板作用が十分に発揮され，不安定プラークが安定化し，その状態で血行再建を行うことで良好な結果を得ることができる。また不必要なCAG，PCIを減らす効果がある。

侵襲的治療戦略は出血など禁忌事項を要する患者以外，ルーチンでCAGを実施し，必要に応じてPCIを行う治療戦略である。CAGにより冠動脈病変を早期に評価し重症度を検討する。PCIを必要とする患者を見落とさず，迅速に治療ができるメリットがある。

ステント時代以降の調査では侵襲的治療戦略の有効性が示唆されているが，すべての症例に適応すべきではなく，患者のリスクに合わせて血行再建の時期を決めることが推奨される[6, 7]。低リスクの患者の場合，保存的な加療も検討でき，非侵襲的な検査での評価も可能になる。

リスクの評価基準

では血行再建のタイミングのリスク評価はどのようにすべきか。日本循環器学会のACSのガイドラインを参照する[4]。

高リスク

高リスクは2時間以内にCAGを行う即時侵襲的治療戦略と24時間以内にCAGを行う早期侵襲的治療戦略に分かれる。即時治療戦略は一般的に重症かつ不安定な心筋梗塞であり緊急での治療が必要である。具体的には，①薬物治療抵抗性の胸痛持続，または再発，②心筋虚血による心不全合併，③不安定な血行動態，④致死性不整脈または心停止，⑤機械的合併症，⑥一過性のST上昇，反復性の動的ST-T変化が挙げられている。早期侵襲的治療戦略は①心筋梗塞に合致する心筋トロポニン値の上昇および下降，②新たな心電図変化（動的ST-T変化），③GRACE ACSリスクスコア＞140の場合とされ，24時間以内の治療を推奨されている。

中リスク

中リスクとしては，①糖尿病，②腎機能障害（糸球体濾過量＜60mL/min/1.73m^2），③低心機能（LVEF＜40%），④早期の梗塞後狭心症，⑤PCI，冠動脈バイパス術（CABG）の既往，⑥GRACE ACSリスクスコア109～140の場合であり，症状の再燃がない場合は後期侵襲的治療戦略として72時間以内にCAGを行うことを推奨している。

低リスク

上記の危険因子を有さず，GRACE ACSリスクスコア＜109の場合は低リスクであり，初期保存的治療戦略を考慮し，CAGを行う前に，心筋虚血評価として画像診断を含めた非侵襲的負荷検査を施行することが推奨される。

PCIか冠動脈バイパス術か?

冠動脈の血行再建法であるが，STEMIの状況とは異なり，PCIか冠動脈バイパス術（coronary artery bypass grafting：CABG）を行うことが多いと思われる。こちらに関しても日本循環器学会のACSのガイドラインを参考にする[4]。

まず緊急で血行再建が必要であるような，責任病変による虚血が原因の心不全やショックを薬剤抵抗性のACSを合併しているような状況においては責任病変に対する緊急PCIが基本となる。PCIが困難なような複雑病変においてはCABGを選択する。状態が落ち着いている患者における血行再建の選択は，状態安定時の早期CABGと待機的CABGの治療成績が同等であることから，安定冠動脈疾患と同じようにPCI，CABGを選択する[8]。

NSTEMI患者への血行再建の選択は臨床的な状況や併存疾患，冠動脈病変の複雑性をもとにハートチームで協議して，冠動脈血行再建法を選択することが重要である。しかしACS患者は病態が不安定な場合が多く，責任病変治療までの猶予が短く，背景を精査しきれないことが多い。少ない情報をもとにハートチームで協議を行い，CABG，PCIの適応を決めていくことが重要である。

当院でのNSTEMIに対する対応（図2）

来院後，胸痛の性状を含めた症状，身体所見，心電図，心臓超音波検査からACSを疑うところから始まる。ACSが疑われバイタルが不安定なショックの患者においては，救命救急センターのスタッフと協力し，Nippon Medical School CS algorithmに従い緊急でCAG，機械的補助循環デバイス（mechanical circulatory support：MCS）を導入するためにアンギオ室へ向かう。状態安定している患者の場合は前述の0h/1hアルゴリズムを参考にACSの診断を深めていく。ACSが強く疑われた場合，前述のリスク評価を参考にCAGの時期を検討していく。リスクのある患者においてはCICUでのCAG

第5章 急性冠症候群　2 非ST上昇型急性冠症候群　245

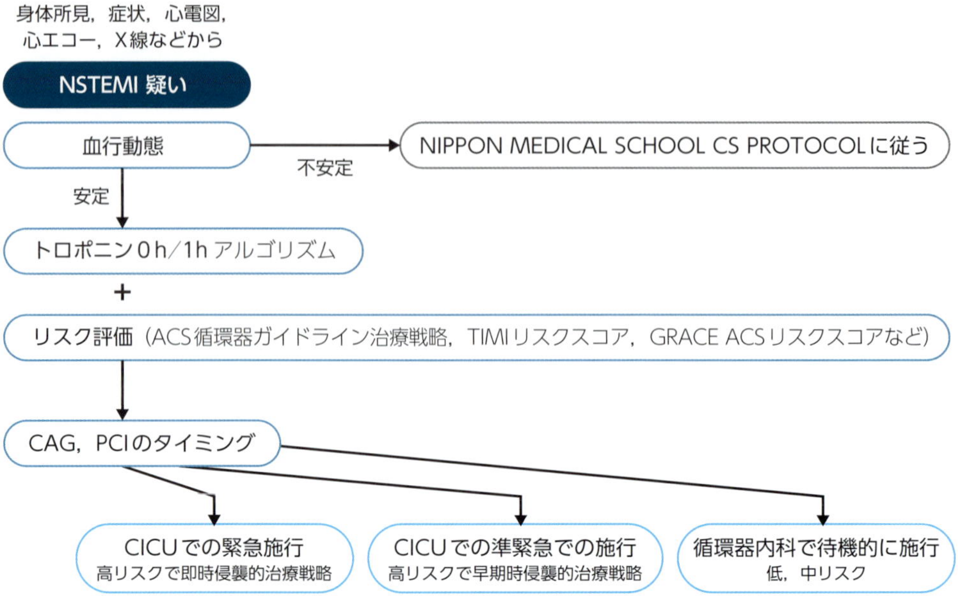

身体所見，症状，心電図，
心エコー，X線などから

NSTEMI 疑い

血行動態 ──── 不安定 ────→ NIPPON MEDICAL SCHOOL CS PROTOCOLに従う

安定

トロポニン0h/1h アルゴリズム

＋

リスク評価（ACS循環器ガイドライン治療戦略，TIMIリスクスコア，GRACE ACSリスクスコアなど）

CAG，PCIのタイミング

CICUでの緊急施行
高リスクで即時侵襲的治療戦略

CICUでの準緊急での施行
高リスクで早期時侵襲的治療戦略

循環器内科で待機的に施行
低，中リスク

図2 当院でのNSTEMIに対する対応　（日本医科大学付属病院 心臓血管集中治療科のご厚意による）

となるが，低リスク患者においてはCICUではなく循環器内科で治療となり，一般病棟または外来での冠動脈評価となる。CAGでの病変確認後，心臓血管外科と循環器内科で緊急に相談しPCIもしくはCABGの適応を決定し，責任病変への治療を行う。

症例

　　高血圧，脂質異常症，高尿酸血症で他院通院中の65歳の男性。数日前から労作時の胸部絞扼感を認めていたが経過を見ていた。来院日朝にいつもより長い胸部絞扼感を認め，夕方に循環器内科クリニックを受診した。迅速トロポニンTが陽性であり当院へ転院搬送となった。

　　来院時意識清明，血圧156/89mmHg，心拍数77回/min，SpO$_2$ 97% (room air)と循環と呼吸は安定し，胸部症状も消失していた。

　　心電図では図3のようにII，III，aV$_F$，V$_{3-6}$の広汎にST低下を認め，心臓超音波検査ではEF 60%かつ壁運動低下を認めず，胸部X線もうっ血などは認めなかった。

　　トロポニンT定量に関しては0.205ng/mLと高値であり，1時間後の値も0.216ng/mLとなり0.011ng/mLほど有意に上昇していた。

　　診断としてはACSが強く疑われるが，リスク評価としては即時侵襲的治療戦略（2時間以内）に該当する項目はなかった。GRACE ACSリスクスコアは144点，トロポニンTの上昇を認めていることから高リスクの早期侵襲的治療戦略（24時間以内）に該当した。来院時夜間で人手が少ないこと，Cre 1.33mg/dLとステージ3期の慢性腎臓病を認めることから，造影剤腎症予防に補液を行った上で翌朝CAGの方針とした。

CAGの結果，#7が99％，#1が99％の狭窄を認めた（図4）。責任病変の判断が困難であり，両病変に対してPCIを行い#1に3.5/15mmのステント，#7に3.5/18mmのステントを留置しTIMI3と無事終了した（図5）。

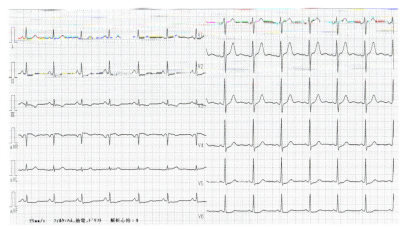
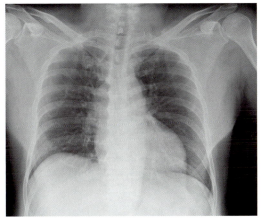

図3 ● 心電図，X線

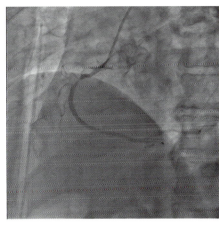

#1　99％狭窄

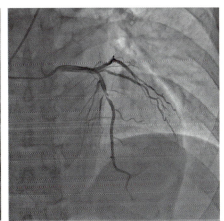

#7　99％狭窄

図4 ● CAG

第5章 急性冠症候群　2 非ST上昇型急性冠症候群　247

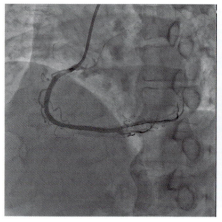 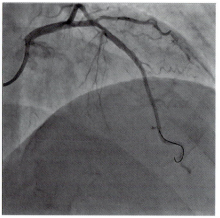

#1 ステント3.5/15mm　　　　　　　　#7 ステント3.5/18mm

図5 PCI

文献

1) Ishihara M, Nakao K, Ozaki Y, et al：Long-term outcomes of non-ST-elevation myocardial infarction without creatine kinase elevation - The J-MINUET Study. Circ J. 2017；81(7)：958-65. PMID：28320999

2) Goldberg RJ, Currie K, White K, et al：Six-month outcomes in a multinational registry of patients hospitalized with an acute coronary syndrome (the Global Registry of Acute Coronary Events [GRACE]). Am J Cardiol. 2004；93(3)：288-93. PMID：14759376

3) Byrne RA, Rossello X, Coughlan JJ, et al：2023 ESC Guidelines for the management of acute coronary syndromes. Eur Heart J. 2023；44(38)：3720-826. PMID：37622654

4) 日本循環器学会：急性冠症候群ガイドライン（2018年改訂版）. [https://www.j-circ.or.jp/cms/wp-content/uploads/2018/11/JCS2018_kimura.pdf]（2025年2月14日閲覧）

5) Stone PH, Thompson B, Zaret BL, et al：Factors associated with failure of medical therapy in patients with unstable angina and non-Q wave myocardial infarction. A TIMI-IIIB database study. Eur Heart J. 1999；20(15)：1084-93. PMID：10413638

6) No authors listed：Invasive compared with non-invasive treatment in unstable coronary-artery disease：FRISC II prospective randomised multicentre study. FRagmin and Fast Revascularisation during InStability in Coronary artery disease Investigators. Lancet. 1999；354(9180)：708-15. PMID：10475181

7) Cannon CP, Weintraub WS, Demopoulos LA, et al：Comparison of early invasive and conservative strategies in patients with unstable coronary syndromes treated with the glycoprotein IIb/IIIa inhibitor tirofiban. N Engl J Med. 2001；344(25)：1879-87. PMID：11419424

8) Hirose H, Amano A, Yoshida S, et al：Surgical management of unstable patients in the evolving phase of acute myocardial infarction. Ann Thorac Surg. 2000；69(2)：425-8. PMID：10735675

第5章 急性冠症候群

3 機械的合併症

宮地秀樹

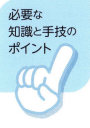

必要な知識と手技のポイント

- 表1に示す危険因子を持つ急性心筋梗塞患者では，常に機械的合併症を念頭に置く。
- 経胸壁心エコー法は簡便かつ迅速に機械的合併症を診断できるため，心筋梗塞急性期には心エコーをとる癖をつける。
- 機械的合併症の治療は，外科的治療が必要になることが多く，手術までの血行動態の管理がきわめて重要である。
- 一方で外科的治療を行っても予後が不良であることを理解しておく。

はじめに

急性心筋梗塞（acute myocardial infarction：AMI）の機械的合併症（mechanical complication）は，明確な定義がないものの欧米および日本のガイドラインでは，左室自由壁破裂（left ventricular free wall rupture：LVFWR），心室中隔破裂（ventricular septal rupture：VSR）または心室中隔穿孔（ventricular septal perforation：VSP）］，

表1● 機械的合併症の危険因子とリスクを低下させる因子

	リスクを上昇させる因子	リスクを低下させる因子
患者背景	高齢 女性 初回のAMI 貫壁性心筋梗塞 ST上昇の持続 初期の異常Q波出現	
心筋血流	責任病変の完全閉塞（TIMI 0） 側副血行路の欠如	過去の心筋梗塞および狭心症歴 十分な側副血行路
再灌流療法	不成功の血行再建（TIMI＜2～3） 遅れた再灌流 高齢者における血栓溶解療法	成功した持続的な完全血行再建 早期再灌流
壁応力	高血圧 身体的負担（嘔吐，排便，興奮，過活動）	
薬物	ステロイド 非ステロイド性抗炎症薬	β遮断薬 アンジオテンシン変換酵素（ACE）阻害薬 アスピリン

乳頭筋断裂（papillary muscle rupture：PMR）の3病態を指す。これらはAMI後の脆弱になった心筋の断裂によって生じ，断裂する部位によって左室自由壁ならLVFWR，心室中隔ならVSR，乳頭筋ならPMRと呼ばれる。機械的合併症の発生率は，ST上昇型心筋梗塞（STEMI）患者5,745例の52例（0.91％）に発生し，LVFWRが0.52％，VSRが0.17％，PMRが0.26％との報告がある[1]。再灌流療法の確立に伴い，発生率，死亡率ともに低下している[2]。

　機械的合併症はAMI発症から2，3日〜1週間で発症することが多いが，24時間以内に多いという報告もある[3]。発症時期は心筋の組織学的変化によると考えられ，AMI発症後24〜48時間以内は心筋細胞のアポトーシスによって心筋自体の強度が低下し，炎症過程が始まる前段階である。48時間以降は，梗塞領域が拡大し好中球浸潤および凝固壊死が進展する。2週間以降は，梗塞領域の菲薄化によって穿孔が生じる。危険因子およびリスクを低下させる因子を表1に示した。これら危険因子を多く含むAMI患者は，機械的合併症の発症に特に注意すべきである。いずれの病態も初期対応での診断が必要不可欠であり，経胸壁心エコー法は非常に有用である。また聴診は診断に重要な一助となり，特にVSR，PMRでは明らかな心雑音を聴取されることが多い。治療は外科的治療が中心であるが，その成績は決して良好とは言えない。したがって，VA ECMO（静脈−動脈 体外膜型人工肺）や大動脈内バルーンポンプ（IABP）を迅速に導入し，良好な血行動態を維持し，早期の外科的治療を行う状況をつくることが鍵となる。

左室自由壁破裂（LVFWR）

　左室自由壁破裂（LVFWR）は，左室心筋壁の梗塞領域の穿孔で，心膜腔へ血流が漏出する。右室や心房などにも稀であるが発症する[4, 5]。梗塞部が突然破裂して急速に循環虚脱に陥るblow out型と，梗塞部からじわじわと出血するoozing型に分類される。

診断 発症形式は，blow out型では突然の心筋断裂に伴い心タンポナーデが出現し，頭頸部のチアノーゼや頸動脈うっ血，数分以内の意識消失や心肺停止を認める。oozing型では心筋の断裂部が血腫で覆われ，心嚢液貯留は少量にとどまる。しかし，図1に示すように亜急性期に圧に耐えられず突然blow out型に移行することもある。本症例では多くの危険因子を有しており，oozing型のLVFWRと診断していたが第8病日に突然心停止となり，blow out型に移行した。診断に最も有用な手法は，経胸壁心エコー法である。心筋梗塞後の10mmを超える心嚢液貯留は診断の感度100％，特異度77％と非常に高いが，心膜炎との鑑別を要する[6]。エコーでの心筋断裂部位の同定は困難だが，マイクロバブル造影剤を用いると心膜腔への漏出が観察されることがある[7]。血行動態が安定したblow out型やoozing型ではCT検査も有用である。心嚢穿刺では，ヘマトクリット値が25％以上の血性心嚢液が採取されれば，確定診断を強く示唆する。右心カテーテル検査は，心

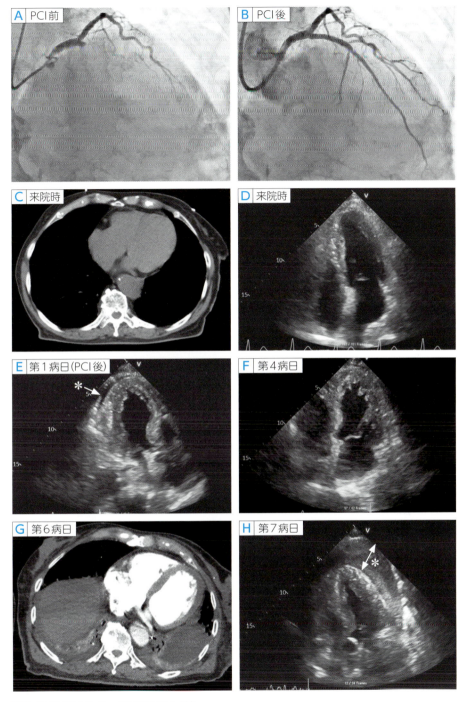

図1 ◉ LVFWRの一例(87歳女性)

1日続く胸痛を主訴に受診。心電図で前胸部誘導にST上昇あり，冠動脈造影施行。左前下行枝近位部に完全閉塞あり(A)，IABP挿入後，同部位に経皮的冠動脈インターベンション(PCI)を施行した(B)。来院時には心嚢液は認めなかった(C, D)が，PCI後から血圧低下，頻脈が出現し，心嚢液貯留を認めた(E)。oozing型と判断し，心窩部から心嚢ドレナージを行い25mLの血性心嚢液を排出し，その後の心嚢液再貯留はなく安定していた(F, G)。第8病日，急激な血圧低下から心停止となり，blow out型の心破裂を認め(H)，死亡した。

＊ 心嚢液

タンポナーデの特徴的所見を示さないことがあり感度が低い。左心室造影は，急激な心室内圧上昇を引き起こすため推奨されない。

治療 治療の第一歩は予防で，LVFWRを起こさないことである。primary PCI（直接的経皮的冠動脈インターベンション）とβ遮断薬やACE阻害薬などを用いた至適薬物療法を行う。また表1のハイリスク患者では，より血圧を低めに設定する，便秘や不安に伴う興奮などを予防する処置も重要である。緊急の心嚢穿刺は，心タンポナーデを改善し手術までの時間を稼げる可能性があるが，ドレナージする心嚢液は少量（10〜50mL）にとどめる。発症後の第一選択は緊急手術である。血行動態維持を要する場合はVA ECMO，IABPの挿入を迅速に行う。緊急手術の目的は，壁破裂の修復と心嚢液内の血腫除去で，修復術には直接縫合術と非縫合術がある。一般的にblow out型では梗塞部切除とともに，直接縫合閉鎖やパッチ縫合閉鎖など心筋断裂部位の縫合閉鎖術を行う。再破裂を避けるために健常部で縫合する。oozing型では開胸時には既に止血されている場合が多く，非縫合術式が選択されることが多い。非縫合術式は人工心肺なしで行うことができ，外科的接着剤を用いたパッチ閉鎖術も開発されている[8, 9]。図2の症例ではoozing型と診断したが，来院から徐々に心嚢液が増加し約半日で著明に増加したため，非縫合による外科的接着剤を用いた修復術を行った。

予後 術式の進歩にもかかわらず，LVFWRの院内死亡率は80％前後と非常に高い。一方で手術を行った患者の死亡率は35.1％（blow out型で66.6％，oozing型で20.2％：2017年の冠動脈外科全国アンケート調査より）である。また再破裂は17％の患者に認め，非縫合術式で多い[10]。

心室中隔破裂（VSR）

　心室中隔破裂（VSR）では，心室中隔領域の心筋が壊死し中隔壁が破壊され，左右シャントが形成される。中隔の壊死領域は，栄養する中隔枝の領域に関係しており，左前下行枝は前壁側心尖部領域に，右冠動脈と左回旋枝は後壁・心基部領域に穿孔することが一般的である。両者の発生率は同程度である[11]。後壁のほうが穿孔が大きく，解剖学的に複雑で修復が困難であり，予後が悪い[12]。VSRの手術死亡予測因子としては，心原性ショック，破裂部位，手術までの時間，透析患者，年齢，女性，術前のIABP挿入，僧帽弁閉鎖不全症，右心不全などである[13〜16]。術後のシャントは37％程度残存し，後壁側の修復不全は心室中隔欠損症（VSD）再発を惹起する（10〜40％）[17]。

診断 VSRでは，発生時に胸痛と心電図でのST上昇を呈することがある。この際，胸骨左縁での汎収縮期雑音の聴取が診断の一助になる。症状は無症状から肺うっ血を含む心不全や心

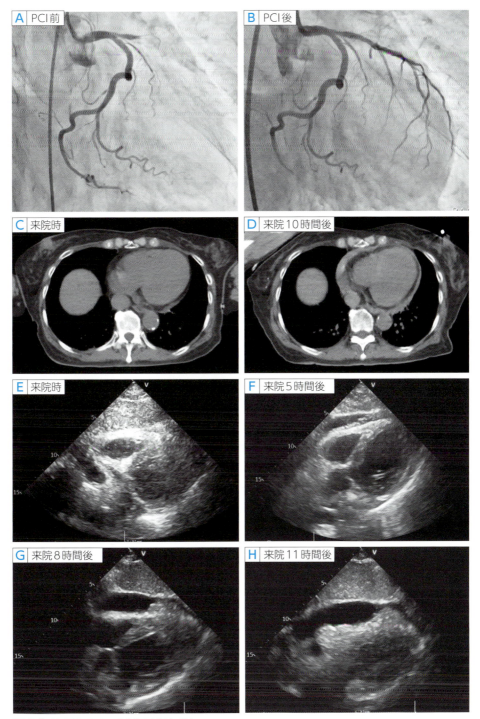

図2 ● LVFWRの一例（77歳女性）

胸痛を主訴に受診。心電図で前胸部誘導でST上昇あり，冠動脈造影施行。左前下行枝近位部に完全閉塞あり（A），同部位に経皮的冠動脈インターベンション（PCI）を施行した（B）。胸部CTでは来院時心嚢液貯留はなく（C），CCU入室後から徐々に血圧低下し，心嚢液貯留を認めた。短期間に著明に心嚢液が増加したため（D～H），oozing型でありながらblow out型へのリスクが高いと判断し，同日緊急で非縫合による外科的修復術を施行した。術後経過良好であったが，廃用が進みリハビリテーション目的に転院した。

原性ショックなどで，その経過は様々である。聴診，経胸壁心エコー法，心臓カテーテル検査は診断に有用である。カラー組織ドプラ法で，心筋中隔の左右血流シグナルが確認されれば診断が確定する。左室造影では造影剤の中隔の通過を確認できる。右心カテーテル検査で，右房と肺動脈の間で酸素飽和度の上昇を認める。肺血流（Q_p）／体血流（Q_s）＞2.0はシャント量が大きいことを示唆する。

治療 内科治療群の死亡率は94〜98％と外科的治療群の47％に比べ非常に高いことから[16]，治療は外科的治療が第一選択である。基本術式は，左室切開から壊死心筋を切除してパッチなどで中隔を再建するDaggett法と，壊死心筋を切除せず梗塞辺縁健常部を大きなパッチで連続縫合し梗塞部を広く覆い左室から隔絶するDavid法（infarct exclusion法）がある。他に様々な変法も報告されている。全手術死亡率は42.9％で，AMI発症から1週間以内では54.1％，1週間以降では18.4％であることから[15, 18]，壊死心筋の脆弱性が改善する1〜2週間は補助循環などで血行動態を安定させ，待機的手術に持ち込むことは理にかなっている。機械的補助としては，IABP，VA ECMOなどが一般的であるが，補助循環用ポンプカテーテル（IMPELLA）の使用も報告されている[19]。IMPELLAは挿入に際し心筋損傷を伴う可能性があるが，左室負荷を軽減し1〜2週間の血行動態安定に寄与する。筆者らも図3のように，12日間IMPELLAを挿入した後，待機的手術が成功した症例を経験している。また経カテーテル的治療も外科手術のリスクが高い患者に期待されるが，高い死亡率や合併症が報告されている[20]。

乳頭筋断裂（PMR）

PMRでは，僧帽弁乳頭筋が断裂し，急性の重症僧帽弁閉鎖不全症を引き起こす。僧帽弁乳頭筋は，左前下行枝および左回旋枝の2枝から栄養される前外側乳頭筋と，右冠動脈から栄養される後内側乳頭筋から構成されており，2枝から栄養される前外側乳頭筋の断裂のほうが少ない。PMRは完全断裂と部分断裂があり，完全断裂は心筋梗塞発症から1週間以内に起こり，部分断裂は心筋梗塞発症から3カ月後までに起き，血行動態的には部分断裂のほうが安定していることが多い。手術後の死亡率は8.7％まで改善している[21]。

診断 急激に進行する左心不全症状を有するときはPMRを疑う。急性の僧帽弁閉鎖不全症を発症すると，左室，左房に容量負荷が生じるが，心房拡大や左室肥大などの代償機構は短期間では起こらないため，左房圧が上昇し肺静脈うっ血と肺水腫が生じる。診断には聴診が有用で，心尖部から胸骨左縁にかけて比較的高調な全収縮期雑音が聴取される。一方で，左房圧と左室圧が急激に上昇し等しくなると雑音が聴取できなくなることがある。経胸壁心エコー法は最も有用な診断法である。心エコー法での主要4徴候は，①左室運動と関連しない奇異性の可動性組織，②弁尖の逸脱，③僧帽弁逆流，④非梗塞部の左室壁運

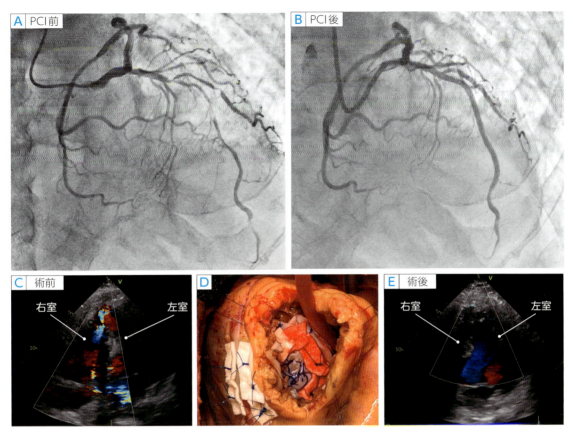

図3 ● 12日間のIMPELLA留置で安全に待機的手術を施行できたVSRの一例
1週間前からの呼吸困難感と胸部不快感で他院受診。心電図で，V_{2-6}でST上昇，Ⅱ，Ⅲ，aV_Fでpoor Rを伴うST上昇を認めた。心不全の合併あり，NPPV装着下で緊急カテーテル検査を施行し，#7 90%，#9 99%狭窄を認めたため（A），#7に対しPCIを施行した（B）。CICU帰室後の経胸壁心臓超音波検査で，中隔心尖部に壁運動低下を認め，心尖部に左室から右室に流入する血流を認めた（C）。さらに右心カテーテルではQ_P/Q_Sは3.4であったためVSRと診断した。循環補助と穿孔部位の脆弱下組織の線維化を待つために，IMPELLA CPを挿入した。挿入後のQ_P/Q_Sは1.5程度を推移した。IMPELLA挿入12日後に心室中隔閉鎖術（経右室サンドイッチ法，D）を施行した。術後，右室に流入する血流は消失し（E），経過良好で独歩退院した。

動の亢進である[22]。腱索断裂は断裂部の先端が細く鞭のようにしなるが，PMRは乳頭筋組織が先端に塊状に付着している点で異なる。経食道心エコー法は，画像診断能に優れ，その感度は92～100%と高い[23]。

治療 治療の第一選択は外科的手術であり，僧帽弁置換術と僧帽弁形成術がある。完全断裂では，確実に修復することができる僧帽弁置換術が選択され，部分断裂では可能な場合，自己弁を温存した僧帽弁形成術が選択される。より侵襲の少ない術式としては，経皮的僧帽弁固定用クリップの報告がある[24]。外科的適応のない患者で解剖学的構造が良好であれば適応となりうる。

文献

1) French JK, Hellkamp AS, Armstrong PW, et al:Mechanical complications after percutaneous coronary intervention in ST-elevation myocardial infarction (from APEX-AMI). Am J Cardiol. 2010;105(1):59-63. PMID: 20102891

2) Alpert JS, Thygesen K, Antman E, et al:Myocardial infarction redefined--a consensus document of The Joint European Society of Cardiology/American College of Cardiology Committee for the redefinition of myocardial infarction. J Am Coll Cardiol. 2000;36(3):959-69. PMID: 10987628

3) Menon V, Webb JG, Hillis LD, et al:Outcome and profile of ventricular septal rupture with cardiogenic shock after myocardial infarction:a report from the SHOCK Trial Registry. SHould we emergently revascularize Occluded Coronaries in cardiogenic shocK? J Am Coll Cardiol. 2000;36(3 Suppl A):1110-6. PMID: 10985713

4) Becker RC, Gore JM, Lambrew C, et al:A composite view of cardiac rupture in the United States National Registry of Myocardial Infarction. J Am Coll Cardiol. 1996;27(6):1321-6. PMID: 8626938

5) López-Sendón J, González A, López de Sá E, et al:Diagnosis of subacute ventricular wall rupture after acute myocardial infarction:sensitivity and specificity of clinical, hemodynamic and echocardiographic criteria. J Am Coll Cardiol. 1992;19(6):1145-53. PMID: 1564213

6) Renkin J, de Bruyne B, Benit E, et al:Cardiac tamponade early after thrombolysis for acute myocardial infarction:a rare but not reported hemorrhagic complication. J Am Coll Cardiol. 1991;17(1):280-5. PMID: 1898952

7) Mittle S, Makaryus AN, Mangion J:Role of contrast echocardiography in the assessment of myocardial rupture. Echocardiography. 2003;20(1):77-81. PMID: 12848703

8) Aoyagi S, Tayama K, Otsuka H, et al:Sutureless repair for left ventricular free wall rupture after acute myocardial infarction. J Card Surg. 2014;29(2):178-80. PMID: 24428225

9) Sakaguchi G, Komiya T, Tamura N, et al:Surgical treatment for postinfarction left ventricular free wall rupture. Ann Thorac Surg. 2008;85(4):1344-6. PMID: 18355523

10) Okamura H, Kimura N, Mieno M, et al:Sutureless repair for postinfarction left ventricular free wall rupture. J Thorac Cardiovasc Surg. 2019;158(3):771-7. PMID: 30878160

11) Batts KP, Ackermann DM, Edwards WD:Postinfarction rupture of the left ventricular free wall:clinicopathologic correlates in 100 consecutive autopsy cases. Hum Pathol. 1990;21(5):530-5. PMID: 2338333

12) Moore CA, Nygaard TW, Kaiser DL, et al:Postinfarction ventricular septal rupture:the importance of location of infarction and right ventricular function in determining survival. Circulation. 1986;74(1):45-55. PMID: 3708777

13) Nashef SA, Roques F, Sharples LD, et al:EuroSCORE II. Eur J Cardiothorac Surg. 2012;41(4):734-44;discussion 744-5. PMID: 22378855

14) Huang SM, Huang SC, Wang CH, et al:Risk factors and outcome analysis after surgical management of ventricular septal rupture complicating acute myocardial infarction:a retrospective analysis. J Cardiothorac Surg. 2015;10:66. PMID: 25935413

15) Arnaoutakis GJ, Zhao Y, George TJ, et al:Surgical repair of ventricular septal defect after myocardial infarction:outcomes from the Society of Thoracic Surgeons National Database. Ann Thorac Surg. 2012;94(2):436-43;discussion 443-4. PMID: 22626761

16) Crenshaw BS, Granger CB, Birnbaum Y, et al:Risk factors, angiographic patterns, and outcomes in patients with ventricular septal defect complicating acute myocardial infarction. GUSTO-I (Global Utilization of Streptokinase and TPA for Occluded Coronary Arteries) Trial Investigators. Circulation. 2000;101(1):27-32. PMID: 10618300

17) Deja MA, Szostek J, Widenka K, et al:Post infarction ventricular septal defect - can we do better? Eur J Cardiothorac Surg. 2000;18(2):194-201. PMID: 10925229

18) Papalexopoulou N, Young CP, Attia RQ, et al:What is the best timing of surgery in patients with post-infarct ventricular septal rupture? Interact Cardiovasc Thorac Surg. 2013;16(2):193-6. PMID: 23143273

19) Saito S, Shibasaki I, Matsuoka T, et al:Impella support as a bridge to heart surgery in patients with cardiogenic shock. Interact Cardiovasc Thorac Surg. 2022;35(2):ivac088. PMID: 35373286

20) Faccini A, Butera G:Techniques, Timing, and Prognosis of Transcatheter Post Myocardial Infarction Ventricular Septal Defect Repair. Curr Cardiol Rep. 2019;21(7):59. PMID: 31111245

21) Russo A, Suri RM, Grigioni F, et al:Clinical outcome after surgical correction of mitral regurgitation due to papillary muscle rupture. Circulation. 2008;118(15):1528-34. PMID: 18809799

22) Kerut EK, Hanawalt C, Everson C：Echo features of posteromedial papillary muscle rupture without papillary muscle prolapse into the left atrium. Echocardiography. 2011;28(9):1046-8. PMID: 21827548

23) Sochowski RA, Chan KL, Ascah KJ, et al：Comparison of accuracy of transesophageal versus transthoracic echocardiography for the detection of mitral valve prolapse with ruptured chordae tendineae (flail mitral leaflet). Am J Cardiol. 1991;67(15):1251-5. PMID: 2035450

24) Tyler J, Narbutas R, Oakley L, et al：Percutaneous mitral valve repair with MitraClip XTR for acute mitral regurgitation due to papillary muscle rupture. J Cardiol Cases. 2020;22(5):246-8. PMID: 33133320

第5章 急性冠症候群

4 経皮的冠動脈インターベンション (PCI)

杉崎陽一郎

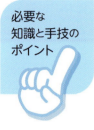

必要な知識と手技のポイント

- 急性冠症候群 (ACS) の経皮的冠動脈インターベンション (PCI) は安定狭心症とは異なり末梢塞栓のリスクも高いため，それらのリスクを最小化し，良好な血流を得て手技を終了することを心がける。
- ACSの原因にはプラーク破綻，プラークびらん，石灰化結節がある。
- 良好な血流を得られたPCI後の抗凝固療法に明確なエビデンスはなく，出血を増やす可能性がある。

はじめに

　急性冠症候群 (acute coronary syndrome：ACS)，特にST上昇型心筋梗塞 (ST elevation myocardial infarction：STEMI) に対する早期血行再建の予後改善効果が実証されて久しく[1]，直接的経皮的冠動脈インターベンション (primary percutaneous coronary intervention：primary PCI) は標準治療となっている。冠動脈閉塞による心筋壊死は心内膜側から発生し，時間経過とともに進行するため心筋のsalvageのためには早期の血行再建が望ましく，point of no returnを超えてしまうと心筋壊死をきたす。その点もふまえ，ガイドライン[2]ではSTEMI発症から12時間以内の患者に対しては可及的速やかにprimary PCIを行うことを推奨している (class Ⅰ)。非ST上昇型急性冠症候群 [non ST elevation acute coronary syndrome (NSTE-ACS)。非ST上昇型心筋梗塞と不安定狭心症は初療時には区別が難しいため，合わせてこのように表現されることがある] においてはリスク層別化のもとハートチームでの治療戦略を決定することが推奨されているが，high riskな患者では冠動脈造影 (coronary angiography：CAG) / PCIを含めた早期侵襲的治療戦略をとる必要がある。本項では，このようにACSに対する治療のkey roleを担うPCIについて，ACSで検討すべき手技や術中術後の管理のポイントについて解説する。

ACSに対するPCIの手技やポイント

　ACSに対するPCIは通常の安定狭心症に対するものと基本的な手技の流れこそ同じであるものの，特殊な手技や注意すべき点がいくつかある。心原性ショック合併による機械

的サポートの使用や（☞第3章14参照），心筋梗塞自体に伴う機械的合併症（☞第5章3参照）などは他項を参照して頂き，本項では血栓吸引のエビデンスや意義，血管内イメージング使用の意義，ACSにおける治療のゴールについて解説する。

血栓吸引

ACSの病態の主座は血栓であることから，血栓の除去により，再閉塞やno-reflow現象（手技後にTIMI flow grade 0，つまり血流が途絶してしまうこと）のリスクを低減することを目的に，1990年代より「吸引カテーテルを血管内に持ち込み，陰圧をかけて血栓を吸引する」という血栓吸引療法が行われはじめた。当初は血栓吸引の効果を支持する報告[3]もみられたが，その後，より大規模で長期のフォローアップを伴う試験（TASTE試験[4]やTOTAL試験[5]）では血栓吸引のルーチン使用が全死亡率や再発心筋梗塞に対して有意な改善をもたらさないこと，さらには脳卒中のリスクが増加する可能性が示され，ガイドラインでは，欧州心臓病学会（European Society of Cardiology：ESC）および米国心臓病学会（American College of Cardiology：ACC）／米国心臓協会（American Heart Association：AHA）の双方が，血栓吸引のルーチン使用を推奨していない。ESC 2017のガイドライン[6]や日本のガイドライン[2]ではclass Ⅲとしており，大量の血栓負荷が疑われる場合などに限り，経験豊富な術者が行うこととしている。

末梢塞栓や血栓による再閉塞のリスク

ACSに対するPCIにおける末梢塞栓の発症頻度は，安定狭心症を呈する冠動脈狭窄に対するPCIに比べて高い。これはACSでは血栓が主病態であることや，ACS（特にプラーク破綻）をきたす病変は脂質性プラークを有することに由来する。このような病変に対して，高圧でのステントの留置や血管に比して大きめのステント留置を試みた場合，血栓や粥腫の破片が大量に末梢へと流れ，導管血管である冠動脈自体や，その先の微小循環を障害する。これが末梢塞栓の病態であり，結果として冠動脈の血流が悪くなってしまうことがある［冠動脈の流れはTIMI flow gradeで評価する（コラム）］。このような事態を避けるために上述した血栓吸引や末梢保護デバイスを用いた末梢塞栓予防が行われる。また，このような病変に対してステントを留置するとその網目から血栓や組織成分が押し出され，ステント内腔に新たに血栓を形成する場合もあるため，高圧や血管に比して大きめのステント留置を避けることが重要である。

> **コラム**
>
> **thrombolysis in myocardial infarction (TIMI) flow grade**
> 冠動脈造影において，冠動脈の血流速度やその程度を評価する。ACSなどにおける冠動脈血流の評価として用いる評価システムであり，以下のように分類する。

> Grade 0：血流が完全に途絶している。
> Grade 1：血液は少し流れるが，遠位に到達しない。
> Grade 2：血流は冠動脈を通過するが，正常より遅い。
> Grade 3：正常な血流がみられる（完全な再灌流）。

イメージングの使用

　日本ではほぼ標準治療として血管内超音波（intravascular ultrasound：IVUS）や光干渉断層法（optical coherence tomography：OCT）といった血管内イメージングを使用する。しかしながら，世界的にはPCIに対するイメージングの使用率は10％強であり，その普及は十分ではない。その使用に関して2024年のESCのガイドライン[7]では，複雑な病変へのPCIはclass Iとなったが，依然としてACSにおけるイメージング使用に

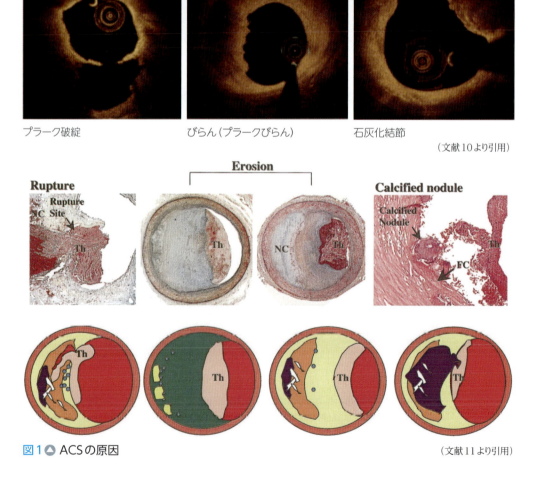

図1　ACSの原因　　　　　　　　　　　　　　　　　　　　　　　　　　　　　　（文献11より引用）

ついては効果が十分に検証されていない。しかしながら，最近の知見ではIVUSを用いたACSへのPCIは，血管造影ガイドのみのPCIに比べて1年後のイベント発生が低いことが報告されており[8]，IVUSとOCTを比較した研究では異なるmodalityによる予後の違いはないと報告されている[9]ことから，日本での標準治療のようにイメージングを使用して，ACSの病因[プラーク破綻，びらん，石灰化結節（図1[10, 11]）]に応じた治療戦略の選択やslow flow/no re-flow現象の予測と対応，ステントのサイズや留置部位の決定などを行うことが望ましいと考える。特に最近の報告では，びらん（plaque erosion）に伴うACSの場合，ステントを留置せず終了しても安全であったとする報告[12, 13]もあり，病因を把握して治療戦略に活かすことは非常に重要である。

手技のゴール

本項に関しては多分に私見を含むが，ACS，とりわけSTEMIではTIMI flow grade 3で手技を終えることが非常に重要であると考える。安定狭心症へのPCIでは最小ステント面積や拡張の程度など様々な指標と病変の予後の関連が報告されており，最良の結果を求めることが良しとされるが，ACSではその限りではない場合もある。例を挙げれば，多量の血栓が残存している病変に血管径と同等の大きさのステントを留置してしまうとno reflow現象を起こすこともあり，その場合にはやや小さめのステントを選択し，高圧はかけずに留置する方法を選択することもある。また，安定狭心症では石灰化を削ることでステントの拡張を得る方法がとられることが多いが，高度の石灰化病変で石灰化結節を伴うACSでは血栓の存在のため，石灰化の掘削を行うことで末梢塞栓をきたし，最終的に良好な血流を得られないこともある。そのような場合には，ballooningでTIMI flow grade 3の良好なflowが得られた段階で手技を終了し，心筋障害や全身状態が安定した段階で二期的に治療を行うことも選択肢と考える場合がある。エビデンスはなく，ガイドライン上で言及することの難しい領域であり，多くはエキスパートオピニオンや経験則による判断にはなってしまうが，このように手技のリスクとベネフィットを予測しながら治療戦略を練る必要がある点が，ACSにおけるPCIの難しさである。

PCIが施行できない場合の代替療法：血栓溶解療法

血栓溶解療法*はprimary PCIの普及により，国内では再灌流療法の10%以下であるがprimary PCI以前から行われている治療法であり，その効果は十分に確立している。日本でも，発症から12時間以内と経過が短いSTEMI患者に対しては，PCI施行可能施設への搬送に時間を要し，診断から2時間以内にprimary PCIを施行できない場合に血栓溶解療法を考慮すべきである（class I）としている[2]。ただし，禁忌となる症例もあり，その使用には注意が必要である。禁忌を表1[2]に示す。

＊　アルテプラーゼは，通常，成人には体重kg当たりアルテプラーゼ29万〜43.5万国際単位

（0.5kg／mg～0.75kg／mg）を静脈内投与する。総量の10％は急速投与（1～2分間）し，その後，残りを1時間で投与する（添付文書より）とされている。

表1 ▼ ACSにおける血栓溶解療法の禁忌

絶対的禁忌	相対的禁忌
1) 頭蓋内出血の既往 2) 6カ月以内の脳梗塞 3) 頭蓋内新生物，動静脈奇形 4) 最近の主要外傷，外科手術，頭部外傷 5) 1カ月以内の消化管出血 6) 活動性出血 7) 大動脈解離およびその疑い	1) 絶対的禁忌に属さない頭蓋内出血の既往 2) 抗凝固療法中 3) 妊娠または出産1カ月以内 4) コントロール不良の重症高血圧（180／110mmHg以上） 5) 進行した肝疾患 6) 活動性消化管潰瘍 7) 長時間の心肺蘇生

（文献2より作成）

PCI中～PCI後の管理のポイント

再灌流障害

再灌流障害（reperfusion injury）とは，虚血状態にあった組織に再び血流が回復することで生じる損傷を指す。PCIや血栓溶解療法を用いて冠動脈を再開通し再灌流が行われることで，急性期の冠動脈閉塞により虚血状態に陥った心筋が逆に組織損傷を受けることがある。

そのメカニズムは複雑であり，依然として議論されているが，酸化ストレスや炎症反応，カルシウム過負荷などが影響している可能性が示唆されている。臨床的には，再灌流時の心室性不整脈，ST再上昇，胸痛の増悪などがこの障害の徴候とされており，再灌流が得られたタイミングは注意が必要である。

ヘパリン起因性血小板減少症（HIT）を疑う場合

ヘパリン起因性血小板減少症（heparin-induced thrombocytopenia：HIT）とは，ヘパリンの投与により惹起され，血小板の減少およびそれに伴う血栓症を発症する。HITには以下の2つのタイプがある。

HIT 1型（非免疫性HIT）

ヘパリン投与後1～2日以内に軽度の血小板減少が起こるが，免疫介在性ではなく，ヘパリン自体の物理的・生物学的特性によって10～20％の一過性の血小板減少をきたし，ヘパリン投与を継続しても自然に回復する。重大な血栓症をきたすことは少ない。

HIT 2型（免疫性HIT）

より深刻な免疫介在性の機序による。主として抗血小板第4因子（PF4）・ヘパリン複合

体抗体（HIT抗体）の産生により，初回投与であればヘパリン投与後5〜14日で発症することが多く，投与開始時の50％以下に血小板が減少し，動静脈に重篤な血栓症をきたす。ACSにおいては，以前にヘパリンが投与されたことのある患者では免疫記憶があるため，抗体が再活性化され短時間で急速にHITを発症することがある。ACSへのPCI中にHITを疑った場合は，ヘパリンの使用をすぐに中止し（静注などの投与だけではなく，ヘパリンに触れた物品なども取り替えることを検討），抗トロンビン薬であるアルガトロバンに変更する。PCI施行時は，0.1mg/kgを3〜5分かけて静脈内投与し，術後4時間まで6μg/kg/minを目安に静脈内持続投与する。投与開始から10分程度で活性凝固時間（activated coagulation time：ACT）を測定し，術後4時間まではACTが250〜450秒となるように持続投与量を調節する。

術後のヘパリンによる抗凝固療法の可否

ACSに対する診断時のヘパリン使用は各国のガイドラインで推奨されているものの，PCI後のヘパリン投与に関しては，ESCのガイドラインでは継続の必要はないとされている。現在の日本のガイドラインにもPCI後の継続に関する言及はない。日本で行われたSTOPDAPT-3のpost hoc研究でも血栓性イベントの予防効果はなく，出血性イベントの増加を認めたことが報告されている。血栓が残存した場合や末梢塞栓をきたした場合に関しては効果が期待されることもあり，すべての症例で使用を控えるべきと言うわけではないが，ACSへのPCI後の抗凝固療法の適応がある場合を除き，ルーチンでの使用は控えることが望ましい。

残存病変への介入

2023年のESCのガイドラインによると，心原性ショック合併，STEMI，NSTE-ACSによってタイミングは異なるが，多枝病変を伴うACS患者に対して，残存病変へのPCIは基本的に行うべきとされている（図2）[14]。ただし，NSTE-ACSに関してはindex

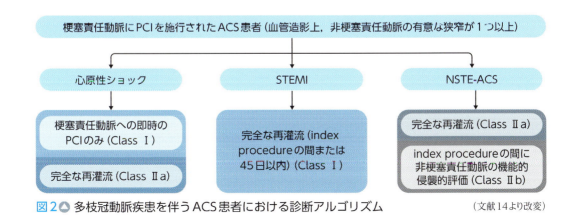

図2 ● 多枝冠動脈疾患を伴うACS患者における診断アルゴリズム （文献14より改変）

procedureに際して，非梗塞（非責任）血管に対して機能的評価を加えることを検討してもよいとしている。

　では，どのように有意狭窄かどうかを見分けるのかであるが，これに関してはまだ多くの議論がなされている。STEMIにおいては，COMPLETE試験[15]によって完全血行再建が責任病変単独の治療よりも予後を改善することを示し，その残存病変の定義として使用された「血管造影で70％以上の狭窄または50〜69％で血流予備量比（fractional flow reserve：FFR）≦0.80の病変」という基準を採用する場合が多い。NSTE-ACSに関しても，過去の研究をもとに血管造影上の70％以上の狭窄を有意狭窄とする場合もあるが，機能的評価による残存病変への介入の可否を検討したいくつかの研究結果（FAME試験サブ解析[16]やFLOWER-MI試験[17]，メタ解析[18, 19]など）をもとに，FFRなどの機能的評価による虚血の判定を行うことも考慮してよいとされている。

文献

1) Jinatongthai P, Kongwatcharapong J, Foo CY, et al：Comparative efficacy and safety of reperfusion therapy with fibrinolytic agents in patients with ST-segment elevation myocardial infarction：a systematic review and network meta-analysis. Lancet. 2017；390(10096)：747-59. PMID: 28831992

2) 日本循環器学会：急性冠症候群ガイドライン（2018年改訂版）．
[https://www.j-circ.or.jp/cms/wp-content/uploads/2018/11/JCS2018_kimura.pdf]（2025年2月14日閲覧）

3) Vlaar PJ, Svilaas T, van der Horst IC, et al：Cardiac death and reinfarction after 1 year in the Thrombus Aspiration during Percutaneous coronary intervention in Acute myocardial infarction Study (TAPAS)：a 1-year follow-up study. Lancet. 2008；371(9628)：1915-20. PMID: 18539223

4) Fröbert O, Lagerqvist B, Olivecrona GK, et al：Thrombus aspiration during ST-segment elevation myocardial infarction. N Engl J Med. 2013；369(17)：1587-97. PMID: 23991656

5) Jolly SS, Cairns JA, Yusuf S, et al：Randomized trial of primary PCI with or without routine manual thrombectomy. N Engl J Med. 2015；372(15)：1389-98. PMID: 25853743

6) Ibanez B, James S, Agewall S, et al：2017 ESC Guidelines for the management of acute myocardial infarction in patients presenting with ST-segment elevation：The Task Force for the management of acute myocardial infarction in patients presenting with ST-segment elevation of the European Society of Cardiology (ESC). Eur Heart J. 2018；39(2)：119-177. PMID: 28886621

7) Vrints C, Andreotti F, Koskinas KC, et al：2024 ESC Guidelines for the management of chronic coronary syndromes. Eur Heart J. 2024；45(36)：3415-537. PMID: 39210710

8) Li X, Ge Z, Kan J, et al：Intravascular ultrasound-guided versus angiography-guided percutaneous coronary intervention in acute coronary syndromes (IVUS-ACS)：a two-stage, multicentre, randomised trial. Lancet. 2024；403(10439)：1855-65. PMID: 38604212

9) Otake H, Kubo T, Hibi K, et al：Optical frequency domain imaging-guided versus intravascular ultrasound-guided percutaneous coronary intervention for acute coronary syndromes：the OPINION ACS randomised trial. EuroIntervention. 2024；20(17)：e1086-97. PMID: 39219363

10) Partida RA, Libby P, Crea F, et al：Plaque erosion：a new in vivo diagnosis and a potential major shift in the management of patients with acute coronary syndromes. Eur Heart J. 2018；39(22)：2070-6. PMID: 29329384

11) Virmani R, Kolodgie FD, Burke AP, et al：Lessons from sudden coronary death：a comprehensive morphological classification scheme for atherosclerotic lesions. Arterioscler Thromb Vasc Biol. 2000；20(5)：1262-75. PMID: 10807742

12) Jia H, Dai J, Hou J, et al：Effective anti-thrombotic therapy without stenting：intravascular optical coherence tomography-based management in plaque erosion (the EROSION study). Eur Heart J. 2017 Mar 14；38(11)：792-800. PMID: 27578806

13) Jia H, Dai J, He L, et al：EROSION III：A Multicenter RCT of OCT-Guided Reperfusion in STEMI With Early Infarct Artery Patency. JACC Cardiovasc Interv. 2022；15(8)：846-56. PMID: 35367176

14) Byrne RA, Rossello X, Coughlan JJ, et al: 2023 ESC guidelines for the management of acute coronary syndromes. Eur Heart J. 2023; 44(38): 3720-3826. PMID: 37622654

15) Mehta SR, Wood DA, Storey RF, et al: Complete Revascularization with Multivessel PCI for Myocardial Infarction. N Engl J Med. 2019; 381(15): 1411-21. PMID: 31475795

16) Van Belle E, Baptista SB, Raposo L, et al: Impact of Routine Fractional Flow Reserve on Management Decision and 1-Year Clinical Outcome of Patients With Acute Coronary Syndromes: PRIME-FFR (Insights From the POST-IT [Portuguese Study on the Evaluation of FFR-Guided Treatment of Coronary Disease] and R3F [French FFR Registry] Integrated Multicenter Registries - Implementation of FFR [Fractional Flow Reserve] in Routine Practice). Circ Cardiovasc Interv. 2017; 10(6): e004296. PMID: 28615234

17) Puymirat E, Cayla G, Simon T, et al: Multivessel PCI Guided by FFR or Angiography for Myocardial Infarction. N Engl J Med. 2021; 385(4): 297-308. PMID: 33999545

18) Wald DS, Hadyanto S, Bestwick JP: Should fractional flow reserve follow angiographic visual inspection to guide preventive percutaneous coronary intervention in ST-elevation myocardial infarction? Eur Heart J Qual Care Clin Outcomes. 2020; 6(3): 186-92. PMID: 32044975

19) Gallone G, Angelini F, Fortuni F, et al: Angiography- vs. physiology-guided complete revascularization in patients with ST-elevation myocardial infarction and multivessel disease: who is the better gatekeeper in this setting? A meta-analysis of randomized controlled trials. Eur Heart J Qual Care Clin Outcomes. 2020; 6(3): 199-200. PMID: 32011660

第5章 急性冠症候群

5 急性冠症候群の外科治療

丸山雄二

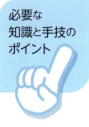

必要な知識と手技のポイント

- 急性冠症候群（ACS）症例に対する緊急冠動脈バイパス術（CABG）は，待機的手術と比較して手術リスクが高い。
- 経皮的冠動脈インターベンション（PCI）技術の進歩に伴い，ST上昇型急性心筋梗塞（STEMI）症例に緊急CABGが必要になることは少ない。
- 非ST上昇型急性冠症候群（NSTE-ACS）に関しては，症例のリスクを層別化し，侵襲的治療のタイミングを検討する。
- 血行動態が不安定なACS症例は，心拍動下CABGの有用性が期待される。

はじめに

　冠動脈バイパス術（coronary artery bypass grafting：CABG）の成績は向上したが，緊急手術は待機的手術と比較して手術死亡率が高いとされ[1]，その適応，手術時期，また術式に関して課題が残されている。本項では，急性冠症候群（acute coronary syndrome：ACS）に対するCABGについて述べる。

　ACSは，不安定狭心症（UA）から非ST上昇型急性心筋梗塞（NSTEMI），ST上昇型急性心筋梗塞（STEMI）までを含む，幅広い臨床像を示す概念として定義される。したがって，ACSに対する外科治療戦略を一括りに議論するのは難しい。本項では，近年のガイドラインに準じて，UAとNSTEMIをあわせて，非ST上昇型急性冠症候群（NSTE-ACS）として扱い，ACSをSTEMIとNSTE-ACSに分類する。

　経皮的冠動脈インターベンション（percutaneous coronary intervention：PCI）の技術・デバイスの進歩，またデータの蓄積により，この20年の間にACSの侵襲的治療のガイドラインは大きく変化している。

手術適応とタイミング

STEMIにおけるCABG適応

- STEMIにおけるCABG適応について，日本のガイドライン[2]には以下のように記載されている。

①PCIが不成功または技術的に困難で，虚血発作が持続し，薬物治療に抵抗性の不安定な血行動態（心原性ショックや心筋虚血由来と考えられる致死性不整脈）を呈する患者に対し，ハートチームで協議し緊急CABGを行う。

②現状ではPCI技術の進歩を反映し，STEMI患者に緊急CABGが必要とされることは少ない。

③梗塞後の心室中隔穿孔または自由壁破裂，急性重症僧帽弁逆流を伴う乳頭筋断裂といった機械的合併症に対して緊急の修復手術を要する患者については，同時にCABGの施行を考慮する。

🔻米国のガイドライン[3]では，以下のように記載されている。

①In patients with STEMI and cardiogenic shock or hemodynamic instability, PCI or CABG (when PCI is not feasible) is indicated to improve survival, irrespective of the time delay from MI onset.

②In patients with STEMI who have mechanical complications (eg. ventricular septal rupture, mitral valve insufficiency because of papillary muscle infarction or rupture, or free wall rupture), CABG is recommended at the time of surgery, with the goal of improving survival.

③In patients with STEMI in whom PCI is not feasible or successful, with a large area of myocardium at risk, emergency or urgent CABG can be effective as a reperfusion modality to improve clinical outcomes.

④CABG has a limited role in the acute phase of STEMI, and its use in this setting continues to decrease.

🔻欧州のガイドライン[4]では，以下のように記載されている。

①Emergency CABG surgery should be considered for patients with a patent infarct-related artery but with unsuitable anatomy for PCI, and either a large myocardial area at jeopardy or with cardiogenic shock.

②In patients with MI-related mechanical complications who require coronary revascularization, CABG is recommended at the time of surgical repair.

③In STEMI patients with failed PCI or with an acute coronary occlusion not amenable to PCI, emergency CABG is infrequently performed because the benefits of surgical revascularization in this setting are less certain.

▼これらのガイドラインを総合的に解釈すると，以下のように結論できる。

①STEMIに関しては，絶対的にPCIが第一選択であり，PCIが不成功または技術的に困難な場合にのみCABGの適応を考慮するが，その頻度は少ない。

②MIに伴う機械的合併症に対する手術において血行再建が必要な場合には，同時手術としてCABGは第一選択となる。

NSTE-ACSにおけるCABG適応

▼NSTE-ACSにおけるCABG適応について，日本のガイドライン[2]には，以下のように記載されている。

①PCIが不成功または技術的に困難で，虚血発作が持続し，薬物治療に抵抗性の不安定な血行動態（心原性ショックや心筋虚血由来と考えられる致死性不整脈）を呈する患者に対して，ハートチームで協議し緊急CABGを行う。

②薬物治療に抵抗性の虚血発作が頻発し，心筋虚血範囲の大きい（左主幹部またはLAD近位部の高度狭窄病変など）患者に対して，ハートチームで協議し早期CABGを行う。

③血行動態が不安定で緊急CABGの手術死亡リスクが高いと想定される例には，緊急PCIが選択される機会が多くなっている。

▼米国のガイドライン[3]では，NSTE-ACSに関して，リスクを3段階に層別化し，侵襲的治療のタイミングを"緊急"・"早期"・"退院前"に分類している。侵襲的治療の方法として，PCI・CABGの適応に関しては明記されておらず，術前血行動態・冠動脈病変・併存疾患等を考慮してハートチームディスカッションで検討するべきであるとしている。これ以外のCABGの適応に関しては，下記のごとく，PCI不成功で，血行動態や冠動脈病変が不安定な場合に考慮されるとしている。

①In patients with NSTE-ACS who have failed PCI and have ongoing ischemia, hemodynamic compromise, or threatened occlusion of an artery with substantial myocardium at risk, who are appropriate candidates for CABG, emergency CABG is reasonable.

▼欧州のガイドライン[4]では，リスクを"very high risk"・"high risk"・"UA"・"UA以外"の4段階に層別化し，侵襲的治療のタイミングを"緊急"・"早期"・"入院中"・"待機的"に分類している。CABGの適応に関しては，下記のごとく，米国のガイドラインよりも深く言及している。

①In patients requiring immediate revascularization in the setting of very high-risk NSTE-ACS, PCI is usually preferred for reasons of timeliness, unless concomitant mechanical complications dictate a preference for surgical intervention.

②In other patients with ACS, the choice of revascularization modality should be made according to the number of diseased vessels and the general principles of myocardial revascularization.

③In patients with MVD, the choice of revascularization modality will be influenced by the overall anatomical disease complexity and the presence of comorbidities (including diabetes) in patients with low predicted surgical risk and mortality who are considered suitable for either modality.

▼これらのガイドラインを総合的に解釈すると，以下のように結論できる。

①NSTE-ACSに関しては，リスクを層別化することが重要であり，ハイリスク以上の症例は，緊急または準緊急での侵襲的治療の介入が必要であり，PCIが第一選択となる。

②ハイリスク以上に該当しない症例は，入院中または待機的に侵襲的治療を行う。冠動脈病変の解剖学的特性や全身状態・併存疾患を考慮して血行再建方法を検討するが，手術リスクの低い複雑多枝病変症例はCABGを考慮する。

ACSにおける至適手術時期

　NSTE-ACSにおいては，前述のごとく，リスクを層別化し，侵襲的治療介入のタイミングを分類することが推奨されているが，STEMIにおいては，CABGの至適手術時期については一定の見解はない。Voisineらは，13,545例のCABG症例を検討し，MIの既往のない患者の手術死亡が1.7%であったのに比べ，MI発症6時間以内・6〜24時間・1〜7日・8〜30日・30日以上の手術死亡は，それぞれ19.2%・9.8%・8.6%・3.2%・2.4%であるとし，MI発症1週間以内のCABGは手術死亡率が高かったと報告している[5]。カリフォルニア州のデータベース解析による報告では，9,476例のAMIに対するCABG症例を検討し，AMI発症3日以内のearly CABGは，発症4日以降のlate CABGよりも手術死亡率が高く（5.6% vs. 3.8%），発症3日以内の早期治療介入が手術死亡を増悪させる因子であることを報告している[6]。これらの観察研究の解釈は難しいが，"AMI症例のうち緊急性の高い症例は手術リスクが高い"ということであり，"AMI症例はCABGのタイミングを3日〜7日遅らせるべきである"というわけではない，ということに注意したい。STEMIにおいて，早期再灌流を目的とするCABGであれば緊急で行うべきであることを忘れてはいけない。STEMI発症後急性期にCABGが必要であった症例は，手術リスクが高いことは想像に難くなく，一概にSTEMI発症後急性期の

CABGのタイミングを議論することは難しい。一方，AMIで待機可能な症例は，緊急で行うよりも数日間待機してからCABGを行ったほうがよいとも言える。

CABGの術式

CABGの術式は，①心停止下CABG（conventional CABG：CCAB），②人工心肺使用心拍動下CABG（on-pump beating CABG：OnPB-CAB），③オフポンプCABG（off-pump CABG：OPCAB）の3種類に分類される。

Puskasらは，OPCABがCCABに比べて，ハイリスク症例において死亡率を軽減させることを報告している[7]。ACS症例もこれに該当することが期待されるが，ACS症例に対するOPCABの有用性は確立していない。Harlingらは，ACS症例において，OPCABはCCABより死亡率を低下させたことを報告している[8]。しかしながら，Moscarelliらは，ACS症例において，OPCABはCCABと比較して，吻合枝数が少なく，完全血行再建率が少なかったことを報告している[9]。また，OPCABの最大の問題点は，術中血行動態破綻に伴うacute conversionである。STSデータベースの解析では，196,576例のOPCABにおいて，5.5％の症例でconversionを認め，高齢・低心機能・術前IABP使用・心不全・ACSに対する緊急手術がconversionの危険因子としており，血行動態破綻に伴うacute conversionは死亡率を2.7倍に上昇させることを報告している[10]。血行動態が不安定なACS症例はacute conversionのリスクが高いことが予想され，すべてのACS症例にOPCABを適用するのは難しいと考えられる。

OnPB-CABの利点は，あらかじめ人工心肺を装着することにより，心脱転時の血行動態の破綻を防ぐこと，またglobal ischemiaとこれに伴う再灌流障害を抑制することが挙げられる。Miyaharaらは，AMIに対して緊急CABGを施行した61症例を検討し，OnPB-CABがCCABよりも手術死亡を減少させた（2.6％ vs. 21.7％）ことを報告している[11]。また，Rastanらは，ACSに対して緊急CABGを施行した638症例を検討し，特に心原性ショックを伴う症例において，OnPB-CAB・OPCABを含む心拍動下CABGがCCABよりも手術死亡を減少させた（19.3％ vs. 33.3％）ことを報告している[12]。いずれの報告においても，心拍動下CABGは手術死亡を減少させたが，技術的に困難であることから吻合枝数が少ない（特に左回旋枝領域）ことが問題である。

ACS症例において，心拍動下CABG（OPCABまたはOnPB-CAB）の有用性が期待される。血行動態が安定している症例はOPCABが可能であり，血行動態が不安定な症例にはOnPB-CABが有効であると考えられる。ただし，OPCABは血行動態破綻に伴うacute conversionのリスクがあり，すべてのACS症例をOnPB-CABで行う方針も選択肢のひとつである。心拍動下CABGの問題点は，吻合枝数が少ないことであり，外科医が心拍動下CABGに習熟することが重要である。

文 献

1) Coleman WS, DeWood MA, Berg R Jr, et al：Surgical intervention in acute myocardial infarction：an historical perspective. Semin Thorac Cardiovasc Surg. 1995；7(4)：176-83. PMID：8590741

2) 日本循環器学会：急性冠症候群ガイドライン(2018年改訂版)．
[https://www.j-circ.or.jp/cms/wp-content/uploads/2018/11/JCS2018_kimura.pdf](2025年2月14日閲覧)

3) Virani SS, Newby LK, Arnold SV, et al：2023 AHA/ACC/ACCP/ASPC/NLA/PCNA Guideline for the management of patients with chronic coronary disease：A report of the American Heart Association/American College of Cardiology Joint Committee on Clinical Practice Guidelines. Circulation. 2023；148(9)：e9-e119. PMID：37471501

4) Byrne RA, Rossello X, Coughlan JJ, et al：2023 ESC Guidelines for the management of acute coronary syndromes. Eur Heart J. 2023；44(38)：3720-826. PMID：37622654

5) Voisine P, Mathieu P, Doyle D, et al：Influence of time elapsed between myocardial infarction and coronary artery bypass grafting surgery on operative mortality. Eur J Cardiothorac Surg. 2006；29(3)：319-23. PMID：16439152

6) Weiss ES, Chang DD, Joyce DL, et al：Optimal timing of coronary artery bypass after acute myocardial infarction：a review of California discharge data. J Thorac Cardiovasc Surg. 2008；135(3)：503-11, 511.e1-3. PMID：18329460

7) Puskas JD, Thourani VH, Kilgo P, et al：Off-pump coronary artery bypass disproportionately benefits high-risk patients. Ann Thorac Surg. 2009；88(4)：1142-7. PMID：19766798

8) Harling L, Moscarelli M, Kidher E, et al：The effect of off-pump coronary artery bypass on mortality after acute coronary syndrome：a meta-analysis. Int J Cardiol. 2013；169(5)：339-48. PMID：2416153

9) Moscarelli M, Harling L, Ashrafian H, et al：Should we consider off-pump coronary artery bypass grafting in patients with acute coronary syndrome？ Interact Cardiovasc Thorac Surg. 2013；16(3)：350-5. PMID：23184562

10) Keeling B, Thourani V, Aliawadi G, et al：Conversion from off-pump coronary artery bypass grafting to on-pump coronary artery bypass grafting. Ann Thorac Surg. 2017；104(4)：1267-74. PMID：28610886

11) Miyahara K, Matsuura A, Takemura H, et al：On-pump beating-heart coronary artery bypass grafting after acute myocardial infarction has lower mortality and morbidity. J Thorac Cardiovasc Surg. 2008；135(3)：521-6. PMID：18329463

12) Rastan AJ, Eckenstein JI, Hentschel B, et al：Emergency coronary artery bypass graft surgery for acute coronary syndrome：beating heart versus conventional cardioplegic cardiac arrest strategies. Circulation. 2006；114(1 Suppl)：I477-85. PMID：16820622

第**6**章

急性心不全

第6章 急性心不全

1 病態生理

佐藤直樹

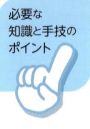

必要な知識と手技のポイント

- 心不全の病態は，総じて肺水腫，全身的な体液貯留，低灌流・低心拍出に分類される。
- 心不全の病態分類は，状況に応じて使い分ける必要がある。
- 病態分類を背景に提唱されたのがクリニカルシナリオ分類である。
- 血行動態の観点からの病態把握法としてForrester分類とNohria-Stevenson分類が挙げられる。
- 心原性ショックにおける病態把握については，SCAI分類が提唱されている。
- 標準的な病態把握法は現時点ではまだ確立されていないが，今後は情報をアップデートしながらより的確な病態把握を行い，適切な治療が行われることが望まれる。

はじめに

　急性心不全は，心不全の新規発症と慢性心不全の非代償性悪化に分けることができる。心不全の原因となる疾患によりその病態は異なるが，総じて肺水腫，全身的な体液貯留，低灌流・低心拍出に分類される。急性心不全で入院となる患者の約9割はうっ血を主体とし，残り約1割は低灌流・低心拍出の病態を呈すると言われている[1]。急性心不全の初期対応はまずは血行動態をしっかり把握し，心原性ショックの初期段階でないかどうかも含めて病態を把握するとともに，心不全の原因疾患の鑑別も同時に時間軸を念頭に置いて円滑に対応することが重要である。病態把握および心不全の原因の鑑別なくして適切な治療が行えないからである。

病態生理

　心不全の病態を理解するには，血行動態的な病態のみならず組織の病態も理解しておく必要がある。急性心不全では，血管内うっ血による静脈内圧の上昇とともに非代償状態に陥ると組織うっ血が始まる。初期はリンパ還流によって組織のうっ血が代償され，その進行が抑制される。しかし，血管内うっ血が急激あるいは過度になると組織へ体液流入のリンパ還流による代償が追い付かずに組織うっ血の悪化をまねく[2]。組織内には，グリコサミノグリカンを含む組織構造があり，その中にナトリウム，水分子が存在している。組織うっ血が進行するとグリコサミノグリカンの構造が破壊され，組織内の水容量が増加し，組織うっ血が進行し，臓器障害をもたらす[1]。この過程には，アンジオテンシンが関

与していることが知られており，うっ血進行の抑制や改善には，レニン・アンジオテンシン・アルドステロン系の制御とともに組織のうっ血を踏まえた治療が求められる。リンパ還流については，その評価方法および詳細な病態生理がまだ十分に解明されていないが，今後，この機能について評価が可能となれば新たな病態理解につながると考える。

以上のような血管内および組織のうっ血は各臓器で起こりうる。心不全の病態において肺と腎臓はきわめて重要な臓器である。肺うっ血は，血管内うっ血が比較的緩徐に進行する場合はリンパ還流により進行しがたいが，急激に血管内うっ血が進行するとリンパ還流による対応が追い付けずに非代償状態としての肺水腫が悪化する。一方，肺胞内圧変化による血行動態への影響も考慮し，特に肺疾患併存あるいは人工呼吸管理を行っている状態の場合は，特に換気状態も念頭に置いた病態を考え対応する必要がある。腎臓は，強い被膜に覆われ，かつ後腹膜腔に位置しているため，内圧の上昇は腎機能に悪影響を与える。中心静脈圧の上昇とともに腎臓内の静脈圧上昇が過度になり，リンパ還流が代償しえないと組織のうっ血が悪化し，さらなる循環障害が進行し，腎うっ血は悪循環に陥る。また，心不全による腸管うっ血に伴いガス貯留などにより腹圧が上昇することで，腎血流を障害し腎機能の低下を引き起こす。このように腎保護を行うためには，臓器特異的な解剖を十分理解した上での対応が求められる。

病態分類・把握法

心不全の病態分類は，状況に応じて使い分ける必要がある。

クリニカルシナリオ分類

原因を問わず病態として，①心原性肺水腫，②全身的な溢水，③低心拍出・低灌流，の3つの病態に分類しうる。この病態分類を背景に提唱されたのが，クリニカルシナリオ(CS)分類である[2]。CS1が心原性肺水腫，CS2が全身的な溢水による末梢浮腫，CS3が低心拍出・低灌流で心原性ショックを含む低心拍出症候群の主病態を判別するための分類である(表1)[3]。なお，収縮期血圧は病院前からのこれらの病態を把握する1つの参考所見と考えるべきである。この病態が把握できれば，それに対する対応がおのずと決定される。

Forrester分類とNohria-Stevenson分類

血行動態の観点からの病態把握法としてForrester分類がある[3]。急性心筋梗塞の病態把握法として公表され，X軸は肺動脈楔入圧で18mmHgを，Y軸は心拍出係数で2.2L/min/m^{2}を基準値としたサブセットに分類すると病態診断，予後判定，治療法選択に有用であることが知られ，活用された。急性心不全に対しても適応があると判断され，薬剤選択が比較的客観性をもって対応可能であるために日本でもかつて汎用された。しか

表1 ▼ 急性心不全超急性期病態把握：クリニカルシナリオ（CS）

CS1	CS2	CS3	CS4	CS5
心原性肺水腫	全身的溢水	低心拍出・低灌流	急性冠症候群	右心不全
収縮期血圧 ＞140mmHg	収縮期血圧 100〜140mmHg	収縮期血圧 ＜100mmHg	—	—
急激な発症	緩徐な発症	急激あるいは 緩徐な発症	急性心不全症状・ 徴候	急激あるいは 緩徐な発症
肺水腫が主体	全身性浮腫が主体	低灌流所見が主体	急性冠症候群	肺水腫を認めない
全身性浮腫は軽微	肺水腫は軽微	全身性浮腫・ 肺水腫は軽微	トロポニン上昇 のみでは不可	全身性静脈 うっ血所見
血管性病態	慢性充満圧上昇	ショック例と非 ショック例に分ける	—	右室機能不全

（文献3より作成）

しながら，肺動脈カテーテルの挿入は侵襲的であり，ESCAPE試験によって肺動脈カテーテルによる指標を利用しても予後改善に寄与しないと報告されたことを受けて[5]，肺動脈カテーテルの利用が減少するとともにForrester分類の利用も少なくなった。

　その代用として注目されたのが，Nohria-Stevenson分類である（図1）[6]。心係数と肺動脈楔入圧の数値で分類したForrester分類は，灌流が問題ない状態であるにもかかわらず強心薬を不必要に投与してしまうことがあり，患者に適した治療選択が行えないという欠点がある。そこで，非侵襲的に灌流とうっ血状態を評価するNohria-Stevenson分類が注目され，ガイドラインにも取り上げられている[7]。図1に示すように，臨床所見から灌流状態とうっ血状態を把握し，薬剤選択および治療効果判定に利用される。この分類の欠点は，臨床的指標の把握の仕方にはある程度熟練が必要であり，評価者の技量の影響を受ける点にある。

心原性ショックにおける病態把握（SCAI分類）

　心原性ショックにおける病態把握については，SCAI分類が提唱されている（☞第4章3参照）。この分類におけるステージが進行するほど予後不良であることが知られており，その評価の詳細な項目はアップデートされている（表2）[8]。心原性ショックの予後改善のためには，ステージBの状態からCへと移行させないことが大切で，早期からしっかりと血行動態指標による評価を行い，必要に応じて肺動脈カテーテルで評価も行い対応をすべきことが強調されている。また，血中乳酸値の役割も強調されており，実臨床においては身体所見・血行動態所見に加えて血中乳酸値の推移をしっかりと把握して対応することが望まれる。

◎

　以上が主に現時点で普及している病態把握法であるが，最近ではより低侵襲・非侵襲的かつ客観的な病態把握法が開発されてきている。標準的な方法は現時点ではまだ確立され

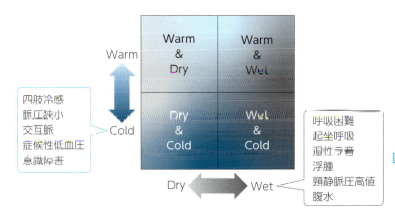

図1 Nohria-Stevenson分類を用いた灌流状態とうっ血状態の把握

（文献6より作成）

表2 SCAI分類

ステージ	身体／ベッドサイド所見	バイオマーカー	血行動態
A 心原性ショックリスク	心原性ショックのサイン／徴候なし 頸静脈圧／肺音正常 末梢：温灌流良好 脈：末梢触知正常 精神状態：正常	腎機能正常 血中乳酸値正常	正常血圧 sBP≧100mmHg あるいは、患者の通常血圧 CI≧2.5L/min/m²・CVP≦10mmHg PCWP≦15mmHg・PA sat≧65%
B 心原性ショック初期	血行動態不安定 低灌流所見なし 頸静脈圧上昇・ラ音あり 末梢：温灌流良好 脈触知：良好・精神状態：正常	軽度腎機能障害 血中乳酸値正常 血中BNP上昇	低血圧 sBP<90mmHg あるいは MAP<60mmHg あるいは 通常血圧より30mmHg<低下 心拍数≧100bpm
C 古典的心原性ショック	低灌流 容量負荷後も介入要 相対的低血圧 外観：不良・パニック状態 皮膚：蒼白／斑状／浅黒い／ 冷感・湿性・血管内容量過多 肺音：広範囲ラ音 急な精神状態変化 尿量<30mL/hr	以下のいずれかあり 血清乳酸値≧2mmol/L 血清Cre 1.5倍以上上昇 あるいは 50%<eGFR低下 肝機能異常	肺動脈カテーテルによる評価 （強く推奨） CI<2.2L/min/m² PCWP>15mmHg
D 悪化状態	ステージCから悪化 介入による改善不良	治療にかかわらず ステージC所見あり 悪化傾向 乳酸値>2mmol/l 持続 あるいは悪化	薬物／補助循環装置の条件のさらなる強化
E 瀕死状態	循環虚脱 意識なし ほぼ脈なし 循環虚脱 人工呼吸 除細動器使用	瀕死状態 心肺蘇生 pH≦7.2 塩基過剰>10mEq/L 血中乳酸値≧8mmol/L	最大限の血行動態補助を行うも 著明な血圧低下 バソプレシンボーラス投与要

BNP：脳性ナトリウム利尿ペプチド，CI：心係数，Cr：クレアチニン，CVP：中心静脈圧，eGFR：推定糸球体濾過量，MAP：平均動脈圧，PA：肺動脈，PCWP：肺毛細血管楔入圧，SBP：収縮期血圧

（文献8より作成）

ていないが，今後は情報をアップデートしながらより的確な病態把握を行い，適切な治療が行われることが望まれる。

文献

1) Boorsma EM, Ter Maaten JM, Damman K, et al：Congestion in heart failure：a contemporary look at physiology, diagnosis and treatment. Nat Rev Cardiol. 2020；17(10)：641-55. PMID: 32415147

2) Sato N. Chapter 3：Congestion：historical and pathophysiological review and the concept of fundamental management for hospitalized heart failure. In：Therapeutic Strategies for Heart Failure . Sato N, ed. Springer, 2018.

3) Mebazaa A, Gheorghiade M, Piña IL, et al：Practical recommendations for prehospital and early in-hospital management of patients presenting with acute heart failure syndromes. Crit Care Med. 2008；36(1 Suppl)：S129-39. PMID: 18158472

4) Forrester JS, Diamond GA, Swan HJ：Correlative classification of clinical and hemodynamic function after acute myocardial infarction. Am J Cardiol. 1977；39(2)：137-45. PMID: 83547

5) Binanay C, Califf RM, Hasselblad V, et al：Evaluation study of congestive heart failure and pulmonary artery catheterization effectiveness：the ESCAPE trial. JAMA. 2005；294(13)：1625 33. PMID: 16204662

6) Stevenson LW：Tailored therapy to hemodynamic goals for advanced heart failure. Eur J Heart Fail. 1999；1(3)：251-7. PMID: 10935671

7) 日本循環器学会/日本心不全学会：急性・慢性心不全診療ガイドライン（2017年改訂版）. [http://www.j-circ.or.jp/cms/wp-content/uploads/2017/06/JCS2017_tsutsui_h.pdf]（2025年2月14日閲覧）

8) Naidu SS, Baran DA, Jentzer JC, et al：SCAI SHOCK Stage Classification Expert Consensus Update：A review and incorporation of validation studies：This statement was endorsed by the American College of Cardiology (ACC), American College of Emergency Physicians (ACEP), American Heart Association (AHA), European Society of Cardiology (ESC) Association for Acute Cardiovascular Care (ACVC), International Society for Heart and Lung Transplantation (ISHLT), Society of Critical Care Medicine (SCCM), and Society of Thoracic Surgeons (STS) in December 2021. J Am Coll Cardiol. 2022；79(9)：933-46. PMID: 35115207

第6章 急性心不全

2 急性期薬物療法

鴨原禅人，白壁章宏

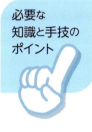

必要な知識と手技のポイント

- 急性期薬物療法の最重要ポイントは，救命と症状改善である。そのため，早急にうっ血を改善させ，血行動態を安定化させる。
- 血行動態を評価しながら，血管拡張薬，利尿薬，強心薬を症例に応じて投与していく。薬物療法だけで対応困難であれば，人工呼吸療法，腎代替療法，機械的循環補助の導入も考慮する。
- 慢性期に向けた薬物療法導入（GDMT）も念頭に置く必要はあるが，肺うっ血や低心拍出症候群が改善していない状態での無理な導入は避ける。

はじめに

病態生理の詳細については他項（☞第6章1参照）に譲るが，Nohria-Stevenson分類[1]を用いて血行動態を評価し，その上で適切な薬物療法を行うことが基本である。受診時の収縮期血圧を用いたclinical scenario[2]は詳細ではないものの病態生理を迅速に評価し，薬物療法を迅速に開始するための1つの目安にはなりうる。

急性期薬物療法の最重要ポイントは，救命と症状改善である。うっ血に対しては血管拡張薬と利尿薬，臓器低灌流に対してはカテコラミンをはじめとする強心薬を投与する。うっ血が改善する前やカテコラミン使用中のGDMT（guideline-directed medical therapy）は慎重にすべきである。薬物療法単独で目標達成が困難であるなら，早期に人工呼吸療法，腎代替療法，機械的循環補助の導入も考慮しなければならない。

血管拡張薬

血管拡張薬の効果は静脈系の拡張による前負荷の軽減，動脈系の拡張による後負荷の軽減が基本となる。この薬理作用から血管拡張薬を投与すべきなのは，体血圧上昇（後負荷上昇）や静脈系容量血管の収縮が主病態の症例である。いわゆる電撃型肺水腫（Vascular Heart Failure, Clinical Scenario 1[2]）と呼ばれる，急激な血圧上昇によりvolume central shiftを引き起こしている病態に最も効果的である。血管拡張薬の投与による予後改善効果を示したエビデンスについては限られており，肺うっ血による呼吸困難の早期改善を目的に使用するため，このような症例への短期投与が臨床現場では最も使用頻度が

高いと言える。

ただし，このような病態では起坐呼吸を伴っていることが多く，血管拡張薬より先に呼吸補助デバイスである非侵襲的陽圧換気（noninvasive positive pressure ventilation：NPPV）による治療が第一選択として使用される。NPPV使用により呼吸状態が安定しただけで十分な降圧を得られる症例も多く，来院直後の高血圧に対する安易な血管拡張薬投与はNPPV開始で呼吸状態が安定化した後の過度な降圧につながることがある。特に大動脈弁狭窄症症例などの，隠れ心原性ショック症例に対しての積極的な血管拡張薬使用は危険なこともあるので注意が必要である。

塩酸モルヒネ

本来は鎮痛・鎮静薬の分類であるが，急性心不全薬物療法では血管拡張薬としての効能が期待できる。交感神経の緊張を和らげることで静脈系，動脈系ともに拡張し，心拍数の減少により心筋酸素消費量が減少する。よって，肺うっ血を認める症例に有効であると考えられる。ただし，炭酸ガスに対する呼吸中枢の反応性低下により呼吸抑制が起こりやすいため，脳内出血例，意識障害，気管支喘息やCOPD症例に対する投与は避けるべきである。

なお，予後改善の効果は証明されておらず[3]，血管拡張薬の第一選択薬にはなりえない。しかし，鎮静作用および血管拡張作用の両面を考えたときに，NPPV開始時の忍容性が悪い症例に対しては非常に有用である。救急外来でNPPV開始後も症状改善に乏しく不穏状態の症例に対しては，塩酸モルヒネ使用により気管挿管を回避できることも稀ではなく，積極的に使用すべきと考える。

硝酸薬

静脈系優位の血管拡張作用を有しており，主に前負荷軽減を目的として使用される。血圧が保たれた肺うっ血主体の症例に有効である。また，冠血管拡張作用を有しており，虚血性心疾患を合併した心不全に有用である。肺うっ血を認めるものの前方駆出が十分ではない，重症の大動脈弁狭窄症，閉塞性肥大型心筋症の症例などでは圧較差を増大させて過度な血圧低下をきたし，腎機能の悪化につながる可能性があるため慎重に投与すべきである。心原性肺水腫の患者を対象に実施された高用量硝酸薬静注反復投与＋低用量フロセミド投与の併用と，高用量フロセミド投与＋低用量硝酸薬持続静注の併用における比較試験[4]では，前者のほうが人工呼吸管理導入の頻度が低く，急性心筋梗塞発症の頻度も低かったとされており，早期に呼吸状態の改善を目指すには有用であると考えられる。

日本で使用されている薬はニトログリセリン（NTG：ミオコール®，ミリスロール®）と硝酸イソソルビド（ISDN：ニトロール®）である。ニトログリセリンには舌下スプレー剤があり，救急外来で早急に効果を期待したい場合には第一選択となる。

カルシウム拮抗薬

　動脈系優位の血管拡張作用を有しており，後負荷軽減を目的として使用されることがある。しかし，左室収縮障害を伴う急性心不全に対しての使用は推奨されていない。特に非ジヒドロピリジン系薬剤（ジルチアゼム，ベラパミル）は陰性変時作用，陰性変力作用を有することから注意が必要である。

　そのような背景に注意しつつ，心房細動の超急性期心拍数コントロールに，ジルチアゼムの少量投与が（1〜3μg/kg/min程度）有用なことがある。ジルチアゼムの効果に関しては，後述の抗不整脈薬の項で記載する。過度な高血圧が遷延する状態では，ジヒドロピリジン系薬剤を慎重に投与を検討する。

カルペリチド

　肺血管拡張作用，静脈系優位の血管拡張作用，Na利尿作用が期待される薬剤である。日本のみで使用できる薬剤で，発売当初は利尿作用を期待して，ループ利尿薬単剤で利尿が不十分な際の2剤目の利尿薬として頻用された。しかし，近年の臨床研究では院内予後悪化との関連性が示唆される[5]ことや，後述するトルバプタンの登場により利尿薬としての位置づけが低下し，使用頻度は低下している。ただし，NPPV開始後も血圧高値が遷延し，さらなる利尿を期待する状態であれば積極的に使用を検討すべき薬剤であると言える。

ニコランジル

　硝酸薬と同様に血管拡張作用を有し，K_{ATP}チャネル開口により，冠微小循環改善効果などの多様な作用が期待でき，虚血性心疾患合併心不全に有効である。また，低血圧の患者では血圧低下が少ないことが示唆されており[6, 7]，過降圧を避けられる可能性がある。しかし，米国では未承認の薬剤であり，心不全に対するエビデンスは限られていることから第一選択薬として頻用するかは悩ましい。過度な降圧をきたしにくいため，虚血性心疾患を合併していて，血圧は高くないものの肺動脈楔入圧を低下させる必要がある症例は，強心薬との併用で使用することも可能である。また，耐性が生じにくいことから硝酸薬以上に長期で使用したい症例でも適応となりうる。

利尿薬

　急性心不全の多くはうっ血を主体とする病態であるため，呼吸困難や浮腫，頸静脈怒張などの臨床的うっ血を改善することが重要である。したがって，利尿薬は急性心不全治療になくてはならないものと言って良い。ほぼすべての心不全の病態で急性期離脱後も利尿薬の継続投与が必須であり，腎機能悪化などのタイミングでの安易な利尿薬の減量

は慎むべきである。入院中に腎機能悪化のために減量した利尿薬量では，退院後に推定される塩分過多の食事量に対して不十分なこともたびたび経験するため，病態以外に様々な点を考慮した適切な利尿薬量検討を入院中にしっかり行うべきである。

ループ利尿薬（フロセミド）

　フロセミドに代表されるループ利尿薬は強力な利尿作用をもつことから，うっ血改善においての中心的薬剤である。利尿効果に加えて静脈系の血管拡張効果も期待でき，救急搬送から60分未満にフロセミドが投与された早期治療症例は院内死亡率が低値であったと報告されており[8]，救急外来で早期にフロセミドによる治療開始が望ましいと考えられる。事実，救急外来で良好な利尿を確認できる症例は経験的にうっ血コントロールも良好である。

　十分な効果を期待するためには十分な量を投与することが重要である。効果を発揮するためには薬剤を早急に腎臓へ到達させる必要があるため，急性期は静脈注射を優先すべきである。また，腎機能低下や低アルブミン血症を認める症例やアシドーシス，非ステロイド性抗炎症薬（NSAIDs）投与中などはループ利尿薬の効果が減弱することから投与量を増やす必要性が生じる。ただし，低心拍出などで腎血流が不十分であれば，利尿薬を漫然と増量するのではなく，その病態を改善しなければならない。加えて，過剰投与は予後を悪化させる可能性が示唆されており[9]，急性期を脱したら適切な利尿薬投与量を探るべきである。もちろん，前述の通りに安易な減量・中止は控える。また，電解質異常にも注意が必要である。特に低カリウム血症については致死性不整脈を惹起する可能性があり，適切な補正が必要である。

　ループ利尿薬の反応が不良であれば，他の利尿薬（トルバプタン，サイアザイド系利尿薬，スピロノラクトン，アセタゾラミドなど）を併用することも可能だが，併用後も腎機能障害のために反応が不良であるなら，腎代替療法（限外濾過）を施行する決断が必要である。

トルバプタン

　水利尿薬として，腎機能障害を合併している症例や，既にループ利尿薬を投与されていてうっ血解除が不十分である症例では併用を考慮する。急性心不全の治療時，フロセミドと併用投与することで急性腎障害を予防する可能性も示唆されている[10]。注意すべき副作用として，水利尿に伴う高ナトリウム血症があり，適宜薬剤の減量や輸液による調整が必要である。特に，口渇を感じにくい高齢者には少量からの投与が望ましい。これまでは内服薬での投与に限られていたが，静脈投与が可能になり人工呼吸器が必要な急性期や，嚥下が困難な高齢者にも投与が可能となった。ただし，過去の臨床研究では予後改善効果は示されておらず，全症例に推奨される薬剤ではない。

強心薬

強心薬には予後改善のエビデンスはなく，むしろ転帰不良との関連が示唆されている。しかし，必要な症例は非常に多く，急性期非代償期を脱するためには，適切なタイミングで適切な薬剤を選択して投与する必要がある。

ドブタミン

低心拍出症候群による臓器低灌流所見を認める場合（Nohria-Stevenson分類におけるcold & wet，cold & dry[1]），ドブタミンの投与を考慮する。1～2μg/kg/min程度の低用量から投与を開始し，臓器低灌流所見を評価しつつ増量を検討する。ただし，心筋酸素消費量が増加することから残存虚血がある症例では致死性不整脈を誘発する可能性があり，必要最小限の使用にすべきである。ドブタミンには強心作用に加え，軽度の血管拡張作用による後負荷軽減作用があり，低心機能症例の血行動態改善が期待できる。

ミルリノン

ドブタミン投与下においても臓器低灌流所見や肺うっ血所見の改善が乏しい場合，ホスホジエステラーゼ（PDE）Ⅲ阻害薬であるミルリノンの投与が選択肢となる。通常は最も頻用される強心薬であるドブタミンを併用するのが一般的である。強心作用に加え，ドブタミン以上の血管拡張作用が期待できる。したがって，低用量（0.1～0.3μg/kg/min）から開始しなければ過降圧の懸念があり，特に腎機能障害の患者では特に注意を要する。また，頻脈性不整脈の発現に注意が必要であり，既に頻脈性心房細動を認める症例では，投与開始するとしてもより低用量から開始するのが望ましい。β受容体には作用しない特性があるため，駆出率が低下した心不全（heart failure with reduced ejection fraction：HFrEF）の治療としてβ遮断薬を投与されている症例では特に考慮すべき薬剤である。

ノルアドレナリン

前述の通り，ドブタミンやミルリノンには血管拡張作用による降圧効果の懸念があるため，ショック状態の患者に対してはノルアドレナリンを少量から投与し，まずは中心血圧を十分に上昇させる。その上で少量からその他の強心薬を追加するか，薬剤で治療困難と判断するなら機械的循環補助の使用を検討することが重要である。また，敗血症を合併した心不全ではノルアドレナリンにより体血管抵抗を維持する必要が生じることもある。ただし，基本的には後負荷を上昇させることになるため，必要最小限の投与にとどめるべきである。

ドパミン

　近年はドブタミンの使用で使用頻度が激減しているが，以前は少量投与（$1\sim3\,\mu\mathrm{g}/\mathrm{kg}/\mathrm{min}$）での腎血流増加による利尿作用の増強[11]，カルペリチド併用による腎保護作用[12]などが報告され，高用量投与で期待される強心作用以外にも様々な局面で使用されてきた。近年は，洞性徐脈を併発して強心作用が必要な心不全症例には第一選択として使用される。

抗不整脈薬（心不全に合併する心房細動・粗動において）

　心房細動（粗動）を合併した心不全患者はきわめて多く，新規に心房細動を発症した患者は予後不良であったと報告されている[13]。

　ここでは「鶏が先か，卵が先か」という話で，頻脈性心房細動が原因で頻脈誘発性心筋症を発症して心不全になったのか，心不全を発症した結果で頻脈性心房細動を発症したのかという考察がきわめて重要である。したがって，代償的に心拍数を増やしている症例で，心拍数だけにむやみに介入して血行動態を破綻させるようなことはあってはならない。

ランジオロール，ジルチアゼム

　心房細動の心拍数コントロールで頻用されるのは，β遮断薬（ランジオロール）とカルシウム拮抗薬（ジルチアゼム）である。ジルチアゼムは日本の急性心不全ガイドラインではClass Ⅲで記載されており[14]，陰性変力作用がきわめて軽度とされるランジオロールを使用するのが理にかなっている。しかし，頻脈誘発性心筋症を発症していると予想され，早急な心拍数コントロールが望ましいような症例では，経験的にはジルチアゼムの持続投与が効果的であることがある。ジルチアゼムは冠血流増加作用・肺動脈楔入圧低下作用も併せ持っており，小規模ではあるものの心不全に対する効果を示す論文は散見される[15, 16]。状況に応じて心不全症例にも適切に使用できれば，陰性変力作用が前面に出ずに効果的な症例も多い。

◎

　心房細動の状態で循環不全を呈していれば，塞栓症の発症に注意しながら電気的・薬理学的除細動も選択肢であるが，心不全が代償化されていない症例では洞調律に復元しない症例，復元したとしてもすぐに心房細動を再発する症例も多く経験するため，過度な洞調律化に固執するべきではない。前述の心拍数コントロールを上手に活用し，場合によっては強心薬や機械的循環補助を併用して心不全代償化へ導いた後に洞調律化を図るのがベストと思われる。

文献

1) Nohria A, Tsang SW, Fang JC, et al：Clinical assessment identifies hemodynamic profiles that predict outcomes in patients admitted with heart failure. J Am Coll Cardiol. 2003；41(10)：1797-804. PMID：12767667

2) Mebazaa A, Gheorghiade M, Piña IL, et al：Practical recommendations for prehospital and early in-hospital management of patients presenting with acute heart failure syndromes. Crit Care Med. 2008；36(1 Suppl)：S129-39. PMID：18158472

3) Peacock WF, Hollander JE, Diercks DB, et al：Morphine and outcomes in acute decompensated heart failure：an ADHERE analysis. Emerg Med J. 2008；25(4)：205-9. PMID：18356349

4) Cotter G, Metzkor E, Kaluski E, et al：Randomised trial of high-dose isosorbide dinitrate plus low-dose furosemide versus high-dose furosemide plus low-dose isosorbide dinitrate in severe pulmonary oedema. Lancet. 1998；351(9100)：389-93. PMID：9482291

5) Matsue Y, Kagiyama N, Yoshida K, et al：Carperitide is associated With increased in-hospital mortality in acute heart failure：A propensity score-matched analysis. J Card Fail. 2015；21(11)：859-64. PMID：25999241

6) Shirakabe A, Hata N, Yokoyama S, et al：Efficacy and safety of nicorandil therapy in patients with acute heart failure. J Cardiol. 2010；56(3)：339-47. PMID：20832994

7) Tanaka K, Kato K, Takano T, et al：Acute effects of intravenous nicorandil on hemodynamics in patients hospitalized with acute decompensated heart failure. J Cardiol. 2010；56(3)：291-9. PMID：20709498

8) Matsue Y, Damman K, Voors AA, et al：Time-to-furosemide treatment and mortality in patients hospitalized with acute heart failure. J Am Coll Cardiol. 2017；69(25)：3042-51. PMID：28641794

9) Eshaghian S, Horwich TB, Fonarow GC, et al：Relation of loop diuretic dose to mortality in advanced heart failure. Am J Cardiol. 2006；97(12)：1759-64. PMID：16765130

10) Shirakabe A, Hata N, Yamamoto M, et al：Immediate administration of tolvaptan prevents the exacerbation of acute kidney injury and improves the mid-term prognosis of patients with severely decompensated acute heart failure. Circ J. 2014；78(4)：911-21. PMID：24553192

11) Giamouzis G, Butler J, Starling RC, et al：Impact of dopamine infusion on renal function in hospitalized heart failure patients：results of the Dopamine in Acute Decompensated Heart Failure (DAD-HF) Trial. J Card Fail. 2010；16(12)：922-30. PMID：21111980

12) Kamiya M, Sato N, Akiya M, et al：A case of marked diuresis by combined dopamine and atrial natriuretic peptide administration without renal injury in acute decompensated heart failure. Int Heart J. 2013；54(4)：243-5. PMID：23924940

13) Kiuchi K, Shirakabe A, Kobayashi N, et al：Prognostic impact of new-onset atrial fibrillation associated with worsening heart failure in aging patients with severely decompensated acute heart failure. Int J Cardiol. 2020；302：88-94. PMID：31813678

14) 日本循環器学会／日本心不全学会：急性・慢性心不全診療ガイドライン（2017年改訂版）. [http://www.j-circ.or.jp/cms/wp-content/uploads/2017/06/JCS2017_tsutsui_h.pdf]（2025年2月14日閲覧）

15) Walsh RW, Porter CB, Starling MR, et al：Beneficial hemodynamic effects of intravenous and oral diltiazem in severe congestive heart failure. J Am Coll Cardiol. 1984；3(4)：1044-50. PMID：6707341

16) Materne P, Legrand V, Vandormael M, et al：Hemodynamic effects of intravenous diltiazem with impaired left ventricular function. Am J Cardiol. 1984；54(7)：733-7. PMID：6486022

第6章 急性心不全

3 非薬物療法

小鹿野道雄

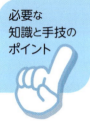

必要な知識と手技のポイント

- 循環動態を悪化させる因子として心筋虚血，弁膜症，不整脈など様々な要因があるが，心臓内非同期も1つの要因である。
- 心臓再同期療法（CRT）は心臓内非同期を是正する治療であるが，本質は電気的非同期に対する治療であることを認識する必要がある。
- CRTは原則として慢性心不全に対する治療法である。
- 急性心不全患者でも電気的非同期に伴う血行動態悪化が著しい場合には早期にCRTの導入を検討する余地があると考えられる。

はじめに

急性心不全に対する非薬物療法は人工呼吸器，体外式除細動，補助循環，手術療法，心臓リハビリテーション，栄養管理など多岐にわたる。上記のほとんどは☞第3章で既に記載されているため，本項では心不全の増悪因子である電気的非同期に焦点を絞り，心臓再同期療法をメインに説明する。

心臓内非同期

心不全は進行性で多因子の疾患である。循環動態を悪化させる因子として心筋虚血，弁膜症，不整脈など様々な要因があるが，心臓内非同期も1つの要因である。

心臓内非同期には機械的非同期と電気的非同期が存在する。機械的非同期は心臓壁運動の歪み・ずれであり，心臓超音波検査で認められる中隔と後壁の壁運動遅延（septal to posterior wall motion delay：SPWMD）や右室と左室の壁運動遅延（interventricular mechanical delay：IVMD）などの指標がある。一方，電気的非同期は刺激伝導系障害に伴う電気的な非同期であり，心電図のQRS幅延長が特徴で，その様式によって左脚ブロック，右脚ブロックなどに分類される。

心臓再同期療法（CRT）

心臓再同期療法（cardiac resynchronization therapy：CRT）は心臓内非同期を是正する治療であるが，本質は電気的非同期に対する治療であることを認識する必要がある。

CRTが臨床使用されて10年ぐらいの間には，CRTが是正するのは機械的非同期なのか，電気的非同期なのか，長らく議論が続いていた。2008年に発表されたPROSPECT試験[1]では，心臓超音波検査の機械的非同期を示す指標を用いてCRTの予後予測を検証した。しかし，前述したSPWMDやIVMDなど，いずれの機械的非同期の指標もCRTのレスポンダー予測として有用性を示せなかった。さらに，2013年に発表されたEchoCRT試験[2]では，機械的非同期を有し（心臓超音波検査のスペックルトラッキングエコー法で評価），電気的非同期は乏しい（QRS幅が130msec以内）患者を登録してCRTの有効性を検証したところ，CRT群でコントロール群と比べて予後が悪くなる結果となり，早期に試験が中止となった。

その後，EchoCRT試験結果をサブグループ解析した報告[3]では，試験の登録時に全患者に認められていた機械的非同期を試験6カ月後に再評価したところ，試験全体の24％の患者で機械的非同期が消失していたことが報告された。しかし，この機械的非同期の消失はCRT群とコントロール群に有意な差を認めていなかった。つまり，EchoCRT試験において機械的非同期は心不全治療の経過中にCRTの有無に関係なく変化した，と考えられる。別の報告[4]では機械的非同期が循環血漿量や血圧によって容易に変化することが報告されている。つまり，機械的非同期を生じる要因は多数存在し，機械的非同期は血圧や体液量の変化で容易に改善・増悪を認める。虚血性心疾患に伴う壁運動としてasynergyと呼ばれる機械的非同期もある。そして，このような虚血・血圧・体液量変化以外に電気的非同期という刺激伝導系障害も機械的非同期を生じさせる1つの要因であると考えられる。つまり，電気的非同期と機械的非同期は本来同列に評価するべきではなく，電気的非同期は機械的非同期の上流に位置する因子として認識する必要がある。CRTはペーシング治療から派生した治療方法であり，CRTが直接是正しているのは機械的非同期ではなく，電気的非同期である（図1）。

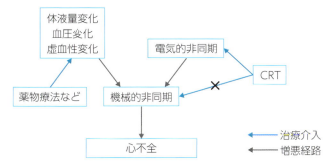

図1 ● 電気的非同期と機械的非同期の関係
CRTは機械的非同期に直接作用するのではなく，電気的非同期を介して機械的非同期を是正する治療である。電気的非同期は機械的非同期の上流に位置する因子である。

急性期におけるCRTの活用

　CRTは原則として慢性心不全に対する治療法である。日本の『不整脈非薬物治療ガイドライン（2018年改訂版）』[5]でも，CRTは新規の心不全薬物治療導入後3カ月未満は特別な状況を除いて適応とはならない，と記されている。この3カ月の待機期間の根拠は過去のCRT大規模臨床試験の結果に準じている。つまり，大規模臨床試験では薬物治療が最適化された患者が登録条件であり，それらの患者に対してCRTを導入した結果，CRTが有効であった。そして，CRTが有効であるのは薬物治療が最適化された患者であるという考察に至っている。しかし，この結果からの考察をもとに，最適化されていない薬物療法患者ではCRTが無効であるとは言えない。

　また，薬物治療最適化についても，様々な問題点が指摘されている。薬物治療のみで電気的非同期が改善すればCRTの必要性は低くなるが，ガイドラインが推奨する薬物療法を用いても電気的非同期を有する患者では電気的非同期を有さない患者と比べて心機能の改善度合いが低く[6, 7]，電気的非同期が改善しないことが示されている。

　実臨床でCRT候補となる重症心不全患者ではβ遮断薬やアンジオテンシン受容体ネプリライシン阻害薬（ARNI）などの内服が徐脈や低血圧を惹起しやすく，十分に導入できないことが多い。最近のCRT大規模臨床試験のAdaptCRT研究[8]ではCRT植込み前に標準的なβ遮断薬，ARNI，ミネラルコルチコイド受容体拮抗薬が導入されていた患者はわずか5.9％であり，最適化された薬物治療患者の定義は曖昧であることが指摘されている。さらに，近年の研究では薬物治療が最適化されている患者と，最適化されていない患者でCRT導入後の経過を見たところ，予後に差がなかったことが示されている[9]。また，早期にCRTを導入することによって，導入後に血圧や脈拍が安定するため，CRT植込み後に薬物療法を最適化・増量・維持が容易になったことを示す研究結果も報告されている[10]。

　このような現状を踏まえ，欧州の2021年ペーシング治療・心臓再同期療法ガイドライン[11]では以下のように記されている。

　CRTは最適化された薬物療法患者に導入すると考えられているが，CRT候補となる患者への薬物加療効果は限定的であり，CRT導入時期はもっと早期に考慮するべきである。また，ARNIやSGLT2阻害薬などの使用が推奨されているが，これらの根拠となった臨床試験にはCRT候補の患者はほとんど登録されておらず，CRT植込み前に強制的に薬物加療を行わなければならない明らかなデータは存在しない。

　以上より，急性心不全患者でも電気的非同期に伴う血行動態悪化が著しい場合には早期にCRTの導入を検討する余地があると考えられる。

実例

　64歳の男性。14年前に急性心筋梗塞で#6-7に対して経皮的冠動脈形成術を施行。その後糖尿病・高血圧などで外来を通院していたが左室リモデリングが進行し，薬物加療でLVEFは40％前後であった。20XX年6月に易疲労感と労作性息切れで受診。血圧106/63mmHg，心拍数90/min，SpO₂95%（room air）。心電図はⅠ度房室ブロックと左脚ブロックを呈し（図2），胸部X線では心胸郭比57.5％，肺うっ血は軽度であった（図3）。心臓超音波検査ではLVEDV 158.8mL，LVESV 110.6mL，LVEF 28.3％と左室拡大と収縮能の低下を認め，中等度僧帽弁閉鎖不全症と重度三尖弁閉鎖不全症を合併していた。生化学検査ではBNP 1001.8pg/mL，Hb 9.3g/dL，Cre 2.58mg/dL，T-Bil 2.0mg/dLと以前のデータと比べて肝機能，腎機能の悪化が認められ，心拍出量低下に伴う多臓器不全と診断し緊急入院となった。

　入院後，カテコラミンと利尿薬を開始したが十分な尿量が得られず，入院翌日にスワンガンツカテーテル検査と冠動脈造影検査を施行した。冠動脈は有意な狭窄を認めなかった。心内圧はPCWP 29mmHg，PA 58/19mmHg，RV 59/10mmHg，RA 23mmHg，LV 102/21mmHg，LVEDP 23mmHgであり，CI 2.19であった。心原性ショック状態であり，大動脈内バルーンポンプ（IABP）を挿入し集中治療室へ帰室した。IABPによって尿量増加を認めたが，離脱を試みるとともに尿量減少を認め，抜去困難であった。集中治療部で合同カンファレンスを行い，心電図で左脚ブロック，QRS幅162msecと重度な電気的非同期を認めており，電気的非同期が本症例における心不全増悪因子の強い要因と考えた。そして，電気的非同期の改善のためCRT植込み術を計画し，本人・ご家族の同意が得られたため，CRT植込み術を施行した（図4，5）。

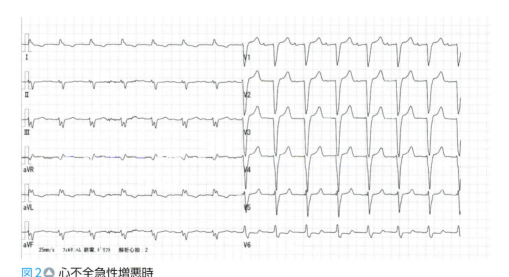

図2 ● 心不全急性増悪時
洞調律，Ⅰ度房室ブロック（PR時間260msec），完全左脚ブロック（QRS幅168msec）を認める。

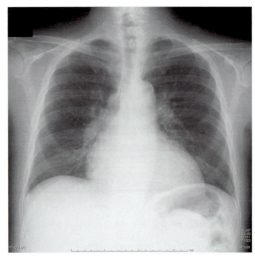

図3 入院時胸部X線写真
CTRの拡大 (57.5%) を認めるが，肺うっ血，胸水は認めない。

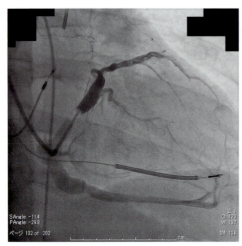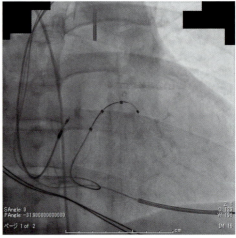

図4 CRT植込み術中の透視画像
本症例では左室リード留置候補となる冠静脈洞分枝が乏しく，左室側壁に向かう細い冠静脈洞分枝に左室リード先端を挿入した。

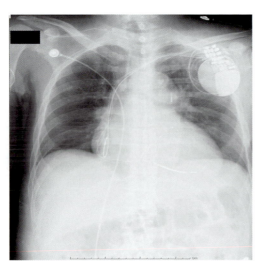

図5 CRT植込み後X線写真
IABP留置中である。

CRT植込み後QRS幅は130msecに短縮し（図6），血行動態の改善を認めた。その後IABP離脱に成功。IABP離脱後も血行動態は安定していたためカテコラミンも中止し，一般病棟へ転出した。その後心臓リハビリテーションを施行しながら心不全内服加療を強化し退院となった。CRT植込み1年後の定期外来ではNYHA class Ⅰとなり，心臓超音波検査でLVEDV 127.8mL，LVESV 62.0mL，LVEF 52％と左室リバースリモデリングと収縮能の改善を認め，胸部X線写真でも心胸郭比49.5％と改善を認めた（図7）。僧帽弁閉鎖不全症は軽度となったが，三尖弁閉鎖不全症は重度でとどまっていた。採血ではBNP 115.2pg/mLと著明な改善を認めた。

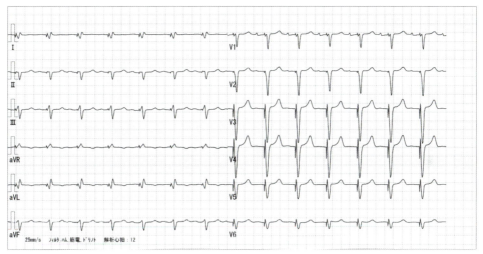

図6 CRT植込み術後
洞調律，両心室ペーシング波形，QRS幅130msecに改善した。

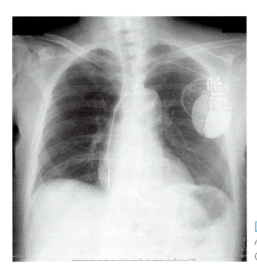

図7 退院1年後の胸部X線写真
心不全は改善し，左室リバースリモデリングによるCTRの縮小（49.5％）を認めた。

非薬物療法における選択の優先順位

　心不全は多因子の疾患である。多くの急性心不全患者では様々な心不全増悪因子が混在して血行動態を悪化させていることが多い。その中で優先的に治療すべき心不全増悪因子の同定・介入は速やかな血行動態改善を得るために重要である。

　たとえば70代男性でLVEF 30%，心電図で左脚ブロック，心臓超音波で重度僧帽弁閉鎖不全症，冠動脈造影検査で前下行枝に90%の狭窄を合併した患者が心不全増悪を起こした場合，どのような治療を選択するだろうか？　左脚ブロックに対するCRTか，僧帽弁閉鎖不全症に対する手術療法もしくはMitraClipか，冠動脈狭窄に対する経皮的冠動脈形成術か？

　この例の場合，まず，左脚ブロックに対するCRTを施行することで僧帽弁閉鎖不全症が改善する可能性が挙げられる。過去の僧帽弁閉鎖不全症に対するCRT効果研究のメタ解析[12]でも電気的非同期の改善によって機械的非同期が改善し，結果的に僧帽弁閉鎖不全症の改善が得られることが報告されている。また，CRTは心収縮力を高める効果があるが，同じく心収縮力を高めるカテコラミンとは作用機序が異なり，心筋酸素需要量を減らして心収縮力を高めることが報告されている[13]ため，心筋虚血の改善が期待しうる。また，左脚ブロックでは電気的非同期の質が心室中隔への機械的非同期に伴う強い圧負荷となり，中隔領域の心筋虚血を呈していることが報告されている[14]。そのため，CRTによって左脚ブロックが改善することで中隔領域の心筋虚血の改善が見込まれる。一方で僧帽弁閉鎖不全症や冠動脈狭窄に対する介入によって左脚ブロックが改善する可能性はきわめて低い。そのことから，左脚ブロックを合併している心不全患者に対しては，僧帽弁に対する手術や冠血流再灌流治療よりもCRTを先に検討するべきと報告されている[15]。ただし，冠動脈狭窄による心筋虚血が高度な場合にはまず経皮的冠動脈が優先され，急性の僧帽弁閉鎖不全症に対しては早期の手術介入が必要であると思われ，急性期の心不全の状況では必ずしも画一的な治療法が良いとは限らないため個々の症例で協議が必要である。

　心房細動＋僧帽弁閉鎖不全症や冠動脈狭窄＋大動脈弁狭窄症など，多くの急性心不全患者の増悪要因は多数であるため，どの因子から介入するべきかをチーム医療でしっかりと吟味し，最適な非薬物療法を決定することが重要である。

おわりに

　急性心不全の非薬物療法について，CRTを中心に記した。現在，CRTは従来の左室リードによる両心室ペーシングからHis束ペーシングや左脚領域ペーシングなどの刺激伝導系ペーシングに注目が集まっている。また，ペーシング治療としても今後は低侵襲性のリードレスペースメーカが主流になると考えられる。心不全増悪因子のひとつである電気的非同期に対する加療はさらに進歩していくと考えられる。

文 献

1) Chung ES, Leon AR, Tavazzi L, et al:Results of the Predictors of Response to CRT (PROSPECT) trial. Circulation. 2008;117(20):2608-16. PMID: 18458170

2) Ruschitzka F, Abraham WT, Singh JP, et al:Cardiac resynchronization therapy in heart failure with a narrow QRS complex. N Engl J Med. 2013;369(15):1395-405. PMID: 23998714

3) Gorcsan J 3rd, Sogaard P, Bax JJ, et al:Association of persistent or worsened echocardiographic dyssynchrony with unfavourable clinical outcomes in heart failure patients with narrow QRS width:a subgroup analysis of the EchoCRT trial. Eur Heart J. 2016;37(1):49-59. PMID: 26321238

4) Park HE, Chang SA, Kim HK, et al:Impact of loading condition on the 2D speckle tracking-derived left ventricular dyssynchrony index in nonischemic dilated cardiomyopathy. Circ Cardiovasc Imaging. 2010;3(3):272-81. PMID: 20190282

5) 日本循環器学会／日本不整脈心電学会:不整脈非薬物治療ガイドライン（2018年改訂版）.

   [https://www.j-circ.or.jp/cms/wp-content/uploads/2018/07/JCS2018_kurita_nogami.pdf] （2025年2月14日閲覧）

6) Sze E, Samad Z, Dunning A, et al:Impaired recovery of left ventricular function in patients with cardiomyopathy and left bundle branch block. J Am Coll Cardiol. 2018;71(3):306-17. PMID: 29348023

7) Huang HT, Huang JL, Lin PL, et al:Clinical impacts of sacubitril/valsartan on patients eligible for cardiac resynchronization therapy. ESC Heart Fail. 2022;9(6):3825-35. PMID: 35945811

8) Wilkoff BL, Filippatos G, Leclercq C, et al:Adaptive versus conventional cardiac resynchronisation therapy in patients with heart failure (AdaptResponse):a global, prospective, randomised controlled trial. Lancet. 2023;402(10408):1147-57. PMID: 37634520

9) Alvarez-Alvarez B, García-Seara J, Martínez-Sande JL, et al:Cardiac resynchronization therapy outcomes in patients under nonoptimal medical therapy. J Arrhythm. 2018;34(5):548-55. PMID: 30327701

10) Witt CT, Kronborg MB, Nohr EA, et al:Optimization of heart failure medication after cardiac resynchronization therapy and the impact on long-term survival. Eur Heart J Cardiovasc Pharmacother. 2015;1(3):182-8. PMID: 27533993

11) Glikson M, Nielsen JC, Kronborg MB, et al:2021 ESC Guidelines on cardiac pacing and cardiac resynchronization therapy. Eur Heart J. 2021;42(35):3427-520. PMID: 34455430

12) Spartera M, Galderisi M, Mele D, et al:Role of cardiac dyssynchrony and resynchronization therapy in functional mitral regurgitation. Eur Heart J Cardiovasc Imaging. 2016;17(5):471-80. PMID: 26837899

13) Nelson GS, Berger RD, Fetics BJ, et al:Left ventricular or biventricular pacing improves cardiac function at diminished energy cost in patients with dilated cardiomyopathy and left bundle-branch block. Circulation. 2000;102(25):3053-9. PMID: 11120694

14) Ogano M, Iwasaki YK, Tanabe J, et al:Cardiac resynchronization therapy restored ventricular septal myocardial perfusion and enhanced ventricular remodeling in patients with nonischemic cardiomyopathy presenting with left bundle branch block. Heart Rhythm. 2014;11(5):836-41. PMID: 24561161

15) Hare JM:Cardiac-resynchronization therapy for heart failure. N Engl J Med. 2002;346(24):1902-5. PMID: 12063376

第6章 急性心不全

4 重症心不全に対する治療戦略
心臓移植，VAD

塩村玲子，塚本泰正

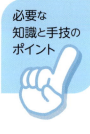

必要な知識と手技のポイント

- 頻回に入院を繰り返す重症心不全は治療抵抗性であり，予後不良である。
- 心臓移植や補助人工心臓（VAD）治療は，重症心不全症例の予後・QOLを大きく改善する。
- 心原性ショック・重症心不全症例の発症から各段階での速やかな対応とシームレスな治療介入が重要であり，各段階で適切な補助循環デバイスを用いながら管理する。
- CICU症例を心臓移植・VAD治療につなげるためにどうすればよいか，その道のりを理解し，適切なタイミングでの専門施設への紹介が必要である。

はじめに

　急性心不全は急性非代償性心不全（acute decompensated heart failure：ADHF）とも呼ばれ，急速に心原性ショックや心肺停止に移行する可能性のある逼迫した状態である。急性心筋梗塞や劇症型心筋炎といった新規発症の重症心不全や，拡張型心筋症や虚血性心筋症などの慢性心不全急性増悪が主な病態である。

　重症心不全は，「ステージ分類Dとしておおむね年間2回以上の心不全入院を繰り返し，有効性が確立しているすべての薬物治療・非薬物治療について治療または治療が考慮されたにもかかわらずNYHA（New York Heart Association）Ⅲ度から改善しない患者」と定義されており，治療抵抗性で予後不良である[1]。日本の心臓移植後の10年生存率は89.6％と良好である[2]。重症心不全や心原性ショック患者において循環動態を安定させた後，適応があればいかに心臓移植につなげるかが重要である。そのためには，強心薬をはじめとする薬物治療だけでは不十分であることが多く，補助人工心臓（ventricular assist device：VAD）を中心とする補助循環の使用が重要な役割を果たす。植込み型VADの治療成績は，次世代モデルの開発・改良により年々向上しており，MOMENTUM3試験によると，浮上型遠心ポンプを採用したHeartMate 3™は抗血栓性に優れ，重度神経障害を伴う脳卒中，交換手術を必要とするポンプ不全などの重篤な合併症のない2年生存率は従来の軸流ポンプの植込型VADと比較して有意に上昇した[3]（図1）[4,5]。

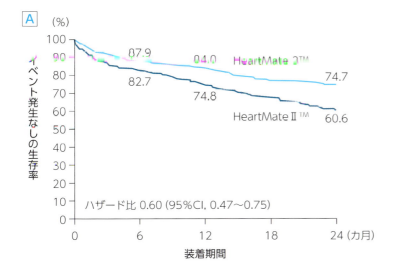

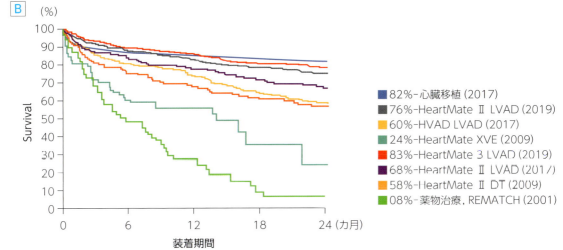

図1 ○ VAD装着後の生存率

(文献4, 5より引用)

日本における心臓移植は待機期間が非常に長く，多くの場合は植込み型VADを装着し長期在宅療法を行いながら待機期間を過ごすこととなる．適切に植込み型VAD治療や心臓移植治療を行うことで転帰を改善できることから，急性期からこれらの治療法を見据え，念頭に置く必要がある．

心臓移植の適応と待機

心臓移植は，ステージDの重症心不全に対する生命予後，QOLを改善させる有効な治療である．心不全が重症化した時点で早期に心臓移植の適応の可能性を念頭に置き，適切なタイミングで心臓移植実施施設にコンサルトすることが重要となる．ガイドラインに基づく薬物治療に加え，心臓再同期療法，弁形成や弁置換，血行再建などの非薬物治療のあ

表1 ▽ 心臓移植の適応

年齢	65歳未満が望ましい
適応となる疾患	拡張型心筋症，拡張相肥大型心筋症，虚血性心疾患，その他
適応条件	長期間または繰り返し入院治療を必要とする心不全・従来の治療法ではNYHA Ⅲ度またはⅣ度から改善しない心不全・いかなる治療法でも無効な致死的重症不整脈
絶対的除外条件	a. 肝臓，腎臓の不可逆的機能障害 b. 活動性感染症（サイトメガロウイルス感染症を含む） c. 肺高血圧症（肺血管抵抗が血管拡張薬を使用しても6Wood単位以上） d. 薬物依存症（アルコール性心筋疾患を含む） e. 悪性腫瘍 f. ヒト免疫不全ウイルス（HIV）抗体陽性
相対的除外条件	a. 腎機能障害，肝機能障害 b. 活動性消化性潰瘍 c. インスリン依存性糖尿病 d. 精神神経症（自分の病気，病態に対する不安を取り除く努力をしても，何ら改善がみられない場合に除外条件となることがある） e. 肺梗塞症の既往，肺血管閉塞病変 f. 膠原病などの全身性疾患
患者・家族の理解	患者および家族の心臓移植に対する十分な理解と協力が得られる
家族サポート	最低1名（2名以上が望ましい）のサポートが得られる
アドヒアランス 自己管理能力	禁酒・禁煙を維持できる 服薬アドヒアランスが得られる

（文献6より改変）

らゆる手段を尽くしたにもかかわらず，常にNYHA心機能分類Ⅲ度以上の重度の心不全症状を呈し，心臓移植以外の治療法が残されていないという条件が必要である。運動耐容能の低下した非可逆性の心機能障害を有すること，心臓移植に耐えられる身体的環境にあること，心臓移植に耐えられる社会的環境にあることなどを考慮して判定される（表1）[6]。基本的には植込型VADを装着下で待機しており，2022年12月末の時点で心臓移植を受けられた患者の約94%にVADが装着されていたと報告されている[7]。

心臓移植後の成績と管理

図2[8] に示すように，心臓移植により重症心不全患者の予後は劇的に改善する[9]。日本で心臓移植を受けた患者の生存率は国際平均と比較してもきわめて良好である。心臓移植後の管理として，免疫抑制療法の継続（カルシニューリン阻害薬，核酸合成阻害薬，ステロイドによる3剤併用療法）およびそれに伴う感染症の予防が重要であり，移植後も厳重な服薬管理・自己管理が必要となる。拒絶反応の評価や心機能・心内圧の評価のために移植後は定期的なカテーテル検査や心筋生検検査が必要である。また，遠隔期に移植心冠動脈病変が発生することがあるが，移植後は心臓周囲が除神経されており，虚血が発生して

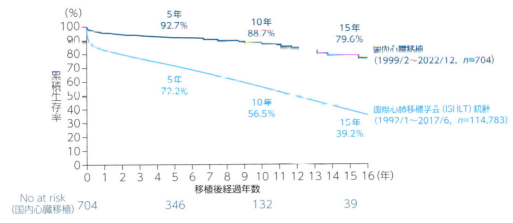

図2 心臓移植後の累積生存率 （文献8より転載）

も気づかずに無症候性の心筋虚血が生じて心機能低下の原因となることがあるため注意が必要である。

重症心不全の治療戦略と補助循環デバイスの選択

CICUに入室する心原性ショック患者を心臓移植や植込み型VADへつなげるための重症心不全治療の流れを解説する（図3）。

心原性ショック急性期

心原性ショックはINTERMACS profile 1に相当し、まずは機械的補助循環により十分な心拍出量を確保し循環不全の改善が優先される（表2）。SCAIの心原性ショックのステージ分類を参照し、病態に合わせた適切な補助循環の選択が重要であり、大動脈内バルーンポンプ（IABP）や体外膜型人工肺（VA ECMO）、IMPELLA補助循環用ポンプカテーテル（ABIOMED社、米国）、体外設置型VADといった補助循環デバイスを用いながら、心不全加療を行う。基本的には、経皮的デバイスであるIABP、VA ECMO、IMPELLA CP、ECPELLA（VA ECMO＋IMPELLA）を用いて急性期の循環不全の安定化をはかる。心肺停止を含む梗塞範囲が広範な急性心筋梗塞や劇症型心筋炎、重症心不全などの心原性ショックの急性期治療において最も重要なのは、発症数時間以内に臓器灌流を維持し、ショックからの離脱をはかることである（☞第3章14参照）。そのために末梢血管からのアクセスが可能である点で、緊急の挿入が可能な上記デバイスを選択し、速やかな補助流量を確保する。ただこれらには時間的・機能的限界があり、この時点ではまだ心機能の回復に関しても不確かであり、心臓移植の適応があるかどうかは判断できない。

表2 ● INTERMACS／J-MACS 分類とデバイスの選択

P*	INTERMACS J-MACS	状態	デバイス選択
1	Critical cardiogenic shock "Crash and burn" 重度の心原性ショック	静注強心薬の増量や機械的補助循環を行っても血行動態の破綻と末梢循環不全をきたしている状態	IABP, PCPS, 循環補助用心内留置型ポンプカテーテル, 体外循環用遠心ポンプ, 体外設置型VAD
2	Progressive decline despite inotropic support "Sliding on inotropes" 進行性の衰弱	静注強心薬の投与によっても腎機能や栄養状態, うっ血徴候が増悪しつつあり, 強心薬の増量を余儀なくされる状態	IABP, PCPS, 循環補助用心内留置型ポンプカテーテル, 体外循環用遠心ポンプ, 体外設置型VAD, 植込型LVAD
3	Stable but inotrope-dependent "Dependent stability" 安定した強心薬依存	比較的低用量の静注強心薬によって血行動態は維持されているものの, 血圧低下, 心不全症状の増悪, 腎機能の増悪の懸念があり, 静注強心薬を中止できない状態	植込型LVAD
4	Resting symptoms "Frequent flyer" 安静時症状	一時的に静注強心薬から離脱可能であり退院できるものの, 心不全の増悪によって容易に再入院を繰り返す状態	植込型LVADを検討 (特にmodifier A**の場合)
5	Exertion intolerant "House-bound" 運動不耐容	身の回りのことは自ら可能であるものの日常生活制限が高度で外出困難な状態	modifier A**の場合は植込型LVADを検討
6	Exertion limited "Walking wounded" 軽労作可能状態	外出可能であるが, ごく軽い労作以上は困難で100m程度の歩行で症状が生じる状態	
7	Advanced NYHA Ⅲ "Placeholder" 安定状態	100m程度の歩行は倦怠感なく可能であり, また最近6ヵ月以内に心不全入院がない状態	

* プロファイル
** 致死性心室不整脈によりICDの適正作動を頻回に繰り返すこと。

(2021年 JCS/JHFS ガイドラインフォーカスアップデート版 急性・慢性心不全診療. 2021[A]) より)
〔日本循環器学会／日本心臓血管外科学会／日本胸部外科学会／日本血管外科学会：2021年改訂版 重症心不全に対する植込型補助人工心臓治療ガイドライン. [https://www.j-circ.or.jp/cms/wp-content/uploads/2021/03/JCS2021_Ono_Yamaguchi.pdf] (2025年2月14日閲覧) より許諾を得て転載〕
A) 日本循環器学会／日本心不全学会合同ガイドライン. 2021年JCS/JHFS ガイドラインフォーカスアップデート版 急性・慢性心不全診療. [https://www.j-circ.or.jp/cms/wp-content/uploads/2021/03/JCS2021_Tsutsui.pdf] (2025年2月閲覧)

短期間にMCSからの離脱が困難である場合（☞第3章14参照）

　　LMT梗塞や劇症型心筋炎など短期間での心機能回復が見込めず, 経皮的デバイスの離脱が困難であったり, 臓器障害(肺うっ血, 肝腎機能障害)が遷延する場合は, 高流量補助の継続が必要となる。そのためIABPやIMPELLA CPから, 30日程度使用できる

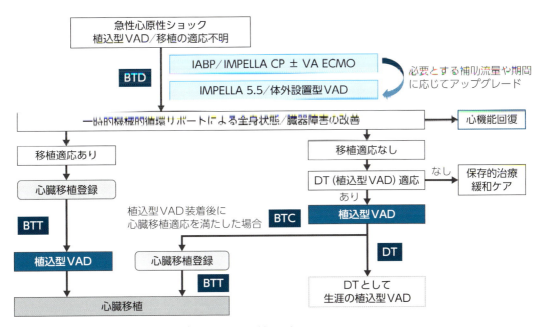

図3 ● 心原性ショックからつなげる心臓移植・植込型VAD
bridge to decision (BTD)：主として救命のため体外設置型VAD (Impellaの使用も含む) の装着を行うこと．
bridge to transplantation (BTT)：心臓移植への橋渡し治療としての植込型VAD治療
bridge to candidacy (BTC)：移植登録に抵触する条件があるものの一定期間循環補助を行う間に解決となりうる症例に対し，BTTを目指してLVAD植込みを行うこと．
Destination therapy (DT)：心臓移植の適応がない患者，すなわち心臓移植を前提としない植込型VAD治療

IMPELLA 5.5へのアップグレードや体外設置型LVADへの切り替えを行う．

　同じポンプカテーテルでもIMPELLA CPとIMPELLA 5.5は使用する目的が異なる点には注意が必要である．補助流量が多いため早急なMCSの離脱よりも血行動態の維持，臓器保護，全身状態の改善を優先させながら，心拍出量，心内圧の適正化をはかることができるのはもちろん，総大腿動脈から挿入するIMPELLA CPと比較し，IMPELLA 5.5は鎖骨下動脈から挿入するため積極的な離床やリハビリテーションを進めることができる．そして，IMPELLA 5.5でのサポート期間中に忍容できる限りの適切な心保護薬を導入することができ，改めて離脱を目指せるのかどうか余裕をもって判断できる．

　図3に示すように，VA ECMOやIMPELLAで治療が不十分であるとき，または離脱困難である場合，次の治療ステップを判断するまで血行動態を維持する目的で，体外設置型VADを用いる治療をbridge to decision (BTD) と呼ぶ．家族背景や本人の意思が不明な症例や，蘇生後脳症の可能性が否定できない症例なども多く，体外設置型VAD以外に循環補助用心内留置型ポンプカテーテル (IMPELLA) やcentral ECMOなど，経皮的あるいは開胸を要するにせよ一時的機械的補助循環が用いられた場合もBTDに含めることがある[9]．

表3 ▼ 循環補助使用中のNYHA心機能分類とINTERMACS／J-MACS profile分類のコンセンサス

治療	NYHA 心機能分類	INTERMACS／ J-MACS profile	
静注強心薬	IV	3	おおむね低用量のドブタミン依存 (≦3γ) で臓器障害・栄養障害の進行なし。
静注強心薬	IV	2	臓器障害や栄養障害などの進行またはそのおそれがあり，静注強心薬の種類や用量が増加。
IABP単独	IV	2	明らかな臓器障害や栄養障害などが存在しない。
IABP単独	IV	1	進行性の臓器障害や栄養障害などが存在する，通常ECMOを併用するため，想定されない。
IABP＋ VA ECMO	IV	1	IMPELLA非認定施設において，またはIMPELLA不適応症例の場合。
IMPELLA単独	IV	2	明らかな臓器障害や栄養障害が存在しない。
IMPELLA単独	IV	1	進行性の臓器障害や栄養障害などが存在する。　しばしばECMO併用 (ECPELLA) に移行する。
ECPELLA	IV	1	臓器障害や栄養状態にかかわらず。
Peripheral VA ECMO単独	IV	2	明らかな臓器障害や栄養障害などが存在しない。鎮静目的の人工呼吸器装着は可とする。
Peripheral VA ECMO単独	IV	1	進行性の臓器障害や栄養障害などが存在する。
Central ECMO (±左室ベント)	IV	2	明らかな臓器障害や栄養障害などが存在しない，鎮静目的の人工呼吸器装着は可とする。
Central ECMO (±左室ベント)	IV	1	進行性の臓器障害や栄養障害などが存在する。
体外設置型 LVAD	IV	3	右心不全・臓器障害・栄養障害などが存在せず，強心薬が不要でリハビリ可能な状態。
体外設置型 LVAD	IV	2	右心不全・臓器障害・栄養障害などにより強心薬の併用が必要，またはリハビリ不能な状態。
BiVAD	IV	2	明らかな右心不全・臓器障害・栄養障害などが存在せず，強心薬が不要でリハビリ可能な状態。
BiVAD	IV	1	臓器障害・栄養障害などにより強心薬の併用が必要，またはリハビリ不能な状態。
植込型LVAD	IV	不要	

1. 循環補助が必要な場合は一律NYHA IVとする。
2. 臓器障害は主として低灌流やうっ血による肺・腎・肝の機能障害を指す。
3. 栄養障害の厳密な定義は困難であるが，筋肉量・握力・アルブミン値などを参考にする。
4. 右心不全は心エコー (右室サイズ・TAPSE) や右心カテーテル (PAPi・RVSWI) などにより判断する。
5. Profile 分類は植込型LVAD "術前" の評価なので植込型LVAD "術後" は不要。

(文献6より作成)

中期的にIMPELLA 5.5や体外設置型VADからの離脱が困難である場合

　　植込型VAD治療や心臓移植を念頭に置く必要がある。心臓移植登録を行った上で，植込型VAD装着を検討する。VADを導入するタイミングは，静注強心薬の投与によっても腎機能や栄養状態，うっ血徴候が増悪しつつあるprofile 2，静注強心薬依存状態のprofile 3，一時的な静注強心薬からの離脱は可能であるが容易に再入院を反復するprofile 4である。循環補助使用中のprofileは表3[6]のように考える。

　　補助循環での治療中から心臓移植登録へ向け，全身精査を行っていく必要がある。心電図，胸部X線，心臓超音波検査，心臓カテーテル検査（心筋生検を含む），運動負荷検査，心臓MRI，心筋シンチグラフィといった心臓の状態をみる検査はもちろんのこと，様々な感染症を含む血液検査，尿検査，便検査，ツベルクリン反応検査，全身のCT検査，胃カメラ・大腸カメラ，腹部超音波検査，歯科検査，精神科診察などの全身検査を並行して行う必要があり，適応取得までには2〜3週間の期間を要することから，IMPELLA 5.5へのアップグレード後，心保護薬のtitlationを行いながら，早めに判断を行い適応取得に向けた準備を行うことが必要となる。MCSによる循環補助中は人工呼吸器の離脱やリハビリが重要であり，全身状態を回復させつつ，この時期には本人・家族への病状説明・VAD治療や心臓移植医療の十分な説明と受け入れが大切である。

移植適応がない場合

　　2021年4月，HeartMate 3™を用いた長期在宅補助人工心臓治療（destination therapy：DT）が保険償還された。destination therapy（DT）とは，何らかの理由で心臓移植の適応がない患者への恒久的な循環補助，すなわち心臓移植を前提としない，生涯にわたる植込み型LVAD治療である。DTの適応もNYHA心機能分類Ⅲ〜Ⅳ度，INTERMACS分類profile 2〜4の重症心不全である（表4）[10]。

　　また，心臓移植の適応である可能性があるもののすぐには移植登録ができない症例に対して，先に植込型VADを装着して後から心臓移植登録を行うこと，いわゆるbridge to candidacy（BTC）での適応がある。BTCであれば体外設置型VADや，経皮的循環補助デバイスを長期間使用するしかなかった症例でも，直接植込み型VADを装着できるのが利点である。たとえば，腎機能障害や肝機能障害など臓器障害を認め，移植適応判断を一時保留せざるを得ない場合はBTCでDTとして登録し，植込み型VAD装着を行う。LVAD治療によって血行動態が改善した後に，これらの他臓器障害が改善し移植適応検討ができる状態になれば，改めて心臓移植検討・申請・登録を行うこととなる。また，心臓移植の適応にあたり6カ月以上の禁煙期間が必要であるため，入院前までの喫煙歴を有する例は，BTCとして植込型LVADを植え込みし，退院後6カ月間禁煙を継続した時点で心臓移植登録を行いBTTへ変更することができる。悪性腫瘍の既往がある症例に

表4 ▽ DTの適応

選択基準
• 重症心不全であるが，心臓移植の不適応となる条件がある患者
• INTERMACS Profile 2〜4であること（65歳以上の場合，profile 2は除外としているが，安定しているIMPELLAや周術期により安全に施行するためのIABPなどの場合は，65歳以上でもリスクスコアがlowの場合は除外でなくて良い）
• 最大限の薬物治療が行われている。
• 他の治療では延命が望めず，また著しくQOLが障害された患者で，植込型補助人工心臓治療を受けることで高いQOLが得られ，長期在宅治療が行え，社会復帰が期待できる患者
• J-HeartMate Risk Score*を適応判断に際して参考とする。
• 心疾患以外により規定される余命が5年以上あると判断されること。
• 退院後6ヵ月程度の同居によるサポート可能なケアギバーがいること（それ以後もケアギバー，もしくは公的サービスなどによる介護の継続が可能であることが望ましい）
• 患者およびケアギバーがDTの終末期医療について理解し承諾していること。

除外基準
• 維持透析症例
• 肝硬変症例
• 重症感染症
• 術後右心不全のため退院困難なことが予測される症例
• 脳障害あるいは神経筋疾患のためデバイスの自己管理が困難なことが予測される症例
• その他医師が除外すべきと判断した症例

* J-HeartMate risk score$=0.0274×$年齢$-0.723×$alb（g/dL）$+0.74×$Crn（mg/dL）$+1.136×$INR$+0.807×$（0 or 1）（2年間で植込型LVADの経験が3症例以上ある施設ならば0）

（文献10より作成）

おいても，　　定期間無再発であることを確認することで移植登録できる場合があるため，BTCとして植込型LVADを植込みし無再発であることを確認した後にBTTへ移行することが可能となる。このように急性期に移植適応がない場合も，BTTを目指してLVAD植込みを行うBTCには様々なパターンが存在する。

まとめ

　心原性ショック症例においては全身循環維持のため，心臓カテーテル治療や薬物治療だけでなく適切な補助循環の選択が必須であり，遅れることなく適宜アップグレードを行うことが重要である。また回復の見込みの乏しい症例においては，植込型VAD・心臓移植を念頭に，合併症のない長期管理を目指すことが必要となる。心臓移植・LVADは重症心不全症例の生命予後，QOLを改善させる有効な治療であるが，適応検討はやや複雑であり，早い時期からの適応検討に向けたタイムコースをたどる必要がある。

　急性期の治療自施設で提供可能な治療の範囲を意識しながらIMPELLA実施施設やVAD実施施設とも連携した治療の提供が重要となる。

▽献

1) 日本循環器学会／日本心不全学会：急性・慢性心不全診療ガイドライン(2017年改訂版).
[http://www.j-circ.or.jp/cms/wp-content/uploads/2017/06/JCS2017_tsutsui_h.pdf](2025年2月14日閲覧)

2) Fukushima N, Ono M, Saiki Y, et al：Registry report on heart transplantation in Japan (June 2016). Circ J. 2017；81(3)：298-303. PMID: 28070058

3) Mehra MR, Naka Y, Uriel N, et al：A fully magnetically levitated circulatory pump for advanced heart failure. N Engl J Med. 2017；376(5)：440-50. PMID: 27959709

4) Mehra MR, Uriel N, Naka Y, et al：A fully magnetically levitated left ventricular assist device - Final report. N Engl J Med. 2019；380(17)：1618-27. PMID: 30883052

5) Tedford RJ, Leacche M, Lorts A, et al：Durable mechanical circulatory support：JACC scientific statement. J Am Coll Cardiol. 2023；82(14)：1464-81. PMID: 37758441

6) 日本循環器学会 心臓移植委員会：心臓移植適応. 2024.12.改訂.
[https://www.hearttp.jp/media/20241216-090421-802.pdf](2025年2月14日閲覧)

7) 日本移植学会：2023 臓器移植ファクトブック.

8) 日本心臓移植研究会：心臓移植レジストリ報告. 1999年2月～2022年12月31日.
[https://jshtx.or.jp/wp-content/uploads/2024/06/20221231_%E6%97%A5%E6%9C%AC%E3%81%AE%E5%BF%83%E8%87%93%E7%A7%BB%E6%A4%8D%E3%83%AC%E3%82%B8%E3%82%B9%E3%83%88%E3%83%AAJSHT.pdf](2025年2月14日閲覧)

9) Peura JL, Colvin-Adams M, Francis GS, et al：Recommendations for the use of mechanical circulatory support：device strategies and patient selection：a scientific statement from the American Heart Association. Circulation. 2012；126(22)：2648-67. PMID: 23109468

10) 「植込型補助人工心臓」DT実施基準(2021.3.19策定, 2022.4.18改定, 2023.8.7改定)
[https://j-vad.jp/document/%E6%A4%8D%E8%BE%BC%E5%9E%8B%E8%A3%9C%E5%8A%A9%E4%BA%BA%E5%B7%A5%E5%BF%83%E8%87%9FDT%E5%AE%9F%E6%96%BD%E5%9F%BA%E6%BA%96202411%E6%94%B9%E5%AE%9A_QA25%E5%A4%89%E6%9B%B4.pdf?ver=20240411A](2025年2月14日閲覧)

第6章 急性心不全

5 急性心不全の緩和ケア

井上淑恵

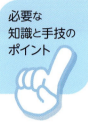

必要な知識と手技のポイント

- 心不全患者は身体的苦痛と精神的苦痛，社会的苦痛，スピリチュアルな苦痛を抱えており，全人的に対応する。また，患者を支える医療従事者自身も共感疲労に気をつける必要がある。
- time limited trial (TLT) は，患者の予後が不確実な場合や治療の利益が不明な場合に一定期間治療を試み，その効果を評価し，今後の方針を判断するアプローチのことである。
- 急性心不全におけるadvance care planning (ACP) では，限られた時間で現状認識を患者・家族等と共有し，ケアのゴールを決定する。そのために医療従事者はコミュニケーション技術研修の受講が求められる。

はじめに

　緩和ケア，という言葉を聞いてどのような印象を先生方は持たれるだろうか。日本ではがん領域を中心に発展してきた経緯より，あまり心不全領域では馴染みがないかもしれない。また，緩和ケア導入＝治療からの撤退というイメージを持たれることも多い。WHOは緩和ケアを「生命を脅かす病に関連する問題に直面している患者とその家族のQOLを，痛みやそのほかの身体的・心理社会的・スピリチュアルな問題を早期に見いだし，的確に評価し対応することで，苦痛を予防し和らげることを通して向上させるアプローチ」と定義している[1,2]。また2018年にWHOは，緩和ケアの対象に"serious illness"を含み「死亡する可能性が非常に高い状態だが，治療によっては治癒する状態も含む」患者にも緩和ケアを提供すべきだと提言している[3]。

　一般的に心不全は，寛解と増悪を繰り返して徐々に機能が低下し，死亡直前は急激に機能が低下することが多い[4]（図1）。心不全における緩和ケアは，症候性となった早期の段階，つまり初回入院時から導入し，実践することが望ましい。またその際にadvance care planning (ACP) も併せて実施し，多職種連携により患者の身体的苦痛のみならず精神的・社会的・スピリチュアルな苦痛を包括的かつ頻回に評価することが重要である[5]（図2）。日本では，緩和ケア医による専門的緩和ケアを行うにあたり，緩和ケア医が不足しているのが現状である。循環器医が緩和ケアスキルを持つことは，心エコー検査など他

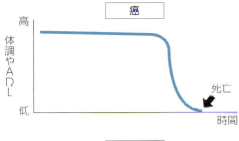

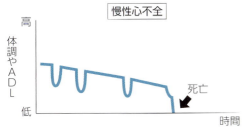

慢性心不全は，癌とは異なる病みの軌跡を辿り，急性増悪による入退院を繰り返しながら，最期は急速に悪化するため，終末期の判断がしばしば困難である。

図1 ◁ 慢性心不全と癌の終末期に至る経過の比較
(Lynn J:Perspectives on care at the close of life. Serving patients who may die soon and their families: the role of hospice and other services. JAMA. 2001 Feb 21;285(7):925-32. PMID: 11180736より引用)

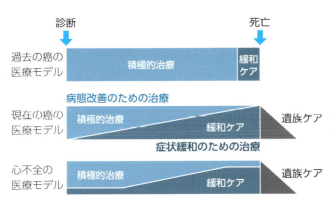

緩和ケアは終末期医療と同義ではなく，心不全が症候性となった早期の段階から実践し，心不全の治療に関しては最期まで継続される。

図2 ◁ 心不全における緩和ケアのあり方
(Gibbs JS, McCoy ASM, Gibbs LME, et al:Living with and dying from heart failure: the role of palliative care. Heart. 2002;88 Suppl 2(Suppl 2):ii36-9. PMID: 12213799より引用)

の手技同様に必要なスキルと考える。本項がその一助となれば幸いである。

全人的苦痛への対応(図3)

　　心不全患者の症状として，呼吸困難，疼痛，倦怠感，抑うつ，不安，睡眠障害，認知障害，食思不振，るい痩などが挙げられ，多彩な症状を示す[6]。心不全患者の場合，入院時と退院時で苦痛の種類が異なることも明らかになっており，入院時は呼吸困難や全身倦怠感，体動困難など身体的苦痛が多いのに対し，退院時は家族の不安，患者本人の不安，抑うつなど精神的・社会的苦痛が多くなる[7]。そのため，NYHA (New York Heart Association) 心機能分類や，患者報告アウトカム尺度 (patient-reported outcomes measures:PROMs) などの各種評価方法やアセスメントツールを利用して評価することが望ましい[1]。

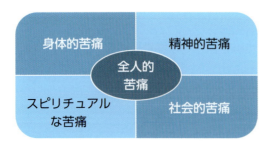

図3 全人的苦痛

身体的苦痛

　心不全の身体的苦痛に関する緩和ケアは，心不全の病態に合わせた治療も症状緩和につながるため，個々の病態に合わせた利尿薬，血管拡張薬，強心薬を使用する。また，治療抵抗性の呼吸困難に対しては非侵襲的陽圧換気（noninvasive positive pressure ventilation：NPPV）やオピオイド使用が考慮される。オピオイドとして主に使用する塩酸モルヒネは，がん患者に対する使用量の1/4程度から開始し，効果判定を行う。ただし，心不全患者は腎機能障害をきたしていることも多いので注意が必要となる。非薬物療法としてはポジショニングや顔面への冷気送風，環境調整，呼吸訓練と有酸素運動，精神療法などの効果が報告されている[8]。

精神的苦痛

　精神的苦痛に関しては，心不全患者の33％に抑うつ，19％にうつ病が合併する[9]。また，外来患者におけるうつ病のスクリーニングでは50％が陽性との報告もある[10]。心不全患者の抑うつの合併は心不全の再発や死亡リスクにも影響があるため，患者には支持的対応をし，早期からリエゾンチームと協働することが望ましい。

社会的苦痛

　社会的苦痛の主なものは居宅状況，就労・就学状況，経済的問題，地域コミュニティの問題である。心不全は日常生活上で急性増悪の予防を行う必要があるため，患者の社会的苦痛の背景を知った上での適切な社会的支援は欠かせない。高齢者の場合は介護保険サービスの利用も検討するが，心不全の病状は介護度の過小評価につながることも多いため，その都度，介護度の見直しが必要になることもしばしば経験する。院内の医療ソーシャルワーカーだけでなく，かかりつけ医や担当ケアマネジャーなどとも情報共有することが望ましい。

スピリチュアルな苦痛

スピリチュアルな悩みとは，「何のために自分は存在するのか」，「このような状況になってまで生きている価値はない」など，人生の意味や死生観と自身の現実との乖離における痛みである。患者のスピリチュアルな苦痛に対応する医療従事者は患者本人の存在を承認し，傾聴することが求められる。

医療従事者における共感疲労

一方で，このような苦痛を抱えた患者と対応する医療従事者も共感疲労を経験することがあるだろう。共感疲労を抱えるといずれは燃え尽き症候群に至ることもあり，医療従事者自身のメンタルヘルスにとって大きな問題となる。共感疲労のリスク因子には完全主義・過剰な関与などが指摘されている[11]。また予防には，運動，休息，瞑想，良好な職場の人間関係などが挙げられる[12]。そして，「話すことは放す／離すこと」と言われるように，口に出して話すことでオートクライン効果（自分が話す言葉を自らの耳で聞くことで，考えていたことや感じていたことに気付く作用）から客観的に自己を洞察できることもある。患者に関わる院内外の多職種で状況を共有し，患者の言動・行動の背景にある全人的苦痛に関して話し合うことで，患者だけでなく，医療従事者自身のセルフ・コンパッションにもつながる。

time limited trial（TLT）の実施

循環器領域では特にこれまで，患者・家族等代理意思決定者から明確な希望がなければ，最期まで積極的治療を行ってきた。機械的補助循環をはじめとした高度集中治療は重症例の救命を可能とした。植込み型除細動器（ICD）や心臓再同期療法（CRT）だけでなく，左心補助人工心臓（LVAD）も永久使用目的の治療（destination therapy：DT）として考慮される時代になっている。しかし，どんなに最善の集中治療を尽くしても患者の病状が終末期であった場合，患者の尊厳を損なう可能性がある。特に急性期医療の現場では，救命できる可能性があるならば，治療中止（withdraw）や治療差し控え（withhold）という選択肢はあまり許容されていない現実もある。また一方で，withdrawやwithholdは患者の生命を大きく左右する決定であるため，医療従事者に多大な倫理的葛藤を与える。そのため，Jonsenらの臨床倫理4分割法[13]を用いて「この治療は患者にとって最善なのか」を考えつづける必要がある。診断や予後が不確実な急性期医療においては4分割法の中でも特に「医学的適応」に関して難渋することが多いだろう。そこには「医学的無益性」という概念が加わるからである。

第6章 急性心不全　**5** 急性心不全の緩和ケア　● **307**

医学的無益性

医学的無益性は以下の3つに分類される[14]。

①生理学的無益性：治療が生理学的効果を生まない（例：ウイルス感染に対する抗菌薬の無効性，心静止に対する除細動の無効性など）

②量的無益性：治療により望ましい効果が得られる可能性が低い（1％未満）（例：多臓器不全に陥った高齢肝硬変患者の救命率の低さなど）

③質的無益性：望ましい生理学的効果はあるが，その効果は患者のQOLにとっては無用・無価値な治療法である（例：蘇生は成功したが，患者が植物人間状態になるなど）

特に②，③においては患者・家族等代理意思決定者と慎重に話し合いを重ねる必要があるが，意思決定の過程においてそれぞれが受ける精神的ストレスは大きい[15]。

◎

日常生活動作（activities of daily living：ADL）は自立している70歳代の慢性心不全急性増悪の患者を例に考えてみたい。

NPPVと利尿薬で心不全は改善が見込まれる状況になったが，誤嚥性肺炎を合併した。NPPVでは呼吸状態の改善は見込めず，気管挿管の必要性がある。しかし，患者本人はもともと気管切開や胃瘻などは望んではいないことを意思表示していた。キーパーソンの妻は「うちの主人を助けて下さい！」と主治医に懇願している。このような場合，先生方はどのような治療計画を立てるだろうか。気管挿管して積極的治療を行うか，気管挿管すると気管切開・胃瘻まで行う必要がありそうだから，本人の意思を鑑み気管挿管せずに現行治療を継続するか？　たとえばJonsenの4分割表[13]などを用いて多方面から検討する必要がある。

このように，予後や治療効果が不確実である急性期の臨床現場における葛藤の一助となるのがTLTである。TLTとは「一定期間ある治療を行い，あらかじめ設定した治療目標に従って患者の状態が改善するか悪化するかを確認するという，医師と患者・家族の間で交わされた合意」である[16]。患者の状態が改善すれば治療は継続され，改善しない・悪化すれば治療目標は完全緩和に移行する。また，臨床的な不確実性が解消されていなければ，別のTLTを再検討する可能性もある。

TLT実施は，①検討，②計画，③サポート，④再評価というサイクルで回していく[17]（図4）。Changら[18]は，カリフォルニア州3施設の内科系のICUにおける前向き研究を行い，進行した内科的疾患を有する重症患者（$n = 209$）を対象にTLT実施の効果を検証した。TLTを行うことで患者・家族等代理意思決定者と医療従事者との話し合いは介入前期間の60.2％から，介入期間には95.8％まで増加した（$p < 0.01$）。話し合いの質

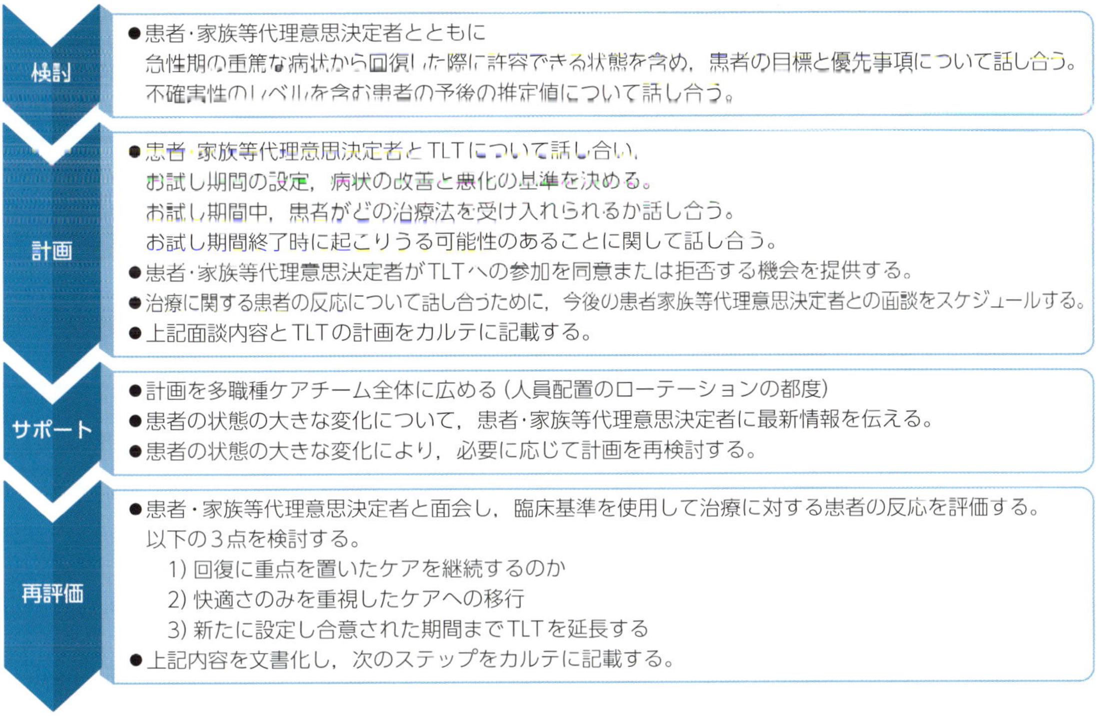

| 検討 | ●患者・家族等代理意思決定者とともに
急性期の重篤な病状から回復した際に許容できる状態を含め，患者の目標と優先事項について話し合う。
不確実性のレベルを含む患者の予後の推定値について話し合う。 |

| 計画 | ●患者・家族等代理意思決定者とTLTについて話し合い，
お試し期間の設定，病状の改善と悪化の基準を決める。
お試し期間中，患者がどの治療法を受け入れられるか話し合う。
お試し期間終了時に起こりうる可能性のあることに関して話し合う。
●患者・家族等代理意思決定者がTLTへの参加を同意または拒否する機会を提供する。
●治療に関する患者の反応について話し合うために，今後の患者家族等代理意思決定者との面談をスケジュールする。
●上記面談内容とTLTの計画をカルテに記載する。 |

| サポート | ●計画を多職種ケアチーム全体に広める（人員配置のローテーションの都度）
●患者の状態の大きな変化について，患者・家族等代理意思決定者に最新情報を伝える。
●患者の状態の大きな変化により，必要に応じて計画を再検討する。 |

| 再評価 | ●患者・家族等代理意思決定者と面会し，臨床基準を使用して治療に対する患者の反応を評価する。
以下の3点を検討する。
1) 回復に重点を置いたケアを継続するのか
2) 快適さのみを重視したケアへの移行
3) 新たに設定し合意された期間までTLTを延長する
●上記内容を文書化し，次のステップをカルテに記載する。 |

図4● TLTのサイクル （文献17より改変）

としては，ICU治療のリスク・ベネフィットについての議論（34.9% vs. 94.9%，$p <$ 0.01），患者の価値観・好みについての聞き取り（46.5% vs. 98.3%，$p < 0.01$），病状改善の臨床マーカーについての確認（20.9% vs. 88.1%，$p < 0.01$）のいずれも介入期間に増加した。また介入期間には，患者のICU滞在期間が8.7日から7.4日へ有意に短縮し（$p = 0.02$），院内死亡率に変化はなかった（58.4% vs. 58.3%，$p = 0.99$）。人工呼吸器など侵襲的処置は有意に減少した（85.8% vs. 72.9%，$p = 0.02$）。

また，Changらは，TLTの目的を明確にする必要性も強調している。重篤な患者が侵襲的治療を受けるかどうかは，患者の価値観に左右される。TLTは必要な治療を制限したり，家族に不快な決定を迫ったりすることを意図したものではない。むしろ，医療従事者が患者と家族の価値観と好みを理解し，侵襲的治療のリスクと利点について話し合い，治療を行うことで患者の価値観に沿うような機会をつくることが目的である。情報を共有し，侵襲的治療の効果を患者・家族等代理意思決定者と一緒に検討するこのプロセスを通じて，侵襲的治療が意図した目的を達成していないことを認識し，不必要な苦痛を最小限に抑えるために客観的な指標となっている。

一方で，TLTの好ましくない側面に関しては，TLTが臨床現場で不十分または不適切に実施された場合，患者・家族等代理意思決定者と医療従事者の対立をまねくことや，不要な医療の継続となる可能性がある[17]。また，TLTを行う間，精神的・肉体的な負担を患者に強いる可能性も考えられる。そして，侵襲的治療を行っても治療目標が達成できない

ことが判明し完全緩和に移行する際に，精神的苦痛を患者・家族等代理意思決定者に与える可能性があることを心にとどめておく必要がある[19]。以上の好ましくない側面を考慮しても，予後や治療効果が不確定な場合に，TLT が緩和ケアの一側面を持つ可能性がある。

advance care planning (ACP) 実施

緩和ケアを実施する上でもう1つ欠かせないのが ACP である。患者の全人的苦痛に対応し，必要時に TLT を行う急性心不全の緩和ケアにおいて，本人のこれまでの価値観が治療方針の軸となるため，ACP は欠かせない。

ACP は将来の医療・ケアについて，本人を人として尊重した意思決定の実現を支援するプロセスである。ACP 実践のために，本人と家族等と医療・ケアチームは対話を通し，本人の価値観，意向，人生の目標などを共有する。それを理解した上で，意思決定のために協働することが求められる。ACP の実践によって，本人が人生の最終段階に至り意思決定が困難となった場合も，本人の意思を汲み取り，本人が望む医療・ケアを受けることができるようにすることが目的である[20]。急性期の現場では「かかりつけ医が ACP をしていないから緊急コードがわからない」，一方で地域医療の現場では「病院に入院したときに ACP をしてもらわないと，地域の現場では詳しい病状が不明だからどう話せばよいかわからない」などの声がしばしば聞かれるが，急性期，地域医療どちらの現場でも ACP を実施していく必要がある。なぜならどちらも患者の人生の一場面だからである。ACP の実施は緊急コードを決めることではない。患者が今後どのように人生を生き抜いていきたいか，多職種で支えるために必要な患者の価値観を共有することである。

各場面の ACP 実施における要点を図5，表1にまとめた。急性心不全は超急性期や急性期で対応するが，共同意思決定 (shared decision making：SDM) を行うにあたり，特に患者・家族等代理意思決定者の感情に配慮する必要がある。重篤な疾患を抱えている患者の感情が医療面談での話し合いや理解を妨げる場合がある[21]。日常から ACP を繰り返し実施し，患者の価値観を共有しておくことで，患者の急変時における家族等代理意思決定者と医療従事者のコミュニケーションが改善する[22]。また，より患者の意向が尊重されるため，患者・家族等の満足度が向上し，家族等の不安や抑うつが減少する[23]。そのため，ACP を実施するにあたり，医療従事者のコミュニケーション能力向上は欠かせない。ACP 実施時，患者・家族等代理意思決定者は主に感情で，医療従事者は論理で会話をすることが多く，ACP は感情と論理が交差する場である。患者を支える医療従事者においては，受容的・共感的態度で患者・家族等代理意思決定者の話を聴き，適切にファシリテーションしていくことが重要である。医療従事者がコミュニケーショントレーニングを受けた場合，治療のゴール決定のための会話の質が改善し，患者・家族等の満足度が高くなる[24]。また，医師のコミュニケーション技術研修は患者のヘルスリテラシーと医療転帰を改善する[25]といった報告もある。本項をお読み頂いた医療従事者におかれては，

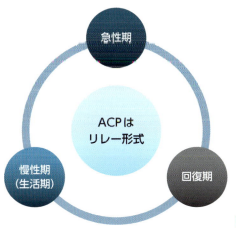

図5 ● リレー形式で行うACP

表1 ● 病期ごとにおけるACP

	実施事項	方法	全場面共通事項
超急性期 (三次救急)	・shared decision making (SDM) 限られた時間で現状認識を共有し，goal of care (ケアのゴール) を決定	緊急ACP実施 Vital Talk™／ かんわとーく™	・患者・家族等代理意思決定者の感情に配慮する。 ・状態変化時は話し合いのきっかけになる(例：入院時，転棟・転院時，退院時，介護保険区分変更時など) ・多職種連携し情報共有する。
急性期 (二次・一次救急)	・SDM 回復期や慢性期・生活期に向けた継続的な話し合いのきっかけ作り	緊急ACP実施 Vital Talk™／ かんわとーく™ 退院前カンファレンス	
回復期	・急性期でのSDMをもとに，今後に向けた話し合い ・現時点で予想される「もしものとき」を想定した話し合い	ACP実施 退院前カンファレンス	
慢性期・生活期	・日常生活上での種々の意思決定から，ACPにつながる本人の価値観を共有 ・現時点で予想される「もしものとき」を想定した話し合い	サービス担当者会議 もしバナゲーム®	

ACP：advance care planning

かんわとーく™ [26]などをはじめとするコミュニケーション技術研修を受講し，日常診療に活かされることを心からお勧めしたい。

おわりに

　緩和ケアを実施する上で必要なTLTやACPを解説した。急性心不全をはじめとする循環器集中治療における緩和ケア実施には，多職種連携が欠かせない。連携する職種は多岐にわたる。院内では循環器内科医，心臓血管外科医，精神科医，集中治療室看護師，病棟看護師，専門看護師（心不全・精神科など），薬剤師，臨床工学技士，理学療法士，作業療法士，言語聴覚士，臨床心理士，医療ソーシャルワーカー，栄養士などである。院外

では，かかりつけ医，訪問看護師，訪問薬剤師，訪問理学療法士，訪問作業療法士，訪問言語聴覚士，担当ケアマネジャー，行政担当者などである。1人の患者に対する緩和ケアは，主治医だけで行うよりも，多職種で包括的に行うことが推奨される。患者の治療場所が集中治療室から急性期病棟に，急性期病棟から回復期病棟に，回復期病棟から日常生活に変化しても，シームレスに多職種で患者を支える体制が各現場で行われることを願ってやまない。

文 献

1) 日本循環器学会/日本心不全学会：2021年改訂版 循環器疾患における緩和ケアについての提言．
[https://www.j-circ.or.jp/cms/wp-content/uploads/2021/03/JCS2021_Anzai.pdf]（2025年2月14日閲覧）

2) World Health Organization：National cancer control programmes：policies and managerial guidelines, 2nd ed. 2002.
[https://iris.who.int/handle/10665/42494]（2025年2月14日閲覧）

3) World Health Organization：Integrating palliative care and symptom relief into primary health care：a WHO guide for planners, implementers and managers. 2018.
[https://iris.who.int/handle/10665/274559]（2025年2月14日閲覧）

4) Lunney JR, Lynn J, Foley DJ, et al：Patterns of functional decline at the end of life. JAMA. 2003；289(18)：2387-92. PMID：127463620

5) 日本循環器学会/日本心不全学会：急性・慢性心不全診療ガイドライン（2017年改訂版）．
[https://www.j-circ.or.jp/cms/wp-content/uploads/2017/06/JCS2017_tsutsui_h.pdf]（2025年2月14日閲覧）

6) Moens K, Higginson IJ, Harding R；EURO IMPACT：Are there differences in the prevalence of palliative care-related problems in people living with advanced cancer and eight non-cancer conditions? A systematic review. J Pain Symptom Manage. 2014；48(4)：660-77. PMID：24801658

7) Hamatani Y, Iguchi M, Ikeyama Y, et al：Comprehensive symptom assessment using Integrated Palliative care Outcome Scale in hospitalized heart failure patients. ESC Heart Fail. 2022；9(3)：1963-75. PMID：35307988

8) Lanken PN, Terry PB, Delisser HM, et al；ATS End-of-Life Care Task Force：An official American Thoracic Society clinical policy statement：palliative care for patients with respiratory diseases and critical illnesses. Am J Respir Crit Care Med. 2008；177(8)：912-27. PMID：18390964

9) Rutledge T, Reis VA, Linke SE, et al：Depression in heart failure a meta-analytic review of prevalence, intervention effects, and associations with clinical outcomes. J Am Coll Cardiol. 2006；48(8)：1527-37. PMID：17045884

10) Bekelman DB, Nowels CT, Allen LA, et al：Outpatient palliative care for chronic heart failure：a case series. J Palliat Med. 2011；14(7)：815-21. PMID：21554021

11) 蔭谷陽子，岩永 誠：看護師の完全主義傾向と過剰な共感が共感疲労に及ぼす影響．中国四国心理学会論文集．2017；50：64.

12) Hinderer KA, VonRueden KT, Friedmann E, et al：Burnout, compassion fatigue, compassion satisfaction, and secondary traumatic stress in trauma nurses. J Trauma Nurs. 2014；21(4)：160-9. PMID：25023839

13) Jonsen AR, Siegler M, Winslade WJ：臨床倫理学 臨床医学における倫理的決定のための実践的なアプローチ．第5版．赤林 朗，蔵田伸雄，児玉 聡，監訳．新興医学出版社，2006.

14) Aghabarary M, Dehghan Nayeri N：Medical futility and its challenges：a review study. J Med Ethics Hist Med. 2016；9：11. PMID：28050241

15) Vink EE, Azoulay E, Caplan A, et al：Time-limited trial of intensive care treatment：an overview of current literature. Intensive Care Med. 2018；44(9)：1369-77. PMID：30136140

16) Quill TE, Holloway R：Time-limited trials near the end of life. JAMA. 2011；306(13)：1483-4. PMID：21972312

17) Kruser JM, Ashana DC, Courtright KR, et al：Defining the time-limited trial for patients with critical illness：An official American Thoracic Society Workshop Report. Ann Am Thorac Soc. 2024；21(2)：187-99. PMID：38063572

18) Chang DW, Neville TH, Parrish J, et al：Evaluation of time-limited trials among critically ill patients with advanced medical illnesses and reduction of nonbeneficial ICU treatments. JAMA Intern Med. 2021；181(6)：786-94. PMID: 33843946

19) 則末泰博：Time-limited trial(お試し期間)—不確実な予後に対する選択肢. INTENSIVIST. 2022；14(1)：54-8.

20) 日本老年医学会：ACP推進に関する提言. 日老医誌. 2019；56(4)：411-6.

21) Bernacki RE, Block SD；American College of Physicians High Value Care Task Force：Communication about serious illness care goals：a review and synthesis of best practices. JAMA Intern Med. 2014；174(12)：1994-2003. PMID: 25330167

22) Teno JM, Gruneir A, Schwartz Z, et al：Association between advance directives and quality of end-of-life care：a national study. J Am Geriatr Soc. 2007；55(2)：189-94. PMID: 17302654

23) Detering KM, Hancock AD, Reade MC, et al：The impact of advance care planning on end of life care in elderly patients：randomised controlled trial. BMJ. 2010；340：c1345. PMID: 20332506

24) White DB, Angus DC, Shields AM, et al：A Randomized trial of a family-support intervention in intensive care units. N Engl J Med. 2018；378(25)：2365-75. PMID: 29791247

25) Sany SBT, Behzhad F, Ferns G, et al：Communication skills training for physicians improves health literacy and medical outcomes among patients with hypertension：a randomized controlled trial. BMC Health Serv Res. 2020；20(1)：60. PMID: 31973765

26) かんわとーく：患者と大切なことを話し合う技術.
[https://kanwatalk.jp/]（2025年2月14日閲覧）

第7章

難治性不整脈

第7章 難治性不整脈

1 上室性不整脈

岩﨑雄樹

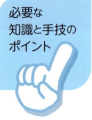

必要な知識と手技のポイント

- 重症患者では決して軽視できないのが頻脈性上室性不整脈である。
- 心房細動と心不全の悪循環の機序を把握する。
- 不整脈の機序に応じた治療戦略を立てる。
- 低心機能症例では心房細動カテーテルアブレーションが有効である。

はじめに

　上室性不整脈は，心房細動，心房粗動，心房頻拍，発作性上室頻拍が代表的な不整脈として知られ，心機能が保たれている症例ではこれらの上室性不整脈が発症しても血行動態が破綻することは稀である。循環器救急集中治療の領域では，心機能が低下した症例に上室性不整脈を併発することがしばしば認められ，血行動態悪化の原因となることが多い。また，上室性不整脈を契機として心不全を発症し緊急入院となる場合もあるため，決して軽視できない不整脈である。そのため，患者ごとの病態に応じた治療戦略を立てることが求められる。

なぜ難治性になるのか？

　難治性上室性不整脈は低心機能患者に併発することが多い。その中でも心房細動と心不全の関係は互いの発症に密接に関与する（図1）[1]。ひとたび心房細動を発症すると，心房収縮の欠如から心拍出量は低下し，不規則な頻脈によって左室拡張末期圧は増加する。このような病態が，左心機能を低下させ心不全を惹起する。また心不全の状態は，心房伸展を助長し不応期を短縮させ，自律神経・神経体液性因子の変化も加わり，より一層心房細動が持続しやすくなる要因となる。また，心房細動が持続することによって電気的リモデリング，構造的リモデリングを心房に生じて，より心房細動が維持されやすくなる素地をつくる。そして，両者の共通した発症に関連する危険因子も多くを共有しており，原因だけでなく結果として両者が併存することとなる。したがって，どのようにこの悪循環を断ち切るかが急性期および慢性期の治療として重要であり，中でも上室性不整脈の管理がポイントとなる。

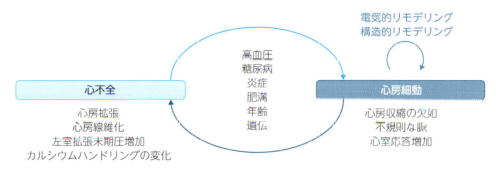

図1 ● 心不全と心房細動の悪循環
心房細動が生じることによって，心房収縮が欠如し，脈が不規則となり，多くは心拍数が増加する。これにより心不全を惹起し，左室拡張末期圧が増加し，心房は拡張する。また，心房筋の線維化やカルシウムハンドリングの変化も生じ，有効不応期が短縮し伝導速度が低下しより心房細動をきたしやすくなり悪循環を呈する。また，心房細動自体が，電気的リモデリング，構造的リモデリングを惹起し，心房細動を発生・持続させやすくする。心房細動と心不全は共通するリスク因子を多数有しており，互いに生じやすくさせる基質を形成する。

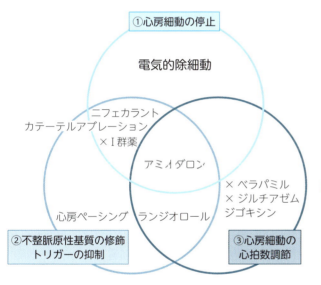

図2 ● 頻脈性心房細動の治療戦略
頻脈性心房細動の治療戦略は，心房細動を停止させる治療，心房細動の原因となるトリガーを抑制する治療，心房細動であることを容認して心拍数調節を行う治療に分類される。心機能が低下した症例においては，陰性変力作用を有する薬剤（Ⅰ群薬，ベラパミル，ジルチアゼム）は使用できない。

上室性頻脈性不整脈に対する治療戦略

　上室性頻脈性不整脈に対する治療として，図2に示すような①不整脈を停止させる，②不整脈を予防する，③不整脈を容認して心拍数を調節する，という3つが挙げられる。不整脈を停止させる最も確実な治療は電気的除細動である。リエントリーを機序とする不整脈に対して有効であり，非リエントリーを機序とするような不整脈に対しては無効である。不整脈の予防には抗不整脈薬が選択されるが，心機能低下症例ではナトリウムチャネル遮断薬は使用してはならないため，アミオダロンが選択されることが多い[2]。ニフェカラントの有効性も報告されているが，保険適用がない。そして，洞調律維持が難しい状況では，心拍数調節療法となるが，同様に心機能低下症例については，非ジヒドロピリジン

系カルシウム拮抗薬の使用は禁忌であり，ランジオロールやアミオダロンに限定される。集中治療室においては基礎心疾患の治療経過とともに病状が変化するため，その都度，上室性頻脈性不整脈に対する治療方針を検討していく必要がある。

心房細動と心房粗動の治療選択について

原因疾患の影響や，急性期治療のカテコラミン，自律神経修飾によって催不整脈状態にあるため，電気的除細動を行ってもすぐに再発してしまい洞調律維持が難しい場合もある。頻脈性心房細動は，急性期には心房細動を容認しつつ薬物治療で心拍数調整を行うことが多い。一方で，心房粗動の場合には房室伝導比が変化しない限りは一定の心拍数が維持されてしまい，さらに心房粗動や心房頻拍は心房細動と比較して薬剤による心拍数調節が難しい症例が多いことが報告されている[3]。そのため，薬剤の効果が期待できないと判断された場合には，カテーテルアブレーション治療を検討する必要がある。特に通常型心房粗動の場合には，三尖弁下大静脈間峡部に対するカテーテルアブレーション治療が有効であるため，準緊急での実施を検討する。たとえ心房細動として再発しても，薬剤による心拍数調節は心房粗動と比較すると容易な場合が多い。一方で，治療急性期の心房細動や心房頻拍に対するカテーテルアブレーション治療に関しては，エビデンスがなく手技に伴う合併症のリスクもあるため慎重に判断する必要がある。

コラム

WPW症候群に合併した心房細動
Wolf-Parkinson-White (WPW) 症候群に心房細動が発症すると，副伝導路の不応期が短い場合には心室応答が速くなり，心室細動に移行し突然死をきたす可能性がある。幅の広いQRSでRR間隔は不整であることも多く，心室頻拍と間違えられることが多く，日本では"偽性心室頻拍"とも呼ばれる。通常の頻脈性心房細動とは異なり，心拍数調節を目的としたカルシウム拮抗薬やβ遮断薬を使用してはならず，副伝導路の伝導抑制のためにピルシカイニド・フレカイニドなどのナトリウムチャネル遮断薬を選択する。

ピットフォール

脳梗塞・血栓塞栓症の予防
心房細動・心房粗動の持続によって左房内の血流がうっ滞することで左心耳に血栓が形成され，脳梗塞や全身性塞栓症を生じることがある。頻脈状態が48時間以上持続する場合にはその発症リスクが高まるため，適切な抗凝固療法が実施されていない限り，電気的除細動を実施する前に経食道心エコーにより左房内に血栓がないことを確認する必要がある。また，除細動後洞調律に復帰しても，しばらくしてから心房収縮が改善してくるため，抗凝固療法をしっかりと継続することが重要である。

心機能低下症例に対する
心房細動カテーテルアブレーション治療の進歩

　　急性期に除細動を実施して一時的に洞調律に復帰しても経過中に心房細動が再発して
しまうことは多く経験する。病態が安定した後にも心房細動が持続している場合には，
早めのカテーテルアブレーションによる洞調律維持療法を目指すことを検討する。特に，
明らかに基礎心疾患がなく，頻脈性心房細動が心機能低下の原因として疑われる場合に
は，再発予防のためにカテーテルアブレーション治療を実施することが推奨されている。
また，様々な基礎心疾患による心機能の低下した心不全に併発する心房細動に対しても，
カテーテルアブレーション治療はCASTLE-AF試験[4]やCASTLE-HTx試験[5]の結果か
ら，薬物治療と比較して，予後改善効果や心不全入院予防効果が示されている。そのため，
このような症例における急性期から慢性期までの包括的な治療戦略の一環として積極的
に洞調律維持療法を検討していくことが重要である。ただし，心房細動に対するカテーテ
ルアブレーションだけでは洞調律維持が難しい症例には薬物治療の併用も検討する。

文献

1) Iwasaki YK, Nishida K, Kato T, et al：Atrial fibrillation pathophysiology：implications for management. Circulation. 2011；124(20)：2264-74. PMID: 22083148
2) Ono K, Iwasaki YK, Akao M, et al：JCS/JHRS 2020 guideline on pharmacotherapy of cardiac arrhythmias. Circ J. 2022；86(11)：1790-924. PMID: 35283400
3) Oka E, Iwasaki YK, Maru E, et al：Differential effectiveness of landiolol between atrial fibrillation and atrial flutter/atrial tachycardia patients with left ventricular dysfunction. Circ J. 2019；83(4)：793-800. PMID: 30814430
4) Marrouche NF, Brachmann J, Andresen D, et al：Catheter ablation for atrial fibrillation with heart failure. N Engl J Med. 2018；378(5)：417-27. PMID: 29385358
5) Sohns C, Fox H, Marrouche NF, et al：Catheter ablation in end-stage heart failure with atrial fibrillation. N Engl J Med. 2023；389(15)：1380-9. PMID: 37634135

第7章 難治性不整脈

2 心室性不整脈

岩﨑雄樹

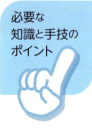

必要な知識と手技のポイント

- 心室性不整脈は，軽症の心室期外収縮から致死性心室性不整脈まで様々である。
- 致死性心室性不整脈には，薬物療法・カテーテルアブレーション・植込み型除細動器（ICD）による3つの治療が挙げられる。
- 薬剤抵抗性の致死性心室性不整脈を繰り返し生じるelectrical stormに対しては集学的な治療が重要となる。
- 心筋梗塞後に発症する薬剤抵抗性の心室頻拍・心室細動に対してカテーテルアブレーションが有効である。
- ICDは心臓突然死に対する予防目的で用いられるが，植込みの時期については病態ごとに検討する必要がある。

はじめに

　心室性不整脈は，治療を必要としない単発の心室期外収縮から，緊急での電気的除細動を要する心室細動まで多岐にわたる。循環器救急集中治療の現場では，既存の心疾患に伴って入院加療に心室細動を発症する症例を経験するが，多くは電気的除細動と抗不整脈薬による治療で洞調律を維持できる。しかし，一部の症例では薬剤抵抗性の致死性心室性不整脈が繰り返し発症するelectrical stormと呼ばれる病態に陥ることがあり，救命のために集学的治療が重要となる。また，急性期を乗り切った後にも心臓突然死二次予防，生命予後を見据えた的確な治療選択を実施することが求められる。

　VT（心室頻拍）/VF（心室細動）の治療は，大きく①抗不整脈薬，②カテーテルアブレーション，③植込み型除細動器（implantable cardioverter defibrillator：ICD）の3つに分類される（図1）。それぞれ不整脈の停止効果や予防効果を期待して用いられるが，ICDには不整脈発生の予防効果はない。不整脈の発症機序や病態に応じて，各治療法の特性を活かした適切な治療法が選択される。

抗不整脈薬による薬物治療

　VT/VF発症の急性期治療としては抗不整脈薬の静注薬が主体となる。薬剤選択としてはアミオダロンもしくはニフェカラントが挙げられるが，その理由として両者ともにカリ

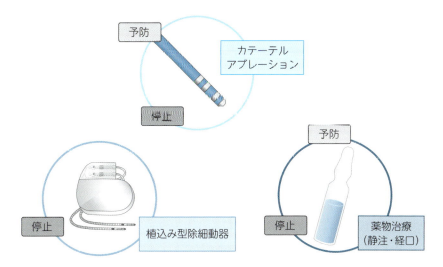

図1 ● 致死性心室性不整脈に対する治療戦略
致死性心室性不整脈の治療としては、抗不整脈薬による薬物治療、カテーテルアブレーション治療、植込み型除細動器（ICD）の3つがある。薬物治療とカテーテルアブレーション治療は不整脈の予防効果・停止効果が期待できる。ICDは致死性不整脈の停止効果は強力であるが予防効果はない。

ウムチャネル遮断作用による抗不整脈効果を主体としており，低心機能症例でも安全に使用できるためである．ただし，QT延長に伴うtorsade de pointesの発症には注意が必要で，心電図によるQT間隔の測定と投与量の調整を行う．torsade de pointesは自然停止することが多いが，VFに移行した場合には直ちに電気的除細動を実施し，反復する場合にはマグネシウム製剤を静注する．III群薬抵抗性のelectrical stormに対しては，ランジオロールの有効性が報告されている[1]．急性期治療の効果が認められた薬剤に対して，経口の抗不整脈薬に変更していく．静注アミオダロンは経口アミオダロンへ，静注ニフェカラントが有効であれば類似するカリウムチャネル遮断作用がある経口ソタロールへ変更する．ただし，経口アミオダロンは，長期の使用によって間質性肺炎などの重篤な心外副作用を発症する場合があるので，若年者であれば代替薬剤への変更を検討し，ICDが植え込まれている場合には，経過をみて減量・中止を行っていく．

TIPS

Brugada症候群に発症するVFに対する急性期薬物治療
Brugada症候群でelectrical stormを発症することがある．急性期の薬物治療はイソプロテレノールが有効である．β_1刺激によって心筋細胞のカルシウム電流を増加，また心拍数増加による一過性外向きカリウム電流が抑制され，抗不整脈効果を発揮する．他のelectrical stormの治療とはまったく異なり特殊な治療であるが，覚えておくといざという時に有効である．

心筋梗塞後に発症する
VT/VFに対する緊急カテーテルアブレーション治療

　刺激伝導系であるPurkinje線維は伝導速度が速く，約0.1秒で房室結節からの電気興奮を心室全体に伝播させることができる。Purkinje線維は心内膜下に分布しており，心室内腔からの酸素の拡散と，細胞内にグリコーゲンを豊富に蓄積し，収縮蛋白が少なくエネルギー効率が良好であることからも，作業心筋と比較して心筋虚血に対する耐性が強いと言われている[2]。しかし，虚血状態にあるPurkinje線維によって心室期外収縮が発生し，リエントリーを形成するなど不整脈原性基質を形成することがあり，しばしばVT/VFの発生原因となる。カテーテルアブレーションはこの致死性心室性不整脈の契機となる心室期外収縮やVTのリエントリー回路を同定して焼灼する治療であり，その有用性が示されている[3, 4]。実臨床においてはVT/VFの契機となる心室期外収縮の12誘導波形を捉えることにより発生起源の推定が可能であることから，治療成績向上のためにも重要となるので，12誘導心電図モニターやループメモリー機能のある心電計を活用するとよい。

> **コラム**
>
> **オーバードライブペーシング**
> オーバードライブペーシングは，自己の心拍数よりも10～20拍/min早い心拍数で心室連続刺激をすることによって，心室から発生する異常自動能を抑制するとともに，リエントリー性心室性不整脈についても一方向性ブロックによるリエントリー回路の成立を予防し，再分極の不均一性を是正し，致死性心室性不整脈を抑制する治療である。薬物治療抵抗性で植込み型デバイスが植え込まれていない症例では，右室に留置した一時的ペーシングから実施することができる。

electrical stormについて

　心室性不整脈の中でも最重症であるelectrical stormとは，24時間以内に血行動態の破綻するVTあるいはVFが3回以上出現する状態と定義される[5]。従来は，入院中に繰り返し発症するVT/VFの症例がほとんどであり頻度は高くなかったが，ICDの普及によって，このようなelectrical stormの症例が多くみられるようになってきた。図2はICD植え込み後の陳旧性心筋梗塞の症例で，除細動が正常作動して緊急入院となったが，入院後も30分間で2回のVFが発症し除細動で洞調律に復帰しているelectrical stormの状態と言える。本症例では，アミオダロン点滴静注が有効であったが，再発を繰り返すようであれば血行動態の維持に機械的循環補助装置が必要となることもある。基礎心疾患としては虚血性心筋症・非虚血性心筋症で心機能の低下した症例に生じることが多いが，Brugada症候群や早期再分極症候群など，心機能が正常の疾患でもelectrical stormは

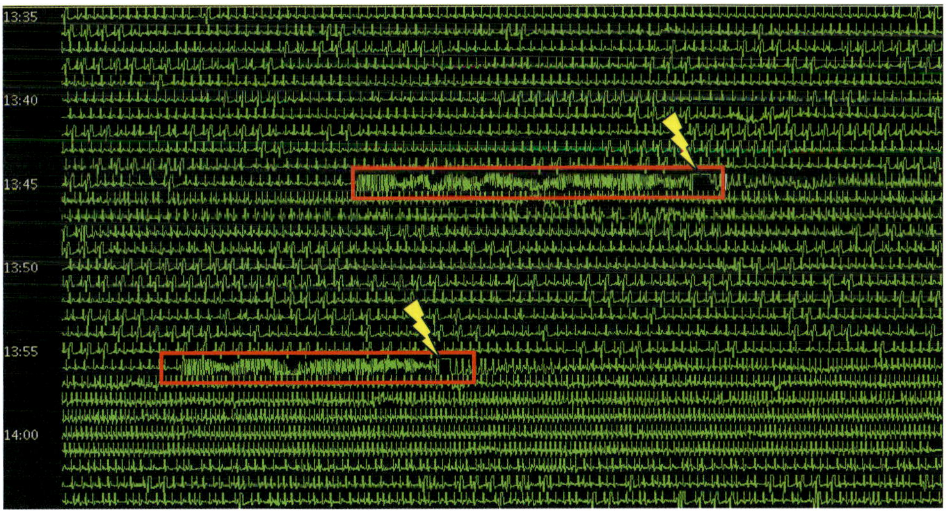

図2● 繰り返す心室細動とICDからの電気的除細動による治療
ICD植え込み後の陳旧性心筋梗塞の症例で，除細動が正常作動して緊急入院となったが，入院後も30分間で2回のVFが発症し除細動で洞調律に復帰しているelectrical stormとなっている。意識下での複数回のICDからの電気的除細動によって疼痛と不安に伴う洞性頻脈となっており，本症例では鎮静によってVFの再発は抑制された。

生じる。electrical stormの治療は抗不整脈薬が第一選択となるが，心筋虚血が残存する場合には虚血の解除や，人工呼吸管理による鎮静・鎮痛，電解質バランスの補正，薬剤の影響など，不整脈発生を助長する因子について集学的な治療介入が重要となる。このような状況でも不整脈のコントロールが難しい場合にはカテーテルアブレーションが検討される。Brugada症候群のelectrical stormに対しても，カテーテルアブレーションが有効であることが報告されている[6]。病態に応じて様々な治療のカードを駆使し，繰り返すVT/VFの嵐を乗り越えることが救命のための大きなポイントとなる。

ICDの二次予防・一次予防について

VT/VFに対しては再発時の対応として，ICDが検討される。ICDは一次予防・二次予防ともに薬物治療と比較した生命予後改善効果が示されている非薬物治療である。虚血性心疾患であれば，心筋梗塞発症後48時間経過した，回避可能な一過性の原因によらずに生じたVT/VFに対して，ICDの植込みが推奨される。また，非虚血性心筋症の場合も，可逆的な要因がない場合には推奨される。ICDの一次予防については，ICD植込み時期の判断が重要となる。急性心筋梗塞後早期のICD植込みは予後を悪化させると報告されており[7, 8]，十分な薬物治療を実施し40日以上，あるいは経皮的冠カテーテルインターベンション・冠動脈バイパス術後90日以上経過した時点で左室駆出率35％以下の症例に対してICDが推奨・考慮される。非虚血性心筋症に対しても同様に，十分なガイドラインに準拠した十分な薬物治療を実施し，NYHA（New York Heart Association）心機能分類がⅡ以上かつ左室駆出率35％以下の症例に対してICDが推奨・考慮される[9]。

第**7**章 難治性不整脈　**2** 心室性不整脈　**323**

ICD植込み判定までの期間に突然死のリスクが高いと判断する場合には植込み型自動除細動器の着用を検討する。

文献

1) Nagai R, Kinugawa K, Inoue H, et al:Urgent management of rapid heart rate in patients with atrial fibrillation/flutter and left ventricular dysfunction:comparison of the ultra-short-acting β 1-selective blocker landiolol with digoxin (J-Land Study). Circ J. 2013;77(4):908-16. PMID: 23502991

2) Fenoglio Jr JJ, Pham TD, Harken AH, et al:Recurrent sustained ventricular tachycardia:structure and ultrastructure of subendocardial regions in which tachycardia originates. Circulation. 1983;68(3):518-33. PMID: 6223722

3) Hayashi M, Kobayashi Y, Iwasaki YK, et al:Novel mechanism of postinfarction ventricular tachycardia originating in surviving left posterior Purkinje fibers. Heart Rhythm. 2006;3(8):908-18. PMID: 16876739

4) Komatsu Y, Hocini M, Nogami A, et al:Catheter ablation of refractory ventricular fibrillation storm after myocardial infarction. Circulation. 2019;139(20):2315-25. PMID: 30929474

5) Exner DV, Pinski SL, Wyse DG, et al:Electrical storm presages nonsudden death:the antiarrhythmics versus implantable defibrillators (AVID) trial. Circulation. 2001;103(16):2066-71. PMID: 11319196

6) Nademanee K, Chung FP, Sacher F, et al:Long-term outcomes of Brugada substrate ablation:A report from BRAVO (Brugada Ablation of VF Substrate Ongoing Multicenter Registry). Circulation. 2023;147(21):1568-78. PMID: 36960730

7) Hohnloser SH, Kuck KH, Dorian P, et al:Prophylactic use of an implantable cardioverter-defibrillator after acute myocardial infarction. N Engl J Med. 2004;351(24):2481-8. PMID: 15590950

8) Steinbeck G, Andresen D, Seidl K, et al:Defibrillator implantation early after myocardial infarction. N Engl J Med. 2009;361(15):1427-36. PMID: 19812399

9) Nogami A, Kurita T, Abe H, et al:JCS/JHRS 2019 guideline on non-pharmacotherapy of cardiac arrhythmias. Circ J. 2021;85(7):1104-244. PMID: 34078838

第**8**章

その他の急性心血管疾患

第8章 その他の急性心血管疾患

1 救急外来で出会う重症弁膜症

綱本浩志, 中田 淳

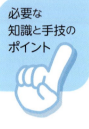

必要な知識と手技のポイント

- 重症弁膜症を合併した急性心不全・心原性ショックでは, 迅速な評価と適切な初期対応が予後を左右する.
- 大動脈弁狭窄症の急性期治療では, 血行動態の安定化と弁への介入のタイミングが重要である.
- 僧帽弁閉鎖不全症の急性期治療では, 内科的治療から外科的介入, カテーテル治療まで, 病態に応じた適切な治療戦略の選択が重要である.

はじめに

　重症弁膜症を合併した急性心不全・心原性ショックでは, 初期対応が患者の予後を左右する. これらの病態は急激な血行動態破綻をきたし, 致死的な転帰をたどる可能性があるため, 救急現場での迅速かつ的確な対応が求められる. 初期対応では, バイタルサイン・身体所見に加え, 心エコー図検査による弁膜症の重症度評価, 血行動態の詳細な把握を行い, 治療の緊急性と介入方法を判断する. 薬物療法による血行動態の安定化を図るべきか, 機械的循環補助 (MCS) による循環補助が必要か, あるいは弁膜症に対する介入 (経カテーテル治療や外科的手術) が必要かを, 患者の状態や背景に応じて判断しなければならない. 本項では, 救急や集中治療で遭遇する頻度の高い大動脈弁狭窄症 (AS) と僧帽弁閉鎖不全症 (MR) について概説する.

> ピットフォール
>
> **急性僧帽弁閉鎖不全症 (MR)**
> 肺水腫[*1] ＋ 左室過収縮で急性MRを疑う.
> 原因：乳頭筋断裂, 腱索断裂, 感染性心内膜炎
> *1 片側性肺水腫 (一見肺炎を疑う) をきたす場合あり[1]：心原性肺水腫連続869例中, 18例 (2.1％) が片側性 (右89％, 左11％). 高度MRの頻度は, 両側性で6％, 片側性で100％. 片側性は抗生剤治療が行われ心不全治療に遅れ. 院内死亡率は全体9％, 両側性8％, 片側性39％.
>
> **急性大動脈弁閉鎖不全症**
> 急性の容量負荷から肺水腫, 低血圧・低心拍出, 心筋虚血をきたす.
> 原因：大動脈解離, 感染性心内膜炎, 外傷. **補助循環が原則禁忌**であるため, 急性例は機を逃さずに外科的介入を行う.

大動脈弁狭窄症

大動脈弁狭窄症の病態生理：
圧負荷から急性心不全に至るメカニズム

　　大動脈弁狭窄症（aortic stenosis：AS）は，超高齢社会において最も頻度の高い弁膜症であり，80歳以上の7％に重症ASを認める[2]。ASの基本病態は，大動脈弁狭窄による慢性的な左室への圧負荷である。圧負荷に対する代償機転として左室肥大が生じるが，同時に拡張障害と左室線維化も進行する。左室肥大による心筋酸素需要の増加と冠血流予備能の低下により，重症ASでは労作時の心筋虚血をきたしやすい。また，拡張障害の進行により左房圧は上昇し，肺うっ血をきたしやすい状態となる[3]。

重症大動脈弁狭窄症の診断：
救急・集中治療における重要ポイント

　　重症ASの診断において，最も重要な第一歩は聴診である。特に急性心不全で来院した患者において，収縮期雑音の有無の確認は治療方針決定にきわめて重要である。ASの存在を見落とした状態での血管拡張薬（特に硝酸薬）投与は，前負荷減少による心拍出量低下をまねき，急激な血行動態の破綻をきたす可能性があるため注意が必要である。

　　心エコー図検査では，心機能評価に加え，まずは大動脈弁の可動性を視覚的に評価する。Abeが報告したvisual AS scoreは重症度とよく相関し，4点以上で高度AS，3点以上で中等度ASをそれぞれ高い精度で診断できる視覚的評価法として有用である[4]（図1）。

　　3点以上の場合，定量評価として連続波ドプラ法による最大血流速度（V_{max}）と平均圧較差（mean pressure gradient：mPG）の測定，および連続の式による弁口面積（aortic valve area：AVA）の算出を行う。左室流出路狭窄を伴う場合，心拍出量は過大評価となるため，右室流出路からの心拍出量を用いてAVAを算出する。

重症ASの診断基準

　　重症ASの診断基準は，$V_{max} \geqq 4.0 \mathrm{m/sec}$，$mPG \geqq 40 \mathrm{mmHg}$，$AVA < 1.0 \mathrm{cm}^2$（AVA Index $< 0.6 \mathrm{cm}^2/\mathrm{m}^2$）である[5]。これら3つの基準の一致は評価の正確性を示唆するが，実臨床ではしばしば不一致を経験する。不一致の主な原因は，大動脈弁逆流の影響や計測エラー〔入射角のずれ，左室流出路（left ventricular outflow tract：LVOT）径の過小評価，血流波形の過大評価〕であり，画像の信頼性を慎重に確認する必要がある。

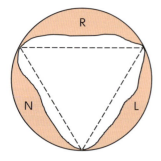
NCC 0点+LCC 0点+RCC 0点=0点

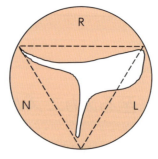
NCC 2点+LCC 1点+RCC 2点=5点

手順
1. 大動脈弁3尖の交連を結ぶ（点線）
2. 弁尖が点線の外に開放するか各弁尖ごとに点数化して合計

0点	点線を超えて開放
1点	点線を超えない開放部位がある
2点	弁尖の動きが僅か，点線は超えない

合計点数：0〜6点

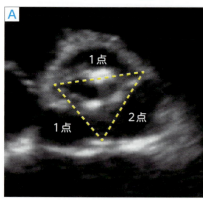
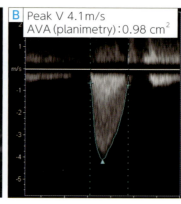
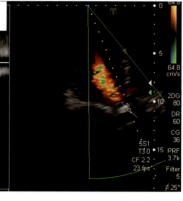

図1 ● Visual AS score
A Visual AS Score 4点
B Peak V 4.1m/s，AVA（planimetry）：0.98cm² → 重症ASと診断
NCC：無冠尖，LCC：左冠尖，RCC：右冠尖

低流量低圧較差AS

　測定誤差を検討しても基準の不一致が残る場合は，低流量低圧較差AS（low-flow low-gradient AS：LFLG AS）を考慮する。LFL GASにはclassical LFLG ASとparadoxical LFLG ASの2つのタイプがある。classical LFLG ASは低左室駆出率（LVEF＜50％）を特徴とし，Stroke Volume Index＜35mL/m²，mPG＜40mmHg，AVA＜1.0cm²を認める。この場合，ドブタミン負荷心エコーにより，真の重症ASと偽性重症ASの鑑別を行う[5]。一方，paradoxical LFLG ASは，左室駆出率は保たれている（LVEF≧50％）にもかかわらず，Stroke Volume Indexが低値（＜35mL/m²）を示す[5]。これは高度な左室肥大や小さな左室腔による一回拍出量の低下が特徴であり，CT検査による大動脈弁石灰化の評価（Agatston Score：男性≧2,000，女性≧1,200）も用いて重症度評価を行う[5]。

　これら2つのタイプのASに共通しているのはstroke volume（一回拍出量）の低下である。stroke volumeが低下している原因として心筋虚血の合併やMRといった弁膜症の合併がないかを常に考慮しながら評価することが，その後の適切な治療選択につながる。

重症大動脈弁狭窄症の急性期治療：治療戦略の選択

薬物治療

血管拡張薬

硝酸薬などの静脈系血管拡張薬は，前負荷減少による心拍出量低下をまねく可能性があり，重症ASの急性心不全では原則として使用を避ける。一方，カルシウム拮抗薬は主に後負荷を軽減し前負荷への影響が少ないため，高血圧を伴う症例では使用を考慮できる。

強心薬

ドブタミンを主に使用し，陽性変力作用により心拍出量を増加させ，後負荷を軽減する。classical LFLG ASでは，ドブタミンによる心拍出量の改善とともに大動脈弁の開口も改善することがあり，重症度評価にも使用される。

利尿薬

肺うっ血に対して利尿薬の使用が必要となるが，過度な前負荷低下は心拍出量を減少させる可能性があるため，必要最小限の使用にとどめる。

機械的循環補助

薬物治療に反応が乏しい，あるいは高用量の強心薬を必要とする症例では，機械的循環補助（mechanical circulatory support：MCS）の導入を検討する。重症のARを伴っていなければ，まずは大動脈内バルーンポンプ（intra-aortic balloon pump：IABP）を選択する。より強力な循環補助が必要な場合や重症肺水腫による呼吸不全を合併する症例では，体外式心肺補助（veno-arterial extracorporeal membrane oxygenation：VA ECMO）導入を検討する。重症ASによる心原性ショックに対しVA ECMOを導入した場合には，後負荷増大による心不全増悪に注意が必要である。当院では，緊急TAVI（経カテーテル的大動脈弁留置術）が困難な症例では緊急BAV（バルーン大動脈弁形成術）を行った後にIMPELLAを挿入し，循環動態を安定化し心不全改善後に準緊急TAVIを行う（BAV-ELLA-TAVR）を積極的に行っている[6]。

大動脈弁への介入

本疾患の多くを占める高齢者では，長期臥床による日常生活動作（ADL）の低下やフレイルの進行が重要な問題となる。そのため，高用量のカテコラミンの使用やMCSの導入が必要と判断される症例では，同時に大動脈弁への治療介入も積極的に検討する。大動脈弁への介入方法は施設の体制により異なる。緊急TAVIが可能な設備とスタッフを有する施設は限られており，多くの施設では緊急BAVが現実的な選択肢となる。

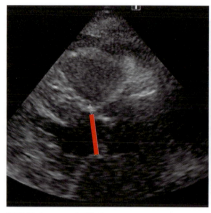
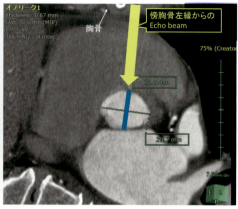

経胸壁心エコー図検査　　　　　心臓CT検査

図2 ● 経胸壁心エコー図検査の左室流出路径（赤線）はCT検査での大動脈弁輪短径（青線）と近似
左室流出路径≒大動脈弁輪短径
大動脈弁輪短径＋2mm≒大動脈弁輪平均径

（淡路医療センター　岩崎正道先生よりご提供）

緊急BAV

　近年BAVは，TAVI全盛期の現在においても，施行件数は増加しており，全体の約1割がsalvage症例である[7]。緊急BAVが有用な理由は，その手技のシンプルさにある。必要なデバイスが少なく，retrograde approach（逆行性アプローチ）による簡便な手技で，局所麻酔下で1～2時間程度の治療が可能である。

バルーンサイズの選択

　待機症例では心臓CTでの弁輪径計測が可能だが，緊急症例では経胸壁心エコーでのLVOT径を参考にする。LVOT径はCTでの弁輪短径とほぼ一致し，平均で1～2mm大きい程度である（図2）。

　Japan Structural Heart Disease（J-SHD）レジストリーでは平均弁輪径22mmに対し使用バルーンサイズは20mmと，小さめのサイズが選択されている[8]。通常，緊急症例ではエコー所見にもよるが概ね18～20mmのバルーンを使用し，目標サイズの－2mL underfillから段階的に拡張を行う。

BAVのエンドポイント

　緊急BAVは姑息的治療であり，完全な圧較差解除を目指す必要はない。むしろ，過度な拡張は急性大動脈弁逆流（AR）のリスクを高める。実際，弁口面積（AVA）が0.3～0.4cm^{2}拡大するだけでも平均圧較差は25～45mmHg低下することが報告されており[9]，循環動態の安定化が得られる程度の拡張で十分である。

　当院での緊急BAVのエンドポイントに関しては，重症度が重症から中等症へと変化し，血行動態の改善を認める点としており，それ以上の拡張は行わない。具体的には，20mmのバルーンのnominal pressureを，エンドポイントの1つの目安としている。

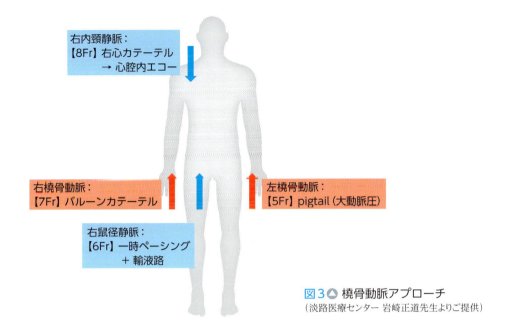

図3 ◎ 橈骨動脈アプローチ
（淡路医療センター 岩崎正道先生よりご提供）

たとえARを認めなくても，それ以上の過度な拡張は合併症のリスクを高め，その後の治療選択肢を狭める可能性があることに留意する必要がある。

橈骨動脈アプローチ（図3）

7Frシース対応バルーンカテーテルの使用が可能となり，アクセス血管の十分な評価ができない緊急症例でも，橈骨動脈アプローチ（trans-radial intervention：TRI）によるBAVが可能となった。特に高齢者では末梢動脈疾患の合併も多く，TRIは有用な選択肢となる。また大腿動脈をIABPやVA ECMOなどの機械的補助循環のために温存できる利点もある。

緊急TAVI

緊急TAVI（経カテーテル的大動脈弁留置術）は重症ASによる急性心不全や心原性ショックに対する最も効果的な治療法である。日本経カテーテル心臓弁膜治療学会（JTVT）レジストリーからの報告では，緊急／準緊急TAVIは全体の2.3％と報告されている[10]。緊急TAVI実施には造影CT検査による術前評価が必須であり，血行動態が不安定な症例では，まずBAVによる循環動態の安定化を図る必要がある。造影CT検査では弁輪径の正確な計測，冠動脈や末梢血管の評価をする。

緊急TAVIの手技は通常のTAVIと同様だが，不慣れな施設ではMCS下での施行が推奨され，特にVA ECMO下ではより安全な治療が可能となる。rapid pacingは循環動態破綻のリスクが高く，当施設では弁留置後の血圧上昇不良時に，Pigtailカテーテルからアドレナリン1mgを100倍希釈したものを1mL投与する。心停止時は同組成20mLまでの投与を考慮するが，このような事態を避けるために，術前の十分な準備と適切な補助循環の使用が重要である。緊急TAVIは高い治療効果が期待できる一方で，適切な症例選択と十分な術前準備，そして熟練したハートチームの存在が不可欠である。

僧帽弁閉鎖不全症

僧帽弁閉鎖不全症の病態生理：
発症様式により異なる血行動態

　急性期治療で遭遇する僧帽弁閉鎖不全症（mitral regurgitation：MR）は，発症様式により大きく2つに分類される。1つは，乳頭筋断裂や腱索断裂などによる新規発症の急性器質性MR（degenerative MR：DMR）や心筋梗塞による新規の虚血性MRであり，もう1つは慢性機能性MR（functional MR：FMR）の急性増悪である。両者はその血行動態が大きく異なることを理解する必要がある。

　急性MRでは，左房の代償機転が働く前に突然の容量負荷が生じるため，左房圧の著明な上昇から急激な肺うっ血をきたし，血行動態が破綻する[11]。一方，慢性FMRの急性増悪では，すでに左房拡大などの代償機転が働いているため，急性DMRほどの急激な左房圧上昇はきたさないが，代償不全に陥ると心不全の急性増悪を呈する。

僧帽弁閉鎖不全症の診断：
救急・集中治療における重要ポイント

　急性DMRによる急性心不全では，高度な肺うっ血やショックを呈するものの，胸水貯留といった体液過剰を示唆する所見は比較的軽度である。一方，慢性心不全の急性増悪に伴うFMRでは，肺うっ血に加えて胸水貯留や下腿浮腫といった体うっ血所見を認めることが多い。心エコー図検査が診断の基本となるが，急性期の重症度評価では定量評価にこだわる必要はなく，定性評価で十分である。重症度よりもMRの病因や血行動態の評価を行い，次の治療につなげるための評価を行う。

心エコー図検査のポイント（図4）

① 心腔サイズと壁運動の評価
　急性MRでは左室・左房の拡大を認めないのに対し，慢性MRの急性増悪では左室・左房は拡大傾向となる。壁運動異常を認める場合は冠動脈支配領域との関連性を確認する。

② カラードプラ法による評価
　吸い込み血流の位置を評価する。MR jetの向きからMRの局在診断がある程度可能となるが，カラーjetの全体像を単一断面に描出することはそこまで重要ではなく，MR jetの吸い込み血流の位置と数を漏れなく同定することが重要である。

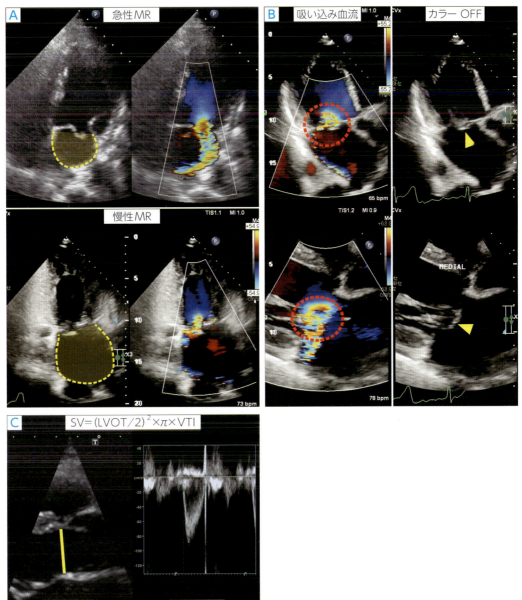
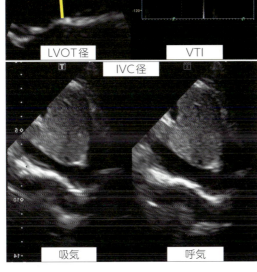

図4● 心エコー図検査のポイント
A 急性MRと比較し慢性MRでは左房拡大を認める(黄色点線)
B 吸い込み血流(赤色点線)を同定した後にカラーをoff,前尖の逸脱を認める(黄色矢頭)
C LVOT径(黄色線),LVOT VTI,IVC径(吸気,呼気)

③弁形態の評価（カラーをoffする）

吸い込み血流の位置が同定できたら，カラードプラを外し弁形態の評価を行う。急性MRは病因により治療方針が大きく異なるため，経胸壁心エコー図検査でMRの病因が判断できない場合は，積極的に経食道心エコー図検査を行うことを推奨する。

④血行動態評価

急性MR，特にDMRでは逆流量が急激に増加する一方で，左室拡大を伴わないため，一回拍出量に占める逆流の割合が著しく増加し，前方拍出量が低下する。そのため，左室流出路速度時間積分値（LVOT VTI）の評価は非常に重要である。また，下大静脈（inferior vena cava：IVC）による血管内容量の評価を行った上で，FMRでは利尿薬に対する反応性が乏しい場合には，強心薬の使用や僧帽弁への介入ポイントを考慮する。

僧帽弁閉鎖不全症の成因：治療アプローチの鍵

MRの適切な治療戦略を立てる上で最も重要なのは，その原因の正確な評価である。DMRとFMRでは治療アプローチが大きく異なり，さらにFMRは心室に起因する心室性FMR（ventricular FMR：VFMR）と，心房に起因する慢性の心房性FMR（atrial FMR：AFMR）に分類される。VFMRはさらに虚血性と非虚血性に分けられる。

急性DMRの主因は，特発性または心筋梗塞後の乳頭筋断裂，特発性の腱索断裂，感染性心内膜炎，医原性である。心筋梗塞後の乳頭筋断裂は，後乳頭筋が右冠動脈単独支配である解剖学的特徴から，下壁梗塞後に多く発症する。感染性心内膜炎では弁破壊や腱索断裂により，また医原性では経皮的僧帽弁形成術後やTAVI時のガイドワイヤーによる腱索断裂により急性MRをきたす[10]。また稀ではあるが，たこつぼ症候群による左室基部過収縮で収縮期前方運動（systolic anterior motion：SAM）を呈し，急性MRの原因と

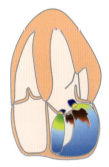
感染性心内膜炎
- 疣腫
- 弁葉の逸脱
- 弁葉の穿孔

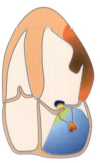
乳頭筋断裂
- 局所壁運動異常
- 断裂乳頭筋の付着
- 弁葉の逸脱
- 弁葉の穿孔

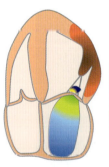
虚血性
- 局所壁運動異常
- 弁葉のテザリング

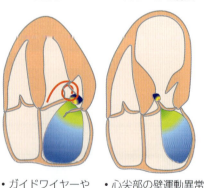
医原性
- ガイドワイヤーやカテーテルによる腱索断裂／テザリング

たこつぼ心筋症
- 心尖部の壁運動異常
- 左室基部過収縮
- 僧帽弁収縮期前方運動

図5 ● 急性重症僧帽弁閉鎖不全症の成因　　　　　　　　　　　　　　　　　　　　（文献11より改変）

なることがある[9]。虚血性FMRには急性冠症候群に伴う一過性のものと既存の虚血FMRの急性増悪がある。急性冠症候群，特に後下壁梗塞では後乳頭筋支持壁の機能低下による弁尖テザリングの悪化と，虚血による左室拡大が弁接合不全を助長する（図5）[11]。

　非虚血性VFMRでは収縮能低下と左室拡大によるテザリングが主因となり[11]，AFMRは心房細動やHFpEFによる左房拡大に伴う僧帽弁輪の拡大と扁平化により慢性的に発生し，特徴的所見として後尖のhamstringingやpseudo prolapseが認められる[12]。いずれも基礎心疾患の増悪により急性増悪をきたすことがある。

僧帽弁閉鎖不全症の治療：急性期のアプローチ

初期対応

　急性期治療における重症MR症例では重度の肺うっ血とショックを呈することが多く，初期対応では呼吸・循環動態の安定化が最優先となる。呼吸状態が不安定な場合，非侵襲的陽圧換気（noninvasive positive pressure ventilation：NPPV）や人工呼吸器による陽圧換気を開始する。陽圧換気は静脈還流を減少させることでMRの軽減効果も期待できるが，過度な陽圧管理は血圧低下につながるため注意を要する。人工呼吸器管理下でも十分な酸素化が得られない場合は，速やかにECMOの導入を検討する。ショックを伴う場合は，循環動態に応じて強心薬の使用やIABP，ECMO，IMPELLAなどのMCSの必要性を判断する。急性DMRでは肺水腫が高度である場合が多いため，単独MCSの使用というよりはIABP＋ECMOやIMPELLA＋ECMOといったECMOと組み合わせて使用することが多い。また，当施設では心房細動による頻拍を認める場合はIABPでは同期と拡張時間が不十分となるため，IMPELLAを使用している。

内科治療

　急性DMRでは内科的治療により改善することはほぼないが，FMRでは病態に応じた内科的治療が重要となる。VFMRはclosing forceとtethering forceのバランス破綻により増悪するため，病態に応じた介入が必要である[13, 14]（図6）。

　体液貯留による左室拡大がtethering forceを増強している場合には血管拡張薬や利尿薬による前負荷軽減を，心機能低下によりclosing forceが低下している場合には強心薬の使用や原因疾患への介入を行う。冠動脈疾患を伴う場合は血行再建を，同期不全を伴う症例では急性期でも心臓再同期療法を考慮する[12]。またVFMRでは，ガイドラインに基づく治療（guideline-directed medical therapy：GDMT）を導入するが，これは急性期というよりも慢性期の効果を期待した治療となる。重症MR症例では急性期治療の過程で心房細動（AF）の合併頻度が高く，AFにより循環動態が破綻する場合は電気的除細動による洞調律化を試みる。しかし，洞調律の維持が困難なことが多く，このような場合に

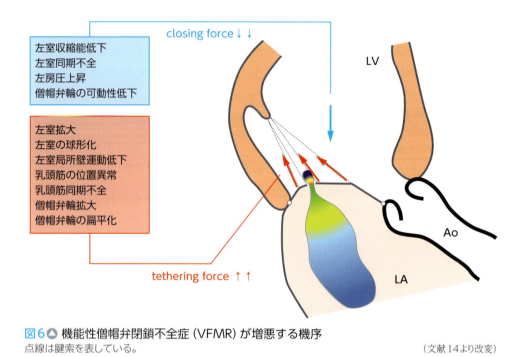

図6 ◎ 機能性僧帽弁閉鎖不全症（VFMR）が増悪する機序
点線は腱索を表している。
（文献14より改変）

はアミオダロンなどの抗不整脈薬の使用が必要となる。ただし，アミオダロンのβ遮断作用による心抑制で血行動態が悪化する可能性があるため，急速飽和を行う際は心機能を慎重に評価する必要がある。AFによるAFMRにおいても洞調律を維持できればMRが軽減する可能性があり，左房径やAFの持続期間などから洞調律化の可能性を判断する。

外科治療

急性DMRは外科治療がClass I適応であり，早期の手術介入が予後改善に重要である[5]。一方，FMRでは病態により治療戦略が異なる。

虚血性FMRでは，冠動脈バイパス術（CABG）による血行再建が可能な症例で重症MRを伴う場合，左室駆出率が30％を超えていれば僧帽弁手術の追加が推奨される（Class I）[5]。左室駆出率が30％以下の場合は，心筋のviabilityや手術リスクを考慮し，僧帽弁介入を判断する（Class IIb）[5]。

非虚血性VFMRでは，急性期はもちろん，手術介入の有用性を示すエビデンスは限定的であり，近年は後述するカテーテル治療が中心となりつつある。AFMRにおいても急性期の手術は非常に稀であり，心不全代償後にカテーテルアブレーションによる洞調律化が困難な場合に外科的介入を検討する。AFMRではしばしば高度三尖弁閉鎖不全症を合併しており，手術の利点は三尖弁への同時介入が可能な点である。ただし，AFMRは比較的高齢者に多く，手術リスクに応じてカテーテル治療を選択することも増えている。

僧帽弁閉鎖不全症に対するカテーテル治療の役割(図7)

経皮的僧帽弁接合不全修復術(mitral transcatheter edge to edge repair：M-TEER)は2018年にDMRおよびFMRの両方に対して保険適応となった。DMRにおいては手術リスクが高い，または手術困難な場合にM-TEERを検討する。腱索断裂によるMRではM-TEERは十分可能であるが，乳頭筋断裂や感染性心内膜炎による弁破壊ではM-TEERは困難である。急性期においても手術可能な場合は基本的に手術を選択する。

機能性MRは左室機能不全に起因する病態であり，M-TEERは弁形成術としてではなく，心不全治療の選択肢のひとつとして位置付けられる。その治療効果はMR制御による左房圧の低下と前方拍出量の増加による血行動態の改善にある。これにより心保護薬の導入やup titrationといった心不全治療を強化できる。COAPT試験において単独GDMTと比較しM-TEER＋GDMTが死亡および心不全入院を有意に抑制し，続くReshape HF2試験でもその有効性が確認された[15, 16]。今後，機能性MRに対するM-TEERの適応は拡大が予想されるが，あくまでも包括的心不全治療の一環であることを認識する必要がある。

急性期の重症MRに対するカテーテル治療は，器質性・機能性を問わず，現在も議論が続いているが，ショック患者に対するM-TEERの有効性を示す報告は国内外で蓄積されつつある[17]。

急性期の重症MRに対する治療で筆者が重要視しているのは，治療のスピード感である。「目の前の患者は治療に時間をかけても大丈夫か？」という問いは，単なる血行動態の問題を超えた本質的な課題である。高齢者では，人工呼吸器管理や長期臥床によりADLや認知機能が急速に低下する。そのため，早期離床とリハビリテーション開始による自宅退院を目標とした治療戦略こそが重要となるが，ADLの低下や心不全増悪を繰り返すことで自宅退院が叶わず，慢性期病院への転院を余儀なくされる症例を，われわれ急性期病院ではしばしば経験する。致し方ないケースが大半ではあるものの，MRの制御によりMCSや強心薬からの離脱が可能となり，早期抜管や気管切開の回避などが期待できるのであれば，積極的なMRへの介入は十分な治療意義を持つと考えられる。高齢者においては，この急性期の治療方針が，その後の慢性期の予後を大きく左右する。医療経済的観点からは，M-TEERは高額治療として懸念されることもあるが，長期CICU滞在，輸血，補助循環の使用，在院日数の長期化，退院後の心不全入院頻度を含めた総合的な医療費との比較検討もする必要がある[18]。

急性期MRに対するM-TEERのdecision makingは，まさにハートチームとしての本領が問われる。多職種による総合的な判断により，目の前の患者にとって最善の治療は何かを十分に吟味し，患者・家族の意思を尊重した治療方針の決定が求められる。この判断の積み重ねが，今後の急性期MRに対するM-TEER治療の新たな展開につながっていくものと考える。

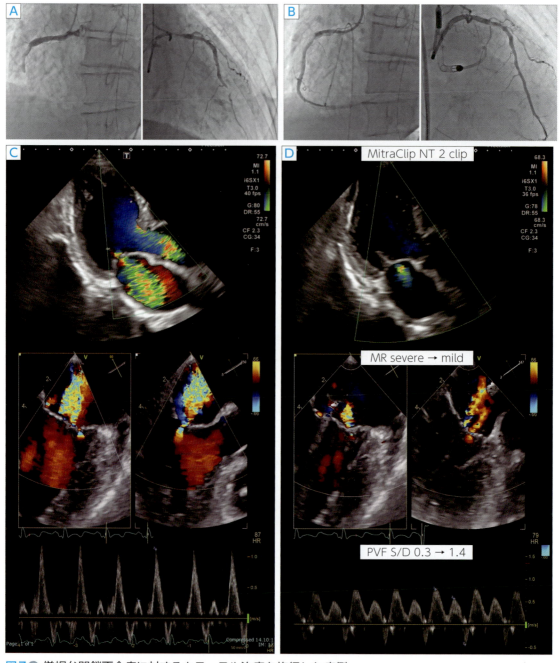

図7 ◎ 僧帽弁閉鎖不全症に対するカテーテル治療を施行した症例

80代男性。心原性ショックを伴うRCA #2 100%閉塞のSTEMIと、非責任病変であるLAD #6 90%、#8 99%に対してPCIを施行した。術後の心エコーで高度VFMRを認め、薬物療法とIMPELLA CPによる管理を行ったが、IMPELLA CP離脱時にMRの増悪と血圧低下を認めた。MRが血行動態に最も関与していると判断し、ハートチームおよび倫理委員会での承認後、第7病日にM-TEERを施行。血行動態は著明に改善し術直後にIMPELLA CPを離脱でき、第9病日に抜管、第17病日に自宅退院した。治療後4年経過し、心不全入院やMRの増悪なく経過している。

A　CAG：RCA #2 100%, LAD #6 90%, #8 99%
B　PCI for #2 100%→0% Final TIMI flow Ⅱ
　　PCI for #6 100%→0%, #8 99%→0% Final TIMI flow Ⅲ
C　Severe VFMR due to Leaflet Tethering, PVF S/D：0.3
D　Post M-TEER NT 2clip, MR grade Severe→Mild, PVF S/D 1.4

文 献

1) Attias D, Mansencal N, Auvert B, et al：Prevalence, characteristics, and outcomes of patients presenting with cardiogenic unilateral pulmonary edema. Circulation. 2010；122(11)：1109-15. PMID: 20805429

2) Nkomo VT, Gardin JM, Skelton TN, et al：Burden of valvular heart diseases：a population-based study. Lancet. 2006；368(9540)：1005-11. PMID: 16980116

3) Ito S, Miranda WR, Nkomo VT, et al：Reduced left ventricular ejection fraction in patients with aortic stenosis. J Am Coll Cardiol. 2018；71(12)：1313-21. PMID: 29566814

4) Abe Y：Screening for aortic stenosis using physical examination and echocardiography. J Echocardiogr. 2021；19(2)：80-5. PMID: 33415574

5) Izumi C, Eishi K, Ashihara K, et al：JCS/JSCS/JATS/JSVS 2020 Guidelines on the Management of Valvular Heart Disease. Circ J. 2020；84(11)：2037-119. PMID: 32921646

6) Watanabe Y, Nakata J, Saku K, et al：BAV-PELLA-TAVR：Balloon aortic valvuloplasty with subsequent IMPELLA support as bridge therapy to transcatheter aortic valve replacement in cardiogenic shock with severe aortic stenosis. Frontiers.

7) Khawaja MZ, Sohal M, Valli H, et al：Standalone balloon aortic valvuloplasty：indications and outcomes from the UK in the transcatheter valve era. Catheter Cardiovasc Interv. 2013；81(2)：366-73. PMID: 22730270

8) Iwasaki M, Konishi A, Takahara M, et al：Volume-outcome relationship in balloon aortic valvuloplasty：results of a consecutive, patient-level data analysis from a Japanese nationwide multicentre registry (J-SHD). BMJ Open. 2023；13(10)：e073597. PMID: 37848296

9) Cribier A, Savin T, Berland J, et al：Percutaneous transluminal balloon valvuloplasty of adult aortic stenosis：report of 92 cases. J Am Coll Cardiol. 1987；9(2)：381-6. PMID: 2948996

10) Kitahara H, Kumamaru H, Kohsaka S, et al：Clinical outcomes of urgent or emergency transcatheter aortic valve implantation - Insights from the nationwide registry of Japan transcatheter valve therapies. Circ J. 2024；88(4)：439-47. PMID: 36575039

11) Watanabe N：Acute mitral regurgitation. Heart. 2019；105(9)：671-7. PMID: 30824479

12) Deferm S, Bertrand PB, Verbrugge FH, et al：Atrial functional mitral regurgitation：JACC review topic of the Week. J Am Coll Cardiol. 2019；73(19)：2465-76. PMID: 31097168

13) Chehab O, Roberts-Thomson R, Ng Yin Ling C, et al：Secondary mitral regurgitation：pathophysiology, proportionality and prognosis. Heart. 2020；106(10)：716-23. PMID: 32054671

14) Bertrand PB, Schwammenthal E, Levine RA, et al：Exercise dynamics in secondary mitral regurgitation：Pathophysiology and therapeutic implications. Circulation. 2017；135(3)：297-314. PMID: 28093494

15) Stone GW, Lindenfeld J, Abraham WT, et al：Transcatheter mitral-valve repair in patients with heart failure. N Engl J Med. 2018；379(24)：2307-18. PMID: 30280640

16) Anker SD, Friede T, von Bardeleben RS, et al：Transcatheter valve repair in heart failure with moderate to severe mitral regurgitation. N Engl J Med. 2024；391(19)：1799-809. PMID: 39216092

17) Elkaryoni A, Stone GW：Mitral valve transcatheter edge-to-edge repair in patients with cardiogenic shock and severe mitral regurgitation. J Am Coll Cardiol. 2023；81(15)：e129. PMID: 37045526

18) Baron SJ, Wang K, Arnold SV, et al：Cost-effectiveness of transcatheter mitral valve repair versus medical therapy in patients with heart failure and secondary mitral regurgitation：Results from the COAPT trial. Circulation. 2019；140(23)：1881-91. PMID: 31564137

第8章 その他の急性心血管疾患

2 急性大動脈疾患

圷　宏一

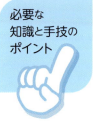

必要な知識と手技のポイント

- 胸痛の鑑別診断として本疾患を想起する。
- CTは造影のみならず単純も必ず施行する。
- 血圧の左右差，移動する引き裂かれるような痛みは診断の特異度が高い。
- Stanford A型，B型のみならず，合併症（大動脈破裂または臓器血流障害）の有無を確認する。
- 合併症を伴うB型解離は，まずstent-graftを検討する。

はじめに

本項では胸痛患者が搬入されて，それを鑑別するところから，治療方針を決めて管理を行い，亜急性期に至るまでの過程を，実臨床に沿って概説する。

1　急性大動脈解離を疑う

胸痛，胸背部痛の患者をみたら急性大動脈解離（acute aortic dissection：AAD）をまず疑うことが最も重要である。その上で致死的疾患から鑑別していく（表1）。すなわち，急性心筋梗塞，AAD，大動脈瘤破裂，肺塞栓症，緊張性気胸，食道破裂などが，まず鑑別すべき疾患となる。上記疾患を表2のように心電図，心エコー図，造影CTによって検討し，これらが完全に除外できた場合に，改めて表1から鑑別疾患を検討する。

AADに特に特異度の高い所見は，胸背部痛に伴う，「血圧の左右差＞20mmHg」，「引き裂かれるような移動する痛み」[1)]，「片麻痺・対麻痺・腹痛・下肢のチアノーゼなどの随伴症状の合併」などである。これらの所見はAAD診断の感度が高くない（必ずしもAADにおいてその所見が認められるとは限らない）が特異度は高いので，認められればAADを強く疑う。また，エコーで「上行・弓部・下行大動脈にflapを認めれば」ほぼ確実である。胸痛患者に心嚢液が認められれば，A型解離に合併した心嚢液貯留をまず想定する。

2　急性大動脈解離と診断する

確定診断はCTで行う。大動脈解離の診断は，偽腔の存在を確認することである。CTの撮影範囲は胸部（頸動脈の近位）から骨盤部（大腿動脈の遠位まで）が望ましい。

表1 ▽ 胸痛を主訴とする患者が来院した場合に想起するべき疾患

心血管疾患	• 急性心筋梗塞，不安定狭心症 • 急性大動脈解離 • 心筋炎・心膜炎 • 大動脈瘤破裂
肺疾患	• 肺塞栓症 • (緊張性) 気胸 • 胸膜炎
消化器疾患	• 胃食道逆流症 (GERD) • 胃十二指腸潰瘍 • 食道破裂 (Boerhaave症候群) • 胆石症，胆嚢炎・胆管炎
筋骨格疾患	• 肋骨骨折 • 肋軟骨炎 • 肋間神経痛
神経疾患	• 帯状疱疹
精神疾患	• パニック発作

表2 ▽ 胸痛を呈する致死的疾患における各種検査の特徴的所見

心電図	ST上昇	急性心筋梗塞 (大動脈解離の合併の可能性も念頭に)
	SIQⅢTⅢ➡右室負荷所見	肺塞栓症
心エコー図	心嚢液貯留	心タンポナーデ合併の急性A型大動脈解離
	大動脈にflap	急性大動脈解離
	(心電図変化に一致した) 壁運動異常	急性心筋梗塞
	右室拡大，D-shape，三尖弁閉鎖不全	肺塞栓症
	(血性) 胸水	胸部大動脈破裂
造影CT	偽腔の存在	大動脈解離
	動脈径の拡大 血腫の存在	大動脈瘤破裂
	肺動脈に血栓	肺塞栓症
	心筋の造影剤の低吸収域	心筋梗塞

単純CT

　石灰化は内膜に生じることを利用して，「偽腔は外膜と内膜の間に形成され，偽腔があれば石灰化内膜が内側にシフトする」ことを根拠に，大動脈解離と診断する。単純CTでは「内膜の石灰化」が確認しやすいが，造影CTでは石灰化がわかりにくく，偽腔径が小さい場合には解離の判断がしにくいことがある (図1)。さらに単純CTは偽腔が血栓化して

いる場合に，その新旧が評価しやすい。すなわち，血栓化偽腔は急性期にCT値が高く高吸収域となる（図2）ことがほとんどで，慢性期になるとCT値が低下して低吸収域となる。以上より，AADを診断するにあたり，まず単純CTから施行するべきである。

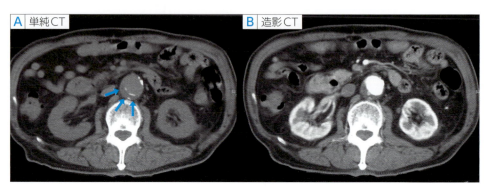

図1 ◎ 内膜の石灰化
単純CTでは，内膜の石灰化が確認しやすく（A，矢印），造影CTでは石灰化がわかりにくい（B）ため，単純CTを必ず施行する。

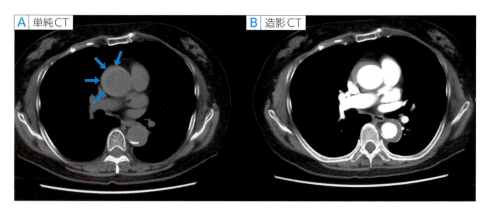

図2 ◎ 偽腔閉塞型AADの血栓化偽腔
単純CTでは，偽腔閉塞型AADの血栓化偽腔は急性期に高吸収域に見える（A，矢印）ので，AADの発症からあまり時間が経っていないことの根拠となる。造影をするとそれがわからなくなる（B）。

造影CT

　内膜の石灰化がなく，また高輝度の血栓化偽腔がない偽腔開存型は，単純CTでAADと診断することは困難である（図3）。したがって，必ず造影CTを撮影する。腎機能が悪く造影を躊躇する場合にも，AADの見落としの懸念があり，造影CTを行うことが望ましい。透析への移行のリスクが高い場合には，AAD見落としのリスクと比較せざるを得ない。造影早期相で造影されない血栓化偽腔でも，遅延相で造影されることもあり，偽腔の状態を正確に把握するために可能であれば遅延相も撮影する。遅延相で大動脈周囲が濃染される大動脈周囲炎などとの鑑別にも有用である。腎機能が不安であれば，造影CTの

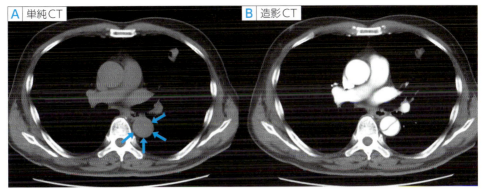

図3 偽腔閉塞性大動脈解離の診断には造影CTが必須
偽腔開存型は内膜の石灰化がない場合には，単純CTではflapがわからないことが多く（A，矢印），造影をしないとわからない（B）ことがある。

直後に生理食塩水を負荷することが推奨されている[2]。

Dダイマー値

Dダイマー値についてはAADの診断において，特異度60％，感度95％とのシステマティックレビューの報告がある[3]。すなわち「除外には有用である（感度が高い＝大動脈解離のほとんどが正常値を超える）が，診断には役立たない（特異度が低い＝他疾患でもDダイマー値の上昇を認める）」。言い換えれば，Dダイマー値が正常であることを根拠にAADを除外・否定するときの，誤診率は5％程度と言える。また，若年，偽腔閉塞型，解離範囲が狭い，などがAADであるのにDダイマー値が正常である場合の要件と報告されている[4]。AAD診断の難しさは，心筋梗塞におけるトロポニンTのような特異度の高い診断マーカーがないことに起因している。

3 大動脈解離と診断してから治療方針の決定まで

AADと診断したら，即座に以下について検討する。

急性期（発症2週間以内）であるか亜急性期（発症2週間以降）以降か？

急性期であれば，基本的には入院管理とする。急性期の判断は，発症時期，C反応性蛋白（CRP）比較的高値，閉塞型であれば前述のように血栓化偽腔が高吸収域（図2），などである。急性期を過ぎていると判断されれば，血圧が120mmHg程度にコントロールされ，合併症がなければ，外来管理で問題はないことが多い。もちろん破裂や臓器血流障害があれば即座に対応が必要である。

降圧，鎮痛，安静

降圧，鎮痛，安静は，AADを疑った時点から開始する。安静度はとりあえずベッド上

で絶対安静とする．血圧は静注薬で収縮期血圧100〜120mmHgを目標とし，脈拍数はβ遮断薬の静注で60/min未満を目指す[5]．疼痛は血圧上昇につながるので，鎮痛を行う．

Stanford A型かB型か？

　一般的にはA型（上行大動脈に解離が及んでいる）は急性期手術，B型（上行大動脈に解離が及んでいない）は，保存的治療，のように治療方針は分かれる．さらに，Stanford分類による治療方針に加えて，大動脈破裂もしくは臓器血流障害がある（complicated）か否（uncomplicated）かが，もう1つの重要な治療方針の決定基準となっている（後述）．これらを組み合わせて図4のように治療方針を決定する．また，偽腔閉塞型A型解離の治療方針は施設によって異なり，A型であれば全例手術とする施設もある．ガイドライン[6]では，「偽腔径11mm以上もしくは大動脈径50mm以上の場合に急性期手術を考慮する」としており，それ以外の偽腔閉塞A型解離は保存的に経過観察する場合もある．

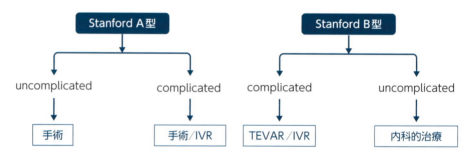

図4 ◯ 急性大動脈解離の治療方針
治療方針はStanford分類とcomplicationの有無で決定される．Stanford A型で血栓閉塞型の場合には，保存的に経過観察を行うことがある．

complicated（大動脈破裂，臓器血流障害を合併）かuncomplicatedか？

　complicated B型解離の場合には，まずは胸部大動脈血管内治療（thoracic endovascular aortic repair：TEVAR）による治療を検討し（Class Ⅰ）[7]，困難であれば手術を考慮する．complicated A型解離の場合にはエントリーが上行大動脈にあることが多く，手術によってエントリー切除を行うことがほとんどであるが，臓器虚血が進行している場合には，後述するように血管内治療を優先させることもある（「集中治療医からみた各治療の諸問題」b〜d参照）．

4　集中治療医からみた各治療の諸問題

- 手術治療
- TEVAR
- ハイブリッド治療：手術治療＋TEVAR

- 内科的治療

のいずれかを選択する。内科的治療は他の初期治療を行っても，基本となる治療である。

手術治療の問題

a 手術範囲の決定

hemi-arch replacement（HAR）か，total arch replacement（TAR）〔＋frozen elephant trunk（FET）〕かの手術範囲の決定は，多くの研究で比較されてきた。最近では，FETの増加によって，TARの選択も増加している。

b A型AADにおいて，心筋虚血を合併した場合にPCIの施行をどうするか？

これはきわめて難しい問題である。ガイドラインでは，経皮的冠動脈インターベンション（PCI）の施行に関しては，冠動脈造影（CAG）中にAADに気づいた場合にはClass Ⅱa，AAD診断後のCAG/PCIはClass Ⅱbとなっている[7]。施設ごとの手術開始までの時間も，CAG施行に影響している。

c 脳虚血を合併の際の手術適応

来院時に意識障害がある場合には，手術を施行するのかを迷うことがある。coma（昏睡）であっても，発症から5時間以内の脳梗塞は予後良好との報告もある[8]。

d 腸管虚血合併

この場合にも，手術によるエントリー切除・閉鎖による虚血の解除が原則である。しかし，虚血・壊死が進行しており上記が待てない場合で，かつstatic obstruction（分枝動脈に解離が及んで血流障害が生じている）の要素がある場合には，術前に分枝動脈への局所ステント内挿によって虚血解除をめざす。また，手術室で試験開腹を行って，所見によっては腸管切除を行うこともある。

TEVARの問題

B型でcomplicatedであれば原則TEVARがclass Ⅰである。しかし，エントリーの位置と弓部3分枝の位置関係によって，TEVAR施行のためには弓部分枝へのバイパスが必要となることがあり，開胸手術と侵襲度が変わらなくなることもある。対麻痺回避のためにステントグラフト遠位端をどこにするか，ベアステントを大動脈遠位部に追加するか，臓器血流障害がある場合には分枝動脈に局所ステント内挿を加えるか，なども問題となる。急性期のTEVARはd SINE（distal Stent-graft Induced New Entry；ステントグラフト遠位端に新たなエントリーの形成）もしくはRTAD（retrograde Type A Dissection；ステントグラフト近位端からの逆行性A型解離）などが生じることがあり，注意が必要である。また，TEVARによって必ずしも偽腔血流が消失するとは限らず，したがって虚血が解除されない場合もあると認識しておく必要がある。

第8章 その他の急性心血管疾患　2 急性大動脈疾患　345

内科的治療の問題，術後管理も含む

a 降圧，鎮痛，安静

　前述のように，AADの治療における大原則である。血圧のコントロールは，収縮期血圧100～120mmHgを目標とするが，尿量の著しい低下をきたすことがあり，目標血圧を130mmHg程度まで上げざるを得ないことがある。降圧薬の選択に関しては，前述のβ遮断薬以外には十分なエビデンスのある薬剤はない。安静に関してはリハビリテーションプログラムに従うがエビデンスに乏しい。ガイドラインに従い安静度をあげていく。2011年のガイドライン[6]の「標準」「短期」のリハビリプログラム（離床は7日目），さらに2020年のガイドライン[7]に示されている「さらに短期」のリハビリプログラム（離床は3日目），の3つが提唱されている。

b 術後管理

　A型解離の術後は，解離部分が人工血管ですべて置換されている場合を除いて，形態的にB型解離となる。手術侵襲が加わり，手術後は挿管された状態であることが，B型解離と異なる。手術翌日の抜管は，直後の歩行，ベッドアップによる坐位などが，厳密にリハビリテーションプログラムに従うと困難であるため，各施設で微調整を加えている。後述するように一般的な術後侵襲に加えて，解離によるサイトカインが呼吸状態悪化に寄与しており，呼吸不全が遷延しやすい。

c 採血

　集中治療室では連日採血を行う。WBC，CRP，Dダイマー，血小板に注目する。来院時，翌日のWBC高値は，解離によって生じた全身性炎症反応症候群（SIRS）の状態が著しいことを意味しており，呼吸不全の出現に注意する。CRP値も炎症のひとつの指標であり，CRP値のpeak-outをもって解離が安定したと考え，これを一般病棟への転棟の条件としている。またCRP＞15mg/dLが呼吸不全の予測マーカーであるとする報告もある[9]。DD値も様々な値をとることが多いが，偽腔の血栓化が起こっているときに高値を示すことが多い。DD値が高値であることよりも，前日からの変化が偽腔の状態の大きな変化を意味することがあり，CT撮影の根拠となることもある。血小板は発症直後に減少し，その後増加に転じる。血小板値の回復も偽腔の状態が安定しつつあることを意味する場合が多い。

d CTのタイミング

　来院時＝1日目，3日目，CCU退出時，退院前を基本とする。A型解離を保存的にみる場合，合併症が懸念される場合などには，急性期に連日の造影CTを行うこともある。造影をするかどうかは腎機能にもよるが，造影をしないと血流障害の評価ができないため，全身状態をみて判断する。

e 呼吸不全の進行

発症数日以内に生じる超急性の呼吸不全と，その後の胸水の貯留によって生じる呼吸不全に分けることができる。前者には来院時の強い炎症，肥満，若年などが関与しており，時として挿管を要することがある。後者に対しては，以前は非侵襲的陽圧換気（NPPV）で対応していたが，認容性が低いため，最近では高流量鼻カニュラ（high flow nasal cannula）などで対応することで，挿管を免れることが多い。

f 排便コントロール，せん妄コントロール

ベッド上にいる時間も長いため，しばしば腸管運動が低下してsubileus〜illeusとなることがある。入院時より必ず整腸薬と緩下薬は投与し，3日以上便通がない場合には積極的に下剤を追加して排便を促す。せん妄も厳しい安静度制限によって生じると思われるが，その原因は明らかではない。不眠との関連も指摘されており，入院時より積極的に入眠薬を投与する。ひとたびせん妄が出現した場合には，入眠導入剤はかえってせん妄を悪化させるため，抗精神薬を投与する。

g 経過中に生じる合併症

入院時に臓器虚血がないと判断されても，経過中に偽腔の狭小化が進行して，臓器虚血が生じる場合がある。造影CT所見と乳酸値上昇などが参考となるが，本人の症状を重視するべきである。超急性期〜急性期は，ある程度は大動脈径が拡大することは許容せざるを得ないが，急速拡大（5mm増／半年）を超える例もあり，これに対してすぐにTEVARを行うかどうかはエビデンスがない。虚血が明らかであれば，リスクがあってもTEVARを施行せざるを得ないが，入院中のTEVARは急性期における施行リスクとの兼ね合いとなる。亜急性期以降に，大動脈径が拡大することを予防するために行うTEVARをPre-emptive TEVARと呼ぶ。発症後1年以内が望ましいことは，INSTEAD-XL trialで示されているが[10]，その具体的な時期に関しては現在議論がなされている[11, 12]。大動脈径拡大の予測因子は，退院時大動脈径40mm，偽腔径22mm，large entry 10mmなどが提唱されている[7]。

文献

1) von Kodolitsch Y, Schwartz AG, Nienaber CA：Clinical prediction of acute aortic dissection. Arch Intern Med. 2000；160(19)：2977-82. PMID：11041906

2) Trivedi HS, Moore H, Nasr S, et al：A randomized prospective trial to assess the role of saline hydration on the development of contrast nephrotoxicity. Nephron Clin Pract. 2003；93(1)：C 29-34. PMID：12411756

3) Watanabe H, Horita N, Shibata Y, et al：Diagnostic test accuracy of D-dimer for acute aortic syndrome：systematic review and meta-analysis of 22 studies with 5000 subjects. Sci Rep. 2016；6：26893. PMID：27230962

4) Hazui H, Nishimoto M, Hoshiga M et al：Young adult patients with short dissection length and thrombosed false lumen without ulcer-like projection are liable to have false-negative results of D-dimer testing for acute aortic dissection based on a study of 113 cases. Circ J. 2006；70(12)：1598-601. PMID：17127806

5) Kodama K, Nishigami K, Sakamoto T, et al：Tight heart rate control reduces secondary adverse events in patients with type B acute aortic dissection. Circulation. 2008；118(14 Suppl)：S167-70. PMID：18824750

6) 大動脈瘤、大動脈解離診療ガイドライン（2011年改訂版）Circ J.

   [http://www.j-circ.or.jp/guideline/pdf/JCS2011_takamoto_h.pdf 2011]

7) 日本循環器学会／日本心臓血管外科学会／日本胸部外科学会／日本血管外科学会：2020年改訂版 大動脈瘤・大動脈解離診療ガイドライン．

   [https://www.j-circ.or.jp/cms/wp-content/uploads/2020/07/JCS2020_Ogino.pdf]（2025年2月14日閲覧）

8) Tsukube T, Hayashi T, Kawahira T, et al：Neurological outcomes after immediate aortic repair for acute type A aortic dissection complicated by coma. Circulation. 2011；124(11 Suppl)：S163-7. PMID：21911807

9) Sugano Y, Anzai T, Yoshikawa T, et al：Serum C-reactive protein elevation predicts poor clinical outcome in patients with distal type acute aortic dissection：association with the occurrence of oxygenation impairment. Int J Cardiol. 2005；102(1)：39-45. PMID：15939097

10) Nienaber CA, Kische S, Rousseau H, et al：Endovascular repair of type B aortic dissection：long-term results of the randomized investigation of stent grafts in aortic dissection trial. Circ Cardiovasc Interv. 2013；6(4)：407-16. PMID：23922146

11) Saricilar EC, Patel K, Gatmaitan R, et al：Editor's Choice - Optimal Timing of Thoracic Endovascular Aortic Repair for Uncomplicated Type B Aortic Dissection：A Systematic Review and Meta-Analysis. Eur J Vasc Endovasc Surg. 2023；65(6)：851-60. PMID：36871923

12) Sá MP, Jacquemyn X, Brown JA, et al：Thoracic endovascular aortic repair for hyperacute, acute, subacute and chronic type B aortic dissection：Meta-analysis of reconstructed time-to-event data. Trends Cardiovasc Med. 2024；34(7)：479-85. PMID：38142754

第8章 その他の急性心血管疾患

3 急性肺血栓塞栓症，肺高血圧症に伴う急性右心不全

山木 剛

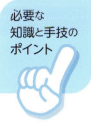

必要な知識と手技のポイント

- 他の疾患で説明がつかない呼吸困難，低酸素血症，低血圧例では肺血栓塞栓症を疑う。
- 血行動態が不安定で肺血栓塞栓症を疑う場合は心エコーの右室負荷所見に着目する。
- 肺血栓塞栓症で血行動態不安定例には再灌流治療を，安定例には抗凝固療法を選択する。
- 肺高血圧症の急性増悪では，増悪因子の治療に加え，酸素化，体液バランス，右室後負荷，心拍出量および血圧の最適化を行う。

急性肺血栓塞栓症

はじめに

　急性肺血栓塞栓症(pulmonary thromboembolism：PTE)の重症度は，外来で管理可能なレベルの軽症なものから，心停止に至るまで幅広い。重症例の死亡率は高く，最近の日本のDPCデータ解析による検討ではショックを主とする高リスク例の死亡率46％と報告されている[1]。致死的PTEの75％は発症から1時間以内に死亡する[2]ため，できる限り早期に診断し適切な治療を行うことが重要である。

病態生理

　原因となる血栓の90％以上は下肢あるいは骨盤内の深部静脈で形成される。血栓形成因子として①血流の停滞，②血管内皮障害，③血液凝固能の亢進，が重要とされる(Virchowの三徴)。

　主病態は急速に出現する肺高血圧，右心不全および低酸素血症である。肺高血圧には，血栓塞栓による肺血管床の減少と，血栓より放出された体液性因子による肺血管や気管支収縮に基づく肺血管抵抗の上昇が関与する。肺高血圧による右室後負荷の増大に伴い右室は拡張し，右心不全から心拍出量低下をきたす。拡張した右室は左室を圧排，左室伸展性が低下し，左室の充満不全からさらに心拍出量ならびに体血圧が低下する。体血圧の低下や右室拡張期圧の上昇は右室の冠灌流圧を低下させ，また，右室後負荷増大は酸素需要量

の増加をきたすため，右室の虚血や微小梗塞が生じ，右心不全を助長する[2, 3]。

　低酸素血症の主な原因は，肺血管床の減少による非閉塞部の代償性血流増加と気管支攣縮による換気血流不均衡である。気管支攣縮は気管支への血流低下の直接的作用ばかりでなく，局所的に血流が低下した肺区域でのサーファクタントの産生低下，体液性因子も関与する[2]。

診断

臨床症状，理学所見

　主な症状は呼吸困難，胸痛である。失神をきたすこともある。これらが認められ，他の疾患で説明できない場合には本症を鑑別診断に挙げる。がん，長期臥床，術後，長時間フライト後など静脈血栓塞栓症の危険因子が診断の手がかりになる一方で，臨床的に危険因子が明らかでない場合も少なくない。胸痛の性状として，胸膜痛を呈する場合と，胸骨後部痛を呈する場合があり，前者は末梢肺動脈の閉塞による肺梗塞に起因するもの，後者は中枢肺動脈閉塞による右室の虚血によるとされる。失神は重要な症候で，中枢肺動脈の一過性閉塞に伴って起こる。下肢深部静脈血栓症に伴う下肢の疼痛や腫脹，把握痛は，約半数に認められるのみである。理学所見では，頻呼吸，頻脈，Ⅱp音の亢進が認められ，右心不全をきたすと頸静脈怒張をきたす。

検査所見

　一般血液検査，動脈血ガス分析において特異的な所見はない。Dダイマーは静脈血栓塞栓症に対する陰性的中率が非常に高く，正常範囲であれば本症の可能性はきわめて低い。心筋トロポニンが右室の微小梗塞，脳性ナトリウム利尿ペプチド（BNP）が右室の伸展を反映して上昇する。動脈血ガス分析では，低酸素血症，低炭酸ガス血症，呼吸性アルカローシスがみられる。

　心電図，胸部X線，心エコーでは右心負荷を反映した所見が得られるが，いずれも特異的ではない。心電図では，右側前胸部誘導の陰性T波，ＳⅠQⅢTⅢ，右脚ブロック，非特異的ST−T異常などが，胸部X線では肺野の透過性亢進，末梢の楔状陰影（肺梗塞），右下行肺動脈の拡大などがみられる。心エコーでは，右室拡大，McConnell徴候（心尖部の壁運動は保たれるが右室自由壁運動が低下），心室中隔扁平化，三尖弁逆流速度の上昇などの右心負荷所見が認められる。心エコーは本症の診断における感度・特異度とも高くないが，血行動態不良例においては感度・特異度ともに高くなり，ショックの鑑別診断には有用性が高い[2]。下肢静脈エコーで塞栓源である深部静脈血栓を評価する。初期は大腿静脈の鼠径レベルと膝窩静脈の膝窩レベルの簡易スクリーニングでよい。

確定診断

　胸部造影CTが基本である。右室拡大や肺梗塞の有無が評価でき，他疾患との鑑別にも有用である。血行動態安定例では，静脈相で深部静脈血栓の評価も行う。経食道心エコー（TEE）は，右心負荷に加え，肺動脈分岐部，右主肺動脈，左主肺動脈の血栓を検出でき，血行動態が不安定でCT検査室まで移動できない場合に有用である。

急性期治療

　初期の治療方針は早期の予後リスクに基づいて決める（図1）[2]。ショック・肺塞栓症重症度スコア・画像的右室機能不全および心臓バイオマーカー陽性（心筋トロポニンあるいはBNP）の有無からリスクを層別化する。本症が疑われた時点で，未分画ヘパリン80単位/kgあるいは5,000単位を単回静脈投与する。ESCガイドライン[3]では，検査前臨床的確率が高いあるいは中等度以上の場合は，検査結果を待たずに抗凝固療法を開始すべきとされている。

高リスク例の治療方針

　高リスク例では呼吸循環管理と並行して迅速に効果が得られる再灌流治療を行う。第一選択は血栓溶解療法であるが，禁忌例にはカテーテル的あるいは外科的肺血栓摘除術を行う。

呼吸循環管理

酸素投与

　SpO_2 90％以上を目標に酸素投与を行う。高流量鼻カニュラ（HFNC）は非侵襲的換気と比較し必要最小限の呼気終末陽圧であるため，忍容性に優れ良い適応である。SpO_2 90％以上を安定して維持できなければ，気管挿管による人工呼吸を考慮するが，人工呼吸は胸腔内圧の増加により，静脈還流が減少し右心不全をさらに悪化させる可能性がある。また，人工呼吸器管理による効果は少ないため，血栓溶解療法などの再灌流治療や補助循環の確立を優先させる。挿管の際には，鎮静による血圧低下，陽圧換気による前負荷減少と肺血管抵抗の上昇などにより急激に右心不全を悪化させ，ショック進展，心停止への移行を加速させる可能性に留意する。

容量負荷

　右室への容量負荷が心室相互干渉により左室の圧排を助長する可能性があり，過剰な容量負荷には留意する。中心静脈圧が低い例で，控えめな（≦500mL）輸液チャレンジが心係数を上昇させる可能性がある[3]とされている。

薬物療法

　血行動態不安定例への昇圧薬は，一般的にノルアドレナリンが選択される。心拍出量

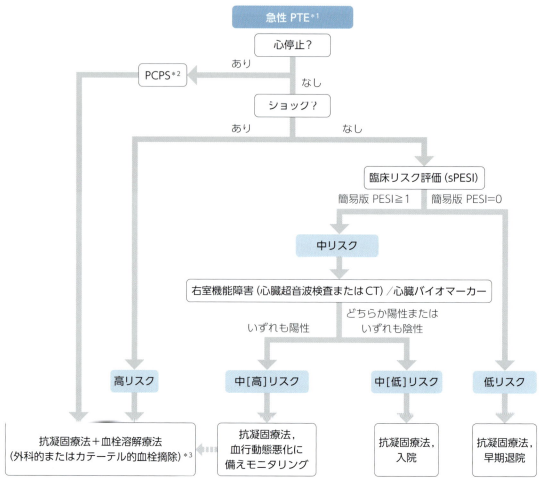

*1: 診断されしだい，抗凝固療法を開始する．高度な出血のリスクがある場合など，抗凝固療法が禁忌の場合には下大静脈フィルター留置を考慮する
*2: 施設の設備や患者の状態により，装着するか否かを検討する
*3: 施設の状況や患者の状態により，治療法を選択する

図1 ◯ 急性PTEのリスクレベルと治療アプローチ
(Konstantinides SV, Torbicki A, Agnelli G, et al:Task Force for the Diagnosis and Management of Acute Pulmonary Embolism of the European Society of Cardiology (ESC). 2014 ESC guidelines on the diagnosis and management of acute pulmonary embolism. Eur Heart J. 2014;35(43):3033-3069, 3069a-3069k. PMID: 25173341 より引用)

の増大を目的にドブタミンを投与する際には血圧低下が生じる可能性に留意する．

補助循環

　経皮的循環補助装置は，難治性心停止，酸素療法や薬物療法でも低酸素血症や低血圧が進行し呼吸循環不全を安定化できない例などで速やかに導入する．導入例における最適な再灌流方法は明らかでない[1]．

再灌流治療

血栓溶解療法

組織プラスミノゲンアクチベーターのモンテプラーゼ13,750～27,500単位/kgを約2分間で静脈内投与する。禁忌をチェックした上で，出血に十分注意して投与する。血栓溶解療法中に抗凝固療法を併用するか否かについて有効性や出血性合併症の発生率の差異は明らかではない[2]。通常量の半量投与を行うこともあるが，エビデンスは十分でない。

カテーテル治療

日本には専用デバイスがなく，右冠動脈治療用ガイディングカテーテルを用いた血栓吸引術や，ピッグテールカテーテルを回転させ中枢部塊状血栓を破砕して末梢に離散させる血栓破砕術，あるいはその併用療法が行われる[4]。禁忌がなければ，血栓溶解薬の選択的投与を加えたほうが効果は高い。日本のガイドライン[2]では全身血栓溶解療法が禁忌・無効の高リスクPTEに対し，熟練した術者，専門施設にてカテーテル的血栓破砕・吸引術を行うこと（クラスⅡa）となっている。

外科的肺血栓摘除術

人工心肺装置を使用した体外循環下で，肺動脈を切開し，直視下に血栓を摘除する。日本のガイドライン[2]では重篤なショックあるいは心肺停止を伴う急性広範型PTEで，血栓溶解療法禁忌例，血栓溶解療法無効例，経皮的体外循環導入例，昇圧薬投与でも循環動態の維持が困難な例に対し行うこと（クラスⅠ）となっている。

下大静脈フィルター

下大静脈フィルターの適応はESCガイドライン[3]では，抗凝固療法の禁忌例と適切な抗凝固療法にても再発した例でクラスⅡaとされている。一方，日本のガイドライン[2]では，抗凝固療法可能でも残存血栓の再度の塞栓化により致死的になりうるPTEに対する適応もクラスⅡaとされている。恒久型下大静脈フィルターは，慢性期のフィルター部の血栓形成や下肢深部静脈血栓症の再発が問題になるため，一時的な適応であれば回収可能型のフィルターを選択し，不要になれば速やかに抜去する。

肺塞栓迅速対応チーム

重症かつ多併存疾患を有する患者において治療方針の決定に難渋することが少なくない。近年は多診療部門から構成される肺塞栓迅速対応チーム（pulmonary embolism rapid response team：PERT）を病院内で結成し，個々の患者に対し最適な治療を提供することが提案されている[3, 5]。

右心腔内浮遊血栓合併例の治療方針決定にもPERTを活用する。日本のガイドライン[3]では，浮遊性の大きな血栓子を認める場合には血栓摘除術の適応を考慮すると記載，PERTのエキスパートコンセンサス[5]では，急性PTEの重症度と右心腔内浮遊血栓の大きさから再塞栓に伴うリスクを評価し，出血リスクや施設環境とあわせて治療方針を決定すると記載されている。

非高リスク例の治療方針

　非高リスク例には抗凝固療法を第一選択とするが，　以下に示す3つの方法がある。DOACは従来法と同等の再発抑制効果で，出血性合併症は有意に少ないことが示されている[2]。

　中（高）リスク例では，病態の悪化に備え未分画ヘパリン静注による抗凝固療法を開始し，バイタルサインおよび酸素飽和度などをモニタリングするが，病態の安定が確認できれば経口抗凝固薬へ切り替える。ESCガイドライン[3]では，血栓溶解療法の大規模臨床試験の結果を参考に，最初の2～3日の間をヘパリン静注にて管理し，その後経口薬に切り替える方策が記載されている。高リスク例で血行動態安定後の経口抗凝固薬への切替のタイミングも同様と考えられる。

従来法

　未分画ヘパリンからワルファリンにブリッジする方法である。ヘパリン80単位/kgあるいは5,000単位をボーラス投与後に，18単位/kg/hrで持続静注し，活性化部分トロンボプラスチン時間が対照値の1.5～2.5倍に延長するように用量調節する。フォンダパリヌクスを選択した場合はモニタリング不要である。ワルファリンは作用が安定するまで約1週間を要するため，病態が安定していれば第1病日から投与を開始し，ヘパリンはワルファリンのPT-INRのコントロールが安定するまで投与する。

DOAC切替法

　未分画ヘパリンからDOACに切り替える方法である。DOACはワルファリンと異なり，直ちに抗凝固作用が発揮されるため，ヘパリンとの併用は不要である。非経口抗凝固薬による初期治療後に，エドキサバンを1日1回60mg投与する。体重60kg以下，クレアチニンクリアランス50mL/min以下，あるいはP糖蛋白阻害薬（ベラパミルなど）の併用，これらの項目が1つでも該当すれば30mgに減量する。

DOAC単剤治療法

　DOACの中でもリバーロキサバンおよびアピキサバンにおいて初期強化用量，期間が設定されている。リバーロキサバンは，初期3週間15mgを1日2回，その後は15mgを1日1回投与，アピキサバンでは初期1週間10mgを1日2回，その後5mgを1日2回投与する。非経口抗凝固薬を先行させても問題ない。両薬剤とも心房細動への脳卒中予防と異なり，静脈血栓塞栓症治療においては減量基準がない。一方，高度腎機能低下例（クレアチニンクリアランス30mL/min未満）は禁忌である。

肺高血圧症に伴う急性右心不全

肺高血圧症患者における右心不全増悪の誘因として，感染，不整脈，肺血栓塞栓，心筋梗塞，低酸素血症，高炭酸ガス血症，アシドーシス，貧血（特に鉄欠乏），甲状腺機能異常，脱水を伴う下痢，妊娠，肺高血圧治療薬や利尿薬の中断などがある[6]。肺高血圧症患者における周術期管理では，心肺予備能が低く，急変は致死的イベントにつながるため，肺高血圧の増悪に寄与する要因（表1）に留意する[7]。

右心不全が増悪した場合は，集中治療管理として①誘因の治療と支持療法の適正化，②適切な体液管理，③右室後負荷の低減（NO吸入療法など），④心拍出量の適正化，⑤適切な血圧管理，に努める（図2）[6]。

表1 周術期に肺高血圧に寄与する要因

- 術前の肺高血圧
- 交感神経緊張（痛み，気道操作，外科手技など）
- 低体温
- 低酸素
- 高炭酸ガス血症，アシドーシス
- 虚血再灌流障害
- 前負荷
- 輸液過負荷
- 陽圧換気
- 左室収縮不全，拡張不全
- 塞栓：血栓塞栓，炭酸ガス塞栓，空気塞栓，羊水塞栓
- 急性肺傷害，急性呼吸促迫症候群（ARDS）
- 血管床減少（肺）
- 薬剤：プロタミン

（文献7より作成）

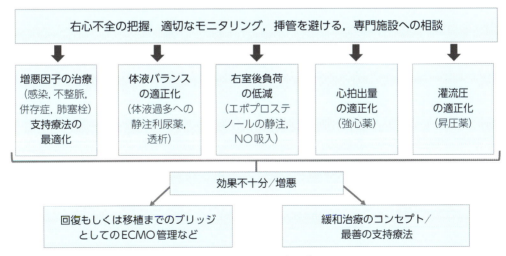

図2 肺高血圧症における急性右心不全の治療アルゴリズム （文献6より作成）

文 献

1) Nishimoto Y, Ohbe H, Matsui H, et al：Trends in treatment patterns and outcomes of patients with pulmonary embolism in Japan, 2010 to 2020：A nationwide inpatient database study. J Am Heart Assoc. 2023；12(12)：e028981. PMID: 37301745

2) 日本循環器学会：肺血栓塞栓症および深部静脈血栓症の診断，治療，予防に関するガイドライン（2017年改訂版）.
[https://js-phlebology.jp/wp/wp-content/uploads/2019/03/JCS2017_ito_h.pdf]（2025年2月14日閲覧）

3) Konstantinides SV, Meyer G, Becattini C, et al：2019 ESC Guidelines for the diagnosis and management of acute pulmonary embolism developed in collaboration with the European Respiratory Society (ERS). Eur Heart J. 2020；41(4)：543-603. PMID: 31504429

4) 日本循環器学会／日本心臓病学会／日本心臓血管外科学会／日本血管外科学会／日本胸部外科学会：2021年改訂版 先天性心疾患，心臓大血管の構造的疾患（structural heart disease）に対するカテーテル治療のガイドライン.
[https://www.j-circ.or.jp/cms/wp-content/uploads/2021/03/JCS2021_Sakamoto_Kawamura.pdf]（2025年2月14日閲覧）

5) Rivera-Lebron B, McDaniel M, Ahrar K, et al：Diagnosis, treatment and follow up of acute pulmonary embolism：Consensus practice from the PERT Consortium. Clin Appl Thromb Hemost. 2019；25：1076029619853037. PMID: 31185730

6) Olsson KM, Halank M, Egenlauf B, et al：Decompensated right heart failure, intensive care and perioperative management in patients with pulmonary hypertension：Updated recommendations from the Cologne Consensus Conference 2018. Int J Cardiol. 2018；272S：46-52. PMID: 30190155

7) Minai OA, Yared JP, Kaw R, et al：Perioperative risk and management in patients with pulmonary hypertension. Chest. 2013；144(1)：329-40. PMID: 23880683

第8章 その他の急性心血管疾患

4 劇症型心筋炎

澤谷倫史, 白壁章宏

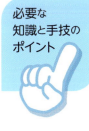

必要な知識と手技のポイント

- 劇症型心筋炎における死亡の多くは急性期に発生する。
- 発症初期より血行動態の破綻をきたし，急速に状態が悪化する可能性があるのが劇症型心筋炎の特徴である。
- 急性期の治療が奏効すれば，その後の自然軽快が期待できる。そのため，血行動態を的確にモニタリングし，常に適切な機械的サポート導入タイミングを議論する必要がある。

はじめに

　劇症型心筋炎は，「血行動態の破綻を急激にきたし，致死的経過をとる急性心筋炎」と定義される。日本では体外循環補助が開始される急性心筋炎症例を劇症型心筋炎と認識してきたが，欧米では静注強心薬による血行動態補助のみの症例も含めた研究も散見される。

　循環器内科医が劇症型心筋炎を診療する場面としては，急性心筋炎として加療中に突然循環動態が不安定となり劇症型心筋炎へと移行するケースや，心肺停止もしくは心原性ショックの状態で搬送されその原因として劇症型心筋炎と診断されるケースなどが想定される。これらのことから，まずは，急性心筋炎を軽症の段階でしっかりと診断することが重要で，さらには急性心筋炎の診療中に劇症化を予知できるかなども重要である。そして，心停止症例や心原性ショックの原因として劇症型心筋炎の診断に至った際は，早急な体外補助循環（機械的循環補助：MCS）の確立が非常に重要である。

　そこで本項では，①急性心筋炎の早期診断，劇症型心筋炎への予知，②心肺停止もしくは心原性ショック症例での体外式補助循環の項に分け，循環器集中治療医が把握すべき事項を総説する。さらに最後に，近年増加傾向である③免疫チェックポイント阻害薬による劇症型心筋炎のトピックスについて言及する。

急性心筋炎の早期診断，劇症型心筋炎への予知

　まず，心筋炎は臨床像が様々で感度・特異度の高い非侵襲的検査が確立されていないことから軽症の段階では診断が困難とされる。まず，"疑うこと"が重要であり，主訴が最も重要な診断ツールと言っても過言ではない。ただし，主訴のみだと単なる感冒も含まれ

ることは容易に想像できる。よって，主訴から"心筋炎の可能性"を疑い，血液検査，心電図，心エコー検査を追加し，心筋炎を除外するといった日々の診療が重要である。下記に，急性心筋炎診断のための《主訴》《心電図所見》《心エコー所見》《血液・生化学所見》を整理した。

主訴

急性心筋炎の症状は，感冒様症状（呼吸器症状，消化器症状）と心症状（胸痛，心不全，不整脈）に大別される（表1）。

表1 ● 急性心筋炎の症状

感冒様症状 （呼吸器症状，消化器症状）	感冒様症状	悪寒・発熱・関節痛に伴い，呼吸器症状（咽頭痛・咳嗽），消化器症状（食思不振，下痢・嘔吐）が先行し，その数日から数週間後の経過で心症状が出現する。
心症状 （胸痛，心不全，不整脈）	胸痛	感冒様症状出現後1～4週間以内に出現する。吸気や咳嗽で増悪し，坐位前傾姿勢で軽減するのが特徴である。
	心不全症状	安静時・労作時倦怠感・運動耐容能の低下を認める。末梢浮腫や食思不振など右心不全症状を呈することもある。
	不整脈による症状	期外収縮・頻脈性不整脈に起因する動悸や伝導障害に起因する失神などがある。

心電図所見

多種の心筋障害を呈するため，障害部位範囲により様々な心電図異常や不整脈が出現する。急性心筋炎の初期段階では有意な心電図変化をきたさないことも多いが，劇症型心筋炎による心原性ショックを呈する場合は，心室性不整脈・異常Q波・QRS幅の延長・ST上昇・ST低下・陰性T波・PR延長・高度房室ブロックの頻度が高いとされているため[1]，これらの所見を念頭に急性心筋炎の初期段階で心電図を評価すべきである。特に，原因不明の房室ブロック症例の6％で心筋炎を認めたとの報告もある[2]。若年で原因不明の房室ブロック症例は，心筋炎の合併を鑑別に挙げるべきである。

心エコー所見

典型的な所見は，心筋の炎症部位に一致した壁肥厚と壁運動低下，心内腔の狭小化と心膜液貯留である。心室壁肥厚と壁運動低下は心筋の間質浮腫や炎症細胞浸潤を反映したものであり，回復期へ至れば改善することが多い。ただし，発症から4週間は心筋浮腫が残存するとされており[3]，心筋炎発症から間もない段階での心エコーでは必須の所見である。心膜液貯留による心タンポナーデや右室自由壁の拡張早期虚脱（collapse）所見まで

認めれば劇症型心筋炎に移行することも多く，厳重な血行動態モニタリングが必要である。また，高度に左室収縮機能が低下した場合は心尖部血栓を合併することがある[4]。

血液・生化学所見

急性心筋炎を含む劇症型心筋炎で，CK-MRの最高値が29.5ng/mL以上であれば院内死亡を予期できたとする論文がある[5]が，急性心筋炎から劇症型心筋炎への移行をCK-MB値のみで予測するのは困難である。心筋トロポニンにその役割が期待されるが，急性心筋炎および劇症型心筋炎に関して様々な角度から報告されているものの，劇症化予期として一定の見解はない。心筋トロポニンの高度上昇は予後不良因子のひとつと考えられているものの，逆に軽度な上昇であっても軽微な心筋障害を反映しているため予後良好とは限らないとされている[6]。また，心筋トロポニンの高値持続や再上昇は，心筋障害の持続や再発を意味しており，予後不良のサインとされている[7]。これらの報告から，筆者らは心筋トロポニン値の経時的推移に注目して診療している。下記に，①急性心筋炎の診断で集中治療室加療中に劇症型へ移行した症例，②ショック状態で来院し救急外来で心肺停止に陥った症例のトロポニン値経時的変化を共有する。

下記2症例は，心筋トロポニン値の経時的推移が劇症化の推移と一致しており，急性心筋炎を診療する際，劇症型心筋炎の治療経過を検討する際，心筋トロポニン値が有用であることを示唆している。

症例1

59歳男性。X月9日から発熱をきたし改善しないため10日にAクリニックを受診した。抗菌薬処方で帰宅となったが，11日から呼吸困難症状を自覚しAクリニックを再診，炎症反応高値，腎機能障害悪化の所見があり，B病院へ紹介となった。B病院で施行したCT検査で心膜液および胸水貯留を認めたため当院搬送となった。受診時心エコーでの左室肥厚所見と心筋トロポニン値上昇の所見および病歴から，急性心筋炎と診断しICUで入院管理とした。非侵襲的陽圧換気（NPPV）による呼吸管理，フロセミド／ドブタミン／ノルアドレナリン持続静注で急性心筋炎によるうっ血性心不全の加療を行っていたが，15日夜間に突然VFへ移行した。経皮的心肺補助装置（VA ECMO）と大動脈バルーンポンプ（IABP）によるMCSを速やかに導入した。末梢採血でのeosinophilia（好酸球増多症）と，同日施行した心筋生検で好酸球浸潤を確認したことから，好酸球性心筋炎としてステロイドパルス療法を行った。以上の加療が奏効し循環動態は安定化し25日にVA ECMO抜去，31日にIABP抜去した。X＋1月24日に一般病棟へ転出した。

11日から15日までに心筋トロポニンT値は上昇し，劇症化に至った。MCS導入直後の16日をピークにその後数値は低下傾向となった。

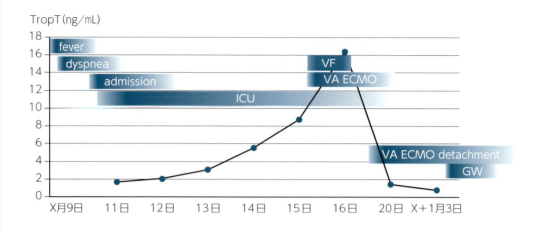

症例2

　28歳女性。Y月20日に呼吸困難を自覚，その後も症状が改善しないためかかりつけであるC病院へ相談した。経過観察を指示され経過をみていたが，症状が徐々に増悪し24日には体動困難となり当院へ救急搬送された。搬送時ショック状態で，搬送直後の心エコー検査で左室壁肥厚を認め，心電図ではwide QRSの所見であった。劇症型心筋炎を念頭にMCS導入を考慮すべく救急外来でAVシースを挿入している最中にVFへ移行した。速やかにVA ECMOを挿入し，Angio室で左室補助デバイス（IMPELLA CP）挿入と一時ペーシング留置術を行った。同時に冠動脈造影検査，心筋生検を施行した。MCS管理下でも左室機能が全く改善せず長期的MCSの適応と判断，30日VAD導入目的に転院となった。心筋トロポニン値は劇症同日がピーク値で，MCS挿入後は徐々に低下した。

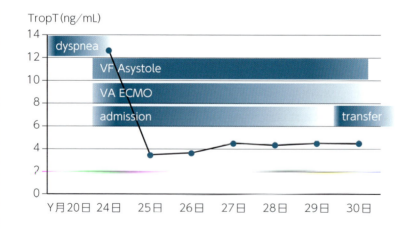

心肺停止もしくは心原性ショック症例での体外式補助循環

来院時すでに心肺停止や心原性ショックに陥っている劇症型心筋炎の治療としては，何よりも早急なMCS確立が望まれる。また，MCSが確立し循環動態が安定した後には内科的治療も重要である。ここでは，心肺停止，心原性ショック症例でのMCSおよびその後の内科的治療に関して，《体外補助循環》《薬物治療》の項に分けてまとめた。

体外補助循環

血行動態を維持するためにMCSの導入は躊躇すべきではない。経皮的な補助循環としてはIABP，IMPELLA，VA ECMOが挙げられ，開胸を要する補助循環は開胸下VA ECMO，体外設置型補助人工心臓（VAD）が挙げられる。また，補助循環期間が長期化する内科的治療に抵抗性を示す劇症型心筋炎に対する治療オプションとしては，心臓移植を念頭に置いた植込型LVADがある。劇症型心筋炎からLVADを導入するまでに至るほどのケースは多くはなく，LVAD導入患者における5％に満たない[8]。そのため本項では開胸下VA ECMO，心臓移植および植込型LVADに関しては省略する。

体外循環を考慮すべき血行動態破綻時の体外循環プロトコールは図1[9]の通りである。心停止症例には速やかなVA ECMOの確立が必須で，その後速やかにIABPもしくはIMPELLAを併用することが検討される。低心拍出状態の症例ではIABPもしくはIMPELLAがMCSの第一選択として検討される。昨今，日本での劇症型心筋炎症例に対するIMPELLA使用が報告され（J-PVAD registry）[10]，その有用性が報告されたことから，今後IABPよりもIMPELLA使用が推奨されていくものと思われる。ただ，それぞれに利点，欠点があり，各症例の状況に応じた適切な選択が最も重要である。

経皮補助循環（IABP，IMPELLA，VA ECMO）

IABP

大腿動脈から下行大動脈に留置したバルーンによる後負荷軽減と冠動脈血流増加である。挿入が容易であり，迅速に開始できる。一般的な内科治療に反応しない重症心不全を呈している際に使用を考慮する。中等度以上の大動脈弁逆流症や大動脈解離の存在がある場合は禁忌となる。下肢阻血には十分注意が必要である。また圧補助手段であることから自己心機能に依存する。そのため，高度な血行動態破綻時や高度頻脈時には補助効果が減弱する。

IMPELLA

左室から脱血し上行大動脈へ送血することで左心バイパスを確立し，流量補助を行うことができる。あくまで左室補助デバイスであり右心不全を合併している症例は補助が困難である。また，心停止時は補助困難であることから心停止時には後述するVA ECMOをまず考慮すべきである。VA ECMOと併用する場合は自己肺による酸素化不良によ

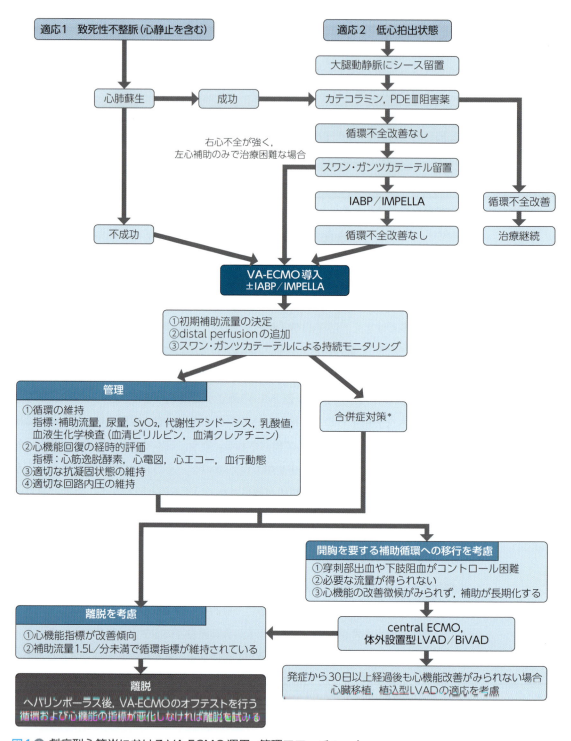

図1 劇症型心筋炎におけるVA-ECMO運用・管理フローチャート
* 文献9の表28参照
〔日本循環器学会:2023年改訂版心筋炎の診断・治療に関するガイドライン. [https://www.j-circ.or.jp/cms/wp-content/uploads/2023/03/JCS2023_nagai.pdf](2025年2月14日閲覧)より許諾を得て転載〕

る脳・冠血流から低酸素血症に陥る可能性も危惧すべきである。従来，急性期死亡率が40.4％と高率であるが[11)]，IMPELLAの使用が予後改善に寄与していると報告されている[12)]。ただ，合併症の観点から懸念があり，下肢阻血，出血，溶血，ポンプ内血栓などが一定頻度で発症する。日本人80歳以上の症例では合併症が重なると予後不良に寄与することが報告されているが[13)]，若年症例が想定される劇症型心筋症症例では合併症が予後に寄与することは少なく，その効果の方が絶大であり心停止前の低心拍出症例に対してはIMPELLA使用を第一選択として念頭に置くべきである。ただし，VA ECMO確立後のIMPELLA併用に関しては出血などの合併症が増大することも報告されており[14)]，症例に応じた検討が望まれる。

VA ECMO

経皮的に挿入可能なカニューレと遠心ポンプと体外膜型人工肺からなる。両心補助および呼吸補助効果もあり，劇症型心筋炎に対しては中心的な循環補助装置である。VA ECMO装着後の生存退院率は，47～83.3％と報告されており，他の原因疾患より装着後の予後が比較的良好とされる[15)]。心停止症例では積極的に導入すべきである。

薬物治療

劇症型心筋炎への薬物療法は下記の4つの観点を考慮し治療する。

心不全管理

血行動態維持のためには，一般的な心不全治療と同様の薬物加療を行う。LVEF 50％以上まで左室機能が改善している症例に心保護薬導入の意義は少ないと思われるが，LVEFが50％以下と改善に乏しい症例にはHFrEFに準じた心保護薬を導入する。心保護薬の心筋炎へのエビデンスはないが，LVEFの改善を認めたとしても少なくとも6カ月間以上の治療薬継続が考慮される。

免疫抑制療法（ステロイド療法）

心筋炎へのステロイド療法の効果は明らかではなく，すべての心筋炎に効果が期待できるわけではない。一方で亜急性期に再燃したり炎症細胞浸潤の残存を認める場合は，自己免疫疾患の関与や非感染性の病態を考慮し免疫抑制療法の導入を検討する。特に，急性好酸球性心筋炎／巨細胞性心筋炎に関してはステロイド反応性が良好であることから投与を検討すべきである。その他，巨細胞性心筋炎はステロイドと他の免疫抑制剤と併用することで生存率を改善させる報告がある[16)]。各心筋炎への免疫抑制療法のプロトコールを表2～4 [9)]に示す。

免疫グロブリン療法（IVIG）

静注免疫グロブリンの作用は，受動免疫によりウイルス除去を助ける作用と，IVIGの抑制性Fc受容体を介して抗原提示細胞とTreg細胞の機能を調節し心筋上の細胞傷害性T細胞による損傷を減らし，サイトカイン産生を減らす作用がある。このように，心筋炎

表2 急性リンパ球性心筋炎に対する免疫抑制療法のプロトコル例

	3日間	～1年		1年以降
	ステロイドパルス療法	後療法		維持療法
血行動態不安定[*1]	メチルプレドニゾロン1g／日×3日間	プレドニゾロン0.5～1mg／kg／日で開始・7日ごとに5mg／日ずつ減量（中止も検討）		血中トロポニン，画像検査（心エコー図，心臓MRIなど），心筋生検などで，炎症・心筋の進行性障害を示唆する証左がなければ，再燃の徴候に注意しながら減量・中止を検討
		初期治療に反応が乏しい場合，下記免疫抑制薬の併用を考慮する		
		シクロスポリン100～150ng／mL（トラフ値）あるいはタクロリムス5～10ng／mL（トラフ値）あるいはアザチオプリン1.5～2.0mg／kg／日		
血行動態安定	原則考慮されない[*2]			

急性リンパ球性心筋炎に対しての免疫抑制療法の効果は限定的であり，ルーチンの施行は推奨されない。

＊1 心筋組織ウイルスゲノムの有無を急性期に診断することは困難であるものの，非ウイルス性が推定される，かつ血行動態の不安定な症例に対しては免疫抑制療法の実施を考慮することがある。

＊2 血行動態安定例であっても心筋炎の病勢改善が乏しく，かつ自己免疫性疾患の関与が強く疑われる場合には，亜急性期ないしは慢性期に再発予防のための免疫抑制療法が考慮されることがある。

〔日本循環器学会：2023年改訂版心筋炎の診断・治療に関するガイドライン. [https://www.j-circ.or.jp/cms/wp-content/uploads/2023/03/JCS2023_nagai.pdf]（2025年2月閲覧）より許諾を得て転載〕

表3 急性好酸球性心筋炎に対する免疫抑制療法のプロトコル例

	3日間	～1年	1年以降
	ステロイドパルス療法	後療法	維持療法
血行動態不安定	メチルプレドニゾロン1g／日×3日間	特発性もしくは過敏性好酸球性心筋炎	
血行動態安定	原則考慮されない（後療法プロトコルからの開始を考慮）	プレドニゾロン0.5～1mg／kg／日・7日ごとに5mg／日ずつ減量・漸減中止も考慮	血中トロポニン，画像検査（心エコー図，心臓MRIなど），心筋生検などで，炎症・心筋の進行性傷害を示唆する証左がなければ，再燃の徴候に注意しながら減量・中止を検討
		好酸球性多発血管炎性肉芽腫症もしくは好酸球増加症候群	
		基礎疾患の治療方針に準ずる	

〔日本循環器学会：2023年改訂版心筋炎の診断・治療に関するガイドライン. [https://www.j-circ.or.jp/cms/wp-content/uploads/2023/03/JCS2023_nagai.pdf]（2025年2月閲覧）より許諾を得て転載〕

への病態生理的メカニズムをターゲットとし，臨床症状・予後の改善に役立つ可能性はあると思われる。しかしながら，急性心筋炎へのIVIGの有効性を検討した大規模RCTは乏しく，有効性はいまだ確立されていない（日本で実施された多施設共同研究で，1～2g／kg×2日間のIVIG投与が1カ月死亡率を有意に改善した報告はあり，これに準じて投与を行うこともある[17]）。

抗ウイルス療法

ウイルス性心筋炎はウイルス感染が背景となるため，理論的には抗ウイルス療法が有効となる可能性はある。抗インフルエンザウイルス薬，インターフェロン，グアニル酸類似体があるが，現時点で有効性が確立された抗ウイルス療法はない。

表4 巨細胞性心筋炎に対する免疫抑制療法のプロトコル例

3日間	～1年		1年以降
ステロイドパルス療法	後療法 (①, ②の併用から開始)		維持療法
メチルプレドニゾロン 1g/日×3日間	①プレドニゾロン		
	・0.5～1mg/kg/日で開始 ・1日ごとに5mg/日ずつ減量 ・最低用量5mg/日で維持		血中トロポニン, 画像検査 (心エコー図, 心臓MRIなど), 心筋生検などで, 炎症・心筋の進行性傷害を示唆する証拠が なければ, 再燃の徴候に注意しながら減量・中止を検討
	②シクロスポリンあるいはタクロリムス		
	シクロスポリン ～3ヵ月:150～300ng/mL (トラフ値) 3ヵ月～1年:100～150ng/mL (トラフ値)		75～100ng/mL (トラフ値) 再燃の徴候・副作用により調整
	タクロリムス (不耐例ではシロリムス) ～6ヵ月:10～15ng/mL (トラフ値) 6ヵ月～1年:5～10ng/mL (トラフ値)		5～10ng/mL (トラフ値) 再燃の徴候・副作用により調整
	①, ②の併用後も改善に乏しい場合		
	アザチオプリン1.5～2.0mg/kg/日 あるいは ミコフェノール酸モフェチル1.0～2.0g/日		血中トロポニン, 画像検査 (心エコー図, 心臓MRIなど), 心筋生検などで, 炎症・心筋の進行性傷害を示唆する証拠が なければ, 再燃の徴候に注意しながら減量・中止を検討

いずれの薬剤も保険適用外
〔日本循環器学会:2023年改訂版心筋炎の診断・治療に関するガイドライン. [https://www.j-circ.or.jp/cms/wp-content/uploads/2023/03/JCS2023_nagai.pdf](2025年2月閲覧)より許諾を得て転載〕

免疫チェックポイント阻害薬関連劇症型心筋炎

　　免疫チェックポイント阻害薬は, 2014年最初の薬剤として抗PD-1抗体であるニボルマブが切除不能の悪性黒色腫に対して承認されて以降, その有効性から様々ながん種に対する適応が急速に拡大している。一方で, 免疫関連有害事象 (immune-related adverse events:irAE) と呼ばれる特有の有害事象が生じることも知られており, 心筋炎は0.78%との報告がある。オプジーボとヤーボイの併用療法は心血管発症リスクを高めるとされている。

　　心筋炎は, 神経・筋・関節障害を合併することが多く, 25%の症例で筋炎を, 11%の症例で重症筋無力症を合併したという報告もある。好発時期は薬剤投与約1カ月後で, 約8割の症例は3カ月以内に発症する。致死率は25～50%とも言われている。治療は, 免疫チェックポイント阻害薬の中止, ステロイドパルス療法が推奨されている。また, ステロイド不応性の場合はステロイド再パルス療法, 血漿交換, 免疫グロブリン大量療法, インフリキシマブ, ミコフェノール酸モフェチルの投与, 抗胸腺細胞グロブリン療法などを検討する。筆者らの施設でもオプジーボとヤーボイの併用療法による劇症型心筋炎を1例経験した。速やかに必要なMCSの早期確立に至ったが, 治療の甲斐なく第3病日に死亡した。その臨床経過は非常に急速であり, 従来の劇症型心筋症よりもさらに早期のMCS確立が必要と思われた。劇症型心筋炎症例診察の際には免疫チェックポイント阻害薬使用

の有無，使用していればその種類，併用の有無，発症までの投与期間，投与量など詳細な病歴把握を行い，従来よりも早期のMCS導入を推奨するか否か，慎重に検討する必要があると思われる。

文献

1) Yang D, Dai Q, Wu H, et al：The diagnostic capability of electrocardiography on the cardiogenic shock in the patients with acute myocarditis. BMC Cardiovasc Disord. 2020；20(1)：502. PMID：33256622

2) Uemura A, Morimoto S, Hiramitsu S, et al：Endomyocardial biopsy findings in 50 patients with idiopathic atrioventricular block：presence of myocarditis. Jpn Heart J. 2001；42(6)：691-700. PMID：11933919

3) Luetkens JA, Homsi R, Dabir D, et al：Comprehensive Cardiac Magnetic Resonance for Short-Term Follow-Up in Acute Myocarditis. J Am Heart Assoc. 2016；5(7)：e003603. PMID：27436306

4) Pinamonti B, Alberti E, Cigalotto A, et al：Echocardiographic findings in myocarditis. Am J Cardiol. 1988；62(4)：285-91. PMID：3400607

5) Park JP, Song JM, Kim S-H, et al. Inhospital prognostic factors in patients with acute myocarditis. J Am Coll Cardiol. 2009；53 Suppl：A144-97.

6) Lauer B, Niederau C, Kühl U, et al：Cardiac troponin T in patients with clinically suspected myocarditis. J Am Coll Cardiol. 1997；30(5)：1354-9. PMID：9350939

7) Ammirati E, Veronese G, Bottiroli M, et al：Update on acute myocarditis. Trends Cardiovasc Med. 2021；31(6)：370-9. PMID：32497572

8) Nakatani T, Sase K, Oshiyama H, et al：Japanese registry for mechanically assisted circulatory support：First report. J Heart Lung Transplant. 2017；36(10)：1087-96. PMID：28942783

9) 日本循環器学会. 2023年改訂版心筋炎の診断・治療に関するガイドライン. [https://www.j-circ.or.jp/cms/wp-content/uploads/2023/03/JCS2023_nagai.pdf]（2025年2月14日閲覧）

10) Nasu T, Ninomiya R, Koeda Y, et al：Impella device in fulminant myocarditis：Japanese Registry for Percutaneous Ventricular Assist Device (J-PVAD) registry analysis on outcomes and adverse events. Eur Heart J Acute Cardiovasc Care. 2024；13(3)：275-83. PMID：38048601

11) Aoyama N, Izumi T, Hiramori K, et al：National survey of fulminant myocarditis in Japan：therapeutic guidelines and long-term prognosis of using percutaneous cardiopulmonary support for fulminant myocarditis (special report from a scientific committee). Circ J. 2002；66(2)：133-44. PMID：11999637

12) Nasu T, Ninomiya R, Koeda Y, et al：Impella device in fulminant myocarditis：Japanese Registry for Percutaneous Ventricular Assist Device (J-PVAD) registry analysis on outcomes and adverse events. Eur Heart J Acute Cardiovasc Care. 2024；13(3)：275-83. PMID：38048601

13) Shirakabe A, Matsushita M, Shigihara S, et al：Age-specific differences of Impella support in Japanese patients：The Japanese Registry for Percutaneous Ventricular Assist Device (J-PVAD) registry analysis on outcomes and adverse events. J Cardiol. 2024 Nov 29：S0914-5087(24)00220-X. Online ahead of print. PMID：39615836

14) Thiele H, Jobs A, Ouweneel DM, et al：Percutaneous short-term active mechanical support devices in cardiogenic shock：a systematic review and collaborative meta-analysis of randomized trials. Eur Heart J. 2017；38(47)：3523-31. PMID：29020341

15) Guglin M, Zucker MJ, Bazan VM, et al：Venoarterial ECMO for Adults：JACC Scientific Expert Panel. J Am Coll Cardiol. 2019；73(6)：698-716. PMID：30765037

16) Cooper Jr LT, Hare JM, Tazelaar HD, et al. Usefulness of immunosuppression for giant cell myocarditis. Am J Cardiol. 2008；102(11)：1535-9. PMID：19026310

17) Kishimoto C, Shioji K, Hashimoto T, et al. Therapy with immunoglobulin in patients with acute myocarditis and cardiomyopathy：analysis of leukocyte balance. Heart Vessels. 2014；29(3)：336-42. PMID：23702697

第8章 その他の急性心血管疾患

5 特殊心筋症，感染性心内膜炎，心膜疾患

井守洋一

たこつぼ症候群

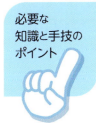

必要な知識と手技のポイント

- 近年たこつぼ症候群の疾患の概念は当初のものと変わり，新しい診断基準が採用されるようになった。
- たこつぼ症候群は一般的に一過性の疾患であり，多くの症例は経過観察のみで状態が安定する。ただし，一部の患者ではショックや急性心不全などの急性合併症が発生し，集中治療が必要となる場合がある。

はじめに

　たこつぼ症候群 (takotsubo syndrome：TTS) は，冠動脈疾患に由来しない一過性の心筋障害を呈する1つの症候群である。病態生理・発生メカニズムに関しては依然，議論が紛糾しており，交感神経系を介するメカニズムが有力ではあるが明らかな原因はいまだ解明されていない。

　1990年にSatoらが世界で最初にたこつぼ型心筋症として報告したもので[1]，以前はbroken heart syndromeとも呼ばれ，典型的には悲しみや不安などの感情的ストレスを誘因として急性冠症候群に類似した症状が発症しapical ballooningを特徴とする左室の壁運動障害を呈する心筋症と考えられていた。

　しかし，近年は身体的なストレスが先行する症例が多いこと，ストレス誘因がなくてもTTSが発症することがあることが明らかとなり[2]，壁運動異常のバリエーションについてもapical ballooning以外にmidventricular type，basal type，focal typeといった亜型を呈する症例も報告されるようになった[3]。このように疾患の概念は当初のものと大きく変わり，これまでの研究では一次性の心筋障害の存在は証明されておらず「心筋症」の呼称は適切ではないとの判断から，たこつぼ症候群 (Takotsubo syndrome) の呼称を用いることが推奨されるようになった。

　TTSは胸部や胸部圧迫感などの急性冠症候群に類似した症状が医療機関受診の契機となり診断されるものとされていたが，他の疾患の治療中に院内発症として循環器内科や

CICUにコンサルテーションされる症例も数多くなった。頻度に関しては、先行研究では急性心筋梗塞の疑いとされた患者の1～2％に存在すると言われていたが[4]、近年の東京都CCUネットワークにおけるレジストリ研究では急性心筋梗塞の患者の4.5％存在するとも報告されており[5]、これまで推定していた以上にTTSを診療する機会があると考えられる。

診断 国内外で複数のグループからいくつか診断基準が提唱されている。これまで最も頻用されていたものはMayo Clinic診断基準であったが、2008年を最後に改定されていなかった[6]。

このMayo Clinic診断基準を更新し、上述の新しい概念にも対応したInterTAK診断基準が提唱され、近年採用されている（表1）[7]。この診断基準では、mid type、basal type、focal typeの存在や、壁運動異常に部位に合致しない冠動脈狭窄は除外基準にならないことが明言された。

表1 ▼ たこつぼ症候群の国際的な診断基準（InterTAK診断基準）

1. 一過性の左室壁運動障害（hypokinesia, akinesia, dyskinesia）を有する[*1]。形態学的分類（apical ballooning, midventricular type, basal type, focal type）が存在する。右室病変を認めることもある。すべての病型間の移行が存在しうる。壁運動異常は通常単一の心外膜血管分布を超えて広がるが、稀に単一の冠動脈の支配領域に局所壁運動異常が存在する症例もある（focal type）[*2]。
2. たこつぼ症候群の発症前に情動的、身体的、あるいは複合的な誘因が生じることがあるが、必須ではない。
3. 神経疾患（くも膜下出血、脳卒中／一過性脳虚血発作、痙攣など）や褐色細胞腫は、たこつぼ症候群の誘因となりうる。
4. 新規の心電図異常（ST上昇、ST低下、T波逆転、QTc延長）を認めるが、心電図変化のない症例も稀に存在する。
5. 心臓バイオマーカー（トロポニンおよびクレアチンキナーゼ）はほとんどの症例で中等度に上昇する。
6. 冠動脈疾患はたこつぼ症候群を否定するものではない。
7. 感染性心筋炎の所見はない[*2]。
8. 閉経後の女性に多い傾向がある。

[*1] 壁運動異常が長期間残ったり、回復の記録ができないことがある。たとえば、回復を確認する前に死亡することがある。
[*2] 感染性心筋炎の除外とたこつぼ症候群の確定診断のために、心臓MRIが推奨される。
QTc：心拍数で補正したQT

（文献7より引用）

TTSの初期診断においてまず重要なことは，急性冠症候群を安全に除外することである。このため，心電図でST上昇を示す患者は，ST上昇型心筋梗塞を除外するために緊急冠動脈造影（CAG）と必要に応じて左室造影（LVG）を行う。ST上昇を示さない患者の場合，急性冠症候群の可能性がある場合は非ST上昇型心筋梗塞（NSTEMI）のプロトコールに準じて準緊急でCAG（およびLVG）を行う。ST上昇を示さない患者の場合で臨床経過からTTSの可能性が高く，かつ心臓超音波全周性バルーニングパターンを示す安定した患者では，冠動脈疾患（CAD）を除外するために冠動脈CTで代用しても良いかもしれない。しかし，臨床経過からTTSの可能性が低～中程度の患者，心臓超音波でTTSに典型的な全周性のバルーニングパターンがない場合，また血行動態が不安定な患者はCAGで評価し，心筋梗塞や不安定狭心症の可能性を除外する必要がある[8]。

その他，心電図変化や血液検査でもTTSの診断に関する報告がなされているが，やはり完全に心筋梗塞や不安定狭心症の可能性を除外することは難しい（詳細は参考文献を参考されたい）。CAGまたは冠動脈CTで冠動脈に有意狭窄がなく，他の心筋症・心筋炎の所見がない患者ではフォローアップの心臓超音波によって壁運動異常の経過を確認する。他の心筋症・心筋炎鑑別診断が必要な場合は心臓MRIや核医学検査を検討する。

治療 TTSは一般的に一過性の疾患であり，多くの症例は経過観察のみで状態が安定する。しかし，発症から数日でダイナミックに心電図変化が起こり[9]，QT延長に関連した致死的な不整脈，洞不全症候群，房室ブロックの合併があるため，急性期はCICUでのモニター管理が必要とされる。一部の患者はショックや急性心不全といった急性合併症を発症し，集中治療が必要である（図1）[8]。急性心不全の治療は標準ガイドラインに従って行われるが，ショックの適切な管理は，左室流出路閉塞（left ventricular outflow tract obstruction：LVOTO）の有無によって異なる。特に左心室流出路閉塞のある患者では，血管拡張療薬，カテコラミン，利尿薬の使用に留意が必要で，大動脈内バルーンポンプ（IABP）の使用は推奨されない。稀ではあるが心破裂や心室中隔穿孔といった致死的な合併症がある。左室内血栓や重度の左室収縮不全を伴う症例の血栓塞栓症予防のための抗凝固療法の推奨は，心筋梗塞後の患者と同様である。

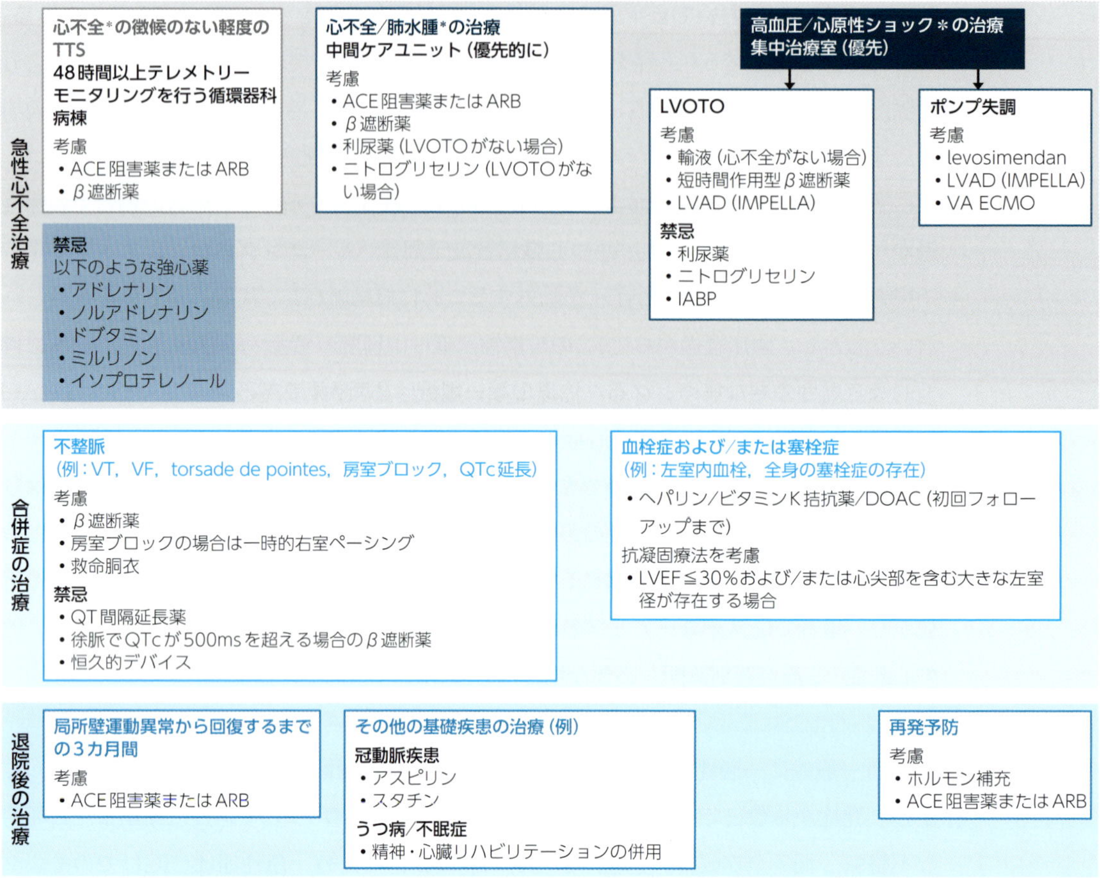

急性心不全治療

| 心不全*の徴候のない軽度の TTS 48時間以上テレメトリーモニタリングを行う循環器科病棟 | 心不全/肺水腫*の治療 中間ケアユニット (優先的に) | 高血圧/心原性ショック*の治療 集中治療室 (優先) |

心不全*の徴候のない軽度のTTS
48時間以上テレメトリーモニタリングを行う循環器科病棟
考慮
- ACE阻害薬またはARB
- β遮断薬

禁忌
以下のような強心薬
- アドレナリン
- ノルアドレナリン
- ドブタミン
- ミルリノン
- イソプロテレノール

心不全/肺水腫*の治療
中間ケアユニット (優先的に)
考慮
- ACE阻害薬またはARB
- β遮断薬
- 利尿薬 (LVOTOがない場合)
- ニトログリセリン (LVOTOがない場合)

高血圧/心原性ショック*の治療
集中治療室 (優先)

LVOTO
考慮
- 輸液 (心不全がない場合)
- 短時間作用型β遮断薬
- LVAD (IMPELLA)

禁忌
- 利尿薬
- ニトログリセリン
- IABP

ポンプ失調
考慮
- levosimendan
- LVAD (IMPELLA)
- VA ECMO

合併症の治療

不整脈
(例：VT，VF，torsade de pointes，房室ブロック，QTc延長)
考慮
- β遮断薬
- 房室ブロックの場合は一時的右室ペーシング
- 救命胴衣

禁忌
- QT間隔延長薬
- 徐脈でQTcが500msを超える場合のβ遮断薬
- 恒久的デバイス

血栓症および/または塞栓症
(例：左室内血栓，全身の塞栓症の存在)
- ヘパリン/ビタミンK拮抗薬/DOAC (初回フォローアップまで)
抗凝固療法を考慮
- LVEF≦30%および/または心尖部を含む大きな左室径が存在する場合

退院後の治療

局所壁運動異常から回復するまでの3カ月間
考慮
- ACE阻害薬またはARB

その他の基礎疾患の治療 (例)
冠動脈疾患
- アスピリン
- スタチン
うつ病/不眠症
- 精神・心臓リハビリテーションの併用

再発予防
考慮
- ホルモン補充
- ACE阻害薬またはARB

図1 ◯ たこつぼ症候群の管理

ACE：アンジオテンシン変換酵素，ARB：アンジオテンシンII受容体拮抗薬，DOAC：直接経口抗凝固薬，IABP：大動脈内バルーンポンプ，LVAD：左心補助人工心臓，LVD：左室径，LVEF：左室駆出率，LVOTO：左室流出路閉塞，QTc：心拍数で補正したQT，VA ECMO：静脈−動脈ECMO，VF：心室細動，VT：心室頻拍 　　　　　　　　(文献8より引用)

コラム

たこつぼ症候群は完全に可逆的な病態か？

前述のInterTAK診断基準では，症例により壁運動異常は長期間持続する場合があるとされている。また，回復の記録ができないことや回復の証拠が記録される前に死亡する場合があるとも言及されている。

他の欧州のグループからの診断基準にも3〜6カ月後のフォローアップの画像で心室収縮機能の回復を認めることが含まれているが，近年の心臓MRIや心臓超音波での評価法の進歩により，一部の症例では心尖部または心内膜下の梗塞の存在が確認されていると記載されている[10]。最近では心臓MRIにおけるcardiac magnetic resonance feature trackingにより，回復過程における左室収縮機能の微細な障害を検出することができることも報告され[11]，たこつぼ症候群と診断された症例の中には完全に可逆的な病態ではないものが含まれている。我々の自験例でも，急性期後の外来での追跡において壁運動異常が長期間持続する場合や，数年経っても完全には壁運動が戻らない症例を経験することがある。

肥大型心筋症

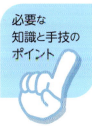

必要な知識と手技のポイント

- 肥大型心筋症における左室流出路閉塞（LVOTO）の特定とその重症度の評価は，心臓超音波，心臓カテーテル検査により判断する。
- LVOTOは左室拡張末期圧の上昇，心筋虚血，僧帽弁逆流および心拍出量の低下により急性心不全，ショックの原因となる。
- LVOTOに対する治療の際には，前負荷を最大化し，収縮力や心拍数の増加を避けることが重要な焦点となる。治療の第一選択はβ遮断薬である。

はじめに

肥大型心筋症（hypertrophic cardiomyopathy：HCM）とは心臓の心室筋が不均一かつ不適切に肥大する疾患であり，多くの場合遺伝性の原因が推定されている。疾患頻度は調査方法によりばらつきがあるが，0.02〜1.1％と比較的高い有病率が報告されている[12]。循環器外来でのHCMにおける診療の目的は，突然死の予防，心不全進展予防，心房細動に関連する塞栓予防，症状の改善である[13]。自覚症状や身体所見から，肥大型心筋症を疑い各種検査を進め診断を行い，自覚症状の改善・左室流出路閉塞（left ventricular outflow tract obstruction：LVOTO）に対する中隔縮小治療を含めた自覚症状を生じる病態を考慮した治療選択を行い，家族歴を明確にして，診断がまだついていない家族のイベント予防を行う[14, 15]。

しかし，循環器救急集中治療の現場では急性心不全，胸痛，失神あるいは致死性不整脈や心肺停止の状態が想定される。

本項では，急性期に必要とされる診断と評価，また急性期診療でしばしば問題となるLVOTO（いわゆる閉塞性肥大型心筋症）の病態について記載する。HCMの疾患概念，各種検査詳細や慢性期の治療についてはガイドラインや成書を参考されたい。

診断 HCMが疑われた場合，心エコー検査を行い，心肥大の存在や圧較差の存在を評価する。状態が安定したら，その後精密検査を進めていくが，その際，蓄積疾患や心臓外病変を有する全身疾患などを除外することが重要である。病態把握，重症度判定を目的として心臓カテーテル検査（心筋生検含む），心臓MRや心臓CTといった画像診断，各種全身検索，遺伝子検査により診断を行う[13]（図2[16]，表2[16]）。

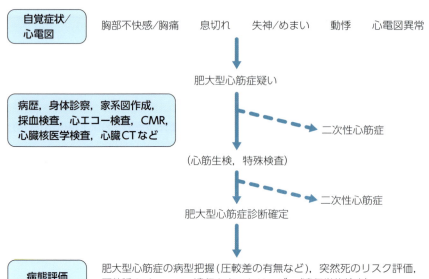

図2 肥大型心筋症の診断
〔日本循環器学会／日本心不全学会：心筋症診療ガイドライン（2018年改訂版）．[https://www.j-circ.or.jp/cms/wp-content/uploads/2018/08/JCS2018_tsutsui_kitaoka.pd]（2025年2月閲覧）より許諾を得て転載〕

表2 肥大型心筋症類似心筋肥大を示す二次性心筋症

代謝異常
糖原病 　Pompe病，*PRKAG2*遺伝子異常，Danon病，Forbes病 脂質蓄積 　全身性Carnitine欠損症 ライソゾーム病 　ファブリー病
ミトコンドリア病
MELAS病，MERFF病
神経筋疾患
Friedreich失調症，FHL-I遺伝子異常
Malformation Syndromes
Ras/MAPK関連蛋白異常 　Noonan症候群，LEOPARD症候群，Castello症候群
浸潤性疾患
心アミロイドーシス 　家族性，遺伝性TTR，全身性野生型TTR， 　ALアミロイドーシス
炎症性疾患
急性心筋炎
内分泌疾患
糖尿病罹患母体からの出生児 褐色細胞腫，巨人症
薬剤
ステロイド，タクロリムス，ヒドロキシクロロキン

〔日本循環器学会／日本心不全学会：心筋症診療ガイドライン（2018年改訂版）．
[https://www.j-circ.or.jp/cms/wp-content/uploads/2018/08/JCS2018_tsutsui_kitaoka.pdf]（2025年2月閲覧）より許諾を得て転載〕
(Elliott PM, Anastasakis A, Borger MA, et al:2014 ESC Guidelines on diagnosis and management of hypertrophic cardiomyopathy:the Task Force for the Diagnosis and Management of Hypertrophic Cardiomyopathy of the European Society of Cardiology(ESC). Eur Heart J. 2014;35(39):2733-79. PMID: 25173338を参考に作成)

左室流出路閉塞（LVOTO）

HCM with LVOTO（いわゆる閉塞性肥大型心筋症の病態）とは，以前は安静時に左室流出路圧較差が30mmHg以上存在する病型とみなされてきた。しかし，安静時に有意な圧較差を認めなくても，運動やなどの生理的な誘発により有意な圧較差を認める症例が報告されるようになり，現在ではHCM患者の1/3は安静時にLVOTOの所見を示し，さらに1/3は潜在的なLVOTOを有しているとされている[17]。

循環器救急集中治療の領域において，これまで指摘されていなかった潜在性のLVOTOが，炎症性疾患や急性疾患による体液変化により顕在化することがあるため，重要な病態である。

なお，LVOTOは同一症例においても必ずしも常に存在するわけではないため，ガイドラインを参考に本項でも「HCM with LVOTO」という用語で統一した[14]。

LVOTOとSAMの関係性

LVOTOは主に僧帽弁が収縮期に前方の左室流出路に突出する動き（systolic anterior motion of the mitral valve：SAM）によって生じると考えられている[13]。SAMが本症の診断に必須とする考え方もあるが，SAMだけでは説明のつかない有意なLVOTOが計測される症例を経験することがある。また，SAMの原因については，多くの議論がなされているが成因，機序については諸説あり，まだ結論が出ていない。これらLVOTO，SAMについては，左室壁の肥大と僧帽弁の異常だけではなく，僧帽弁腱索や異常乳頭筋の関与が複合的に関与している場合があり，また潜在性のLVOTOでは血行動態の条件により状態がダイナミックに変化するため，原因の同定は必ずしも容易ではない。

LVOTOとMVO

心室中部閉塞性肥大型心筋症（hypertrophic cardiomyopathy with mid ventricular obstruction：MVO）という形態的には左室中部に有意な肥大を認める病型があり，日本人肥大型心筋症の10%程度に認めると報告されている[18]。このMVOは肥大に伴う心室中部での30mmHg以上の圧較差を認めることと定義されているが，MVOとLVOTOの鑑別が困難な症例を経験することがあり，LVOTOに準じた治療戦略を行うことがある。

LVOTOの評価

LVOTOの評価は心臓超音波で行う。SAMはMモード法またはBモード法にて確認する。左室流出路を通過する高速血流はカラードプラ像のモザイクシグナルとして，また連続波ドプラ法では駆出血流速波形として観察される。簡易Bernoulli式を用いて，この駆出血流の最高流速（V_{max}）より左室流出路圧較差（pressure gradient：ΔP）が推定で

き（$\Delta P = 4V_{max}^2$），心臓カテーテル法で求めた圧較差と一致すると言われる[19]。

左室流出路血流速波形は僧帽弁逆流血流速波形との分離が必要である。鑑別点として，左室流出路血流速波形は流速が速いほど立ち上がりが彎曲してそげるような形となりピークが収縮後期となるが，僧帽弁逆流血流速波形はピークが中央で丸くなる放物線を描き，かつピーク流速は駆出流速のそれよりも速いことが挙げられる[20]。high PRF (pulse repetition frequency：パルス高周波法) 法も利用して波形の鑑別を行う。しかし，心臓超音波での評価には限界があることがあり，心臓カテーテル検査により判断することがある。循環器救急集中治療の領域でのHCMの診断における心臓カテーテル検査の目的は，このLVOTOを含めた左室内圧較差の正確な評価，虚血性心疾患が疑われる場合の冠動脈造影検査による冠動脈病 変の評価，右心カテーテル検査による心拍出量測定や右心系の圧測定が主となる（後述）。

LVOTOは種々の要因により非常に変化しやすい。特に収縮性の増強，前負荷の減少，後負荷の減少は，心室の容積を減少させ，僧帽弁を中隔に近づけ，圧較差が増強するように働く[21]。

治療 LVOTOは左室拡張末期圧の上昇，心筋虚血，僧帽弁逆流および心拍出量の低下により急性心不全，ショックの原因となる。LVOTOに対する治療の第一選択はβ遮断薬である。β遮断薬はHCM患者の慢性期において負荷時の左室収縮力増強，心拍数上昇，左室内圧較差増大を抑制し，第一選択薬として扱われている。急性期管理において経口薬が使用困難な際は，経皮吸収型β_1遮断薬を使用する。

ビソプロロール2.5mg＝ビソノテープ®4mg，ビソプロロール5mg＝ビソノテープ®8mgにおおよそ切り替えが可能であるが，貼付剤に変更後，β遮断作用が強くなることがあり（特に腎機能障害症例）切り替え前後の血圧，脈拍変動に留意が必要である[22]。

シベンゾリンもⅠa群抗不整脈薬だが，HCMの心筋レベルの収縮性低下に有効である。内服では1回100mg 1日2回または1回100mg 1日3回，高齢者では1回50mg 1日3回または1回100mg 1日2回程度を目安に腎機能により減量する[23]。

静注薬は1.4mg/kg/5minを単回で使用し，効果が不十分であれば0.7mg/kg/minを追加し，以降は2〜3回/日程度を目安に使用する。血中濃度測定が可能である。

急性低血圧は，緊急の医療対応が必要となる状態である。治療の際には，前負荷と後負荷を最大化し，収縮力や心拍数の増加を避けることが重要な焦点となる。α刺激薬としてネオシネジン・ノルアドレナリンの血圧静脈内投与の血管収縮薬は，血圧の維持に有効である[24]。

HCMの診断における心臓カテーテル検査

施行する検査項目

施行する検査項目を表3に示す。

なお，循環器救急集中治療の領域でのHCMの診断における心臓カテーテル検査の目的は，この左室流出路閉塞（LVOTO）を含めた左室内圧較差の正確な評価，虚血性心疾患が疑われる場合の冠動脈造影検査による冠動脈病変の評価，右心カテーテル検査による心拍出量測定や右心系の圧測定が主となるため，優先順位の低い項目は省略する。

表3◐ 施行する検査項目

1. 右心カテーテル検査 2. 冠動脈造影（CAG）
3. 同時圧測定（上行大動脈－左室心尖部間） 　1）安静時圧較差測定 　2）生理的誘発試験（Brockenbrough現象・Valsalva負荷） 　　安静時圧較差＜60mmHgで収縮期血圧＞100mmHgであれば薬物負荷試験 　　〔LVOTOの診断はPG＞30mmHg，SRT（中隔縮小治療）の基準は50mmHg〕 　3）ニトログリセリン（50〜100μg）負荷試験。圧較差が顕著であれば25μgからの投与 　4）必要に応じてドブタミン（5〜20γ）負荷試験[*] 　　安静時圧較差＞30mmHgもしくは誘発圧較差＞60mmHgであれば薬効評価試験 　5）必要に応じて（1.4mg/kg） 　6）必要に応じてプロプラノロール[*] 　7）必要に応じて　その他（pacing study・VT誘発試験）
4. 左室・冠動脈同時造影
5. 引き抜き圧測定（閉塞部位評価） 　心尖部圧→左室中流部圧→左室流出路→大動脈弁下左室内腔圧→大動脈弁上大動脈圧

[*] 労作時の症状が強い症例や交感神経の関与が疑われる症例では，病態評価やβ遮断薬に対する効果を推定するためにドブタミン負荷試験やプロプラノロール薬効評価を行う。
PG：左室内圧較差，VT：心室頻拍
（日本医科大学付属病院におけるHCMの診断カテーテルプロコトールより。日本医科大学付属病院心臓血管集中治療科のご厚意による）

シース

- 動脈シース×2（4Fr，5Fr）　大腿動脈5Fr×2もしくは1本は4Fr・橈骨動脈でも可
- 静脈シース×1（6Fr）

使用カテーテル

- Mtakaピッグテール（4〜5Fr）
- JudkinsR/Lカテーテル　スワンガンツカテーテル

同時圧測定における注意点

上行大動脈－左室心尖部間の同時圧測定を行い，左室全体で生じている圧較差の総和を

測定する。

　閉塞部位としては左室流出路，中流部および心尖部があり鑑別が必要であるため，最後に引き抜き圧測定で閉塞部位を評価する。

左室心尖部へのカテーテル留置

　左室心尖部への挿入の際はガイドワイヤーを先行させる必要がある。ガイドワイヤーを先行させ左室全体から心尖部でループさせると，尖端は通常左室流入部方向へ進むので僧帽弁付近まででとどまるようにキープする。

　カテーテルを挿入する際はガイドワイヤーにテンションをかけながら行う。肥大したHCMでも，心尖部は薄く7mm程度の厚さしかない。症例によっては非薄化し瘤化している場合があり，稀ではあるが心破裂の合併症があるため慎重なカテーテルおよびワイヤー操作が必要である。

　ピッグテールカテーテルのループが心尖部に当たる程度まで入ったら，すぐに軽く引いて，左室壁に当たる力を抜く。ループを下向きにしたほうが心室期外収縮（premature ventricular contraction：PVC）の発生は少ないことが多い。

　心尖部まで挿入されていることを確認するため，用手的に3mL程度テストショットを行う。また左室造影時はインジェクターにつないだ後に3mL程度のテストショットを必ず行う。

Brockenbrough現象（PVC誘発試験）

　Brockenbrough現象を見る際はカテーテルを回すもしくは1〜2cmほど押し引きしてPVCを誘発する。透視を見ながらカテーテルにテンションがかかりすぎないこと，心尖部より手前に引けていないことを確認する。ポリグラフ波形を観察しPVC連発や二段脈を避けて，postextrasystolic potentiation（期外収縮後増強）による圧較差の変化を評価する。

Valsalva負荷試験

　通常のValsalva負荷は，軟口蓋（または声門）を塞ぎながら呼気努力中に得られる胸腔内圧を上昇させることで静脈還流を減少させることを目的として行われる手技である。

　術者が用手的に患者の心窩部を圧迫して，これを押し返すように息んでもらうと十分な胸腔内圧の上昇が得られやすい。

　またロック付きの2.5mLシリンジの先にノンベベル針（先が尖っていないノズルのような安全針）を固定し，シリンジの内筒を取りはずして外筒の入口部を被験者の口に空気が漏れないようにくわえてもらい，吹き矢を吹くように呼気努力を行ってもらう。留意点として，ロック付きのシリンジを用いること，ノンベベル針を使用すること，キャップを

外しておくことで，針やキャップが本当の吹き矢のように飛んでしまうことを防ぐ．

十分なValsaIva負荷が行えているかを確認するには，左室内圧曲線におけるLVEDP上昇（30〜50mmHg）を見ると良い．

ニトログリセリン負荷試験

ニトログリセリン（GTN）は動脈系および静脈系の血管拡張作用を有しており，左室前負荷および後負荷を減少させることにより左室内圧較差の変化を観察する．

初回投与は，GTN 50μg，圧較差が顕著であれば25μgから投与する．下大静脈もしくは静脈シースよりボーラス投与し生理食塩水30mLで後押しする．約30秒で末梢血管拡張作用が始まり最大の圧較差誘発が得られ，2分ほどで速やかに効果は消失する．

症例によってはベースラインまで回復しないことがあり，その場合は血圧が80mmHg未満であれば左室内カテーテルより前負荷として生理食塩水100mLをボーラス投与する．稀ではあるがショックとなる場合があるので慎重に観察を行う．

GTN 50μgで血行動態が保たれていれば3分後に10μgへ増量して誘発試験を繰り返す．

シベンゾリン静注による薬効評価

シベンゾリンはⅠa群Naチャネル遮断薬であるがCa拮抗作用，Kチャネル遮断作用も有しており，multi-channel blockerと位置づけられている．

投与量はシベンゾリン1.4mg/kg（＝0.1mL/kg）を5分で経静脈的に投与し，投与前から経時的に各種圧測定を行う．既に内服している症例では，血中濃度も参考にして0.7mg/kgの追加投与による効果を確認し，シベンゾリンの増量による効果を予測できる．

感染性心内膜炎

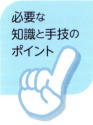
必要な知識と手技のポイント

- 感染性心内膜炎（IE）の診療では，早期の感染症専門医，心臓外科医を含む多職種アプローチによる迅速な対応が必要である．このアプローチにより，最適な評価，抗菌薬治療，必要に応じた外科的管理が可能となる．
- IEにおいて，近年海外から新しい診断基準・ガイドラインが採用された．新しい診断基準・ガイドラインはIEを疑う患者の診療における臨床判断の補助になることを意図しているが，実際の現場では臨床的判断とIEの事前確率を考慮して解釈する必要がある．

はじめに

感染性心内膜炎（infective endocarditis：IE）は，弁膜や心内膜，大血管内膜に細菌集簇を含む疣腫（vegetation）を形成し，菌血症，塞栓症，心合併症を含む多彩な臨床症状を呈する全身性敗血症性疾患である[25]。

IEは何らかの基礎心疾患を有する例にみられることが多く，有病率は背景循環器救急集中治療の領域において，IEは発熱（菌血症の有無にかかわらず）や関連する心臓リスク因子（既往IE，人工弁または心臓デバイスの存在，弁疾患または先天性心疾患の既往歴），または非心臓リスク因子（静脈注射薬使用，留置静脈カテーテルや心臓デバイス，または最近の歯科または外科処置）を有する患者で，その可能性を疑われるべきである[26]。診断および治療の遅れは，致命的な弁膜症，心不全，塞栓症，敗血症などの合併症に関連する。IEの診療では，診断と内科的管理においては感染症科，循環器科，放射線科の連携が必要であり，中枢神経系合併症の管理には脳神経内科，脳神経外科が必要である。また心臓手術を必要とする例では心臓血管外科医との連携が必須である。

これらの迅速かつ協調的な多職種アプローチにより，最適な評価，抗菌薬治療，必要に応じた外科的管理が可能となる。それによって本疾患に関連する高い致死的な合併症の発生率および死亡率を減らすことができる[27]。

本項では，急性期に必要とされる迅速な診断における留意点，現行の日本のガイドラインと海外における新しいガイドラインと診断のアルゴリズムについて記載する。IEの抗菌療法および外科手術の詳細や，IEの予防に関する問題についてはガイドラインや成書を参考されたい。

急性期に必要とされる迅速な診断における留意点

IEの診断は，臨床症状，培養，血清検査，または分子検査による感染病原体の同定と，疣贅，膿瘍形成もしくは感染の存在を示す他の画像所見が必要である。

IEの診断は一部の患者では比較的容易であるが，感染の早期段階の患者や非特異的な症状を有する患者では非常に困難な場合がある。

国内外で複数のグループからいくつか診断基準とガイドラインが提唱されている。

最も頻用されているのはDuke診断基準である。Duke診断基準は1994年に発表され，2000年に一部改訂されたものが長らく使用されていた（表4）[28]。2023年版のDuke-国際心血管感染症学会（ISCVID）基準が採用され，現在の更新された内容となっている[26]。

国内のものとしては日本循環器学会からの『感染性心内膜炎の予防と治療に関するガイドライン』が広く使用されているが，2017以降は更新されていない[25]。このガイドラインでは，これまで最も頻用されていた前述の2000年版の修正Duke診断基準（表4）[28]を用いており，ESCガイドラインを参考に診断アルゴリズムが提示されている（表5[29]，図3[30]）。

表4 ● IEの診断基準（修正Duke診断基準）

【確診】
病理学的基準
(1) 培養，または疣腫，塞栓を起こした疣腫，心内膿瘍の組織検査により病原微生物が検出されること，または
(2) 疣腫や心内膿瘍において組織学的に活動性心内膜炎が証明されること
臨床的基準[a)]
(1) 大基準2つ，または
(2) 大基準1つおよび小基準3つ，または
(3) 小基準5つ
【可能性】
(1) 大基準1つおよび小基準1つ，または
(2) 小基準3つ
【否定的】
(1) IE症状を説明する別の確実な診断，または
(2) IE症状が4日以内の抗菌薬投与により消退，または
(3) 4日以内の抗菌薬投与後の手術時または剖検時にIEの病理学的所見を認めない，または
(4) 上記「可能性」基準にあてはまらない

a) 基準の定義

［大基準］
- IEを裏づける血液培養陽性
  - ▶ 2回の血液培養でIEに典型的な以下の病原微生物のいずれかが認められた場合
    - *Streptococcus viridans*，*Streptococcus bovis*（*Streptococcus gallolyticus*），HACEK群，*Staphylococcus aureus*，または他に感染巣がない状況での市中感染型 *Enterococcus*
  - ▶ 血液培養がIEに矛盾しない病原微生物で持続的に陽性
    - 12時間以上間隔をあけて採取した血液検体の培養が2回以上陽性，または
    - 3回の血液培養のすべて，または4回以上施行した血液培養の大半が陽性（最初と最後の採血間隔が1時間以上空いていること）
  - ▶ 1回の血液培養でも *Coxiella burnetii* が検出された場合，または抗I相菌IgG抗体価800倍以上
- 心内膜障害所見
  - ▶ IEの心エコー図所見（人工弁置換術後，IE可能性例，弁輪部膿瘍合併例ではTEEが推奨される。その他の例ではまずTTEを行う。）
    - 弁あるいはその支持組織の上，または逆流ジェット通路，または人工物の上にみられる解剖学的に説明のできない振動性の心臓内腫瘤，または
    - 膿瘍，または
    - 人工弁の新たな部分的裂開
  - ▶ 新規の弁逆流（既存の雑音の悪化または変化のみでは十分でない）

［小基準］
- 素因：素因となる心疾患または静注薬物常用
- 発熱：38.0℃以上
- 血管現象：主要血管塞栓，敗血症性梗塞，感染性動脈瘤，頭蓋内出血，眼球結膜出血，Janeway発疹
- 免疫学的現象：糸球体腎炎，Osler結節，Roth斑，リウマチ因子
- 微生物学的所見：血液培養陽性であるが上記の大基準を満たさない場合，またはIEとして矛盾のない活動性炎症の血清学的証拠コアグラーゼ陰性ブドウ球菌やIEの原因菌とならない病原微生物が1回のみ検出された場合は除く

IE：感染性心内膜炎，TEE：経食道心エコー図，TTE：経胸壁心エコー図

（文献28より改変）

表5 ESCガイドラインにおけるIEの画像診断基準

IEの画像診断 　a. IEの心エコー図所見 　　● 疣腫 　　● 膿瘍，仮性動脈瘤，心内瘻孔 　　● 弁穿孔または弁瘤 　　● 人工弁の新たな部分的裂開 　b. 置換人工弁周囲における^{18}F-FDG PET/CT（術後3ヵ月以上経過している場合）や白血球シンチSPECT/CTの取り込み 　c. CTによる弁周囲膿瘍の検出
ESCガイドラインでは，修正Duke診断基準（表4）に加えて上記の画像診断基準もIE診断の大基準の1つに挙げられている。

ESC：欧州心臓病学会，IE：感染性心内膜炎，^{18}F-FDG：^{18}F-フルオロデオキシグルコース

（文献29より引用）

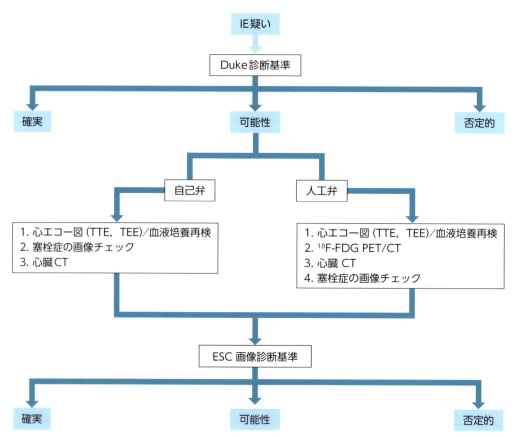

IE：感染性心内膜炎　TTE：経胸壁心エコー図　TEE：経食道心エコー図　ESC：欧州心臓病学会

図3 新しい画像診断を組み入れたIEの診断基準

〔日本循環器学会：感染性心内膜炎の予防と治療に関するガイドライン（2017年改訂版）．[https://www.j-circ.or.jp/cms/wp-content/uploads/2020/02/JCS2017_nakatani_h.pdf]（2025年2月14日閲覧）より許諾を得て転載〕

表6 ▼ 欧州心臓病学会による修正感染性心内膜炎診断基準の定義（2023年）

大基準

(i) 血液培養でIE陽性
  (a) 2つの別々の血液培養から得られたIEに一致する典型的な微生物：口腔連鎖球菌, *Streptococcus gallolyticus*（旧*S. bovis*）, HACEK群, *S. aureus*, *E. faecalis*
  (b) 連続陽性の血液培養から得られたIEに一致する微生物：12時間以上の間隔を空けて採血された2つ以上の血液培養陽性検体。3つまたは4つ以上の別々の血液培養（最初と最後の検体は1時間以上間隔を空けて採取されたもの）のすべてまたは過半数。
  (c) *C.burnetii*の血液培養が1回陽性, または抗I相菌IgG抗体が1：800を超える。

(ii) IEの画像診断陽性
  以下の画像診断のいずれかにより, IEに特徴的な介膜, 弁周囲／人工関節周囲, 異物の解剖学的・代謝学的病変が検出された場合：
      心エコー（TTEおよびTEE）
      心臓CT
      ^{18}F-FDG-PET／CT（A）
      WBC SPECT／CT

小基準

(i) 素因となる疾患（すなわち, IEまたはPWIDの高リスクまたは中リスクの素因となる心疾患）。
(ii) 38℃を超える発熱
(iii) 塞栓性血管播種（画像診断のみで発見された無症状のものを含む）：
    主な全身性および肺塞栓／梗塞, 膿瘍
    血行性骨関節敗血症性合併症（例：脊椎椎間板炎）。
    真菌性動脈瘤
    頭蓋内虚血性／出血性病変
    結膜出血
    Janeway病変
(iv) 免疫学的現象：
    糸球体腎炎
    Osler結節およびRoth斑
    リウマチ因子
(v) 微生物学的証拠：
    血液培養陽性であるが, 上記の大基準を満たさない。
    IEと一致する生物による活動性感染の血清学的証拠。

IEの分類（入院時および経過観察中）

確定
  ● 2つの大基準
  ● 1つの大基準と少なくとも3つの小基準
  ● 5つの小基準
可能性
  ● 大基準1つと小基準1つまたは2つ
  ● 小基準3〜4つ
否定
  ● 確固とした代替診断の有無にかかわらず, 入院時に確定診断または可能性の基準を満たさない

CT(A)：コンピュータ断層撮影(血管造影)HACEK群：*Haemophilus*, *Aggregatibacter*, *Cardiobacterium*, *Eikenella*, *Kingella*, IE：感染性心内膜炎, Ig：免疫グロブリン, PWID：薬物を注射する人, TEE：経食道心エコー, TTE：経胸壁心エコー　　　　　　　　　　　　　　（文献27より引用）

　また, 2023年の欧州心臓病学会（European Society of Cardiology：ESC）によるガイドラインはIEの診断に関する更新されたアルゴリズムが含まれており, Duke-ISCVID基準と類似した内容となっている（表6）[27]。

なお，これらの新しい海外の診断基準・ガイドラインはIEを疑う患者の診療における臨床判断の補助になることを意図している。今後，感度と特異度について外的妥当性の検証が必要であり，実際の現場においては診断の指針として臨床的判断とIEの事前確率を考慮して解釈する必要がある。

また，ゲノムシークエンスによる解析，特殊な画像検査（PET/CT，WBC SPECT/CT）は実施できる施設が限られているため，これまでのものに完全に置き換わるものではないことも言及がある。

急性心膜炎

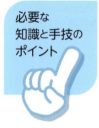

●急性心膜炎の診療では，臨床的に問題となる心膜液貯留や心タンポナーデを評価し，ハイリスク患者の判定と特定の治療を要する原因（悪性腫瘍，結核，細菌性心膜炎，自己免疫疾患）を特定することに重点を置く。

はじめに

急性心膜炎は，入院患者の約0.1％，非虚血性胸痛で救急外来を受診する患者の5％に認められる[31, 32]。症例の多くは特発性であり，その病因としてはウイルス性で最も多く，他の病因には，結核，細菌感染症，悪性腫瘍，自己免疫疾患などが含まれる。一般的な臨床症状としては，胸痛，心膜摩擦音，特徴的な心電図変化（広範なST上昇とPR低下），心膜液貯留，発熱が挙げられる。持続する発熱や心膜液貯留，新たな原因不明の心拡大を呈する患者では心膜炎が疑われるべきである。急性心膜炎は，基礎疾患の病因に応じて，多様で非特異的な徴候や症状を示すことがある。

急性心膜炎の診断

急性心膜炎が疑われる患者に対する初期評価として，病歴と身体診察，胸部X線撮影，心電図，心エコー検査，血液液検査（炎症マーカーや心筋損傷マーカーの評価）を行う。必要に応じて追加の検査（血液培養，抗核抗体価，HIVやC型肝炎ウイルス血清検査など）や追加の心臓画像検査を行う。

急性心膜炎の診断基準には，欧州心臓病学会が2015年に発表したものがあり，以下の4つのうち2つ以上が満たされる場合に診断される（表7）[29]。

表7 ▼ 心膜炎の定義と診断基準

心膜炎	定義と診断基準
急性	炎症性心膜症候群は，以下の4項目のうち少なくとも2項目で診断される。 （1）心膜性胸痛 （2）心膜摩擦 （3）心電図上の新たな広範なST上昇またはPR低下 （4）心嚢液貯留（新規または増悪） その他の補助所見 ●炎症マーカー（CRP，赤血球沈降速度，白血球数）の上昇 ●画像診断による心膜炎症の証拠（CT，CMR）
亜急性期	寛解を伴わず4～6週間以上3カ月未満持続する持続性心膜炎。
再発性	心膜炎の最初のエピソードが記録され，無症状期間が4～6週間またはそれ以上あった後に心膜炎が再発した場合*
慢性	3カ月以上持続する慢性心膜炎。

＊ 通常18～24カ月以内であるが，正確な上限は確立されていない。
CMR：心臓磁気共鳴検査　　　　　　　　　　　　　　　　　　　　　　　　　　　（文献33より引用）

ハイリスク患者の判定

　細菌感染症，悪性腫瘍，自己免疫疾患など特発性以外の病因が疑われる場合，亜急性経過，心タンポナーデの疑い，免疫抑制，急性外傷，経口抗凝固薬の使用，心筋トロポニンの上昇（急性心筋炎合併の疑い）などのハイリスクな特徴を1つ以上有する急性心膜炎患者は，合併症のリスクが高く，適切な治療を迅速に開始するため入院および病因検索が推奨される（図4）[33]。一方，低リスクで特発性急性心膜炎患者は，外来でのフォローアップが可能かもしれない。

急性心膜炎の薬物治療

　欧州心臓病学会のガイドラインではアスピリンもしくは非ステロイド性抗炎症薬（NSAIDs），加えてコルヒチンをclass Ⅰで推奨している[33]。いずれの薬剤も日本の用量と比べるとかなり多く設定されている。筆者はガイドラインを参考に日本の状況に合わせてイブプロフェンをプロトンポンプ阻害薬と併用の上，1回200～400mgを8時間ごとに使用している（関節痛，背腰痛または外傷後の消炎・鎮痛を保険適応として：添付文書での最大量は1日600mgまで，ただし年齢，症状により適宜増減すると記載されている）。

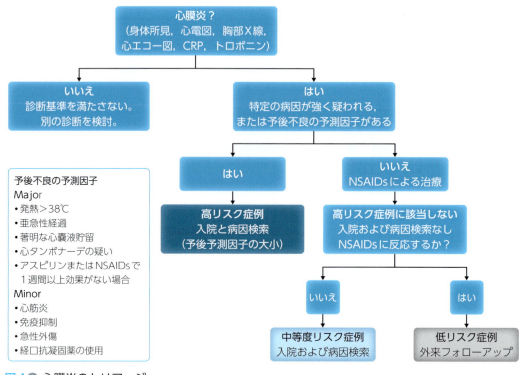

図4 心膜炎のトリアージ
CRP：C反応性蛋白，NSAIDs：非ステロイド性抗炎症薬
（文献33より引用）

コラム

急性心膜炎では原因精査にこだわらなくていい？

欧州心臓病学会（ESC）のガイドラインには，すべての患者において病因を特定することが必須でないと記載されている．結核の有病率が低い国では，一般的な原因に関連する経過が比較的良性であること，また診断検査の結果得られる情報が限定的であることが理由である．

UpToDate®でも，急性心膜炎の一般的な原因が比較的良性であり，多くの診断検査の有用性が低いことから，すべての患者で明確な病因を特定する必要はないとされている[34]．

確かに自験例においても，ウイルスの血清学的検査を含めて網羅的に調べても原因の特定は困難であり，検査結果が出そろった頃には症状が改善していることが多い．初期評価では，臨床的に問題となる心嚢液貯留や心タンポナーデを除外し，特定の治療を要する原因（悪性腫瘍，結核，細菌性心膜炎，自己免疫疾患）を特定することが重要である．

文 献

1) Dote K, Sato H, Tateishi H, et al：[Myocardial stunning due to simultaneous multivessel coronary spasms：a review of 5 cases]. Article in Japanese. J Cardiol. 1991；21(2)：203-14. PMID: 1841907

2) Imori Y, Yoshikawa T, Murakami T, et al：Impact of Trigger on Outcome of Takotsubo Syndrome - Multi-Center Registry From Tokyo Cardiovascular Care Unit Network. Circ Rep. 2019；1(11)：493-501. PMID: 33693091

3) Templin C, Ghadri JR, Diekmann J, et al：Clinical features and outcomes of Takotsubo (Stress) cardiomyopathy. N Engl J Med. 2015；373(10)：929-38. PMID: 26332547

4) Gianni M, Dentali F, Grandi AM, et al：Apical ballooning syndrome or takotsubo cardiomyopathy：a systematic review. Eur Heart J. 2006；27(13)：1523-9. PMID: 16720686

5) Arao K, Yoshikawa T, Isogai T, et al：A study of takotsubo syndrome over 9 years at the Tokyo Cardiovascular Care Unit Network Registry. J Cardiol. 2023；82(2)：93-9. PMID: 36640906

6) Prasad A, Lerman A, Rihal CS：Apical ballooning syndrome (Tako-Tsubo or stress cardiomyopathy)：a mimic of acute myocardial infarction. Am Heart J. 2008；155(3)：408-17. PMID: 18294473

7) Ghadri JR, Wittstein IS, Prasad A, et al：International expert consensus document on Takotsubo syndrome (Part I)：Clinical characteristics, diagnostic criteria, and pathophysiology. Eur Heart J. 2018；39(22)：2032-46. PMID: 29850871

8) Ghadri JR, Wittstein IS, Prasad A, et al：International expert consensus document on Takotsubo syndrome (Part II)：Diagnostic workup, outcome, and management. Eur Heart J. 2018；39(22)：2047-62. PMID: 29850820

9) Isogai T, Yoshikawa T, Yamaguchi T, et al：Differences in initial electrocardiographic findings of apical Takotsubo syndrome according to the time from symptom onset. Am J Cardiol. 2018；122(10)：1630-37. PMID: 30236622

10) Lyon AR, Bossone E, Schneider B, et al：Current state of knowledge on Takotsubo syndrome：a Position Statement from the Taskforce on Takotsubo Syndrome of the Heart Failure Association of the European Society of Cardiology. Eur J Heart Fail. 2016；18(1)：8-27. PMID: 26548803

11) Goto H, Kato K, Imori Y, et al：Time course of left ventricular strain assessment via cardiovascular magnetic resonance myocardial Feature tracking in Takotsubo syndrome. J Clin Med. 2024；13(11)：3238. PMID: 38892953

12) Maron BJ：Clinical course and management of hypertrophic cardiomyopathy. N Engl J Med. 2018；379(7)：655-68. PMID: 30110588

13) Kitaoka H, Tsutsui H, Kubo T, et al：JCS/JHFS 2018 guideline on the diagnosis and treatment of cardiomyopathies. Circ J. 2021；85(9)：1590-689. PMID: 34305070

14) Ommen SR, Ho CY, Asif IM, et al：2024 AHA/ACC/AMSSM/HRS/PACES/SCMR Guideline for the management of hypertrophic cardiomyopathy：A Report of the American Heart Association/American College of Cardiology Joint Committee on Clinical Practice Guidelines. Circulation. 2024；149(23)：e1239-311. PMID: 38718139

15) Arbelo E, Protonotarios A, Gimeno JR, et al：2023 ESC Guidelines for the management of cardiomyopathies. Eur Heart J. 2023；44(37)：3503-626. PMID: 37622657

16) 日本循環器学会/日本心不全学会：心筋症診療ガイドライン (2018年改訂版).
[https://www.j-circ.or.jp/cms/wp-content/uploads/2018/08/JCS2018_tsutsui kitaoka.pdf]
(2025年2月14日閲覧)

17) Maron MS, Olivotto I, Zenovich AG, et al：Hypertrophic cardiomyopathy is predominantly a disease of left ventricular outflow tract obstruction. Circulation. 2006；114(21)：2232-9. PMID: 17088454

18) Minami Y, Kajimoto K, Terajima Y, et al：Clinical implications of midventricular obstruction in patients with hypertrophic cardiomyopathy. J Am Coll Cardiol. 2011；57(23)：2346-55. PMID: 21636036

19) Sasson Z, Yock PG, Hatle LK, et al：Doppler echocardiographic determination of the pressure gradient in hypertrophic cardiomyopathy. J Am Coll Cardiol. 1988；11(4)：752-6. PMID: 3351141

20) 羽田勝征：新・心エコーの読み方, 考え方 改訂4版. 中外医学社, 2018.

21) Braunwald E：Heart Disease：A Textbook of Cardiovascular Medicine. 5th ed. WB Saunders, 1997, p1420.

22) Imori Y, Takano H, Mase H, et al：Bisoprolol transdermal patch for perioperative care of non-cardiac surgery in patients with hypertrophic obstructive cardiomyopathy. BMC Cardiovasc Disord. 2019；19(1)：316. PMID: 31888491

23) 上野和行，福本恭子，土下喜正，他：多数（732例）の日本人を対象としたシベンゾリン適正投与量の設定．診療と新薬．2010；47(6)：559-63.

24) Braunwald E, Ebert PA：Hemogynamic alterations in idiopathic hypertrophic subaortic stenosis induced by sympathomimetic drugs. Am J Cardiol. 1962；10：489-95. PMID：14015086

25) Nakatani S, Ohara T, Ashihara K, et al：JCS 2017 guideline on prevention and treatment of infective endocarditis. Circ J. 2019；83(8)：1767-809. PMID：31281136

26) Fowler VG, Durack DT, Selton-Suty C, et al：The 2023 Duke-International Society for Cardiovascular Infectious Diseases Criteria for Infective Endocarditis：Updating the Modified Duke Criteria. Clin Infect Dis. 2023；77(4)：518-26. PMID：37138445

27) Delgado V, Marsan NA, de Waha S, et al：2023 ESC Guidelines for the management of endocarditis. Eur Heart J. 2023；44(39)：3948-4042. PMID：37622656

28) Li JS, Sexton DJ, Mick N, et al：Proposed modifications to the Duke criteria for the diagnosis of infective endocarditis.Clin Infect Dis. 2000；30(4)：633-8. PMID：10770721

29) Habib G, Lancellotti P, Antunes MJ, et al. 2015 ESC Guidelines for the management of infective endocarditis：The Task Force for the Management of Infective Endocarditis of the European Society of Cardiology (ESC). Endorsed by：European Association for Car- dio-Thoracic Surgery (EACTS), the European Association of Nuclear Medicine (EANM). Eur Heart J 2015；36：3075-3128.

30) 日本循環器学会：感染性心内膜炎の予防と治療に関するガイドライン（2017年改訂版）．
[https://www.j-circ.or.jp/cms/wp-content/uploads/2020/02/JCS2017_nakatani_h.pdf]（2025年2月14日閲覧）

31) Chiabrando JG, Bonaventura A, Vecchié A, et al：Management of acute and recurrent pericarditis：JACC State-of-the-Art Review. J Am Coll Cardiol. 2020；75(1)：76-92. PMID：31918837

32) Kytö V, Sipilä J, Rautava P：Clinical profile and influences on outcomes in patients hospitalized for acute pericarditis. Circulation. 2014；130(18)：1601-6. PMID：25205801

33) Adler Y, Charron P, Imazio M, et al：2015 ESC Guidelines for the diagnosis and management of pericardial diseases：The Task Force for the Diagnosis and Management of Pericardial Diseases of the European Society of Cardiology (ESC)Endorsed by：The European Association for Cardio-Thoracic Surgery (EACTS). Eur Heart J. 2015；36(42)：2921-64. PMID：26320112

34) Imazio M：Acute pericarditis：Clinical presentation and diagnosis. LeWinter MM, ed. UpToDate. Waltham, MA ：UpToDate Inc.
[https://www.uptodate.com]（Accessed on February 14, 2025）

第9章

CICUにおける併存疾患，合併症

第9章 CICUにおける併存疾患，合併症

1 貧血，輸血療法

太良修平

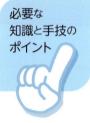

必要な知識と手技のポイント

- 貧血はあらゆるCICUの患者に合併しうる病態であり，予後悪化因子である。
- 出血による貧血は急速に進行し，時に致命的となるため，その診断と対処は重要である。
- 輸血はCICUの貧血治療において不可欠な治療法であるが，予後を改善するエビデンスは乏しいため，制限的な輸血戦略が主流である。

はじめに

　cardiovascular intensive care unit（CICU）では，病態の重症度に加えて，抗血栓療法や機械的循環補助の導入，経皮的あるいは外科的穿刺術が引き金となり，出血や鉄欠乏，腎機能悪化などにより貧血を合併することがある。貧血は，心不全や急性冠症候群（acute coronary syndrome：ACS），経皮的冠動脈インターベンション（percutaneous coronary intervention：PCI）を受けた患者における独立した予後悪化因子として知られている。そのため，CICUで発生した貧血の原因を特定し，適切に介入することが重要である。

　循環器疾患に合併する貧血の病因は多岐にわたり，治療法として鉄補充，エリスロポエチン製剤の投与，赤血球輸血が挙げられるが，これらの治療が患者の予後を改善したというエビデンスは乏しい。特にCICU内での貧血は急速に進行するため，循環動態を悪化させうる出血合併症への対応が重要である。出血部位を同定し，適切な止血処置を行うことが最優先であるが，貧血治療として輸血が行われることが多い。しかし，輸血で用いる赤血球液は生物学的製剤であり，発熱反応，アレルギー反応，循環過負荷，急性肺傷害，ウイルス感染などのリスクがある。また，急性循環器疾患に合併した貧血に対する輸血療法についても，積極的な輸血が予後を改善するというエビデンスは乏しく，現在の主流は，後述の制限的輸血戦略である。

CICUにおける貧血

　貧血は，急性心不全患者で50％以上，急性心筋梗塞患者で20％以上に合併するとされる[1,2]。ACSでは，入院時ヘモグロビン値が10g/dL以下の場合，30日以内の心血管イ

ベント発症率が有意に上昇することが報告されている[3]。また，日本人の急性心不全患者を対象とした観察研究においても，貧血は独立した予後悪化因子であることが示されている[1]。

CICUにおける貧血の原因は，出血（頻繁な採血を含む），慢性炎症，腎不全，栄養不良，薬剤，溶血（循環補助装置の使用や薬剤による），さらには体液貯留による血液希釈（特に心不全において）など，多岐にわたる。そのため，CICUの患者で貧血が認められた場合には，原因の特定が重要となる。特に，出血合併症は急速に進行し，血行動態の悪化や心筋虚血を引き起こすリスクがあるため，進行性の貧血がみられた場合には，出血を念頭に原因検索を行うことが重要である。

出血合併症

出血合併症は，CICU患者の中でも特にACS患者で問題となる。これは，PCI時の穿刺に伴うもの，アスピリンの使用，重症例では補助循環デバイスの使用に伴う大口径シース挿入や抗凝固薬の使用，さらにはこれらによる高ストレス状態がすべて出血リスクを高める要因となるからである。さらに，出血合併症はACS患者の予後悪化と関連しており，CICU入室時に出血リスクの高い患者をあらかじめ特定することが重要である。患者因子として，高齢，女性，出血歴，腎機能障害が挙げられている[4]。

日本におけるST上昇型急性心筋梗塞（acute ST elevation myocardial infarction）患者を対象にした前向き観察研究では，約2%の患者に入院中に出血合併症が発生し，その部位は穿刺部（35%），消化管（28%）の順に高かった[5]。一方で，日本医科大学CICUのデータでは，全CICU患者（ACS 40.9%，急性心不全22.8%，急性大動脈解離6.7%，致死性不整脈6.3%を含む）のうち，消化管出血の合併率は5.5%で，穿刺部出血4.7%より高かった[6]。この報告で興味深いのは，消化管出血の合併率に疾患による違いがみられなかったことと，消化管出血を合併した患者の約30%は入院初日に発生し，約80%は入院5日以内に発生していることである。CICUに入院する患者は，どの疾患においても消化管出血のリスクがあり，特に入院早期に発生しやすいことを理解しておく必要がある。

穿刺部出血は，挿入デバイスのサイズ縮小や血管エコーを用いた穿刺法の普及により，発生率の低下が期待される。一方で，CICUでは積極的な抗血栓薬の使用やストレス性消化管粘膜障害により，消化管出血の高リスク環境に常にさらされている。ICU領域では，上部消化管出血の高リスク患者に対するストレス潰瘍予防（stress ulcer prophylaxis：SUP）としてプロトンポンプ阻害薬（proton pump inhibitor：PPI）が使用されることが多い。しかし，大規模ランダム化比較試験では，PPIは上部消化管出血の発生を抑制したものの，90日死亡率にはプラセボと差が認められなかった[7, 8]。ガイドラインでは，ICUにおけるSUPとしてのPPI投与は出血リスクの高い患者に対して弱い推奨にとどまっている[9]。

第**9**章 CICUにおける併存疾患，合併症　**1** 貧血，輸血療法　**389**

輸血療法

輸血療法は，侵襲的かつ有限の医療資源であることから，その適応は慎重にすべきである。一方，CICUにおいて進行する貧血（多くの原因は出血である場合が多い）や重度の貧血では，心筋虚血の悪化や循環不全を引き起こすリスクがあるため，輸血療法の判断に迷うことは少なくない。輸血ガイドラインでは，血行動態が安定している患者に対して，ヘモグロビン値が7.0g/dL未満（心臓手術の場合は7.5g/dLでも可）で輸血を考慮する「制限的輸血戦略」を推奨している[10]。血行動態が不安定な患者では，貧血が病態の悪化に関与している場合，輸血を躊躇すべきでない。

貧血を合併した急性心筋梗塞患者を対象とした前向きランダム化比較試験では，「制限的輸血戦略」と「寛容的輸血戦略」で，30日後の心血管イベントの発生率に差はなかった[11, 12]。一方，ST上昇型心筋梗塞（ST elevation myocardial infarction：STEMI）患者では，入院時のヘモグロビン値12g/dL未満における輸血は30日以内の心血管死の減少と関連していたが（輸血の予後への正の影響），非ST上昇型ACS（NSTE-ACS）ではヘモグロビン値にかかわらず予後悪化と関連していた（輸血の予後への負の影響）とも報告されている[3]。ACSにおける輸血の影響はSTEMIとNSTE-ACSで異なる可能性がある。

急性心不全患者に対する輸血療法に関しては，貧血の原因が急性心筋梗塞と異なり，鉄欠乏や腎機能不全，慢性炎症など，出血以外の要因が上位に位置する[13]。急性心不全に対する輸血は，循環を安定させることや心負荷を軽減させることが目的であるが，観察研究では，その予後への有効性は確認されていない[13~15]。『急性・慢性心不全診療ガイドライン（2017年改訂版）』でも輸血に関する記載は少なく，重度の貧血が心不全を明らかに悪化させている病態で，輸血により改善が期待できる場合のみ，輸血が推奨されている（class Ⅱb）[16]。急性心筋梗塞と同様に貧血を合併した急性心不全患者に対する「制限的輸血戦略」と「寛容的輸血戦略」を比較するランダム化比較試験の実施が期待される。

CICUでは，上部消化管出血の合併がしばしばみられる[6, 17]。輸血の適応は，貧血の程度に加えて基礎心疾患の病態や血行動態によって判断されることが多い。一方で，貧血の原因となった病態に着目すると，急性上部消化管出血においては「制限的輸血戦略」の有効性と安全性が示されている[17]。これは，CICUで輸血療法の適応を判断する際の重要な知見であると言える。

文献

1) Kajimoto K, Sato N, Takano T, et al:Association between anemia, clinical features and outcome in patients hospitalized for acute heart failure syndromes. Eur Heart J Acute Cardiovasc Care. 2015;4(6):568-76. PMID: 25315117

2) Jhand AS, Abusnina W, Tak HJ, et al:Impact of anemia on outcomes and resource utilization in patients with myocardial infarction;A national database analysis. Int J Cardiol. 2024;408:132111. PMID: 38697401

3) Sabatine MS, Morrow DA, Giugliano RP, et al:Association of hemoglobin levels with clinical outcomes in acute coronary syndromes. Circulation. 2005;111(16):2042-9. PMID: 15824203

4) Moscucci M, Fox KA, Cannon CP, et al:Predictors of major bleeding in acute coronary syndromes:the Global Registry of Acute Coronary Events (GRACE). Eur Heart J. 2003;24(20):1815-23. PMID: 14563340

5) Nakamura M, Yamagishi M, Ueno T, et al:Current antiplatelet therapy for Japanese patients with ST elevation acute myocardial infarction:J-AMI registry. Cardiovasc Interv Ther. 2013;28(2):162-9. PMID: 23233418

6) Sakai S, Tara S, Yamamoto T, et al:Gastrointestinal bleeding increases the risk of subsequent cardiovascular events in patients with acute cardiovascular diseases requiring intensive care. Heart Vessels. 2021;36(9):1327-35. PMID: 33683409

7) Cook D, Deane A, Lauzier F, et al:Stress ulcer prophylaxis during invasive mechanical ventilation. N Engl J Med. 2024;391(1):9-20. PMID: 38875111

8) Krag M, Marker S, Perner A, et al:Pantoprazole in patients at risk for gastrointestinal bleeding in the ICU. N Engl J Med. 2018;379(23):2199-208. PMID: 30354950

9) Ye Z, Reintam Blaser A, Lytvyn L, et al:Gastrointestinal bleeding prophylaxis for critically ill patients:a clinical practice guideline. BMJ. 2020;368:l6722. PMID: 31907223

10) Carson JL, Stanworth SJ, Guyatt G, et al:Red Blood Cell Transfusion:2023 AABB International Guidelines. JAMA. 2023;330(19):1892-902. PMID: 37824153

11) Ducrocq G, Gonzalez-Juanatey JR, Puymirat E, et al:Effect of a restrictive vs liberal blood transfusion strategy on major cardiovascular events among patients with acute myocardial infarction and anemia:The REALITY randomized clinical trial. JAMA. 2021;325(6):552-60. PMID: 33560322

12) Carson JL, Brooks MM, Hébert PC, et al:Restrictive or liberal transfusion strategy in myocardial infarction and anemia. N Engl J Med. 2023;389(26):2446-56. PMID: 37952133

13) Watanabe Y, Tara S, Nishino T, et al:Impact of red blood cell transfusion on subsequent cardiovascular events in patients with acute heart failure and anemia. Int Heart J. 2024;65(2):190-8. PMID: 38556330

14) Garty M, Cohen E, Zuchenko A, et al:Blood transfusion for acute decompensated heart failure--friend or foe? Am Heart J. 2009;158(4):653-8. PMID: 19781427

15) Higuchi S, Shibata S, Hasegawa H, et al:Reply to the letter to the editor:"Clinical impact of red blood cell transfusion on adverse clinical events in acute heart failure patients with anemia". Int J Cardiol. 2021;332:142. PMID: 33676944

16) Tsutsui H, Isobe M, Ito H, et al:JCS 2017/JHFS 2017 Guideline on diagnosis and treatment of acute and chronic heart failure- digest version. Circ J. 2019;83(10):2084-184. PMID: 31511439

17) Villanueva C, Colomo A, Bosch A, et al:Transfusion strategies for acute upper gastrointestinal bleeding. N Engl J Med. 2013;368(1):11-21. PMID: 23281973

第9章 CICUにおける併存疾患，合併症

2 脳卒中（脳梗塞，脳出血）

鈴木健太郎，木村和美

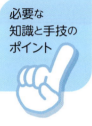

必要な知識と手技のポイント

- 循環器救急集中治療領域において，脳卒中の併発が多いことを常に念頭に置く。
- 脳梗塞は早期発見により治療に繋げることができるため，最低限の神経診察を理解しておくことが重要である。
- 意識障害を認めた際には，眼位と病的反射を確認する習慣を付ける。
- 脳出血の診断には頭部CT検査が，脳梗塞の診断には頭部MRI検査もしくは造影頭部CT検査が有用である。

はじめに

　循環器救急集中治療疾患は，疾患の特徴や用いる薬剤により，出血性脳卒中である脳出血・くも膜下出血，および虚血性脳卒中である脳梗塞の双方の発症リスクがある。脳卒中は時間の経過とともに手遅れとなることが多く[1]，緊急開頭術を要する重症脳出血，くも膜下出血だけでなく，近年は，遺伝子組み換え組織型プラスミノーゲン活性化因子（recombinant tissue-type plasminogen activator：rt-PA）による静注血栓溶解療法（t-PA静注療法）や，血管内治療の適応となる急性期脳梗塞患者も見逃すことなく診療する体制づくりが求められている。本項では緊急治療の適応および，特に見逃されやすい意識障害時の診察方法について，循環器集中治療領域を志す医師・コメディカルに知ってほしい内容を記載する。

急性期治療の適応

脳出血・くも膜下出血

　脳出血・くも膜下出血の急性期は，特に脳出血において近年，内科的治療が選択される場合も多い。急性期の内科的対応としては，抗凝固薬の中止および拮抗薬投与と降圧が，一般的に行われている。降圧に関しては，脳出血は収縮期血圧140mmHg未満，くも膜下出血は160mmHg未満が『脳卒中治療ガイドライン2021［改訂2023］』[2]上は勧められているが，もともと血圧が高い症例に関して過度な降圧を行うと腎不全などのリスクがあるため注意が必要である。
　手術治療に関しては，脳実質内に30mL以上の出血や脳幹圧排所見，水頭症を呈する

場合に緊急で開頭術の適応が考慮されるが[3]，内科で判断するのではなく，必ず脳神経外科医に判断を仰ぐべきである。

脳梗塞

脳梗塞に対する超急性期治療として，t-PA静注療法と血管内治療が確立され，患者の転帰は大幅に改善した。以下に2つの治療法と，その適応を記載する。

t-PA静注療法

- 対象：最終健常確認時刻から4.5時間以内，もしくは以下の条件を満たした急性期脳梗塞患者が適応である。2020年に，発症時刻不明，かつ発見から4.5時間以内の症例に対し，頭部MRI検査を施行して拡散強調画像とFLAIR画像のミスマッチがあるという条件を満たした患者に対するt-PA静注療法の有効性が示され，適応が拡大された[4]。また，血小板数10万/mm^{3}以下や14日以内の大手術あるいは頭蓋内出血の既往がある場合など，禁忌項目があるため確認が必要である（表1）[5]。

表1 ◐ t-PA静注療法の禁忌事項

既往歴	□頭蓋内出血既往
	□1カ月以内の脳梗塞（TIAは含まない）
	□3カ月以内の重篤な頭部脊髄の外傷あるいは手術
	□21日以内の消化管あるいは尿路出血
	□14日以内の大手術あるいは頭部以外の重篤な外傷
	□治療薬の過敏症
臨床所見	□痙攣
	□くも膜下出血（疑）
	□出血の合併（頭蓋内出血，消化管出血，尿路出血，後腹膜出血，喀血）
	□頭蓋内腫瘍・脳動脈瘤・脳動静脈奇形・もやもや病
	□収縮期血圧（適切な降圧療法後も185mmHg以上）
	□拡張期血圧（適切な降圧療法後も110mmHg以上）
	□重篤な肝障害
	□急性膵炎
血液所見	□血糖異常（50mg/dL以下，400mg/dL以上）
	□血小板10万/mm^{3}以下
	□ワルファリン内服中，PT-INR 1.7以上
	□ヘパリン投与中，APTTの延長（前値の1.5倍以上または正常範囲を超える）
画像所見	□CTで広汎な早期虚血性変化
	□CT／MRI上の圧排所見（正中構造偏位）

TIA：transient ischemic attack（一過性脳虚血発作），PT-INR：prothrombin time-international normalized ratio（プロトロンビン時間国際標準化比），APTT：activated partial thromboplastin time（活性化部分トロンボプラスチン時間） （文献5より改変）

- 方法：アルテプラーゼを0.6mg/kg静注で投与する。換算表を用いて溶解し，10%を急速静注，残りを60分かけて緩徐に投与する[6]。

血管内治療

- 対象：内頸動脈や中大脳動脈などの主幹動脈閉塞例が適応となる[7]。
- 方法：局所麻酔下で鼠径の大腿動脈から穿刺し8Frもしくは9Frシースを挿入する。その後，頭蓋内にカテーテルを誘導し，ステント型，吸引型のデバイスを用いた血栓除去や，バルーンや頭蓋内ステントを用いた血管形成術を行う。

治療のポイント

　脳梗塞患者に対するt-PA静注療法および血管内治療は，発症から治療までが早ければ早いほど転帰がよくなる。具体的には，発症～血管内治療による再開通までが30分早くなるごとに，3カ月後に自立している割合が約10%上昇することが示されており，脳梗塞治療の転帰は初期診療にかかる数分で変わると言っても過言ではない[8]。よって，脳梗塞を疑った場合，t-PA静注療法の適応があるのか，機械的血栓回収術の治療適応となる主幹動脈閉塞があるのかを迅速に判定し，専門医へ治療方針を仰ぐ必要がある。

画像診断のポイント

脳出血・くも膜下出血

　多くは突然の頭痛，嘔吐，意識障害，片麻痺で発症する。診断には頭部CT検査や頭部MRI検査を用いる（図1，2）。注意点として，頭部MRI検査は一見わかりづらいことがあるため，習熟していなければCTでの評価を推奨する。

脳梗塞

　脳梗塞は脳卒中の約8割を占め，cardiovascular intensive care unit（CICU）でも多く遭遇する疾患である。特にCICUでは，突然の片麻痺や失語症状で発症する心原性脳塞栓症と，動脈硬化性の脳血管狭窄や閉塞によるアテローム血栓性脳梗塞が多い。診断には頭部MRI検査が有用である。図3は，発症3時間における同一脳梗塞患者の頭部CTおよびMRI画像である。教科書的にはCTで皮髄境界不鮮明になるのが急性期の特徴であるが，本症例は習熟していてもCT（図3A）で指摘困難であった。そのような症例でもMRI画像では拡散強調画像（図3B）で明瞭な高信号を呈し，簡便に診断可能である。FLAIR画像は発症から6時間以上経過すると描出されることが多い。この症例ではFLAIR画像で異常を指摘するのは困難であるが，中大脳動脈に一致して血管が高信号を呈していた（図3C，白矢印）。これはhyperintense vessel sign（HVS）もしくはintraarterial signal（IA sign）と呼ばれ，閉塞血管を有する場合に閉塞側で高信号を呈

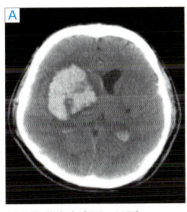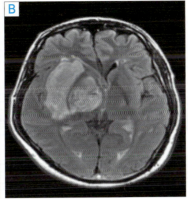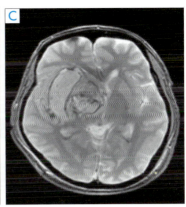

図1 ● 脳出血（CT，MRI）
A 頭部CT，B 頭部MRI（FLAIR），C 頭部MRI（T2*）

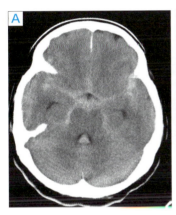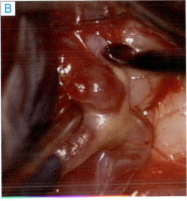

図2 ● 脳動脈瘤破裂による
　　　くも膜下出血
A 頭部CT画像。鞍上槽，Sylvius裂，大脳縦裂などが高吸収となる。
B 脳動脈瘤（術中画像）

する。実際にこの症例は右内頸動脈閉塞を呈していた（図3D）。HVS，IA signは閉塞血管がわかりづらいときに有用である[9]。

症状から診断するポイント

脳卒中を検出するために

　脳卒中疑い例を検出するためには，シンシナティ病院前脳卒中スケール（Cincinnati Prehospital Stroke Scale：CPSS）[10]や倉敷病院前脳卒中スケール（Kurashiki Prehospital Stroke Scale：KPSS）[11]が有効である。CPSSは，①顔面のゆがみ，②上肢挙上，③構音障害の3つから構成され，1つでも異常がある場合には陽性となる。KPSSは，意識障害，上下肢の麻痺，構音障害から構成され，13点満点で判定することにより，脳卒中疑いだけでなく重症度判定もできる。これらのスケールは，t-PA静注療法が普及したタイミングで早期脳梗塞患者を検出するために作成され，現在では多くの地域で救急隊を中心に用いられている。簡便であり，脳卒中を疑った際の診断方法として重要である。

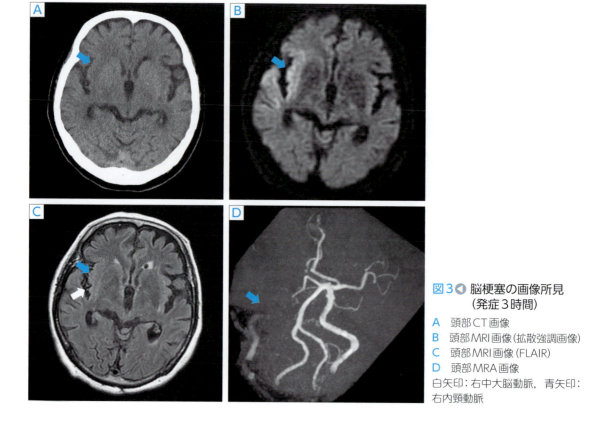

図3 ◁ 脳梗塞の画像所見（発症3時間）
A 頭部CT画像
B 頭部MRI画像（拡散強調画像）
C 頭部MRI画像（FLAIR）
D 頭部MRA画像
白矢印：右中大脳動脈，青矢印：右内頸動脈

主幹動脈閉塞例を検出するために

　急性期脳梗塞患者に対する血管内治療は，2015年に血栓回収術の有効性が示されたこと[6]で急速に普及し，現在では主幹動脈閉塞例に対する治療のgolden standardとなっている。治療対象は前述の通り，主幹動脈閉塞を有する脳梗塞患者である。最終健常から24時間以内であれば考慮されることが多く，見逃さずに疑う必要がある。様々な診断ツールが報告されているが，本項では，日本医科大学発の主幹動脈閉塞を検出するスケールであるELVO screenと，2023年に日本脳卒中学会から提唱された脳卒中学会推奨JSS標準LVO scaleを紹介する。以下の方法を用いて，主幹動脈閉塞を疑う場合には可及的速やかに頭部MRI/MRA検査や造影CT検査で主幹動脈閉塞の有無を精査する必要がある。

ELVO screen[12]

　筆者らは主幹動脈閉塞例を画像検査前に見分ける方法として，emergent large vessel occlusion（ELVO）screen（図4）[12]を提唱している。このスケールは上述したCPSSやKPSSで脳卒中疑いの症例に対して用いる。
　共同偏倚（両目が一方を向く）を認める，メガネや時計を見せて物品呼称ができない（失

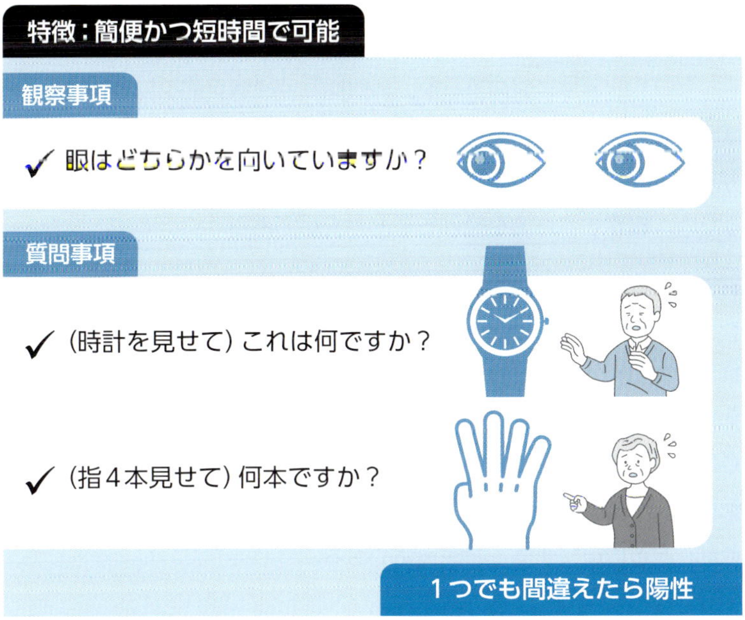

図4 ELVO screen
（文献12より作成）

語），患者の目の前で指4本を見せても4本と答えられない（半側空間無視や同名性半盲）症状が1つでもある場合に陽性と判定する。陽性の場合，半数近くに主幹動脈閉塞があること，陰性の場合は9割以上で主幹動脈閉塞を認めないことを検証研究で示し，報告している[12]。

脳卒中学会推奨JSS標準LVO scale

主幹動脈閉塞例の検出を目的としたスケールは世界で30種類以上報告されている。日本からもELVO screen以外にGAI$_2$AA，FACE$_2$AD，Japan Urgent Stroke Triage Score（JUST score）など多くのスケールが報告されている。2023年には，日本脳卒中学会から脳卒中学会推奨JSS標準LVO scaleが提唱された。本スケールは，①脈不整，②眼球共同偏視，③半側空間無視，④失語，⑤顔面麻痺，⑥上肢麻痺から構成されている。全国918例の脳卒中疑い救急搬送例で検証しており，3項目陽性であれば陽性適中率が50％を超えることが示されている。

意識障害および鎮静している患者への対応

意識障害をきたした患者の場合，神経診察は困難となる。ここでは簡便で，かつ有用な診察を2つ紹介する。共同偏倚，Babinski反射のどちらかが陽性であれば，頭蓋内病変を疑い専門医に連絡することをお勧めする。また，詐病やヒステリーを鑑別するためにはarm dropping testが有用であり，是非覚えておいて頂きたい。

共同偏倚

眼瞼を挙上し，両眼球が一方向に偏倚しているか否かを判断する。両眼が右方を向いていれば，右の共同偏倚と診断される。前頭眼野の障害を診ているとされており，脳卒中であれば同側を，てんかんであれば対側を向く。意識障害患者でも同様に診察可能であり，有用であるだけでなく，突発的な発作時に頭蓋内病変が原因かどうかを考える手掛かりになるため，観察する意識を付けることが大切である。

Babinski反射

錐体路（運動神経の経路）が障害されている場合，陽性となる。必ず靴下を脱がして足を露出させ，鋭利すぎない物体（楊枝の柄の部分や，ハンマーの先端など）を使用し，足底の外側縁をかかとから足の前方に向かってゆっくりと擦る。足の親指が背屈し（足の甲側に向かって反り返る），他の指が扇状に開くBabinski徴候を示す場合，陽性反応である。必ず左右ともに観察することが大切である。

arm dropping test

痛み刺激でも四肢を動かさない場合には，持ち上げて急に離すarm dropping testを行う。麻痺側の上肢は顔を打つこともしばしばあるが，健側では顔面を避け，体の側方に落ちる。麻痺側では脱臼など怪我をするリスクがあるため，補助のために手を差し出すなど，注意して行う。

◎

本項は，神経内科の非専門医の医師・メディカルスタッフに使用して頂くことを念頭に置き，記述した。循環器疾患に気をとられるあまりに頭蓋内病変を見逃すことがないよう，是非必要な神経診察を身に付けて頂きたい。

文献

1) Saver JL：Time is brain--quantified. Stroke. 2006；37(1)：263-6. PMID：16339467

2) 日本脳卒中学会 脳卒中ガイドライン委員会，編：脳卒中治療ガイドライン2021［改訂2023］. 協和企画，2023.

3) Pantazis G, Tsitsopoulos P, Mihas C, et al：Early surgical treatment vs conservative management for spontaneous supratentorial intracerebral hematomas：A prospective randomized study. Surg Neurol. 2006；66(5)：492-501；discussion 501-2. PMID：17084196

4) Thomalla G, Boutitie F, Ma H, et al：Intravenous alteplase for stroke with unknown time of onset guided by advanced imaging·systematic review and meta-analysis of individual patient data. Lancet. 2020；396(10262)：1574-84. PMID：33176180

5) 日本脳卒中学会脳卒中医療向上社会保険委員会静注血栓溶解療法指針改訂部会：静注血栓溶解（rt-PA）療法 適正治療指針 第三版. 2023年9月追補.
[https://www.jsts.gr.jp/img/rt-pa03_supple.pdf]（2025年2月14日閲覧）

6) Yamaguchi T, Mori E, Minematsu K, et al：Alteplase at 0.6 mg/kg for acute ischemic stroke within 3 hours of onset：Japan Alteplase Clinical Trial (J-ACT). Stroke. 2006；37(7)：1810-5. PMID：16763187

7) Goyal M, Menon BK, van Zwam WH, et al：Endovascular thrombectomy after large-vessel ischaemic stroke：a meta-analysis of individual patient data from five randomised trials. Lancet. 2016；387(10029)：1723-31. PMID：26898852

8) Prabhakaran S, Ruff I, Bernstein RA：Acute stroke intervention：a systematic review. JAMA. 2015；313(14)：1451-62. PMID：25871671

9) Azizyan A, Sanossian N, Mogensen MA, et al：Fluid-attenuated inversion recovery vascular hyperintensities：an important imaging marker for cerebrovascular disease. AJNR Am J Neuroradiol. 2011；32(10)：1771-5. PMID：21051516

10) Kothari RU, Pancioli A, Liu T, et al：Cincinnati Prehospital Stroke Scale：reproducibility and validity. Ann Emerg Med. 1999；33(4)：373-8. PMID：10092713

11) Iguchi Y, Kimura K, Watanabe M, et al：Utility of the Kurashiki Prehospital Stroke Scale for hyperacute stroke. Cerebrovasc Dis. 2011；31(1)：51-6. PMID：20980754

12) Suzuki K, Nakajima N, Kunimoto K, et al：Emergent large vessel occlusion screen is an ideal prehospital scale to avoid Missing Endovascular Therapy in Acute Stroke. Stroke. 2018；49(9)：2096-101. PMID：30354974

第9章 CICUにおける併存疾患，合併症

3 呼吸不全，急性呼吸促迫症候群

河越淳一郎，竹田晋浩

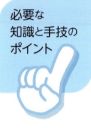

必要な知識と手技のポイント

- CICUにおいて発症する呼吸不全は，喫煙などの生活習慣や基礎疾患に影響を受けることも多く，患者背景を確認しておくことが重要である。
- 心不全における肺水腫では心臓超音波検査だけでなく，肺超音波検査による診断も有用となってきている。
- 心血管術後の呼吸不全発症は術後合併症の中では死亡率上昇につながる因子である。人工呼吸器の調整や原因疾患に対する速やかな治療導入が必要である。
- 急性呼吸促迫症候群（ARDS）は現代においても依然として死亡率が高く，敗血症以外にも手術侵襲などが引き金になることもあり，重症度と発症要因を知っておくことが重要である。

はじめに

cardiovascular intensive care unit（CICU）では，心筋梗塞などの急性心疾患や弁膜症および大動脈疾患に対する術後などの循環器疾患をメインに扱うのは当然であるが，現代社会において心臓血管疾患のみしか有さない患者はほとんどおらず，脳血管疾患，糖尿病や腎臓疾患，そして呼吸関連に伴う障害，呼吸不全など心血管以外の合併症もしくは多臓器不全の患者の割合が増加している[1, 2]。要因としては患者の高齢者比率が高いこともあり，複数の疾患の有病率が高いことが挙げられるほか，喫煙などの心血管および肺のどちらにも影響を与える因子が存在するためである。

実際に慢性閉塞性肺疾患（chronic obstructive pulmonary disease：COPD）患者において，不整脈や心筋梗塞などの心血管イベントの合併頻度および死亡率が増加することが報告されており[3, 4]，CICUに収容された患者は呼吸不全のリスクが高い合併症を有する可能性があることを念頭に置き，患者の生活習慣および基礎疾患を把握することが重要である。

さらに，治療で行う侵襲処置に伴い生じてくる想定外の術後肺合併症（postoperative pulmonary complication：PPC）や術後呼吸不全なども存在するため，侵襲的処置を行う際には患者の合併症および重症度に合わせて，呼吸不全の発症および遷延化の予防対策を行わなければならない。

心不全に伴う呼吸不全

心不全とは「何らかの心臓機能障害，すなわち，心臓に器質的および/あるいは機能的異常が生じて心ポンプ機能の代償機転が破綻した結果，呼吸困難・倦怠感や浮腫が出現し，それに伴い運動耐容能が低下する臨床症候群」と定義される[5]。以前は急性心不全/慢性心不全と区別されていたが，急性心不全の多くが慢性心不全からの急性増悪といったパターンが多いことや，急性期から慢性期にかけて継続的に治療する必要があることから統合された。病態としては，①急性心原性肺水腫，②全身的な体液貯留，③低心拍出による低灌流の3種類がメインである[5]。特に心疾患が主要因という意味では，①の急性心原性肺水腫と，③の低心拍出による低灌流を伴う心不全が重要である。

心不全では，種々の要因により心機能が低下することで血管から肺間質腔への水分移動が肺リンパ管によるドレナージ力を超えた際，肺水腫が生じる[6]。肺間質腔内に水分が貯留して間質性肺水腫となり肺胞が虚脱し，その結果としてシャントおよび肺換気血流比不均衡となることで酸素化の悪化をきたすと考えられている。さらに，間質から肺胞腔にも水分移動・貯留が進むことで肺胞性肺水腫となり，隣接した肺胞腔の拡張が阻害され，肺コンプライアンス低下が進行していく[7]。

診断および評価には心臓超音波検査による心機能評価，そして肺水腫の評価としては胸部X線，CTが有用であるが，肺水腫の評価という点では肺超音波検査によるB-lineの評価も有用である。冠動脈疾患のような胸痛を伴う疾患の場合，気胸など他の呼吸器疾患を除外する必要があり，そのような状況でもベッドサイドで確認可能で有用[8]なことから，救急の場でも近年肺超音波検査の使用頻度が高まってきている。

治療手段としては，急性心原性肺水腫であれば呼気終末陽圧（positive end-expiratory pressure：PEEP）により肺胞虚脱が開放されることで換気血流比不均衡およびシャントが改善することが多いため，人工呼吸器管理の第一選択は非侵襲的陽圧換気（noninvasive positive pressure ventilation：NPPV）とされる[9]。

しかし，低心拍出が原因の低灌流による心不全の場合は短期的な病態改善が困難であり，重症ショックを伴うことが多くNPPVよりも確実な圧補助を要することが多いため，侵襲的人工呼吸管理となることが多い[10]。

PPCおよび術後呼吸不全

PPCは術中から術後にかけて新たに発生した呼吸器系病変や呼吸機能異常の総称であり，呼吸器感染症や既存肺疾患の増悪，気管支攣縮など多岐にわたり，また術後呼吸不全も含まれている[11]。

一般的に術後呼吸不全とは，動脈血液ガス分析でroom airにおいて動脈血酸素分圧（partial pressure of arterial oxygen：PaO_2）＜60mmHgかつ/または動脈血二酸化

炭素分圧（partial pressure of arterial carbon dioxide：$PaCO_2$）＞50mmHgであり，PaO_2／吸入酸素濃度（fraction of inspiratory oxygen：FiO_2）比＜300の状態とされる[12]。しかし，術後長期間にわたって人工呼吸器を必要とする場合や抜管しても再挿管が必要になる状態も，併せて術後呼吸不全として扱うことも多く，気管挿管下に人工呼吸器の使用期間が72時間以上の長時間にわたって使用する状態を呼吸不全と考えた場合，心臓血管術後の呼吸不全の発症率は9.1％とされる。心臓血管手術後の呼吸不全の有無で患者の死亡率を比較すると，呼吸不全を発症しなかった患者の死亡率が2.4％であるのに対して，呼吸不全発症者の死亡率は15.5％と著しく高く，術後呼吸不全は術後合併症の中では重篤であることがわかる[13]。

　心臓血管手術後に呼吸器関連の合併症を発症する要因として，術前・術後の呼吸機能の変化による影響が挙げられる。心臓血管手術では胸骨切開を行うことや胸部・上腹部など横隔膜付近を処置することになるため創部疼痛による横隔膜機能不全を起こしやすい。その他にも手術に伴う術中の肺圧迫，また肋間筋や腹直筋などの呼吸筋や呼吸補助筋を離断するため随意的な深吸気をとることが困難となるほか，術後胸水貯留なども肺容積の減少につながる。実際に胸部手術の際に肺活量（vital capacity：VC）は約50～60％前後低下し，機能的残気量（functional residual capacity：FRC）も約30％低下し，その回復には約1週間を要することが報告されている[14, 15]。さらにFRCがclosing capacity（CC）を下回ると安静呼気でも肺胞虚脱が生じることとなり無気肺が形成され，換気血流比不均衡（$\dot{V}/\dot{Q}$ミスマッチ）になり酸素化の悪化につながる。さらに無気肺が形成されることで内部にて細菌が増殖し肺炎発症につながり，また細菌が血流に移行しやくなる可能性が示唆されている[16]。さらに術中に使用した麻酔薬や筋弛緩薬が体内・組織中に残存することで咳嗽反射および気道繊毛機能が低下することで喀痰などの分泌物貯留が生じることも肺炎発症につながると考えられている[17]。

　そして人工心肺を用いることで惹起される全身性炎症反応症候群（systemic inflammatory response syndrome：SIRS）も呼吸不全の1つの要因と考えられている。人工心肺によりSIRSが発症する要因には，術野で回収された血液が再循環する影響や肺・腸管などの臓器が虚血などで灌流障害を起こすことによる影響が報告されており，特に腸管の場合は血液灌流が低下することで腸粘膜のバリア機能が低下し腸内のエンドトキシンが体循環に流入するリスクがある。また血液と人工心肺回路の接触によるIL-8濃度上昇や好中球接着分子の発現もSIRS関与が示唆されているほか[18]，人工心肺による体外循環の影響で肺の拡張能などの機能低下およびや肺血管の障害などが関与している可能性が考えられている[19, 20]。

　これらの呼吸器合併症のリスク因子は米国内科学会のガイドラインによると，患者側因子としては，加齢，American Society of Anesthesiologists Physical Status（ASA-PS）≧2，慢性心不全，COPD，機能的自立度の低下，喫煙，低栄養（アルブミン＜3.0g／

dL）などが挙げられている[21]。また手術側因子では，腹部大動脈瘤手術，胸部手術，上腹部手術，脳外科手術，緊急手術，長時間手術（≧2.5時間以上），全身麻酔などがある[21]。

　これらのリスク因子を術前に把握し，緊急でなければ可能な限り合併症対策を講じることが重要である。具体的には，喫煙患者であれば術前に8週間以上の禁煙を徹底することや呼吸機能の訓練，心不全や慢性呼吸器疾患の病勢コントロールを行い，また術後の無気肺を予防するための呼吸療法や早期離床などに関する術前教育などが重要である[22]。術中の対策としては，可能であれば全身麻酔ではなく他のアプローチによる麻酔法を併用するなどの対応や，術中・術後の人工呼吸器管理も当然，肺保護を念頭に置き，適切に行う必要がある[22]。また，先に挙げた術後疼痛に伴う喀痰貯留や深吸気障害を予防するため，適切に疼痛管理を行うことも重要である。

急性呼吸促迫症候群（ARDS）

　急性呼吸促迫症候群（acute respiratory distress syndrome：ARDS）は先行する基礎疾患・外傷を有し，急性に発症した低酸素血症であり，胸部X線画像では両側性の肺浸潤影を認め，かつその原因が心不全，腎不全，血管内の水分過剰のみでは説明できない病態のことである。ARDSの本態は肺微小血管の透過性亢進型肺水腫であるとされ，肺胞領域における好中球主体の非特異的な過剰炎症反応および，それによってもたらされる広範な肺損傷が原因である可能性が指摘されている[23]。

　表1はARDSの診断基準と重症度分類，そしてそれぞれの重症度における死亡率を示しているが，重症度に応じて死亡率も段階的に増加がみられることから重症度が予後に相関することが示されている。

　また，表2はARDSの原因疾患と頻度を示したものである。直接損傷において頻度の多い肺炎は，市中肺炎であればCICUでは遭遇することは少ないかもしれないが，人工

表1 ● ARDSの診断基準と重症度分類

重症度分類	mild（軽症）	moderate（中等症）	sever（重症）
PaO₂／FiO₂（酸素化能，mmHg）	$200 < PaO_2/FiO_2 \leqq 300$ （PEEP，CPAP≧5cmH₂O）	$100 < PaO_2/FiO_2 \leqq 200$ （PEEP≧5cmH₂O）	$PaO_2/FiO_2 < 100$ （PEEP≧5cmH₂O）
発症時期	侵襲や呼吸症状（急性／増悪）から1週間以内		
胸部画像	胸水，肺虚脱（肺葉／肺全体），結節ではすべてを説明できない両側性陰影		
肺水腫の原因（心不全，溢水の除外）	心不全，輸液過剰では説明できない呼吸不全：危険因子がない場合，静水圧性肺水腫除外のため心エコーなどによる客観的評価が必要		
死亡率	27%	32%	45%

PaO₂：partial pressure of arterial oxygen（動脈血酸素分圧），FiO₂：fraction of inspiratory oxygen（吸入酸素濃度），PEEP：positive end-expiratory pressure（呼気終末陽圧），CPAP：continuous positive airway pressure（持続的気道陽圧）

（文献23より転載）

表2 ▼ 主要なARDSの原因と頻度

頻度	直接損傷	間接損傷
多	肺炎 胃内容物の吸引（誤嚥）	敗血症 外傷，高度の熱傷（特にショックや大量輸血を要するもの）
少	脂肪塞栓 有毒ガスなどによる吸入障害 再灌流肺水腫（肺移植後など） 溺水 放射線肺傷害 肺挫傷	心臓バイパス術 薬物中毒 急性膵炎 自己免疫疾患 TRALI

TRALI：transfusion-related acute lung injury（輸血関連急性肺挫傷）

（文献23より転載）

呼吸器管理中における人工呼吸器関連肺炎（ventilator associated pneumonia：VAP）や誤嚥性肺炎であればCICUにおいても遭遇しやすい。誤嚥性肺炎の場合，胃酸を含む消化管内容物による化学性肺臓炎の要素がメインであり，胃酸・消化酵素による肺胞や気道の直接的な障害・炎症および対側肺の二次損傷が急性肺傷害（acute lung injury：ALI）／ARDSの移行要因として考えられている。

　間接損傷では敗血症の頻度が高い。敗血症は本来「感染症に対する制御不能な宿主反応に起因した生命を脅かす臓器障害」と定義され[24]，一般的にSOFAスコア（sequential [sepsis-related] organ failure assessmentスコア，表3）において2項目以上とされることが多い。しかし，集中治療分野における敗血症では基本的にはSOFAスコアがベースラインより2点以上増加している状態とされることが多い。ARDSだけでなく敗血症においても多臓器機能不全症候群（multiple organ dysfunction syndrome：MODS）の引き金となるほか，MODSの肺病変としてARDSを引き起こすことが知られている[25]。これは敗血症に伴う各種炎症性サイトカインが好中球を集約させ，肺における炎症をさらに悪化させるためと考えられている。

　そして，直接および間接損傷のどちらでも慢性アルコール中毒やCOPDなどの慢性呼吸器疾患，アシドーシス，慢性肝疾患や腎不全を併発していると予後が悪いことが知られている。

　ARDSの治療において，原因疾患の治療も必要であるが，肺保護戦略として一回換気量とプラトー圧を制限して低容量換気を行うことも重要である。特にassisted control ventilation（ACV）による低容量換気はARDSの重症度によらず実施すべきとされている[26]。理由は人工呼吸器関連肺損傷（ventilator associated lung injury：VALI）を回避するためである。陽圧換気を行う際には，酸素化能P/F比による重症度評価をPEEP 5cmH$_2$O以上の陽圧換気下に行うことが求められる。なお，この陽圧換気は必ずしも気管挿管下というわけではなく，NPPVを用いてもよいとされる。

表3 ● SOFAスコア

		0	1	2	3	4
呼吸器	PaO_2/FiO_2 (mmHg)	>400	≦400	≦300	≦200 (呼吸器補助下)	≦100 (呼吸器補助下)
凝固系	血小板数(×10^3/mm^3)	>150	≦150	≦100	≦50	≦20
肝	ビリルビン値(mg/dL)	<1.2	1.2～1.9	2.0～5.9	6.0～11.9	>12.0
心血管系	低血圧	なし	平均動脈圧 <70mmHg	DOA≦5γ あるいは DOB投与	DOA>5γ あるいは Ad≦0.1γ あるいは NA≦0.1γ	DOA>15γ あるいは Ad>0.1γ あるいは NA>0.1γ
中枢神経系	GCS	15	13～14	10～12	6～9	<6
腎	クレアチニン(mg/dL) または 尿量(mL/日)	<1.2	1.2～1.9	2.0～3.4	3.5～4.9 <500	>5.0 <200

PaO_2：動脈血酸素分圧，FiO_2：吸入酸素濃度，DOA：ドパミン，DOB：ドブタミン，Ad：エピネフリン，NA：ノルアドレナリン，GCS：Glasgow Coma Scale

（文献23より転載）

しかし，上述のように対応して低容量換気を行い，PEEPを高値に設定し，FiO_2を1.0として治療を継続しても酸素化が改善しない場合には，体外膜型人工心肺（extracorporeal membrane oxygenation：ECMO）に切り替えることも検討される。

循環不全と呼吸不全は密接に関連しており，両者を併発している場合は多い。患者の状態把握および重症化などのリスク因子を把握し，状態変化を認めた際に迅速に感知し，対応できるシステム構築・チーム医療体制が重要である。

文献

1) Bohula EA, Katz JN, van Diepen S, et al：Critical Care Cardiology Trials Network：Demographics, care patterns, and outcomes of patients admitted to cardiac intensive care units：The Critical Care Cardiology Trials Network prospective North American multicenter registry of cardiac critical illness. JAMA Cardiol. 2019；4(9)：928-35. PMID：31339509

2) Jentzer JC, van Diepen S, Barsness GW, et al：Changes in comorbidities, diagnoses, therapies and outcomes in a contemporary cardiac intensive care unit population. Am Heart J. 2019；215：12-9. PMID：31260901

3) Mannino DM, Thorn D, Swensen A, et al：Prevalence and outcomes of diabetes, hypertension and cardiovascular disease in COPD. Eur Respir J. 2008；32(4)：962-9. PMID：18579551

4) Agarwal S, Rokadia H, Senn T, et al：Burden of cardiovascular disease in chronic obstructive pulmonary disease. Am J Prev Med. 2014；47(2)：105-14. PMID：24997571

5) 日本循環器学会／日本心不全学会：急性・慢性心不全診療ガイドライン（2017年改訂版）. [https://www.mhlw.go.jp/file/05-Shingikai-10901000-Kenkoukyoku-Soumuka/0000202651.pdf]（2025年2月14日閲覧）

6) Ware LB, Matthay MA：Clinical practice. Acute pulmonary edema. N Engl J Med. 2005；353(26)：2788-96. PMID：16382065

7) Perlman CE, Lederer DJ, Bhattacharya J：Micromechanics of alveolar edema. Am J Respir Cell Mol Biol. 2011；44(1)：34-9. PMID：20118224

8) Hendin A, Koenig S, Millington SJ：Better with ultrasound：Thoracic ultrasound. Chest. 2020；158(5)：2082-9. PMID：32422131

9) 日本呼吸器学会NPPVガイドライン作成委員会：NPPV（非侵襲的陽圧換気療法）ガイドライン（改訂第2版）[https://www.jrs.or.jp/publication/file/NPPVGL.pdf]

10) Harjola VP, Lassus J, Sionis A, et al：Clinical picture and risk prediction of short-term mortality in cardiogenic shock. Eur J Heart Fail. 2015；17(5)：501-9. PMID: 25820680

11) Miskovic A, Lumb AB：Postoperative pulmonary complications. Br J Anaesth. 2017；118(3)：317-34. PMID: 28186222

12) 松田直之, 特別編集：周術期・術後管理―外科系集中治療Q＆A―. 救急・集中治療. 2024；36(4).

13) Filsoufi F, Rahmanian PB, Castillo JG：Predictors and early and late outcomes of respiratory failure in contemporary cardiac surgery. Chest. 2008；133(3)：713-21. PMID: 18263692

14) Meyers JR, Lembeck L, O'Kane H, et al：Changes in functional residual capacity of the lung after operation. Arch Surg. 1975；110(5)：576-83. PMID: 1093513

15) Craig DB：Postoperative recovery of pulmonary function. Anesth Analg. 1981；60(1)：46-52. PMID: 7006464

16) van Kaam AH, Lachmann RA, Herting E, et al：Reducing atelectasis attenuates bacterial growth and translocation in experimental pneumonia. Am J Respir Crit Care Med. 2004；169(9)：1046-53. PMID: 14977624

17) Sugimachi K, Ueo H, Natsuda Y, et al：Cough dynamics in oesophageal cancer：prevention of postoperative pulmonary complications. Br J Surg. 1982；69(12)：734-6. PMID: 717197

18) Laffey JG, Boylan JF, Cheng DC：The systemic inflammatory response to cardiac surgery：implications for the anesthesiologist. Anesthesiology；2002；97(1)：215-52. PMID: 12131125

19) Brüssel T, Hachenberg T, Roos N, et al：Mechanical ventilation in the prone position for acute respiratory failure after cardiac surgery. J Cardiothorac Vasc Anesth. 1993；17(5)：541-6.

20) Ng CHS, Wan S, Yim APC, et al. Pulmonary dysfunction after cardiac surgery. Chest. 2002；121：1269-77. PMID: 8268434

21) Smetana GW, Lawrence VA, Cornell JE；American College of Physicians：Preoperative pulmonary risk stratification for noncardiothoracic surgery：systematic review for the American College of Physicians. Ann Intern Med. 2006；144(8)：581-95. PMID: 16618956

22) Miskovic A, Lumb AB：Postoperative pulmonary complications. Br J Anaesth. 2017；118(3)：317-34. PMID: 28186222

23) 3学会合同ARDS診療ガイドライン2016作成委員会, 編：Part 1. ARDS診療ガイドライン2016. 総合医学社, 2016, p25-134.

24) Singer M, Deutschman CS, Seymour CW, et al：The Third International Consensus Definitions for Sepsis and Septic Shock (Sepsis-3). JAMA. 2016；315(8)：801-10. PMID: 26903338

25) Bone RC, Balk RA, Cerra FB, et al：Definitions for sepsis and organ failure and guidelines for the use of innovative therapies in sepsis. The ACCP/SCCM Consensus Conference Committee. American College of Chest Physicians/Society of Critical Care Medicine. Chest. 1992；101(6)：1644-55. PMID: 1303622

26) Ferguson ND, Fan E, Camporota L, et al：The Berlin definition of ARDS：an expanded rationale, justification, and supplementary material. Intensive Care Med. 2012；38(10)：1573-82. PMID: 22926653

第9章 CICUにおける併存疾患，合併症

4 感染症および敗血症

必要な知識と手技のポイント

- 経験的治療は広域抗菌薬でよいが，原因菌が判明したらDe escalationを行う。
- 抗菌薬は初回投与量はfull dose，2回目以降はrenal doseである。
- 施設ごとのアンチバイオグラムを参考にする。
- 血液培養の解釈とフォローの血液培養の重要性を理解しておく。
- 機械的循環補助（MCS）挿入中の予防的抗菌薬のエビデンスはない。

ABPC	アンピシリン	CTLZ	セフトロザン	SBT	スルバクタム
AMK	アミカシン	CTRX	セフトリアキソン	TAZ	タゾバクタム
CEZ	セファゾリン	MCFG	ミカファンギン	TOB	トブラマイシン
CMZ	セフメタゾール	MEPM	メロペネム	PIPC	ピペラシリン
CFPM	セフェピム	MNZ	メトロニダゾール	VCM	バンコマイシン

はじめに（基本的な考え方）

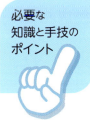

　感染症および敗血症はCICUでも多くみられ，心筋梗塞や心不全が改善しても感染症により命を落とすことも多い。ただ，頻度の高い病態は限られており，ある程度定型的な対応は可能である。中心静脈カテーテルや動脈ライン，尿道カテーテルは多くの患者に挿入されるが，そもそも挿入の必要性があるかどうか熟慮することが必要である。また，挿入された場合は毎日抜去が可能かどうかアセスメントする。ECMO，IMPELLA，IABPなどの機械的循環補助（mechanical circulatory support：MCS）が挿入されていることも多いが，循環動態的に早期抜去が現実的ではないことも多い。また，超重症患者では抗菌薬のカバーを外してしまった場合は致死的になることもあり，経験的治療においてspectrumを狭めることは患者を危険にさらすので避けるべきである。一方で，原因菌が判明した場合のDe escalationは重要であり，重症患者はそれを理由とした広域抗菌薬長期間投与をしがちであるが，適切な投与期間が終了した後に速やかに抗菌薬の終了を検討することも必要である。不要な抗菌薬の継続は真菌感染や多剤耐性菌を生みむしろ患者を危険にさらす。また，発熱の原因が必ずしも感染症とは限らない（薬剤，無石胆嚢炎，偽痛風，血腫，静脈炎，深部静脈血栓症，無気肺，輸血後など）。全身状態が比較的良好な場合は，非感染性疾患のことも多く，積極的に検索することで不要な抗菌薬投与を防げ

ることも多い。

CRBSI（カテーテル関連血流感染症），敗血症

　カテーテル刺入部の発赤はカテーテル関連血流感染症（catheter-related bloodstream infection：CRBSI）を疑う端緒となるが，感度は低い。末梢ラインも含めて，カテーテル挿入中で敗血症を疑う状況であれば，末梢静脈（上腕が推奨）から血液培養1セット，カテーテルから血液培養1セットを採取し，両方から同一菌種が検出されたら診断とする。カテーテルから採取した血液培養が，末梢静脈から採取した血液培養よりも2時間早く陽性になること（differential time to positivity：DTP）も診断の参考になる。DTPを判定するためには血液培養ボトルに採取する血液量が同量の必要がある。また，グラム陰性桿菌によるCRBSIではDTPの診断精度は高いが，黄色ブドウ球菌やカンジダの場合はそれほど有用性が高くないという報告もある[1, 2]。カテーテル先の培養は採取してもよいが，必須ではない。カテーテル先の培養と血液培養が一致すればカテーテル感染源の傍証となるが参考程度である。血液培養を採取しない場合のカテ先培養は行わない。提出する場合は必ず血液培養とセットで採取を行う。その際は清潔操作で5cm先端を切断し，滅菌スピッツで提出する。カテ先（多くは中心静脈カテーテル，透析用カテーテル）から血液培養を採取する際は，Qサイト®やシュアプラグ®などのデバイスは外し血液培養を採取し廃棄，採取後は新しいものに付け替える。

　敗血症性ショックが臨床的に疑われる場合，MCS挿入中などで敗血症となった場合は後がないと考える場合は血液培養採取後，カテーテルは抜去（CV／透析用カテーテル，動脈ライン，末梢すべて）ないし入れ替えVCM＋抗緑膿菌作用をもつ抗菌薬を開始する（MEPM，PIPC／TAZ，CFPM）（図1）。この際，注意すべきこととしては感染症治療

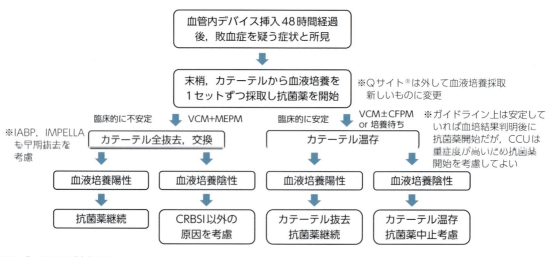

図1　CRBSI対応フロー

において初回治療はfull doseであることである（MEPMならば1g，PIPC/TAZならば4.5g，CFPMならば1g，初回投与はいずれにせよfull doseであり，採血で腎機能確認は必須でない）。いわゆるrenal doseはあくまでも2回目以降の投与に適応されることを記憶しておいてほしい。VCMは必ず治療薬物血中濃度モニタリング（therapeutic drug monitoring：TDM）を薬剤師に依頼する（☞第3章2参照）。近年ではトラフだけでなくAUCを考慮した投与設計が推奨されており，当院CICUでも段階的に変更を検討している。当院CICUでは多職種でのカンファレンス（☞第1章3参照）を毎朝行っており，薬剤師も含まれている。抗緑膿菌作用をもつ抗菌薬の選択は各病院のアンチバイオグラムによるが，グラム陰性桿菌のCFPM耐性が進行しているので，当院ではMEPMを第一選択としている。施設ごとに耐性菌の割合が変わるので，アンチバイオグラムは必ず参照する（経験的治療には一般的には80％以上の感受性率が必要，重症の場合はさらに高い感受性率が必要）。MEPMの温存も重要であるが，PIPC/TAZはVCMとの併用でAKIの報告がある[3]。一方で，PIPC/TAZが尿細管有機アニオントランスポーター（OAT1・OAT3）の基質であることから，見かけ上，血清Creが上昇し実際には腎障害は起きていないとの考え方（pseudonephrotoxity）もあり，PIPC/TAZ＋VCMの併用がAKIをきたすかははっきりとわかっていない[4,5]。いずれも観察研究の結果であり，当院CICUではランダム化比較試験の結果が得られるまではPIPC/TAZ＋VCMは積極的には用いない方針としている。ガイドライン上では，ショックではなく臨床的に安定していればカテーテルの温存は可能であり，血液培養が陽性であれば抗菌薬を開始とされる[6]。ただ，CICUではMCS挿入中の患者も多く，その時点で安定はしていたとしてもこれ以上の状態悪化があれば後がないと判断する場合は抗菌薬開始を検討している。この場合，MEPM＋VCMあるいはCFPM＋VCMで治療を開始する（当院は上述のようにグラム陰性桿菌のCFPM耐性が進行しており，重症の場合はCFPMは使用しにくい）。また，TAZ/CTLZが使用可能な場合はMEPMを温存できる。ただし，TAZ/CTLZは*Bacteroides*などの横隔膜下嫌気性菌のカバーはしていないため，腹腔内感染症を想定する場合はMNZの併用が必要である。血液培養が陰性であれば他の感染のフォーカスを考えるか感染以外の原因を考え，抗菌薬中止を考慮する。すでに広域抗菌薬を使用しており，敗血症性ショックが疑わしい場合はカンジダ菌血症を考慮しMCFG 100mg/日を開始する（カンジダ菌血症に関しては後述）。

血液培養，菌血症について

診断がCRBSIやIE（感染性心内膜炎）の場合，またブドウ球菌やカンジダ菌血症の場合は治療効果判定としてフォローの血液培養をとる。CRBSI，IE，ブドウ球菌菌血症，カンジダ菌血症は抗菌薬開始後48〜96時間後に上腕の静脈から2セット血液培養採取が望ましい。ガイドライン等の記載にある治療期間は抗菌薬開始時点からではなく，フォローでと

り陰性確認ができた血液培養の採取日から起算する。つまり，フォローの血液培養をとらなければ治療期間が決められないということを意味する。48～96時間後にとったフォローの血液培養が数日後に陽性で返ってくることも多いため，当院CICUでは陰性確認が得られるまで48時間ごとに血液培養を採取することとしている（培養結果が返ってくるまでタイムラグがあるため，陽性であった場合に再度培養を採取するのが遅くなり，治療期間がさらに延びるため）。フォローの血液培養の陽性が続く場合は，感染源がコントロールされていない可能性，具体的には深部膿瘍，IE，骨髄炎の合併の可能性を考え積極的に検索する（造影CT，経食道心エコー等考慮，脊椎MRIはMCS挿入中であったり検査室への移動が難しく非現実的なことが多い）。ブドウ球菌菌血症やカンジダ菌血症の際は感染症医がいる場合はコンサルテーションにより予後改善のエビデンスがあるため，必ずコンサルテーションする（当院は感染制御部はあるが感染症科はない）[7, 8]。また，血液培養が1セットのみ陽性のときの解釈は注意が必要である。黄色ブドウ球菌・MRSA菌血症，グラム陰性桿菌菌血症，カンジダ菌血症は1セットのみ陽性であっても真の菌血症として対応が必要である。CNSのみ1セット陽性の場合は基本的にはcontaminationと判断して良い。また，コリネバクテリウム属やバチルス属に関してもcontaminationの可能性が高い（2セット陽性の場合のみ真の菌血症と判断する）。また，血液培養結果から感染症のフォーカスが絞れることも多いので参考とする［グラム陰性桿菌菌血症ならばCRBSI，CAUTI，腹腔内感染症，グラム陽性球菌菌血症ならばCRBSI，IEなど］。

グラム陽性球菌菌血症

　　血液培養結果でグラム陽性球菌（多くはGPC Cluster）が1セット以上検出された場合には菌名同定まではVCM（＋CEZ）を投与する。結果としてCNSのみ1セット陽性であり，contaminationの可能性もあるが，MSSA（メチシリン感受性黄色ブドウ球菌），MRSA（メチシリン耐性黄色ブドウ球菌）の可能性はあり，安易にcontaminationと判断せず，GPC Clusterが1セット以上検出された時点で菌名同定まではVCM（＋CEZ）は必ず投与する。GPC菌血症でVCMにCEZを併用を考慮する理由は，MSSAが原因菌であった場合，VCM単剤では効果が落ちるからである（図2）[9]。MRSAであった場合はVCM単剤，MSSAであった場合はCEZ単剤に変更する。血液培養1セットのみCNS陽性と後に判明した場合はcontaminationと判断し抗菌薬終了を考慮する。MSSA，MRSA菌血症で，IEや深部膿瘍が合併する場合は，抗菌薬選択や治療期間が変わりうるので，経食道心エコー（TEE）と造影CTは積極的に考慮する（IEであればガイドラインに応じたレジメンに変更，膿瘍があれば嫌気性菌のカバーが必要で，治療期間は画像上消失するまでである）。CICUでは心疾患がベースにあるため，IEの検査前確率が高い。TEEは禁忌がなければ積極的に検討する。IEや膿瘍がない場合に一定の条件があればフォローの血液培養陰性確認日から2週間で治療を考慮してよい（図3）[6]。この条件を満たさな

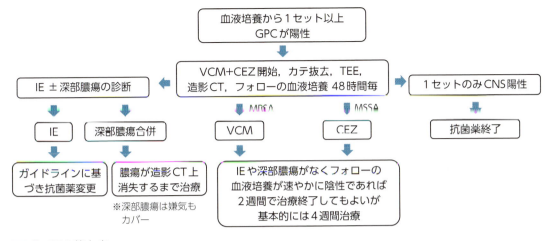

図2 ● GPC菌血症

```
①糖尿病がない
②免疫不全がない
③カテーテルが抜去されている
④血管内人工物がない
⑤感染性心内膜炎や化膿性血栓性静脈炎がない
⑥抗菌薬開始後72時間以内に解熱し，血液培養が陰性化している
⑦播種性病変を疑う所見がない（膿瘍などがない）
上記7つをすべて満たす場合は2週間で治療終了できる可能性あり
```

図3 ● 黄色ブドウ球菌菌血症2週間治療の条件
（文献6より改変）

い場合は基本的には4週間の抗菌薬投与が必要である。

ブドウ球菌以外のGPC clusterでは腸球菌があり耐性菌の *Enterococcus feacium* と *Enterococcus faecalis* がある。*E. feacium* はVCM，*E. faecalis* はABPCで治療可能である。腸球菌菌血症の感染源は多くはCRBSI，CAUTIであるがIEの可能性もあり，必要に応じてTEEを行う。

GPC Chain（レンサ球菌属）が検出された際にはCICUのセッティングではIEを特に強く疑う所見であるので，TEEをより積極的に考慮する。

グラム陰性桿菌菌血症

グラム陰性桿菌で腸内細菌が検出された場合は，重症度に応じて特に *E. coli*，*Klebsiella*，*Proteus* のアンチバイオグラムをもとに抗菌薬を選択する。感受性が80％以上保たれており重症ではない場合はCTRXの選択は可能である。MCS挿入中など重症で後がない場合はMEPMやPIPC/TAZを初期治療として選択し，薬剤感受性が判明次第De escalationすればよい。近年，敗血症や敗血症性ショックに対するβラクタ

ム系抗菌薬の投与時間の延長（prolonged infusion）の有用性も報告されており，積極的に考慮する（例：MEPM 1gを30分かけて投与後，1g1日3回を各3時間かけて投与，など）[10]。ブドウ糖非発酵菌が検出された際は緑膿菌をはじめとしたいわゆるSPACE（*Serratia*，*Pseudomonas*，*Acinetobacter*，*Citrobacter*，*Enterobacter*）を想定する。重症度とアンチバイオグラムを下に，MEPM，PIPC/TAZ，CFPMのいずれかを選択する。緑膿菌の感受性は上記いずれの抗菌薬も70%台であるため，当院では敗血症性ショックかつブドウ糖非発酵菌が検出された場合は感受性が判明するまで，アミノグリコシドの併用を考慮している（TOB 5〜7mg/kg1日1回，AMK 15〜20mg/kg1日1回など。いずれも緑膿菌の感受性99%程度）。TDMが必要な抗菌薬であるが，数日以内に感受性が判明するため，TDMが実際には必要ないことが多い。抗緑膿菌作用をもった広域抗菌薬使用中にブドウ糖非発酵菌が検出された場合は*Stenotrophomonas maltophilia*を想定する。MEPMは無効であり，ST合剤が第一選択である（MEPMが無効な細菌としては他はMRSA，*Enterococcus faecium*などがあり覚えておく必要がある）。

　また，経験的治療において以前の培養結果（特に肺炎を想定するなら喀痰培養，尿路感染を想定するなら尿培養）の参照は非常に重要である。たとえば以前の尿培養からESBL *E. coli*が検出されている場合で，CAUTIを疑う場合はMEPMを選択する。ESBLに関しては状態が安定していればCMZにDe escalationも可能という報告もある[11]。広域抗菌薬は培養結果が出た場合は速やかにDe escalationを検討するが，各感染症ごとの規定の抗菌薬投与期間が過ぎた場合も，炎症反応のくすぶり（CRPが1桁台遷延など）を理由にして抗菌薬中止の判断に踏み切れないことも実際は多い。ただ，広域抗菌薬の長期使用により選択圧が高まることはカンジダ菌血症や多剤耐性菌などのリスクとなるので，いたずらに広域抗菌薬を使用し続けることは患者にとって有害である。そのような状況の場合は血液培養2セットを再検し，陰性であれば少なくとも血流感染の可能性は低いと判断できるため，抗菌薬中止を検討する。また，プロカルシトニンも抗菌薬中止の参考になる。0.5μg/L未満，あるいは80%減少した場合に抗菌薬中止を検討する[12]。

カンジダ菌血症（図4）

　カンジダ菌血症は広域抗菌薬使用下での敗血症があれば疑う。血液培養陽性であれば，必ず治療が必要であるが，培養陽性率は70%とされるため，血液培養陰性であっても否定は難しい。そのため臨床状況として疑わしければMCFGの投与を考慮し，重症度により2週間治療しきることも許容される。β-Dグルカンは参考にはなるが，（当院では）即日結果が出ないうえ，透析，ガーゼ使用，アルブミン製剤使用やGPC菌血症での偽陽性やカットオフがまちまちであり注意が必要である。カンジダスコアも感度，特異度の問題はあるが経験的治療開始の参考になる[13]。「複数定着菌」×1＋「腹部手術後」×1＋「重症敗

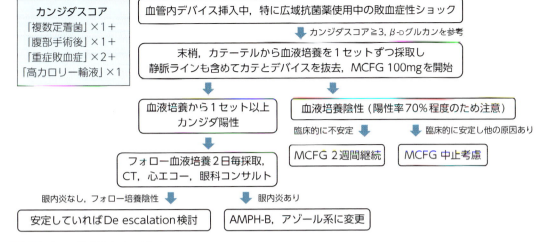

図4 ● カンジダ菌血症の治療

血症」×2＋「高カロリー輸液」×1でスコアリングを行いカットオフ2.5点で感度81％，特異度74％である。カンジダスコア3点以上でMCFG 100mg投与を考慮する。血管内カテーテルは静脈ラインも含めてすべて抜去し，血液培養陽性例は眼内炎の評価を眼科に依頼する。MCFGは眼移行性が不十分であり，L-AMPHBや菌種に応じてアゾール系抗真菌薬に変更を考慮する。フォローの血液培養が陰性化しなければ，造影CTやTEEの施行を積極的に考慮し，膿瘍やIEを検索する。状態が安定していれば菌種や感受性をみてDe escalationするのは細菌感染症と同様である。

Clostridioides difficile感染症 (図5)[14]

CICUでもClostridioides difficile (CD) 感染症は時折経験する。抗菌薬投与中のBristol Scale 5以上の下痢，白血球増多（数万/μL以上が典型的）などがあれば疑う。CDトキシン/GDH（グルタミン脱水素酵素）抗原を提出し，基本的には繰り返しのチェックは行わない。CDトキシンは特異度が高く，GDH抗原は感度が高い。CDトキシン陽性は毒素が産生されていることを意味し，治療を行う。CD感染症の重症度の定義は国内外で存在し一定していない。代表的なものの1つであるZar基準はVCMとMNZのランダム化比較試験であるが，年齢＞65歳（1点），体温＞38.3度（1点），アルブミン＜2.5mg/dL（1点），白血球＞15,000/μL（1点），偽膜性腸炎（2点），ICU管理（2点）でスコアリングを行い，2点以上を重症と定義している。CD感染症と診断した場合は，静注抗菌薬は原則中止とし，重症であればVCM散内服，FDX内服，軽症であればMNZ内服である[15]。GDH抗原陰性，トキシン陰性の場合はCD感染症は否定的と判断する。GDH抗原陽性，トキシン陰性はCDが存在しているが，毒産生はしていないため基本的には経過観察であるがCD感染症を疑う臨床状況であればNAAT検査が施行可能

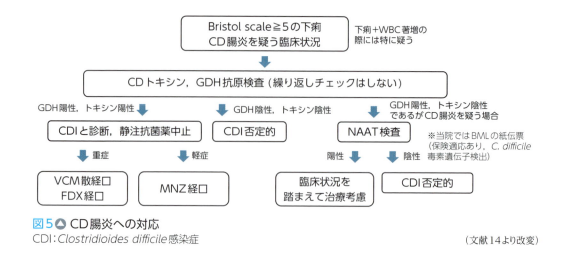

図5 CD腸炎への対応
CDI：*Clostridioides difficile* 感染症
(文献14より改変)

な場合施行する。NAAT検査は近年保険適用となっている(当院では*C. difficile*毒素遺伝子検出，BMLなど)。NAAT検査が陽性であれば臨床状況を踏まえて治療を考慮し，陰性であればCD感染症は否定的と考える。NAAT検査の院内採用がなければ便培養を提出し，参考とする。便培養を提出する際は，特殊な培地が必要であるため，CD診断目的であることを細菌検査室に伝える。また，CD感染症は接触感染予防策が必要である[14]。

人工呼吸器関連肺炎(VAP) 図6 ，カテーテル関連尿路感染症(CAUTI) 図7

　人工呼吸器関連肺炎(ventilator associated pneumonia：VAP)は人工呼吸器装着後，48時間以降の呼吸状態悪化と浸潤影，喀痰増加などの臨床状況で疑う。血液培養2セット，喀痰培養(吸引痰)，尿培養を採取する。重症であればPIPC/TAZあるいはMEPMで治療を開始する。以前の喀痰培養からESBLが検出されている場合はMEPMを選択する。また，TAZ/CTLZが使用可能な場合は選択肢となる(VAP治療においてMEPMに対して非劣性であることが示されており，MEPM温存が可能)[16]。超重症患者で後がないとき，以前の喀痰培養からMRSAが検出されている場合はVCMを必要に応じて追加してよいが，MRSA肺炎は稀である。中等症以下ではCTRXあるいはABPC/SBTで治療を開始する。喀痰，血液培養で菌名が同定されれば速やかにDe escalationする。原則7日間で抗菌薬は終了でよいが，血液培養陽性例やブドウ糖非発酵菌が起因菌である場合，膿胸，免疫不全がある場合は14日間治療する。

　カテーテル関連尿路感染症(catheter-associated urinary tract infections：CAUTI)は尿道カテーテル挿入中で敗血症を疑う状況で考慮する。症状は発熱のみであることが多く，無症候でも鑑別に挙げる必要がある。尿培養/尿沈渣はもともと挿入されていた尿道カテーテル抜去し，入れ替えた後に清潔な状況で採取する(もともと挿入されていた尿道

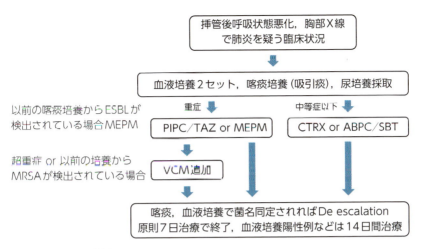

図6 ● VAPへの対応

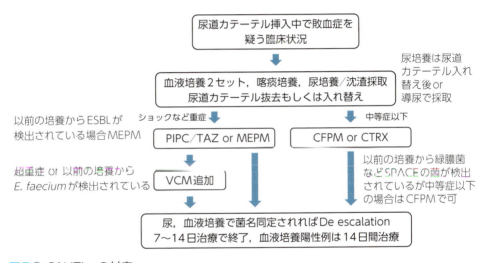

図7 ● CAUTIへの対応

カテーテルから尿培養を採取すると，定着した耐性菌を検出してしまう。また，その時点で尿道カテーテルが必要なければ再挿入はせず抜去したままとし導尿で尿培養を採取する）。ショックなど重症な場合はPIPC/TAZあるいはMEPM，以前の培養からESBLが検出されている場合はMEPMを選択する。超重症あるいは以前の培養から E. faecium が検出されている場合はVCM追加を考慮する。中等症以下で以前の培養からSPACEの菌が検出されている場合はCFPM，それ以外の場合はCTRXを投与する。菌名が同定されればDe escalationし，7〜14日間で治療は終了，血液培養陽性例は14日間治療する。尿培養から腸球菌が検出された場合はCAUTIの可能性はあるが，ブドウ球菌は尿路感染を基本的には起こさない。CRBSIやIEがベースにあり，菌血症を生じた結果，尿からブドウ球菌が検出されている場合があり解釈には注意が必要である。

コラム 1

MCS挿入中の予防的抗菌薬

ECMOやIMPELLA挿入中の予防的抗菌薬についてはデータが不足しており，必要かどうかは明らかになっていない。日本の比較的大規模な後ろ向きコホート研究ではセフェム系抗菌薬，グリコペプチド系抗菌薬でECMO患者の30日死亡率が改善したとの報告がある[17]。この研究を含めて，メタ解析では死亡率の改善はなかった[18]。質の高いランダム化比較試験などは存在しないが，上記の結果を踏まえてCEZ程度の狭域の抗菌薬であれば予防的投与は許容されるかもしれない。予防的抗菌薬は必須ではないが，実臨床では他の感染症合併などで広域抗菌薬が投与されていることも実際は多い。

コラム 2

抗菌薬関連脳症

抗菌薬関連脳症は抗菌薬による意識障害，痙攣など中枢神経症状をきたす病態であり，あまり知られていない。CFPM脳症やMNZ脳症があるが，その他のセファロスポリン系（CTRXなど），ペニシリン系，キノロン系抗菌薬でも報告がある。脳波異常は70%程度でみられる[19]。CFPM脳症は脳波は典型的には3相波がみられ，意識障害が93%，ミオクローヌスが37%，非けいれん性てんかん重積状態（NCSE）が28%，CFPM投与から症状発現の中央値は4日であったという報告がある[20]。MNZ脳症は構音障害，歩行不安定，四肢協調運動障害，精神状態の変化などがみられ，小脳症状がメインでありCFPM脳症とは臨床像が異なる[21]。抗菌薬関連脳症の多くは可逆性の病態であるが，見逃されていることも多い。CICUでも使用頻度の高い抗菌薬が原因となることが多く，抗菌薬使用中の原因不明の意識障害，痙攣などがある場合は本病態を鑑別に挙げることが重要である。

謝辞

本項は聖路加国際病院感染症科 森 信好先生のご協力を得て執筆しました。

文献

1) Bouzidi H, Emirian A, Marty A, et al：Differential time to positivity of central and peripheral blood cultures is inaccurate for the diagnosis of Staphylococcus aureus long-term catheter-related sepsis. J Hosp Infect. 2018；99(2)：192-9. PMID：29432818

2) Gits-Muselli M, Villiers S, Hamane S, et al：Time to and differential time to blood culture positivity for assessing catheter-related yeast fungaemia：A longitudinal, 7-year study in a single university hospital. Mycoses. 2020 Jan；63(1)：95-103. PMID：31630462

3) Navalkele B, Pogue JM, Karino S, et al：Risk of acute kidney injury in patients on concomitant vancomycin and piperacillin-tazobactam compared to those on vancomycin and cefepime. Clin Infect Dis. 2017；64(2)：116-23. PMID：27986669

4) Côté JM, Desjardins M, Murray PT：Does vancomycin-piperacillin-tazobactam cause pseudo-AKI, true nephrotoxicity, or both? Chest. 2023；164(2)：273-4. PMID：37558318

5) Miano TA, Hennessy S, Yang W, et al：Association of vancomycin plus piperacillin-tazobactam with early changes in creatinine versus cystatin C in critically ill adults：a prospective cohort study. Intensive Care Med. 2022；48(9)：1144-55. PMID：35833959

6) JAID/JSC感染症治療ガイド・ガイドライン作成委員会，編：JAID/JSC感染症治療ガイド2023. 日本感染症学会・日本化学療法学会，2023.

7) Bai AD, Showler A, Burry L, et al：Impact of infectious disease consultation on quality of care, mortality, and length of stay in Staphylococcus aureus bacteremia：results from a large multicenter cohort study. Clin Infect Dis. 2015；60(10)：1451-61. PMID：25701854

8) Takakura S, Fujihara N, Saito T, et al：Improved clinical outcome of patients with Candida bloodstream infections through direct consultation by infectious diseases physicians in a Japanese university hospital. Infect Control Hosp Epidemiol. 2006；27(9)：964-8. PMID：16941324

9) Fowler Jr VG, Kong LK, Corey GR, et al：Recurrent Staphylococcus aureus bacteremia：pulsed field gel electrophoresis findings in 29 patients. J Infect Dis. 1999；179(5)：1157-61. PMID：10191218

10) Abdul-Aziz MH, Hammond NE, Brett SJ, et al：Prolonged vs intermittent infusions of β -lactam antibiotics in adults with sepsis or septic shock：A systematic review and meta-analysis. JAMA. 2024；332(8)：638-48.PMID：38864162

11) Fukuchi T, Iwata K, Kobayashi S, et al：Cefmetazole for bacteremia caused by ESBL-producing *enterobacter*iaceae comparing with carbapenems. BMC Infect Dis. 2016；16(1)：427. PMID：27538488

12) 日本版敗血症診療ガイドライン2024特別委員会，編：日本版敗血症診療ガイドライン2024. 日集中医誌. 2024；31：S1165-313.

13) León C, Ruiz-Santana S, Saavedra P, et al：A bedside scoring system ("Candida score") for early antifungal treatment in nonneutropenic critically ill patients with Candida colonization. Crit Care Med. 2006；34(3)：730-7. PMID：16505659

14) 日本化学療法学会・日本感染症学会CDI診療ガイドライン作成委員会，編：*Clostridioides difficile*感染症診療ガイドライン 2022. 令和5年1月24日.
[https://www.kansensho.or.jp/uploads/files/guidelines/guideline_cdi_230125.pdf]（2025年2月14日閲覧）

15) Zar FA, Bakkanagari SR, Moorthi KM, et al：A comparison of vancomycin and metronidazole for the treatment of Clostridium difficile-associated diarrhea, stratified by disease severity. Clin Infect Dis. 2007；45(3)：302-7. PMID：17599306

16) Kollef MH, Nováček M, Kivistik Ü, et al：Ceftolozane-tazobactam versus meropenem for treatment of nosocomial pneumonia (ASPECT-NP)：a randomised, controlled, double-blind, phase 3, non inferiority trial. Lancet Infect Dis. 2019；19(12)：1299-311. PMID：31563344

17) Kondo Y, Ohbe H, Aso S, et al：Efficacy of prophylactic antibiotics during extracorporeal membrane oxygenation：A nationwide cohort study. Ann Am Thorac Soc. 2021；18(11)：1861-7. PMID：33765406

18) Orso D, Fodale CM, Fossati S, et al：Do patients receiving extracorporeal membrane-oxygenation need antibiotic prophylaxis? A systematic review and meta-analysis on 7,996 patients. BMC Anesthesiol. 2024；24(1)：410. PMID：39533181

19) Bhattacharyya S, Darby RR, Raibagkar P, et al：Antibiotic-associated encephalopathy. Neurology. 2016；86(10)：963-71. PMID：26888997

20) Maan G, Keitoku K, Kimura N, et al：Cefepime-induced neurotoxicity：systematic review. J Antimicrob Chemother. 2022；77(11)：2908-21. PMID：35971666

21) Sørensen CG, Karlsson WK, Amin FM, et al：Metronidazole-induced encephalopathy：a systematic review. J Neurol. 2020；267(1)：1-13. PMID：30536109

第9章 CICUにおける併存疾患，合併症

5 急性腎不全

増永直久

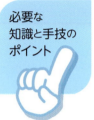

必要な知識と手技のポイント

- 急性腎不全（急性腎障害：AKI）の診断・重症度分類はKDIGO基準に則って行う。
- AKIは原因により治療法が異なる。まずは腎前性・腎性・腎後性の鑑別を行う。
- CICU患者では心腎連関症候群（CRS）も意識して治療にあたることが重要である。

はじめに

　急性腎不全は様々な要因により数時間から数日かけて起こる急激な糸球体濾過量（GFR）の低下を伴う病態であり，心臓疾患を持つ患者には比較的頻度の高い合併症である。CICUで腎機能障害を持つ患者を診た場合，それが慢性腎臓病（chronic kidney disease：CKD）なのか急性腎障害（acute kidney injury：AKI）なのか，両者を合併しているのかを考えながら治療にあたる必要がある。本項ではAKIの診断，鑑別，治療のアプローチについて述べていく。

急性腎障害（AKI）の診断

　従来，急性腎不全（acute renal failure：ARF）とされてきた，急激な腎機能の低下をきたし体液の恒常性が破綻した状態である疾患群は，RIFLE分類[1]やAKIN分類[2]の発表により，急性腎障害（acute kidney injury：AKI）と認知されるようになった。その考えの根底には"Failure"になる前の"Injury"の段階で腎機能低下を発見することが重要であるとのメッセージが含まれている。その後2012年に発表されたKDIGO（Kidney Disease：Improving Global Outcomes）[3]により，AKIの診断基準と重症度分類がsCr（血清クレアチニン）と尿量で規定されている（表1）[1]。そのためsCrの基礎値の把握やsCr・尿量のその後の経時的変化を確認し，適宜腎機能を再評価することが大切である。sCrは年齢，性別，体格（筋肉量が多い若者では過小評価，高齢者では過大評価になりやすいなど），食事，内服などの影響を受けること，急激なGFRの低下が起きてもsCrは24〜48時間程度遅れて変動するため，AKIを迅速に診断するには限界があることも知っておく必要がある。現在KDIGOは統一的な国際基準として，本邦の『日本版敗血症診療ガイドライン2024』[4]や『エビデンスに基づくCKD診療ガイドライン2023』[5]など各種

表1 ● KDIGO基準による急性腎障害（AKI）の定義と重症度

定義	①ΔsCr≧0.3mg/dL（48時間以内） ②sCrの基礎値から1.5倍上昇（7日以内） ③尿量0.5mL/kg/hrが6時間以上持続	定義：1～3の1つを満たせばAKIと診断する 重症度：sCrと尿量で重症度の高いほうを採用する

ステージ	sCr基準	尿量基準
1	ΔsCr≧0.3mg/dL or 基礎値の1.5～1.9倍上昇	<0.5mL/kg/hr（6～12時間持続）
2	基礎値の2.0～2.9倍上昇	<0.5mL/kg/hr（12時間以上持続）
3	基礎値の3.0倍以上の上昇 or ≧4.0mg/dLの増加 or 腎代替療法開始 18歳未満ではeGFR 35mL/min/1.73m^{2}未満への低下	<0.3mL/kg/hr（24時間以上持続） or 無尿（12時間以上持続）

eGFR：推算糸球体濾過量，sCr：血清クレアチニン　　　　　　　　　　　　　　　　　（文献1より引用）

ガイドラインでも使用されている。

AKIの鑑別

　　CKDのacute on chronicでも急激な尿量減少が認められるため，AKIとの鑑別が重要である。腎機能低下患者をみたら，患者背景から既往歴や内服薬，過去の検査歴（sCrの基礎値を含む）の確認，身体診察，血液尿検査，画像検査などから原因検索を行う。AKIは自覚症状がないことも多いが，腎機能低下が目立ってくると体液貯留や尿毒症に伴う意識障害や嘔気，全身倦怠感，食欲低下などの症状が出現することがある。また，腎機能低下に伴う高カリウム血症は致死性不整脈を呈する場合もあり注意を要する。

　　AKIの鑑別としては大きく腎前性・腎性・腎後性に区別され，非常に多彩な病態，背景により発症する（表2）[6]。院内発症のAKIとしては腎前性・腎性が多く，腎後性は少ないとされる[7]。まずは超音波検査やCTなどの画像検査で腎後性を否定し，腎前性・腎性の鑑別を行っていくのがスムーズだろう。尿道バルーンカテーテル留置を行っていない（もしくは抜去後）患者のAKIでは，前立腺肥大による排尿障害や脳疾患既往による神経因性膀胱なども念頭に置いておく。

　　腎前性腎障害は腎臓の灌流が低下している状態であり，可逆性であることが多いため，早期発見・介入が望まれる。後述する心不全に伴うAKIであれば，心不全治療そのものがAKI治療につながる。CICU患者では腎静脈血栓や大動脈解離など大血管が原因のAKIにも注意する。

　　腎性腎障害は何らかの原因で腎臓の組織（糸球体・尿細管・間質・血管内皮細胞など）が障害を受けることにより生じる。最も多いのは急性尿細管壊死（acute tubular necrosis：ATN）である。ATNは腎臓の灌流圧および灌流量が低下した状態が持続することで尿細管の障害が生じる。灌流低下は先に述べた腎前性に共通するものであり，腎血

表2 ▶ AKIの鑑別

分類	病態	病因
腎前性	循環血漿量減少	損失増加（出血・熱傷・大量の嘔吐，下痢），経口摂取不良
	心拍出量減少	心不全，心タンポナーデ，重度の肺塞栓症
	腎血管調整障害	薬剤性（NSAIDs，ACE阻害薬／ARB，ARNI，シクロスポリン，ヨード造影剤），高カルシウム血症，肝腎症候群，腹部コンパートメント症候群
	血管拡張	敗血症，SIRS，肝腎症候群
腎性	腎血管	腎動脈狭窄，動脈・静脈の遮断
	微小血管	血栓性微小血管障害（TTP，HUS，非定型HUS，DIC，抗リン脂質抗体症候群，悪性高血圧，強皮症腎クリーゼ，妊娠中毒症／HELLP症候群，薬剤誘発性，コレステロール塞栓症
	糸球体	急性進行性糸球体腎炎，膜性腎症，薬剤性，ネフローゼ症候群をきたす疾患
	尿細管間質	急性間質性腎炎，急性尿細管壊死，薬剤性，横紋融解症，腫瘍崩壊，骨髄腫関連，虚血（敗血症・ショック），炎症（敗血症，熱傷），薬剤性
腎後性	膀胱出口	前立腺肥大症，狭窄，血栓
	尿管	両側尿管閉塞（結石，悪性腫瘍，後腹膜線維症）
	腎盂	乳頭壊死（NSAIDs），結石

ACE：アンジオテンシン変換酵素，ARB：アンジオテンシンⅡ受容体拮抗薬，ARNI：アンジオテンシン受容体ネプリライシン阻害薬，DIC：播種性血管内凝固，NSAIDs：非ステロイド性抗炎症薬，HUS：溶血性尿毒症症候群，SIRS：全身性炎症反応症候群，TTP：血栓性血小板減少性紫斑病 　　　　　　　　　　　　　　　　　　　　　　　　（文献6より引用）

流を維持することが重要である。

　腎性腎不全の最も多い原因であるATNは，尿沈渣における顆粒円柱と尿細管上皮細胞の有無および検査前確率により診断できるとする報告もある[8]。また，AKI鑑別のバイオマーカーとして，近年NGALやL-FABPが注目されている。これらは尿細管障害を非侵襲的に迅速かつ高精度で検出できる可能性があり，今後の研究が待たれる。

心腎連関（CRS）

　心不全症例では腎機能低下を合併していることが多く，急性心不全・慢性心不全ともに腎機能低下が最も重要な予後規定因子となっている。心臓病と腎臓病は密接な関係にあり，心腎連関症候群（cardio-renal syndrome：CRS）と呼ばれ注目されている[9]。CRSは由来臓器および発症の時間経過により5つのtypeに分類されている（表3）[10]。

　CICUで特に重要なのはtype1CRSで，急性心不全に伴うAKIである。治療として確立したものはないが，病態として動脈側からの低灌流と静脈側からのうっ血を考慮して治療にあたることが大切である。たとえば動脈側では心拍出量低下による腎血流低下はRAAS（レニン・アンジオテンシン・アルドステロン系）亢進やバソプレッシン過剰分泌をきたし，利尿薬抵抗性をもたらす可能性がある。また静脈側からのうっ血であれば尿細管間質

表3 ● 心腎連関の分類

type	名称	病態
1	acute cardio-renal syndrome 急性心腎症候群	心機能の急性増悪に伴う腎機能障害
2	chronic cardio-renal syndrome 慢性心腎症候群	慢性心不全による腎機能障害
3	acute reno-cardiac syndrome 急性腎心症候群	腎機能の急性増悪に伴う心機能障害
4	chronic reno-cardiac syndrome 慢性腎心症候群	慢性腎臓病による心機能障害
5	sedondary cardio-renal syndrome 二次性心腎症候群	全身疾患により心腎双方が同時に機能障害を受ける

(文献11より改変)

がうっ血することで腎障害をきたすが，うっ血に有効なループ利尿薬も，動脈灌流を悪化させることがあり，慎重な調整が要する。心不全治療薬であるアンジオテンシン変換酵素（ACE）阻害薬／アンジオテンシンII受容体拮抗薬（ARB）は糸球体濾過圧低下をきたすため，AKI時には慎重な調整が求められ，その他の心不全治療薬も腎機能障害にあった投与量であるかも考慮する。治療としては心不全治療薬のほか，増悪因子（貧血，低アルブミン血症など）への介入，腎代替療法（renal replacement therapy：RRT）（☞第3章13参照）などを検討する。

治療

ここまで述べてきたようにAKIの原因は多岐にわたり，各病態にあった治療が望まれる。どのtypeのAKIであれ，血行動態を把握し低灌流を防ぐこと，輸液製剤の選択や血管作動薬，利尿薬を用いて適切な血管内容量および腎灌流圧を担保すること，腎毒性物質を回避することがAKI治療の中心となる。腎灌流圧は，平均血圧，中心静脈圧，腹腔内圧，経横隔膜圧の差から成り立つため，循環器集中治療では，血圧のみならず，腎うっ血，腹部コンパートメント症候群，人工呼吸器での過度の陽圧換気など腎臓に関わる圧にも留意する[11]。日々変わる腎機能に対する薬剤調整に関しては，薬剤師にも積極的に協力してもらいチーム医療を確立していく。KDIGO診療ガイドラインの推奨を表4[4]に示す。

表4 ● KDIGO診療ガイドライン推奨抜粋

- 可能な限り腎毒性物質を使用しない。
- 出血性ショックでなければ等張性晶質液を用いる。
- 腎代替療法 (RRT) 開始を遅らせるための蛋白制限は避ける。
- AKI予防目的の利尿薬投与は行わない。
- 体液過剰の治療以外での利尿薬投与は行わない。
- 低用量ドパミンを予防, 治療として使用しない。
- 適切な血管内容量と灌流圧を担保する。
- sCrと尿量, 血行動態をモニタリングする。
- 高血糖を回避する。
- 造影剤を用いない代替案を検討, 必要であれば極少量の造影剤を使用する。

(文献4より改変)

おわりに

　AKIは腎機能低下や尿量低下をきたす前から発生している。そのため早期から治療戦略を立てる必要があり, 病態に合った体液管理や原因となる薬剤の回避などを行い経時的にAKIの評価を行う。またAKIの鑑別・CRSの分類で述べた通り, 腎疾患が原因であることも多いため, 適宜腎臓内科へコンサルトを行い, 連携して治療にあたることも大切である。

文献

1) Bellomo R, Ronco C, Kellum JA, et al：Acute renal failure - definition, outcome measures, animal models, fluid therapy and information technology needs: the Second International Consensus Conference of the Acute Dialysis Quality Initiative (ADQI) Group. Crit Care. 2004；8(4)：R204-12. PMID: 15312219

2) Mehta RL, Kellum JA, Shah SV, et al：Acute Kidney Injury Network: report of an initiative to improve outcomes in acute kidney injury. Crit Care. 2007；11(2)：R31. PMID: 17331245

3) Khwaja A：KDIGO clinical practice guidelines for acute kidney injury. Nephron Clin Pract. 2012；120(4)：c179-84. PMID: 22890468

4) 日本版敗血症診療ガイドライン2024特別委員会：日本版敗血症診療ガイドライン2024. 日集中医誌 2024；31：S1165-313.

5) 日本腎臓学会, 編：エビデンスに基づくCKD診療ガイドライン2023. 東京医学社, 2023.

6) Moore PK, Hsu RK, Liu KD：Management of acute kidney injury: core curriculum 2018. Am J Kidney Dis. 2018；72(1)：136-48. PMID: 29478864

7) Singri N, Ahya SN, Levin ML：Acute renal failure. JAMA. 2003；289(6)：747-51. PMID: 12585954

8) Perazella MA：The urine sediment as a biomarker of kidney disease. Am J Kidney Dis. 2015；66(5)：748-55. PMID: 25943719

9) Ronco C, Haapio M, House AA, et al：Cardiorenal syndrome. J Am Coll Cardiol. 2008；52(19)：1527-39. PMID: 19007588

10) Busse LW, Ostermann M：Vasopressor therapy and blood pressure management in the setting of acute kidney injury. Semin Nephrol. 2019；39(5)：462-72. PMID: 31514910

11) Ronco C, House AA, Haapio M：Cardiorenal syndrome: refining the definition of a complex symbiosis gone wrong. Intensive Care Med. 2008；34(5)：957-62. PMID: 18251008

第9章 CICUにおける併存疾患，合併症

6 循環器疾患に対する集学的治療（循環器疾患と消化器障害）

谷 憲一，白壁章宏

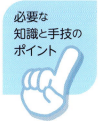

必要な知識と手技のポイント

- 心不全に伴った肝障害に対して，限局した治療方法はないが，心不全患者ではうっ血性肝障害および虚血性肝障害が起こり，低アルブミン血症や凝固異常をきたすことを念頭に置く必要がある。
- うっ血性肝障害には利尿薬の強化，虚血性肝障害には強心薬や機械的循環補助などを考慮する必要がある。
- 腸管浮腫は利尿薬抵抗性を示す可能性があり，心不全治療の際にはそのことを考慮しながら治療すべきである。
- 急性腸間膜虚血は診断が困難となることが多いが，致命的な合併症であるため，リスクが高い患者では常に念頭に置いておくことが重要である。

はじめに

　近年，心臓と様々な臓器間での相互作用が注目されており，循環器集中治療においても，多臓器を含んだアセスメントが必要となっている。本項では，血液循環を介した心臓と肝臓の相互作用である心肝連関，心不全と腸管機能，急性循環器疾患に関連する急性腸間膜虚血に関して概要する。

心肝連関

　急性および慢性心不全では，うっ血性肝障害や虚血性肝障害（ショック肝）を起こすことが知られており，相互の臓器に影響を及ぼし合う心肝連関が存在する。急性非代償性心不全患者の約40〜50％に肝胆道系酵素の上昇が認められ[1]，心不全患者における肝機能障害は頻度が高い病態である。病態別にはうっ血性肝障害と虚血性肝障害に大別される。うっ血性肝障害では，右房圧の上昇が肝静脈へと波及し，肝小葉中心静脈における圧上昇につながる。その結果として，周囲の肝細胞を圧迫することにより微小胆管の狭小化，閉塞が引き起こされ，肝胆道系酵素が上昇すると考えられている。したがって，うっ血性肝障害では，胆道系酵素（γ-GTP，ALP，ビリルビン）の上昇がみられることが多いとされている。

うっ血性肝障害

うっ血性肝障害は，右心不全が主体であるため，超音波検査による下大静脈径や三尖弁圧較差が指標として用いられるが，門脈血流波形が右房圧，肺血管抵抗，平均肺動脈圧と有意な相関があることが報告されている[2]。門脈血流拍動指数（Portal Vein Pulsatility Index：PVPI）は，門脈血流波形の $[\{(V_{max} - V_{min})/V_{max}\} \times 100]$ から計算される指標である。急性心不全で入院となった患者において，利尿薬治療によりPVPIが50％以上低下した群において，死亡率と再入院率が有意に低下したと報告されている[3]。また，治療により下大静脈径の改善がなかった右心不全の患者においても，PVPIが改善したことが示されており，治療指標としてPVPIの有用性も示唆されている[4]。

虚血性肝障害

一方，虚血性肝障害では，低心拍出量症候群などにより肝臓への灌流が減少することによって，肝組織が低酸素状態となり，肝細胞が壊死する。そのため，胆道系酵素よりもASTやALTなどのトランスアミナーゼの上昇を認めることが多い。肝臓の栄養血管は肝動脈と門脈の二重支配であるため，肝細胞壊死は肝動脈灌流障害のみでは生じないが，うっ血による中心静脈圧上昇を合併し，門脈血流も阻害されると肝細胞壊死を起こすと考えられている。血行動態の破綻から，トランスアミナーゼやLDHの上昇は，正常上限値の少なくとも10倍以上まで上昇する。典型的には発症後1〜3日でピーク値に達し，1週間程度で正常値に改善する[5]。また，虚血性肝障害に伴うトランスアミナーゼの上昇は，AST＞ALTとなる場合が多く，ウイルス性肝炎や薬剤性肝炎と比較して，ALT/LDH比が1.5未満となるのが特徴的な所見である[6]。

心不全患者の予後予測因子

近年，肝臓の線維化を評価する方法として，Fibrosis-4（FIB-4）Indexが提唱されている。FIB4-Indexは [年齢（歳）×AST（国際単位/L）] / $[\sqrt{ALT}$（国際単位/L）×血小板数（10^9/L）] から計算される簡便な指標である。急性心不全におけるFIB4-Indexは，心拍出量の低下やうっ血性肝障害を反映しており，急性期にFIB4-Indexが高値であることは，予後不良であると報告されている（図1）[7]。

また，低アルブミン血症は心不全患者の予後因子として知られており，急性心不全患者の30〜60％程度に低アルブミン血症を認め，予後不良因子として報告されている[8]。アルブミンは肝臓で合成される重要な蛋白質であり，肝機能障害，低栄養，炎症などが原因で低アルブミン血症となる。フロセミドはアルブミンと結合して近位尿細管に作用するため，低アルブミン血症ではループ利尿薬抵抗性を呈する。したがって，低アルブミン血症を呈する患者では，ループ利尿薬の必要量の増大やトルバプタンなどのその他の利尿薬

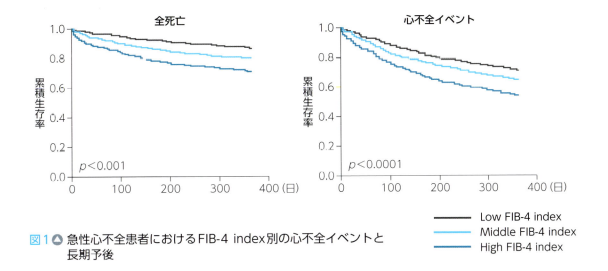

図1 ● 急性心不全患者におけるFIB-4 index別の心不全イベントと長期予後

の併用が有用となることがある。

　さらに，肝機能障害のある患者では，活性化プロトロンビン時間が延長しやすく，出血の影響を受けやすい。心不全患者は抗血小板薬や抗凝固薬が導入されていることが多く，特に機械的循環補助が使用されている場合は，より一層出血性合併症への注意が必要である。

　現状として肝臓に焦点を当てた心不全治療は存在せず，うっ血性肝障害においては利尿薬や血管拡張薬などを用い，虚血性・低酸素性肝障害を伴えば強心薬や昇圧薬の併用，あるいは人工呼吸器，機械的循環補助の使用などを検討するのが現実的である。

心不全と腸管機能

バイオマーカーとしてのTMAO

　腸管内には約100兆個とも言われる非常に多様性に富む腸内細菌が生息しており，腸内細菌叢を形成している。腸内細菌叢は生後より宿主と制御し合いながら，宿主の免疫系および代謝系に大きな影響を及ぼすことが解明され，循環器疾患との関連も報告されてきている。2011年に腸内細菌代謝産物のひとつであるトリメチルアミン–N–オキシド(trimethylamine N-oxide：TMAO)が心不全増悪因子として注目されるようになった[9]。卵や乳製品に含まれるコリンや，赤肉に含まれるカルニチンの一部は，腸内細菌のもつtrimethylaminelayseという酵素によってtrimethypamine(TMA)に変換される。TMAが体内に吸収されると，門脈を介して肝臓に運ばれ，肝臓の酵素によってTMAOに代謝された後に血中に移行する。

　慢性心不全患者においてTMAOの血中濃度が上昇していることが知られており，TMAO濃度が高値であるほど全死亡率が上昇すると報告されている[10]。急性心不全患者

においても血中TMAO濃度が高値であると，死亡率および心不全による再入院が増悪すると報告されており，予後を規定するバイオマーカーとしての役割が示された[11]。また，心不全モデルマウスにTAMOの投与が心筋線維化・心肥大・肺うっ血の増悪をまねいたことから，TMAOは心不全増悪の一因子であると考えられている[12]。

腸管浮腫を伴う心不全患者

　腸絨毛は先端に向かうほど酸素分圧が低下するが，心不全患者では低心拍出と静脈うっ血によって，絨毛先端の酸素分圧がさらに低下し虚血に至るとされている。心不全患者では静脈うっ血と低心拍出により，腸管浮腫と腸管粘膜の機能不全が生じ，薬剤の吸収障害，腸管粘膜バリアの破綻が起きる。したがって，急性心不全患者における利尿薬の抵抗性の原因として，腸管浮腫に伴う吸収障害が一因として考えられており，腸管壁肥厚が利尿薬の抵抗性に関わる独立した因子としても報告されている[13]。

　また，慢性心不全による心拍出量の低下や腸管浮腫により，腸管のバリア機能が障害される。障害された腸管から菌体成分が血中に入り，慢性炎症を惹起し，心不全をさらに悪化させると考えられている。

　重症心不全患者では，ループ利尿薬に対する反応が不良となりやすく，さらに急性期のループ利尿薬の総投与量が心不全患者の腎機能増悪や遠隔期予後の増悪因子となる。ループ利尿薬抵抗性を示す患者では，単にループ利尿薬の投与量を増やすばかりではなく，アルドステロン拮抗薬，サイアザイド系利尿薬，炭酸脱水素酵素阻害薬などのその他の薬剤投与も検討される必要がある。近年，バソプレシンV_2受容体拮抗薬であるトルバプタンの静脈内投与も可能となっており，腸管浮腫を伴う心不全患者においては，有効な手段である。ただし，トルバプタンの心不全患者への予後に関するエビデンスは限られており，その使用は個別の病態に応じて決定されるべきである[14]。

急性腸間膜虚血

　急性腸間膜虚血（acute mesenteric ischemia）とは，腸間膜動脈（静脈）の閉塞，あるいは腸間膜動脈の攣縮によって起こった突然の腸管血流の途絶を意味し，激烈な腹痛を伴う急性腹症のひとつである。急性腸間膜虚血の早期診断は困難であるにもかかわらず，発症から時間が経過すると腸管壊死に陥るため，死亡率は高く，救命できたとしても短腸症候群に至る可能性が高い。近年では，急性腸間膜虚血に対する血管内治療の奏効例が報告されており[15]，早期発見が切除腸管の範囲を減らし，短腸症候群を予防することができる。

急性上腸間膜動脈塞栓症・急性上腸間膜動脈解離

　心房細動や低心機能などにより形成された左心内の血栓，もしくは静脈内の血栓による奇異性塞栓などが，上腸間膜動脈（superior mesenteric artery：SMA）を突然閉塞させることにより，急性上腸間膜動脈塞栓症を発症させることがある。激烈な腹痛を伴うことが多く，疑った場合は造影CTを行い診断する。造影CTで疑わしければ血管造影検査を行い，適応があれば引き続き血管内治療や外科的手術を行う。急性上腸間膜動脈塞栓症に対しては血栓除去やステント留置による治療を行い，腸管血流の改善を図る。血管内治療ができない場合は，開腹によるFogatyカテーテルを用いて血栓除去を行う。

　急性上腸間膜動脈解離は，上腸間膜動脈に限局して起こることもあれば，急性大動脈解離に合併して発症することもあり，偽腔圧上昇による上腸間膜動脈の真腔の狭窄により腸管虚血が起こる。このような症例に対しては，解離の中枢エントリーをステントグラフトで閉鎖することで偽腔内圧を下げ，真腔の狭窄を解除し血流を改善させることが可能である。しかし，大動脈解離急性期においては解離した内膜は脆弱であり，複数のエントリーが存在し，偽腔圧が下がらない場合や，偽腔圧が下がってもすでに形成された偽腔内血栓のために狭小化した真腔が改善しない場合もある。したがって，SMAに対しての血管内治療のみ行うことや，併用することも検討される。

　急性B型大動脈解離に伴った上腸間膜動脈閉塞に対して，SMAにステントを留置して救命できた自験例を図2に示す。本症例では，上腸間膜動脈根部から偽腔が血栓化しており，大動脈解離のエントリーを閉鎖するだけではSMAの血流改善が見込めなかったため，SMAに対する血管内治療の方針とした。SMAの末梢までガイドワイヤーを挿入させた後，末梢血管用ステントを2本留置し，中枢側は大動脈の真腔に飛び出すように留置した。発症から4時間で血流を改善させることができ，下血は認めたものの，不可逆性の腸管壊死を起こすことはなく，開腹術を行わずに救命することができた。

非閉塞性腸間膜虚血（NOMI）

　非閉塞性腸間膜虚血（non-occlusive mesenteric ischemia：NOMI）は腸間膜血管に器質的閉塞が存在しないにもかかわらず，腸間膜虚血や腸管壊死を呈する疾患である。NOMIは全身性の血圧低下や循環血漿量減少などの状況下で，内因性のバソプレッシン，アンジオテンシン，血管収縮薬などにより惹起された腸間膜血管攣縮が引き起こす腸管虚血の病態とされる。

NOMIのリスク因子

　NOMIのリスク因子は高齢，透析，心疾患，長時間の体外循環，カテコラミン使用，糖尿病，脱水などであり，特に，維持透析患者や心臓手術後患者におけるNOMIの報告

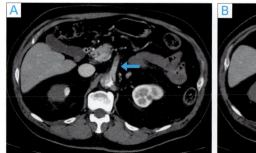
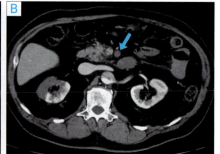

A, B 腹部造影CT検査（早期相）。上腸間膜動脈（矢印）が偽腔内血栓で閉塞しており，腸管虚血を起こしている。上腸間膜動脈の真腔が根部から切り離され，偽腔に血流が流入していたが，すぐに血栓化しており血流の途絶を認める。十分な降圧により胸背部痛が消失したにもかかわらず，腹痛のみ症状が残存しており，lactateの上昇も認めた。腹膜刺激症状はなかったが，腸管への血流が途絶していると考えられ，血管内治療を施行した。

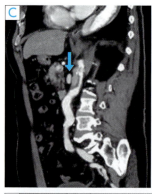
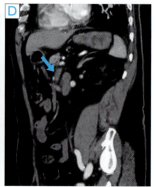

C, D 腹部造影CT検査（早期相）
上腸間膜動脈（矢印）が偽腔内血栓で閉塞しており，腸管虚血を起こしている。

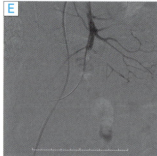
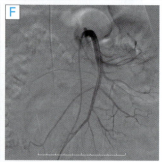

E, F 上腸間膜動脈の真腔にガイドワイヤーを通過させ，偽腔で圧排されている血管をすべて覆うように末梢側からステントを2本留置した。中枢側のステントは大動脈に飛び出るように留置した。留置後の造影では，上腸間膜動脈の良好な血流を確認できた。
E：ステント留置前
F：ステント留置後

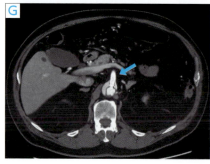
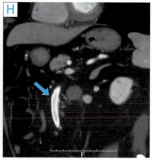

G, H 腹部造影CT検査（早期相）。ステント留置後は上腸間膜動脈（矢印）に良好な血流が得られていることが確認できる。
ステント留置後から腹痛症状は消失した。第1病日から下血を認めたが，徐々に改善していき，第3病日の造影CT検査では上腸間膜動脈への良好な血流を確認できた。

図2 ● 急性大動脈解離に併発した上腸間膜動脈閉塞の自験例

は多い[16, 17]。NOMIの臨床徴候としては，持続する腹痛や下血，腹膜刺激徴候であるが，腹痛を認めないことや，背景疾患を考慮すると腹痛を訴えられない場合も多い。また血液検査ではAST，ALT，CPK，LDH，lactateの上昇や代謝性アシドーシスであるが，特異性に乏しく，早期発見は困難である。早期診断が困難であるにもかかわらず致死率は高く，予後不良な疾患であるため，リスク因子が高い患者については，常にNOMIを意識することが重要である。

NOMIの診断

NOMIの診断には従来，選択的血管造影検査がゴールドスタンダードとされ，
①上腸間膜動脈および主要分枝起始部の狭窄
②腸管分枝の不整像
③腸間膜動脈のアーケードの攣縮
④腸管壁内血管の造影不良

が特徴である（図3）。造影CTでも血管造影検査の所見と同様の所見を認めることができ，それに加え，上腸間膜動静脈径の減少や，smaller SMV sign（上腸間膜動脈径＞上腸間膜静脈径）も診断の手助けとなる。

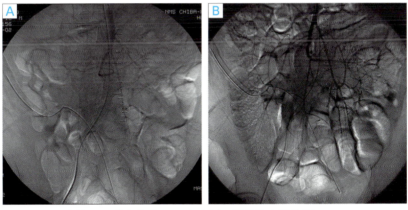

図3 非閉塞性腸間膜虚血（NOMI）症例の選択的血管造影
上腸間膜動脈の攣縮により，腸管分枝の不整像，腸管壁内血管の造影不良を認める。動注療法後のフォローの造影検査では腸管分枝が造影されており，腸管壁内血管も描出されている。
A 動注療法前
B 動注療法後

NOMIの治療

非手術療法としては，塩酸パパベリンやプロスタグランジンE_1（PGE_1）の持続動注療法が有用とされており，投与量は塩酸パパベリン30〜60mgもしくはPGE_1 5〜10μgの

ボーラス投与後，塩酸パパベリン30〜60mg/hrなどが報告されている。その他には，MDCT（multidetector-row CT）によるNOMIの早期診断とPGE$_1$の持続静注投与（0.01〜0.03μg/kg/min）の治療法も有用であると報告されている[18]。重症循環器疾患患者では高用量の血管収縮薬が投与されていることが多く，血行動態を考慮し実際に経静脈的に投与することは少ない[19]。

　腹膜刺激症状があれば手術療法が適応となり，不可逆的な虚血状態に陥っている場合は，腸管切除を行う。NOMIは時系列的に非連続的に虚血範囲が進行する可能性があり，基本的にはsecond look operationを目的としたopen abdomen managementを行う[19]。血管拡張薬の投与により切除範囲が縮小できる可能性があることから，複数回にわたり腸管を直視下に観察することが有用とされている。

文 献

1) Nikolaou M, Parissis J, Yilmaz MB, et al：Liver function abnormalities, clinical profile, and outcome in acute decompensated heart failure. Eur Heart J. 2013；34(10)：742-9. PMID: 23091203

2) Goncalvesova E, Lesny P, Luknar M, et al：Changes of portal flow in heart failure patients with liver congestion. Bratisl Lek Listy. 2010；111(12)：635-9. PMID: 21384730

3) Grigore M, Grigore AM, Ilieșiu AM：Portal vein pulsatility：A valuable approach for monitoring venous congestion and prognostic evaluation in acute decompensated heart failure. Diagnostics (Basel). 2024；14(18)：2029. PMID: 39335708

4) Argaiz ER, Rola P, Gamba G：Dynamic changes in portal vein flow during decongestion in patients with heart failure and cardio-renal syndrome：A POCUS case series. Cardiorenal Med. 2021；11(1)：59-66. PMID: 33477157

5) Henrion J：Hypoxic hepatitis. Liver Int. 2012；32(7)：1039-52. PMID: 22098491

6) Cassidy WM, Reynolds TB：Serum lactic dehydrogenase in the differential diagnosis of acute hepatocellular injury. J Clin Gastroenterol. 1994；19(2)：118-21. PMID: 7963356

7) Shirakabe A, Okazaki H, Matsushita M, et al：Clinical significance of the Fibrosis-4 Index in patients with acute heart failure requiring intensive care. Int Heart J. 2021；62(4)：858-65. PMID: 34276014

8) Uthamalingam S, Kandala J, Daley M, et al：Serum albumin and mortality in acutely decompensated heart failure. Am Heart J. 2010；160(6)：1149-55. PMID: 21146671

9) Wang Z, Klipfell E, Bennett BJ, et al：Gut flora metabolism of phosphatidylcholine promotes cardiovascular disease. Nature. 2011；472(7341)：57-63. PMID: 21475195

10) Tang WH, Wang Z, Fan Y, et al：Prognostic value of elevated levels of intestinal microbe-generated metabolite trimethylamine-N-oxide in patients with heart failure：refining the gut hypothesis. J Am Coll Cardiol. 2014；64(18)：1908-14. PMID: 25444145

11) Suzuki T, Heaney LM, Bhandari SS, et al：Trimethylamine N-oxide and prognosis in acute heart failure. Heart. 2016；102(11)：841-8. PMID: 26869641

12) Yoshida Y, Shimizu I, Shimada A, et al：Brown adipose tissue dysfunction promotes heart failure via a trimethylamine N-oxide-dependent mechanism. Sci Rep. 2022；12(1)：14883. PMID: 36050466

13) Ikeda Y, Ishii S, Macmura K, et al：Association between intestinal oedema and oral loop diuretic resistance in hospitalized patients with acute heart failure. ESC Heart Fail. 2021；8(5)：4067-76. PMID: 34323025

14) Konstam MA, Gheorghiade M, Burnett JC Jr, et al：Effects of oral tolvaptan in patients hospitalized for worsening heart failure：the EVEREST Outcome Trial. JAMA. 2007；297(12)：1319-31. PMID: 17384437

15) Gao P, Li G, Chen J, et al：The impact of endovascular treatment on clinical outcomes of stable symptomatic patients with spontaneous superior mesenteric artery dissection. J Vasc Surg. 2021；73(4)：1269-76. PMID: 32956796

16) Klotz S, Vestring T, Rötker J, et al：Diagnosis and treatment of nonocclusive mesenteric ischemia after open heart surgery. Ann Thorac Surg. 2001；72(5)：1583-6. PMID: 11722048

17) Stöckmann H, Roblick UJ, Kluge N, et al：[Diagnosis and therapy of non-occlusive mesenteric ischemia (NOMI)]. Zentralbl Chir. 2000；125(2)：144-51. PMID: 10743034

18) Mitsuyoshi A, Obama K, Shinkura N, et al：Survival in nonocclusive mesenteric ischemia：early diagnosis by multidetector row computed tomography and early treatment with continuous intravenous high-dose prostaglandin E(1). Ann Surg. 2007；246(2)：229-35. PMID: 17667501

19) 重田健太, 岡田一郎, 金　史英, 他：急性腸間膜虚血症. ICUとCCU. 2025；49(3)：in press.

第9章 CICUにおける併存疾患，合併症

7 DIC，止血線溶モニタリング

髙橋應仁，山本　剛

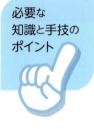

必要な知識と手技のポイント

- 播種性血管内凝固（DIC）の基本病態は凝固系活性化で，線溶系の活性化程度により臨床所見が異なる。
- DICが疑われた場合，トロンビン・アンチトロンビン複合体（TAT）やプラスミン・$α_2$プラスミンインヒビター複合体（PIC），プラスミノゲンアクチベータインヒビター（PAI）などの所見から病態を把握する。
- DICでは原疾患の治療に加え病態に応じた適切な補充療法を考慮する。
- 補助循環デバイス管理では適切な手技と抗凝固療法を行い，血栓性および出血性合併症に留意する。

凝固・線溶系の基本

　血液は主に血管内皮の抗血栓作用により凝固することなく流動性を維持しているが，血管損傷などにより正常構造が破壊された場合，直ちに凝固系が活性化，止血機能が発揮され，出血がコントロールされる。

　出血をきたした場合に活性化されるのが血小板・凝固因子による止血カスケードである。まず血管破綻部位で血小板膜糖蛋白（GPⅠb/Ⅸ）とvon Willebrand因子を介した血管内皮への血小板粘着が起こる。粘着した血小板からADPやTXA_2などが分泌され，さらに多くの血小板が集まり，血小板膜糖蛋白（GPⅡb/Ⅲa）と凝固因子の結合を介して血小板凝集をきたす。これにより血小板血栓が形成され，一次止血が得られる。一次止血で形成された血小板血栓を反応の場として，各凝固因子がさらに集積・活性化され凝固カスケード（図1）が進行し，最終的にトロンビンによりフィブリノゲンがフィブリンへ変化・結合することで二次止血が完成し，血栓形成され止血が得られる。

　また，凝固活性化に反応して血栓を溶解する機能が活性化される。血管内皮から組織プラスミノゲンアクチベータ（tissue plasminogen activator：t-PA）が産生され，プラスミノゲンをプラスミンに変化させる。プラスミンが血栓中のフィブリンに作用・分解しFDPやDダイマーが生成され血栓溶解が進む。この機能が線溶系と呼ばれる。

　凝固系・線溶系がバランスよく作用することで，血液は凝固せずに循環し，出血や血栓などの異常が発生した場合も，迅速に凝固系や線溶系が活性化され，恒常性が維持される。

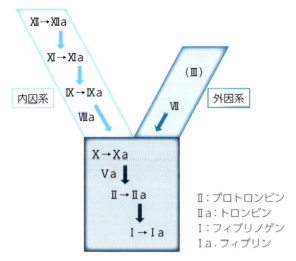

図1 凝固カスケード

Ⅱ：プロトロンビン
Ⅱa：トロンビン
Ⅰ：フィブリノゲン
Ⅰa：フィブリン

最終的に活性化第ⅩⅢ因子によりフィブリン間の結合が強化され安定化する。

DICの病態，診断基準

　播種性血管内凝固（disseminated intravascular coagulation：DIC）とは，何らかの基礎疾患を背景として全身で凝固系が高度に活性化する病態であり，微小血栓の多発により臓器機能障害を呈する。同時に消費性凝固障害や線溶系の高度な活性化が生じることで出血傾向を呈することもある。基礎疾患により線溶系活性化の程度は様々で，それに伴い臓器機能障害や出血症状などの臨床所見も変化する。

　DICの本質的な病態は基礎疾患に伴う全身性の高度な凝固系活性化状態である。凝固系活性化のマーカー（図2）としてトロンビン・アンチトロンビン複合体（thrombin-antithrombin complex：TAT）や可溶性フィブリン（soluble fibrin：SF）を評価することが重要で，これらの上昇がない場合は凝固系活性化所見に乏しく，DICは否定的である。また，基礎疾患により程度は様々だが，線溶系活性化を併発する。プラスミン・α_2プラスミンインヒビター複合体（plasmin-α_2-plasmin inhibitor complex：PIC）の上昇などが線溶系活性化のマーカーとして重要である。DダイマーやFDPはフィブリンの溶解の過程で生じるため，線溶系活性化に応じて増加する。また，プラスミノゲンアクチベータインヒビター（plasminogen activator inhibitor：PAI）がt-PAの作用を抑制し，線溶系の活性をコントロールしており，重要な評価項目となる。

- TAT：トロンビンに抗凝固因子のアンチトロンビンが結合してできる複合体で，フィブリノゲンをフィブリンに活性化する作用が抑制される。凝固系が活性化しトロンビンが増加する過程でTATも増加するため，凝固系の活性化マーカーとして有用である。
- PIC：フィブリンを分解する働きをもつプラスミンと，阻害因子であるα_2プラスミンインヒビターが結合した複合体で，プラスミンの作用が抑制される。プラスミンが増

加する過程でPICも増加するため，線溶系の活性化マーカーとして有用である。
- PAI：t-PAに結合しその作用を抑制する因子である。PAIの産生が亢進すると線溶系が抑制され，逆に産生が減少すると線溶系が亢進する病態となるため，有用なマーカーとなる。

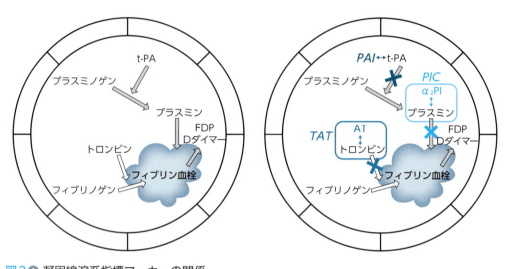

図2 凝固線溶系指標マーカーの関係

DICの病型分類

DICは線溶系活性化の程度によって次の3つの病態に分類される（図3）[3]。

線溶抑制型

凝固系活性化が優位のため，多発する微小血栓により臓器血流不全が生じ，重篤な臓器機能障害を呈する。一方，出血症状は軽微にとどまることが多い。TAT，PAIは高値となるがPICの上昇は軽度であり，血栓溶解で生じるDダイマーやFDPの上昇も軽微にとどまることが多い。循環器領域でDICをきたす場合がこのパターンであり，心原性ショックや心停止後症候群（PCAS）に生じる全身性虚血性再灌流障害に伴う凝固亢進である[1]。

線溶亢進型

線溶系活性化が高度となり，TATに加えPICが高値を呈し，PAIの上昇は軽微にとどまることが多い。また，血栓溶解で生じるDダイマーやFDPが上昇する。臨床所見としては出血症状が重篤化するが，血流障害による臓器障害は高度でないことが多い。大動脈瘤に伴う慢性DICがこのパターンである[2]。

線溶均衡型

上記2病態の中間的な性質の病態で，症例により出血症状や臓器機能障害の程度が異なる。

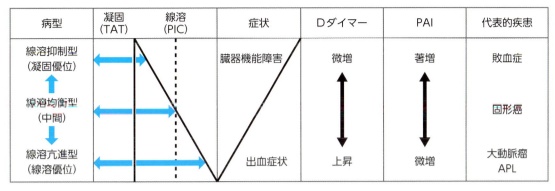

図3 ◯ DIC病型分類
APL：acute promyelocytic leukemia（急性前骨髄球性白血病） （文献3より改変）

DICの診断基準

DICの診断基準には，日本血栓止血学会DIC診断基準や急性期DIC診断基準（表1）[4]，旧厚生省DIC診断基準，国際血栓止血学会DIC診断基準など複数ある。いずれも凝固因子や基礎疾患などに応じて点数化するものであるが，診断基準によって線溶抑制型DICに適したもの，線溶亢進型DICに適したものなどの特徴がある。

表1 ◯ 急性期DIC診断基準

	SIRS	血小板 (mm³)	PT比	FDP (μg/mL)
0	0～2	≧12万	<1.2	<10
1	≧3	≧8万，<12万 あるいは24時間以内に30％以上の減少	>1.2	≧10，<25
2	—	—	—	—
3	—	<8万 あるいは24時間以内に50％以上の減少	—	≧25

DIC 4点以上

注意
1) 血小板数減少はスコア算定の前後いずれの24時間以内でも可能。
2) PT比（検体PT秒／正常対照値）ISI＝1.0の場合はINRに等しい。各施設においてPT比1.2に相当する秒数の延長または活性値の低下を使用しても良い。
3) FDPの代替としてDダイマーを使用してよい。各施設の測定キットにより以下の換算表を使用する。

（文献4より改変）

Dダイマー／FDP 換算表

測定キット名	FDP 10μg/mL Dダイマー (μg/mL)	FDP 25μg/mL Dダイマー (μg/mL)
シスメックス	5.4	13.2
日水	10.4	27
バイオビュー	6.5	8.82
ヤトロン	6.63	16.31
ロッシュ	4.1	10.1
第一化学	6.18	13.26

CICUにおけるDICとモニタリング・治療介入

　　CICUに入室する重症患者は，心原性ショックや慢性の体うっ血による肝障害を原因とした血小板・凝固因子の低下，補助循環デバイス留置による血栓形成や挿入部からの出血に伴う消費性凝固障害，後天性von Willbrand病の合併などを契機としたDICを呈する[5]。また，敗血症の併発に伴うDICを呈することがある。

　　DICの基本治療は原疾患改善と補充療法である。重症心不全，心原性ショック，あるいは併発する敗血症に対する治療はDICの改善につながる。また，慎重なモニタリングを行い早期にDICを診断し，適切に補充療法を行うことが病勢コントロールに重要である。

血液検査での血算・凝固系モニタリング

　　CICU管理が必要な重症心血管疾患患者では，循環不全により凝固系の異常をきたすリスクは高く，また肺血栓塞栓症の場合は抗血栓療法が重要であり，ヘパリンやDOAC，血栓溶解薬を用いた治療を行うため，血算・凝固系の血液検査でモニタリングしながら適切な投与量への調整を行う。Hb，PLT，PT-INRやAPTT推移，DダイマーやFDPから血栓形成とそれに伴う線溶系活性化の程度，フィブリノゲン値から凝固因子の低下レベルを評価する。また，低体温は凝固障害を遷延させることがあるため注意が必要である。DICを疑う場合はTATやPICなどの凝固線溶系マーカーを確認し，各種DIC診断基準で評価することが重要である。

　　凝固障害，DICを呈している場合は，必要に応じて補充療法を行う。急激な出血は，血行動態や組織酸素需給バランスの悪化をまねき臓器障害を誘発するため，輸血が必要となる。血行動態の安定したうっ血性心不全においてはHb 7.0g/dL未満で赤血球輸血が行われることが多いが[6]，心不全症例のDICなどを背景とした急性経過の貧血についても定まったエビデンスはなく，各症例の全身状態・血行動態に応じた輸血の判断が必要となる。また，凝固因子の消費性低下などによりPLTやフィブリノゲンが低下すると，深刻な出血性合併症をきたす可能性がある。一般にPLTが5万/μL以上では血小板減少による重篤な出血を認めることはないが，2万～5万/μLでは出血傾向を認めることがあり，特に活動性出血を合併する場合は5万/μL以上に維持するよう血小板輸血を行うことが推奨される。1万～2万/μLでは，重篤な出血を合併することがあり，血小板輸血を検討する必要がある[7]。凝固因子低下に対しては新鮮凍結血漿製剤の輸血を行う。フィブリノゲン150mg/dL以下またはこれ以下に進展する危険性がある場合に検討すべきとされるが[7]，出血や凝固障害の程度など個々の症例に応じて判断する。PT-INRやAPTTの過延長も適応となることがあるが，CICUの患者はすでに抗血栓薬の投与で変動している場合があり，フィブリノゲン値を参考にすることが多い。また，消費性低下によりAT活性が低下している場合もあり，状況に応じた評価とアンチトロンビン製剤の投与を検討する。

補助循環デバイスの挿入手技，固定処置

補助循環デバイスである体外膜型人工肺（ECMO），補助循環用ポンプカテーテル（IMPELLA），大動脈内バルーンポンプ（IABP）の導入，管理において，穿刺部などの出血性合併症から続発して凝固障害・DICを引き起こすため，適切な挿入手技・固定処置を行い合併症予防に努める。

補助循環管理中のACTの評価と適切な抗凝固療法

補助循環デバイスは回路内やポンプなどに血栓が付着するリスクがあるため，管理中は抗凝固療法を併用する。ECMO，IABPは経静脈的にヘパリンを持続投与することで血栓予防を行うが，IMPELLAはデバイス内からパージ液としてヘパリンを持続投与する構造で，パージ液に混注するヘパリン量を調整して抗凝固療法の調整を行う。VA ECMOではACT 180〜200秒，IMPELLAではACT 160〜180秒での管理が推奨されている[8, 9]。抗凝固療法が不十分であると血栓塞栓症のリスクがある一方，抗凝固作用が強すぎると穿刺部出血などの出血性合併症をきたすため，抗凝固管理は厳密に行う。当施設ではデバイス導入後から抗凝固療法の調整が安定するまでは2時間ごとにACTを測定している。腎代替療法で抗凝固療法が導入されている場合，DICを合併している場合など，個々の症例に応じた適切な抗凝固管理ならびに目標を設定することも重要である。なお，米国ではIMPELLA用に炭酸水素ナトリウムパージ液が，ヘパリン不耐性やヘパリン禁忌（ヘパリン誘発性血小板減少症や出血など）の患者に対し，ヘパリンの代替としてFDAのPMA承認を受けている。

文献

1) Wada T：Coagulofibrinolytic changes in patients with post-cardiac arrest syndrome. Front Med (Lausanne). 2017；4：156. PMID：29034235

2) Yamada S, Asakura H：Therapeutic strategies for disseminated intravascular coagulation associated with aortic aneurysm. Int J Mol Sci. 2022；23(3)：1296. PMID：35163216

3) 日本血栓止血学会学術標準化委員会 DIC部会：科学的根拠に基づいた感染症に伴うDIC治療のエキスパートコンセンサス. 血栓止血誌. 2009；20(1)：83.
[https://www.jsth.org/wordpress/wp-content/uploads/2015/04/DIC.pdf]（2025年2月14日閲覧）

4) 日本救急医学会DIC特別委員会，急性期DIC診断基準第二次多施設共同前向き試験結果報告，日救急医会誌 2007；18：239

5) Horiuchi H, Doman T, Kokame K, et al：Acquired von Willebrand Syndrome Associated with Cardiovascular Diseases. J Atheroscler Thromb. 2019；26(4)：303-14. PMID：30867356

6) McIntyre L, Tinmouth AT, Fergusson DA：Blood component transfusion in critically ill patients. Curr Opin Crit Care. 2013；19(4)：326-33. PMID：23817027

7) 厚生労働省医薬・生活衛生局：血液製剤の使用指針（平成29年3月）.
[https://www.mhlw.go.jp/file/06-Seisakujouhou-11120000-Iyakushokuhinkyoku/0000161115.pdf]（2025年2月14日閲覧）

8) Reed BN, DiDomenico RJ, Allender JE, et al：Survey of anticoagulation practices with the Impella percutaneous ventricular assist device at high-volume centers. J Interv Cardiol. 2019；2019：3791307. PMID：31772529

9) 日本循環器学会／日本心臓血管外科学会／日本心臓病学会／日本心血管インターベンション治療学会：2023年 JCS/JSCVS/JCC/CVIT ガイドラインフォーカスアップデート版 PCPS/ECMO／循環補助用心内留置型ポンプカテーテルの適応・操作. [https://www.j-circ.or.jp/cms/wp-content/uploads/2023/03/JCS2023_nishimura.pdf]（2025年2月14日閲覧）

第9章 CICUにおける併存疾患，合併症

8 侵襲的手技に伴う合併症

石原 翔，宮地秀樹

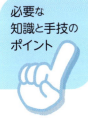

必要な知識と手技のポイント

- CICUにおける診療では侵襲的手技に伴う合併症のリスクが高く，重症化することがあるため，それぞれの合併症の原因，予防策，および対処法を理解することが重要である。
- 血管への穿刺に伴う合併症として出血や血腫，仮性動脈瘤，動脈損傷などがあり，治療としては用手圧迫，エコーガイド下止血，経カテーテル治療，外科的治療などがある。
- CICUでは気管チューブのトラブルのリスクもある。特に気管切開チューブの交換時におけるチューブの迷入・逸脱や気道閉塞などは致死的な合併症になりうる。

はじめに

循環器集中治療における侵襲的手技は表1のような合併症がある。いずれもデバイス挿入に関連する合併症であり，循環器集中治療において必要なデバイスの多さを物語っている。本項では，CICUで遭遇しやすく致死的な合併症になる血管への穿刺と気管チューブに関する合併症について解説する。

表1 循環器集中治療における侵襲的手技と合併症

CICUにおける侵襲的手技	合併症
カテーテル手技に伴う合併症	穿刺部：出血，血腫，仮性動脈瘤，動静脈瘻。カテーテルによる血管損傷（解離，穿孔，破裂）や心タンポナーデ その他：血栓形成・塞栓症，造影剤によるアレルギー反応
気管挿管，気管切開チューブ交換に伴う合併症	気道損傷，狭窄，誤嚥，歯や口腔の損傷，誤挿管（食道挿管），喉頭痙攣，気管チューブの脱落や移動，気胸，喉頭狭窄・声帯麻痺，気管食道瘻，皮下気腫
循環補助装置挿入に伴う合併症（☞第5章4参照）	チューブ誤挿入，末梢虚血，血小板減少症，感染，溶血，気胸・血胸
ペースメーカ植込みに伴う合併症（☞第3章8参照）	感染症，血腫，気胸・血胸，心タンポナーデ，リード・デバイスの不具合，鎖骨下静脈の血栓症，アレルギー反応

鼠径部穿刺に伴う合併症
〜穿刺部出血，骨盤内および後腹膜出血〜

鼠径部穿刺を行う手技としては，経皮的冠動脈インターベンション（percutaneous coronary intervention：PCI），スワンガンツカテーテル，体外式ペースメーカ，大動脈内バルーンポンプ（intra-aortic balloon pump：IABP）などの循環補助装置の挿入などが挙げられる。合併症はほとんどが動脈穿刺由来だが，静脈穿刺でも動脈への誤穿刺などがある。

合併症の種類としては，穿刺後の出血，血腫，後腹膜出血，仮性動脈瘤，動静脈瘻などがある。原因として，高位穿刺，Seldinger法，血管蛇行による挿入後のシースのキンク（ねじれや折れ曲がり）による血管損傷，早すぎる安静の解除などが挙げられる。出血または血腫を認めた場合は，直ちに用手圧迫を行う。出血部位および止血部のやや中枢側の拍動部位を圧迫する。圧迫は最初の5〜10分は完全に阻血するつもりで圧迫し，その後数分ごとに圧迫の力を1割，2割と弱めていく。血腫の増大を認めた場合は再度圧迫をやり直す。用手圧迫で止血が困難ならエコーを用いて出血点を確認し，エコーのプローブを押し当て圧迫する。エコーで出血点が確認できず止血ができない場合は，血管造影や造影CT検査で出血部位を同定し，経カテーテル的に止血を行う。経カテーテル的にはバルーンを長時間拡張し出血部位を押さえ止血する方法や，仮性動脈瘤を形成していればコイル塞栓術やトロンビン局所注入療法などの方法がある（図1）。

カテーテル手技後に腰痛や背部痛を訴えた場合は，ワイヤー穿孔による後腹膜出血を疑い，血管造影または造影CT検査で出血の有無および部位を確認する。最も頻度の高いワイヤー穿孔は深腸骨回旋動脈へのワイヤーの迷入である。下腿動脈本幹でバルーンを拡張し止血する方法や分枝動脈内でのバルーン拡張やコイル塞栓術などがある。それでも止血ができないときはカバードステントの挿入や外科的な止血術を検討する。

上腕動脈穿刺に伴う合併症

上腕動脈穿刺は，上腕動脈近傍に正中神経があることから，圧迫止血による正中神経麻痺や上腕動脈閉塞による前腕阻血，穿刺部血腫や仮性動脈瘤など，重篤な合併症が発生しやすい。そのためエコーガイド下で前壁穿刺を行い，止血の際は止血デバイスを適切に用いるなど，丁寧かつ正確な手技が必要となる。血腫，仮性動脈瘤に対しては用手またはエコープローブを用いた圧迫法やトロンビン局所注入療法がある。血腫や仮性動脈瘤により神経障害をきたした場合は，さらなる圧迫により神経障害が増悪する懸念があるため，手術による除去を検討する。神経障害とともに前腕の皮膚をまったく押せないほど緊満している場合はコンパートメント症候群をきたしている可能性が高く，減張切開が必要である。

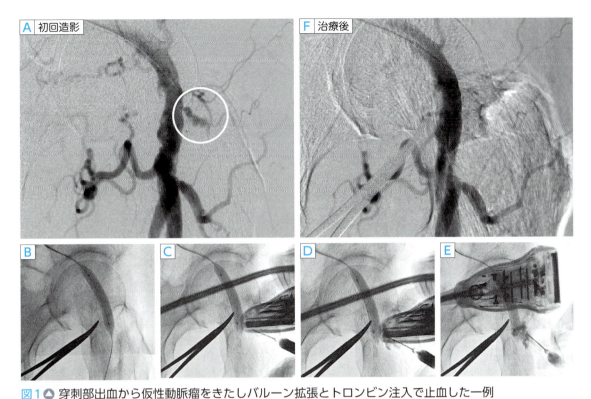

図1 穿刺部出血から仮性動脈瘤をきたしバルーン拡張とトロンビン注入で止血した一例

83歳男性。3枝病変を伴うNSTEMIに対するPCIの際に，左総大腿動脈からIABPを挿入した。DOACを内服しており，IABP抜去の際，高度石灰化を認め，長時間の用手圧迫を行ったが仮性動脈瘤が出現した。左橈骨動脈穿刺で造影し，総大腿動脈から出血点を同定した（A）。Mustang 8.0/40mmを出血部位で複数回拡張したが止血できず（B），バルーンで拡張したまま，エコーガイド下でトロンビンを600単位と750単位，仮性動脈瘤内に局所注入し（C〜E），止血を確認した（F）。
DOAC：直接経口抗凝固薬，IABP：大動脈内バルーンポンプ，NSTEMI：非ST上昇型心筋梗塞，PCI：経皮的冠動脈インターベンション

橈骨動脈穿刺に伴う合併症〜橈骨動脈損傷〜

橈骨動脈は，PCIで最も頻用される穿刺部位である。合併症の頻度は大腿動脈穿刺に比べ非常に少ないため[1]，ガイドラインでも橈骨動脈穿刺が推奨されている[2]。橈骨動脈穿刺の合併症には穿刺やシース挿入の際の血管損傷と，シース挿入後のガイドワイヤーやガイドカテーテル挿入による血管損傷がある。特に橈骨動脈が屈曲，蛇行，走行奇形している場合，軽微な抵抗を感じた時点で血管損傷を生じていることが少なくない。患者が痛みを訴えたときは，血管造影で血管損傷の有無を確認する。ガイドカテーテルによる血管損傷やワイヤーに伴う穿孔は，自然に止血が得られなければ止血術を行う。穿孔部位と中枢の上腕動脈を同時に用手圧迫する。遅発的に前腕の腫脹を認めることもある。腫脹の程度が強く，上腕動脈の触知が困難であれば造影CTまたは血管造影で出血部位を同定し，バルーンによる止血を試みる。上腕動脈同様，コンパートメント症候群を認めた場合は，減張切開が必要となる。

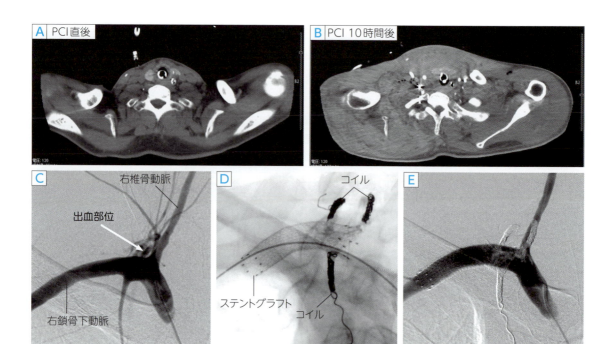

図2 肺動脈カテーテル挿入時の誤穿刺で右鎖骨下動脈から出血し経カテーテル的に止血した一例
50歳男性。STEMIによるVF，院外心肺停止で救急要請。IMPELLA CPを挿入し肺動脈カテーテルを右頸静脈より挿入した。CAGで左回旋枝の完全閉塞を認め，緊急PCIを施行した。しかし夜間に頸部が腫脹し，造影CTで皮下血腫を認め（A，B），血管造影では右鎖骨下動脈より出血を認めた（C）。右鎖骨下動脈から上方に向かう2本の分枝をコイル塞栓しステントグラフト（Viabahn® 10mm×5cm）を右椎骨動脈を避ける形で挿入したがバルーン拡張後もType 1aのエンドリークを認めたため，さらに中枢側へViabahn® 11mm×5cmを追加挿入した。エンドリークが残存したため，右内胸動脈にコイル塞栓を追加し，止血しえた（D，E）。
CAG：冠動脈造影，STEMI：ST上昇型心筋梗塞，VF：心室細動

内頸静脈穿刺に伴う合併症
～動脈誤穿刺，血管損傷，気胸，空気塞栓～

　　中心静脈カテーテル，経静脈ペーシング，スワンガンツカテーテル，ブラッドアクセス挿入のアプローチとして内頸静脈穿刺が第一選択である。合併症としては，動脈誤穿刺，血管損傷，気胸，空気塞栓が挙げられる。CICUの患者は，凝固・線溶系の異常が多く，出血リスクが高いため，特に動脈への誤穿刺は注意が必要である。その場合，用手圧迫にて止血を十分に行う必要があるが，頸部は他の部位と異なり圧迫部の後方に骨がないため，圧迫がしづらい。また穿刺針が動脈に少し当たった程度でも血腫を形成し，気道圧迫による呼吸困難，嚥下困難または嗄声が生じる場合がある。圧迫止血を行っても血腫が増大する場合は造影CTを行い，必要に応じ外科的ドレナージやカテーテルによる止血術を検討する（図2）。超音波ガイド下穿刺の注意点としては，エコーで血管を剖出することにのみ意識が集中し，穿刺の進入角度が浅くなっていたり，体外側（乳頭）に向けての穿刺ができていないことがある。基本的な解剖を理解した上での技術の習得が必要である。

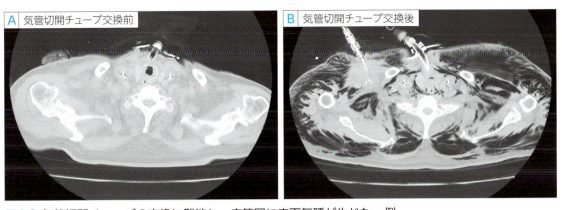

図3 ● 気管切開チューブの交換に難渋し，広範囲に皮下気腫が生じた一例
73歳男性。気管切開7日目に換気不良のため，気管切開チューブを交換した際，誤挿入となり，広範囲にわたる皮下気腫が出現した。

気管切開チューブ交換に伴う合併症
～チューブの逸脱・迷入，出血，気道閉塞～

　　CICUでは，長期の人工呼吸管理が必要な場合，気管切開を行うこともある。気管切開チューブは1～2週間おきに交換するため，若手の医師スタッフが交換を行うこともある。チューブ交換に伴う合併症としては，チューブの迷入・逸脱，出血，気道閉塞などが挙げられる。特にチューブの迷入・逸脱は低酸素血症や気胸，皮下気腫を惹起し，結果的に重篤なケースとなることがある（図3）。チューブの迷入・逸脱が生じる原因として，未熟な挿入技術，解剖学的難易度が高いこと，不適切な固定，自己抜去，気管切開周囲の感染や浮腫などが挙げられる。チューブの迷入・逸脱はSpO_2の急激な低下，患者の呼吸困難症状，異常な呼吸音，呼吸器のアラームなどで判明するが，胸部X線での位置確認と交換前後の動脈血液ガスの確認を行う。チューブの迷入・逸脱が起こった場合は，まず人員を確保した上で迅速に再挿入を試み，もし再挿入が困難な場合は固執せず，経口でのバッグバルブマスクによる換気や経口挿管に切り替え，呼吸状態を安定させることが重要である。気管切開口の肉芽形成には2週間程度要することから，気管切開術後2週間以内の気管切開チューブの交換は迷入・逸脱が生じやすく，推奨されない[3]。そのため，初回の気管切開チューブの交換をなるべく遅らせ，交換が必要な場合はリスクを理解した上で十分な準備をすることが重要である。

文 献

1) Fujii T, Ikari Y, Hashimoto H, et al：Post-interventional adverse event risk by vascular access site among patients with acute coronary syndrome in Japan：observational analysis with a national registry J-PCI database. Cardiovasc Interv Ther. 2019；34(4)：297-304. PMID：30847655

2) 日本循環器学会：急性冠症候群ガイドライン（2018年改訂版）.
［https://www.j-circ.or.jp/cms/wp-content/uploads/2018/11/JCS2018_kimura.pdf］（2025年2月14日閲覧）

3) 日本医療安全調査機構 医療事故調査・支援センター：気管切開術後早期の気管切開チューブ 逸脱・迷入に係る死亡事例の分析. 医療事故の再発防止に向けた提言 第4号. 2018年（平成30年）6月.
［https://www.medsafe.or.jp/uploads/uploads/files/teigen-04.pdf］（2025年2月14日閲覧）

第9章 CICUにおける併存疾患，合併症

9 患者条件（肥満，妊娠，高齢者）

門岡浩介

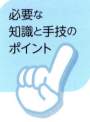

必要な知識と手技のポイント

- 肥満患者では，挿管時の急激なSpO₂の低下や胸郭コンプライアンスの低下に気をつける。
- 肥満患者にカテーテル挿入する場合は合併症に注意する。
- 高齢者では，せん妄に注意する。
- 妊婦では，周産期心筋症，静脈血栓塞栓症（VTE），産科危機的出血の症例が多い。

肥満

日本肥満学会ではbody mass index（BMI）25以上を肥満，35以上を高度肥満と定義[1]しており，生活習慣病，心不全，冠動脈疾患，深部静脈血栓症（deep vein thrombosis：DVT）などのリスクとして知られている。本項ではcoronary intensive care unit（CICU）で遭遇する可能性が高い呼吸，循環に関する肥満患者特有の問題点を取り扱うこととする。

呼吸

胸部・腹部の脂肪沈着により胸郭コンプライアンスの低下が認められ，呼気予備量・機能的残気量は低下する。それにより特に下肺野の気道閉塞をきたしやすく，換気血流不均衡（$\dot{V}/\dot{Q}$ミスマッチ）の原因となる。患者は平時，呼吸回数で換気量を確保するが，呼吸状態の悪化や鎮静下の挿管時には急激な低酸素状態に陥るリスクがある[2]。

挿管

肥満患者では機能的残気量が少なく，無換気で急速に経皮的動脈血酸素飽和度（SpO₂）が低下する。マスク換気時の工夫点としては，母指球法（両手の母指球でマスクを固定し小指～小指で下顎角を挙上する方法）による二人法（two person technique）を用いること，腹部の圧を足側に逃がすために逆Trendelenburg体位（30°），ビーチチェア体位（30°）とすることが挙げられる。さらに，非侵襲的陽圧換気（NPPV）などにより十分な酸素化を得てからの挿管も有効である[3]。CICUでは迅速導入気管挿管（rapid sequence intubation：RSI）を行うことも多いが，肥満患者ではcannot intubate, cannot ventilate（CICV）に陥る可能性があるため，患者の協力が得られる場合には筋

弛緩や深鎮静を避け，たとえば表面麻酔として，フェンタニルやデクスメデトミジンなどを用いての意識下挿管の選択肢も考慮する[4]。喉頭展開にはビデオ喉頭鏡が有用である。さらに，挿管困難時の流れも確認しておく必要がある。たとえばVortexアプローチ[5]では，状態悪化がない範囲であれば，気管挿管，マスク換気，声門上器具挿入をそれぞれ最大3回施行，挿管に精通した医師による挿管施行，その次の手としては輪状甲状間膜切開を行うことが推奨されている。

呼吸器管理

肥満による胸郭コンプライアンスの低下や無気肺への対応が必要である。至適呼気終末陽圧（positive end-expiratory pressure：PEEP）の決定方法に関して，日本ではめずらしいほどの重度肥満患者（BMI≧50）を対象にした報告がある[6]。リクルートメント手技後に，①PEEP 8cmH$_2$O固定，②経肺圧PEEP［胸腔内圧（食道内圧で代用）－気道内圧が0以上となる設定］，③静的コンプライアンスPEEP［一回換気量／（プラトー圧－PEEP）が最大となる設定］の3群を比較すると，静的コンプライアンスPEEPが有用であるとの報告があり，驚くことに20～25cmH$_2$Oがその患者群の至適PEEPであった。ただし，high PEEPにより前負荷が低下するため，前負荷が血圧維持に必要な病態の場合には循環が破綻する可能性があり，注意が必要である。なお，一回換気量は，6～8mL/kg×理想体重が推奨されており，実際の体重を用いると過換気となる可能性があるため注意する。

循環

肥満患者に穿刺やカテーテル挿入を行う際は，合併症に注意する必要がある。カテーテルを内頸静脈から挿入する場合，肥満患者は短頸であることが多く，どうしても穿刺の角度が鋭角になる。そのため，ワイヤー挿入後もしっかりとダイレーションを行わないとカテーテル挿入時に抵抗があり，無理に押し込むと血管損傷，血腫形成し，気道閉塞をきたすことがある。また，皮下脂肪が厚い分だけカテーテルを深めに留置する必要がある。鼠径部からextracorporeal membrane oxygenation（ECMO）など大口径のカテーテルを挿入する場合にはさらに注意が必要である。皮下脂肪が厚く血管の位置が深いだけでも穿刺自体が難しくなり，カテーテルを挿入する際の抵抗が強くなる。先述のように穿刺角度が鋭角になるとなおさらである。筆者は以下の3点を工夫している。

①鼠径部に重なっている腹部の皮下脂肪をテープで牽引して穿刺部位の視野を確保するとともに，穿刺部位の皮下脂肪を薄くする。

②付属ワイヤーではなく，スティッフガイドワイヤーを用いる。

③穿刺部位の皮下組織をモスキートペアンなどで十分に剥離しておく。

これら3つに留意するだけで，重大な血管損傷をきたすことなく比較的スムーズにカテーテルを挿入することができる。

コラム1

肥満心筋症

肥満は心血管疾患発症の重要な危険因子であるが，肥満そのものが心機能低下の原因となる肥満心筋症という概念があり，拡張型心筋症様の病態を呈する。体重135kg以上の肥満が10年以上持続し，そのほかの心疾患が除外されている場合に診断されることが多く[7]，心筋線維化が進んでいなければ体重の減量で可逆的な疾患と考えられている。なお，肥満の心不全患者では脳性ナトリウム利尿ペプチド（BNP）上昇が軽度にとどまることは注意が必要である。

高齢者

CICUで高齢者を診る際，せん妄には常に注意を払う必要がある。せん妄とは身体的異常，薬物の使用により，環境に対する注意や気づきの低下を特徴とする急性発症の意識障害を本態とする病態である。認知機能障害や幻覚など様々な神経症状が日内変動を伴って出現し，夕方や夜間に増悪する傾向がある[8]。せん妄は過活動型，低活動型，混合型に分類され，集中治療室ではそれぞれ1.6%，43.5%，54.9%と過活動型が少なく，高齢者では特に低活動型の頻度が高い[9]とされている。さらに，せん妄リスクは準備因子，促進因子，直接因子に分けて考える必要がある。たとえば高齢（65歳以上）であることや認知症を合併していることなどが準備因子となる。そこに集中治療室という特殊な環境や身体拘束という促進因子，感染症や電解質異常，脱水などの直接因子が加わるとせん妄に陥りやすい。直接因子の治療が重要であるのは言うまでもないが，促進因子に対する非薬物的な介入により40～60%程度せん妄を抑制することができる[10]のは驚きである。また，スボレキサント内服がせん妄予防に有効である可能性[11]との報告もあるが，昨今ポリファーマシーや医療費増大が問題となっており，筆者はまずは促進因子の解除，直接因子への早急な対応を徹底すべきであると考えている。

予防したにもかかわらず，過活動型せん妄を発症した際に薬物的介入を行う場合，糖尿病がなければクエチアピン25（～50）mg，糖尿病があればリスペリドン（錠剤もしくは内用液）0.5（～1）mgと少量から開始することとしている。内服が難しい患者ではハロペリドール2.5（～5）mgの筋注も使用を考慮する。以前は抗精神病薬をせん妄の高齢者に用いることのリスクが強調されていたが，最近では正しくモニタリングし，細かい用量調整を行えば安全にせん妄を薬物治療することができる[12]とされている。

コラム2

ビタミンB₁欠乏症

忘れてはならないのがビタミンB₁欠乏症である。高齢であること自体がビタミンB₁欠

乏のリスクであるし，心不全で利尿薬を内服していると水溶性ビタミンであるビタミンB₁は容易に欠乏し[13, 14]，せん妄のリスクにもなる。筆者はビタミンB₁欠乏リスクのある患者には100mg／日程度のビタミンB₁を投与することとしている。

妊婦

CICUに入室する妊婦のほとんどは，周産期心筋症，静脈血栓塞栓症（VTE），産科危機的出血の症例だろう。ここでは，その3つの病態にfocusする。

周産期心筋症

心疾患を指摘されていない妊産婦が拡張型心筋症様の病態を呈することがあり，周産期心筋症と称される。日本の診断基準を要約すると，妊娠中～分娩後6カ月以内に新規に心収縮能の低下［左室駆出率（left ventricular ejection fraction：LVEF）≦45％］があり，ほかに心機能低下を説明できる疾患がない場合に診断される[15]。心不全が急性増悪した場合，フロセミド，カルペリチド，カテコラミンや血管拡張薬を用いて治療するが，妊娠継続が母児にとってリスクとなることがあり，産婦人科や麻酔科との密な連携が必要となる。なお，欧州心臓病学会ではブロモクリプチンの使用が推奨されている[16, 17]が，日本では現状ブロモクリプチンを心筋症患者に用いることは推奨されていない。

コラム3

周産期に気をつけること
周産期の特徴は凝固能が亢進していることであり，左室内血栓の有無を確認する必要性を忘れてはならない。

静脈血栓塞栓症（VTE）

分娩時の出血に対する防御反応として過凝固状態となることが知られており，周産期の静脈血栓塞栓症（venous thromboembolism：VTE）発症リスクは非妊婦の約5倍[18]とされる。妊婦のDVTリスク評価方法やリスクに応じたDVT予防に関しては『心疾患者の妊娠・出産の適応，管理に関するガイドライン（2018年改訂版）』に詳細な記載があり，参照されたい。DVTを発症し抗凝固療法が必要な場合には未分画ヘパリンを用いて活性化部分トロンボプラスチン時間（APTT）を1.5～2.5倍に延長して調整し，血栓フォローする。肺血栓塞栓症（pulmonary thromboembolism：PTE）を発症した際には，正常血圧で右心機能障害もなければ抗凝固療法が第一選択[19]となる。血圧が保た

れているが右心機能が障害されている場合には血栓溶解療法も視野に入るが，出血合併症が多くなり，予後改善効果を認めた報告はない[20]ため使用には慎重を要する。重症でショックを合併している症例で血行動態の早急な改善を必要とする場合には，血栓溶解療法を選択せざるをえないこともある[21]。その場合には遺伝子組み換え組織型プラスミノーゲン活性化因子（recombinant tissue-type plasminogen activator：rt-PA）を発症6時間以内に13,750～27,500単位/kgを静脈内投与する。ただし，このような症例では出血リスクを常に考慮しつつ，母体の安全を優先するため児の早期娩出も考慮する。産婦人科，麻酔科との連携が必要となることは言うまでもない。

なお，VTE合併の妊婦に対する下大静脈（inferior vena cava：IVC）フィルターの留置に関しては議論の分かれるところだろう。少なくとも永久型IVCフィルターを留置することは推奨されない。妊娠34週頃に遊離血栓が認められる場合や抗凝固療法が何らかの理由で不可能な場合にのみ，一時留置型IVCフィルターを考慮する。

コラム4

ワルファリン

ワルファリンは妊娠初期（妊娠6～13週）の使用で催奇形性が知られており，妊娠中は原則として禁忌である。ただし，機械弁置換術後の患者に関しては，妊娠13～33週の期間のみワルファリンでプロトロンビン時間国際標準化比（PT-INR）を調整し，34週以降から出産までは再度ヘパリン置換が必要となる。なお，授乳中のワルファリン内服は可とされている。

産科危機的出血

分娩時もしくは分娩後の大量出血はいまだ産科的死亡の主要原因のひとつである。たとえ中等量の出血であっても急速に播種性血管内凝固症候群（disseminated intravascular coagulation syndrome）に陥る特徴があり，迅速な対応が必要である。大量出血によりバイタル不安定な状態でresuscitative endovascular balloon occlusion of the aorta（REBOA）が必要な状況ではCICUスタッフが召集される場合がある。輸血と同時に早期に動脈アクセスを確保することが重要である。筆者らの施設では7Frシース対応のオクリュージョンカテーテルを用いている。基本的には透視下で行い，zone 1（左鎖骨下動脈分岐下～腹腔動脈上縁），zone 3（尾側腎動脈分岐下～総腸骨動脈分岐部まで）に留置する[*1]。バルーンを50%造影剤でバルーン拡張すればさらに遮断位置がわかりやすい。筆者らの施設では産科出血の際には，zone 3に留置することとしている。なお，ガイドワイヤーもしくはスタイレットが入った状態でバルーン拡張しないとキンクやバルーンのmigration（移動）のリスクとなるため注意が必要である。8Fr以上のシースを用いればシース圧で末梢の灌流圧を確認することができるが，そうでない場合には対側の鼠径からシ

らシース挿入し，圧を把握する。完全遮断の限界は30分程度と言われているが，完全遮断の注入量の60％程度のいわゆるpartial REBOAとすれば，近位部の過剰な圧の上昇を防止しつつ，末梢臓器への灌流を保つことができると言われている[22]。REBOAにより産科危機的出血の患者を救うことができるよう，日頃から各施設でのマニュアルを確認しておく必要がある。

＊1　ERで挿入せざるを得ない場合には，zone 1は第二肋間〜剣状突起，zone 3は臍部をメルクマールとして体表で挿入長を決める。ただし，血管蛇行がある場合には実際の血管長は長くなってしまうことに注意が必要である。

文 献

1) 日本肥満学会, 編：肥満症診療ガイドライン2022. ライフサイエンス出版, 2022.

2) Jones RL, Nzekwu MM：The effects of body mass index on lung volumes. Chest. 2006；130(3)：827-33. PMID: 16963682

3) Gander S, Frascarolo P, Suter M, et al：Positive end-expiratory pressure during induction of general anesthesia increases duration of nonhypoxic apnea in morbidly obese patients. Anesth Analg. 2005；100(2)：580-4. PMID: 15673897

4) Joseph TT, Gal JS, DeMaria S Jr, et al：A retrospective study of success, failure, and time needed to perform awake intubation. Anesthesiology. 2016；125(1)：105-14. PMID: 27111535

5) Chrimes N：The Vortex：a universal 'high-acuity implementation tool' for emergency airway management. Br J Anaesth. 2016；17 Suppl 1：i20-7. PMID: 27440673

6) Boesing C, Schaefer L, Hammel M, et al：Individualized positive end-expiratory pressure titration strategies in superobese patients undergoing laparoscopic surgery：prospective and nonrandomized crossover study. Anesthesiology. 2023；139(3)：249-61. PMID: 37224406

7) Alexander JK：The cardiomyopathy of obesity. Prog Cardiovasc Dis. 1985；27(5)：325-34. PMID: 3975428

8) 日本精神神経学会, 日本語版用語監修, 髙橋三郎, 大野　裕, 監訳：DSM-5-TR 精神疾患の分類と診断の手引. 医学書院, 2023, p653-9.

9) Peterson JF, Pun BT, Dittus RS, et al：Delirium and its motoric subtypes：a study of 614 critically ill patients. J Am Geriatr Soc. 2006；54(3)：479-84. PMID: 16551316

10) Hshieh TT, Yue J, Oh E, et al：Effectiveness of multicomponent nonpharmacological delirium interventions：a meta-analysis. JAMA Intern Med. 2015；175(4)：512-20. PMID: 25643002

11) Hatta K, Kishi Y, Wada K, et al：Suvorexant for reduction of delirium in older adults after hospitalization：A randomized clinical trial. JAMA Netw Open. 2024；7(8)：e2427691. PMID: 39150711

12) Hatta K, Kishi Y, Wada K, et al：Antipsychotics for delirium in the general hospital setting in consecutive 2453 inpatients：a prospective observational study. Int J Geriatr Psychiatry. 2014；29(3)：253-62. PMID: 23801358

13) Katta N, Balla S, Alpert MA, et al：Does long-term furosemide therapy cause thiamine deficiency in patients with heart failure? A focused review. Am J Med. 2016；129(7)：753.e7-753.e11. PMID: 26899752

14) Ao M, Yamamoto K, Ohta J, et al：Possible involvement of thiamine insufficiency in heart failure in the institutionalized elderly. J Clin Biochem Nutr. 2019；64(3)：239-42. PMID: 31138958

15) 厚生労働科学研究（難治性疾患政策研究事業）「周産期（産褥性）心筋症の，早期診断検査確立研究の継続と診断ガイドライン作成」班・「特発性心筋症に関する調査研究」班, 編：周産期心筋症診療の手引き. 中外医学社, 2019.

16) Arrigo M, Blet A, Mebazaa A：Bromocriptine for the treatment of peripartum cardiomyopathy：welcome on BOARD. Eur Heart J. 2017；38(35)：2680-2. PMID: 28934838

17) Sliwa K, Blauwet L, Tibazarwa K, et al：Evaluation of bromocriptine in the treatment of acute severe peripartum cardiomyopathy：a proof-of-concept pilot study. Circulation. 2010；121(13)：1465-73. PMID: 20308616

18) Heit JA, Kobbervig CE, James AH, et al：Trends in the incidence of venous thromboembolism during pregnancy or postpartum：a 30-year population-based study. Ann Intern Med. 2005；143(10)：697-706. PMID: 16287790

19) Barritt DW, Jordan SC：Anticoagulant drugs in the treatment of pulmonary embolism. A

controlled trial. Lancet. 1960；1(7138)：1309-12. PMID：13797091

20) Wan S, Quinlan DJ, Agnelli G, et al：Thrombolysis compared with heparin for the initial treatment of pulmonary embolism：a meta-analysis of the randomized controlled trials. Circulation. 2004；110(6)：744-9. PMID：15262836

21) Ahearn GS, Hadjiliadis D, Govert JA, et al：Massive pulmonary embolism during pregnancy successfully treated with recombinant tissue plasminogen activator：a case report and review of treatment options. Arch Intern Med. 2002；162(11)：1221-7. PMID：12038939

22) Matsumura Y, Higashi A, Izawa Y, et al：Distal pressure monitoring and titration with percent balloon volume：feasible management of partial resuscitative endovascular balloon occlusion of the aorta (P-REBOA). Eur J Trauma Emerg Surg. 2021；47(4)：1023-9. PMID：31696263

索引

数字

2型糖尿病患者 **105**
3枝病変 **43**
12誘導心電図 **41**
^{13}N-アンモニア心筋血流PET **76**
^{99m}Tc MIBI **73**
^{99m}Tc-PYP **73**
^{99m}Tc-tetrofosmin **73**
^{123}I-BMIPP(β-methyl-p-
    iodophenyl-pentadecanoic
    acid) **73, 74**
^{123}I-MIBG **73**
^{201}TlCl **73**

ギリシャ文字

α_1受容体 **114**
β-Dグルカン **412**
β_2受容体 **114**
β遮断薬 **284**
βラクタム系抗菌薬 **411**

欧文

A

A-line **58**
ABCDEFバンドル **100**
ACLS(advanced cardiovascular
    life support) **152, 155**
ACLS/ECPRシミュレーション **10**
ACP(advance care planning)
    304, 310, 311
ACS(acute coronary syndrome)
    65, 242, 258, 266, 388
    ——における血栓溶解療法の禁
    忌 **262**
    ——における至適手術時期
    269
ACT(activated coagulation
    time) **263**
acute cardio-renal syndrome
    421

acute conversion **270**
acute mesenteric ischemia **426**
acute reno-cardiac syndrome
    421
acute ST elevation myocardial
    infarction **309**
ACVC(Association for Acute
    Cardiovascular Care) **2**
AdaptCRT研究 **288**
ADHERE試験 **112**
ADHF(acute decompensated
    heart failure) **294**
ADL(activities of daily living)
    308, 340
AFMR(atrial FMR) **334**
AKI(acute kidney injury) **167,
    418**
    ——の鑑別 **419**
AKIN分類 **418**
ALS(advanced life support) **206**
AMI(acute myocardial
    infarction) **121, 249**
analgosedation **92**
apical ballooning **367**
ARDS(acute respiratory distress
    syndrome) **165, 403, 404**
    ——の診断基準と重症度分類
    403
ARF(acute renal failure) **418**
arm dropping test **398**
AS(aortic stenosis) **327**
ASA(American Society of
    Anesthesiologists) **94**
ASA-PS(American Society of
    Anesthesiologists physical
    status) **402**
ASMs(anti-seizure
    medications) **95**
ATP(antitachycardia pacing)
    140, 141

AUC(area under the
    concentration time curve) **87**
Autonomy **15**
AVB(atrioventricular block)
    133

B

B-line **58**
Babinski反射 **398**
barotrauma **49**
BCIS-1試験 **175**
Beneficence **15**
Bernard trial **212**
Bezold-Jarisch反射 **43**
bilevel PAP(bilevel positive
    airway pressure) **163**
BIS(Bispectral Index) **97**
black blood T2強調画像 **77**
blow out型 **250**
BLS(basic life support) **155, 206**
BPS(Behavioral Pain Scale) **92**
BPS-NI(non-intubated) **92**
bridge therapy **176**
bridge to bridge(BTB) **176**
bridge to candidacy(BTC) **301**
bridge to decision(BTD) **176**
Brockenbrough現象 **376**
broken heart syndrome **367**
Brugada症候群 **321**
burst pacing **141**

C

Caイオン **82**
Ca異常 **82**
CABG(coronary artery bypass
    gratting) **245, 266**
    ——の術式 **270**
CAG(coronary angiography)
    65, 244, 258
CAM-ICU(Confusion
    Assessment Method for the
    Intensive Care Unit) **98, 197**

索引 **453**

cardiogenic shock **121**

cardiovascular intensivist **5**

cardioversion **151**

CardShock 試験 **116**

CASTLE-AF 試験 **319**

CASTLE-HTx 試験 **319**

CAUTI (catheter-associated urinary tract in- fection) **414, 415**

CC **402**

CCAB (conventional CABG) **270**

CCU (coronary care unit) **2**

CD 腸炎まとめ **413**

CD トキシン **413**

CHDF (continuous hemodiafiltration) **169**

—— で用いる抗凝固薬の比較 **171**

chronic cardio-renal syndrome **421**

chronic reno-cardiac syndrome **421**

CI (cardiac index) **120**

CICU (cardiovascular intensive care unit) **2, 7**

—— 患者の OCT 画像 **53**

—— 患者の胸部 X 線 **50**

—— で使用される主な静注循環作動薬 **114**

—— でみられる病態・合併症 **9**

—— で要求される手技・管理 **9**

—— におけるレベルの層別化 **2**

電解質管理 **81**

貧血 **388**

薬剤師の業務と役割 **89**

輸液管理 **80**

CICV (cannot intubate, cannot ventilate) **445**

CIM (critical illness myopathy) **193**

CINM (critical illness neuro-myopathy) **193**

CIP (critical illness polyneuropathy) **193**

CKD (chronic kidney disease) **418**

closed CICU **5**

closing capacity **402**

Clostridioides difficile 感染症 **413**

CO (cardiac output) **120**

coarse crackles **221**

COMPLETE 試験 **264**

complicated A 型解離 **344**

complicated B 型解離 **344**

comprehensive echocardiography **54**

concordant ST depression **44**

concordant ST elevation **44**

contamination **410**

cooperative sedation **96**

COPD (chronic obstructive pulmonary disease) **400**

CPAP (continuous positive airway pressure) **163**

CPEF (cough peak expiratory flow) **196**

CPO (cardiac power output) **122, 126**

CPOT (Critical-Care Pain Observation Tool) **92**

CPR (cardiopulmonary resuscitation) **206, 207**

CPSS (Cincinnati Prehospital Stroke Scale) **395**

CPVT (catecholaminergic polymorphic ventricular tachycardia) **152**

CRBSI (catheter-related bloodstream infection) **408**

CRRT (continuous renal replacement therapy) **81, 169**

CRS (cardio-renal syndrome) **420**

CRT (cardiac resynchronization therapy) **139, 286, 288**

CSP (conduction system pacing) **139**

CSWG（Cardiogenic Shock Working Group) **228**

CTO (chronic total occlusion) **67**

CVP (central venous pressure) **120**

D

D ダイマー **23, 343, 350, 432**

d-SINE (distal stent-graft induced new entry) **345**

David 法 **254**

De escalation **407, 412**

deceleration time **125**

deep sulcus sign **49**

defibrillation **151**

degenerative MR：DMR **332**

DESD (double sequential external defibrillation) **209**

DIC (disseminated intravascular coagulation) **433, 449**

—— の診断基準 **435**

—— の病型分類 **434**

differential hypoxia **20**

discordant ST elevation **44**

DOAC **354**

DOREMI 試験 **116**

DPP-4 阻害薬 **108**

DSA (digital subtraction angiography) **68**

DT (destination therapy) **299, 301**

DTP (differential time to positivity) **408**

DTU-STEMI 試験 **240**

Duke 国際心血管感染症学会 (ISCVID) 基準 **378**

Duke 診断基準 **378**

DVT (deep vein thrombosis) **445**

E

E. coli **411, 412**
E/e' **125**
EACTSガイドライン **202**
early CT sign **52**
EchoCRT試験 **287**
ECMO (extracorporeal membrane oxygenation) **60, 68, 82, 156, 158, 189, 335, 406, 407, 437, 446**
ECPELLA (ECMELLA) **176, 181, 297**
ECPR (extracorporeal cardiopulmonary resuscitation) **220**
　―― の適応 **210**
electrical storm **152, 320, 322**
ELVO (emergent large vessel occlusion) screen **396, 397**
Enterococcus faecalis **411**
Enterococcus feacium **411**
ESC-ACVC (European Society of Cardiology-Acute Cardio Vascular Care) **4**
ESE (electrographic status epilepticus) **31**
euDKA (euglycemic diabetic ketoacidosis) **108**
extubation failure **130**

F

FAME試験サブ解析 **264**
FDP **432**
FET (frozen elephant trunk) **345**
FFR (fractional flow reserve) **264**
Fibrosis-4 (FIB-4) Index **424**
fine crackles **221**
FLOWER-MI試験 **264**
FMR (functional MR) **332**
FoCUS (focused cardiac ultrasound) **54, 57, 225, 226**
Forrester 分類 **228, 275**
Frank-Starling の曲線 **161**

FRC (functional residual capacity) **402**

G

GCS (Glasgow Coma Scale) **130**
GDMT (guideline-directed medical therapy) **279, 335**
GRACE ACSリスクスコア **243**
GWR (gray/white matter ratio) **30**

H

HACA trial **212**
hamstringing **335**
HAR (hemi-arch replacement) **345**
HBP (His bundle pacing) **139**
HCM (hypertrophic cardiomyopathy) **371**
HD (hemo diafiltration) **169**
HeartMate 3™ **294**
hemo-mtabolic problem **227**
hemodynamic problem **227**
HFNC (high-flow nasal cannula) **128, 164**
HFrEF (heart failure with reduced ejection fraction) **283**
high quality TTM **213**
His束ペーシング **139**
HIT (heparin-induced thrombocytopenia) **171, 262**
HIT 1型 (非免疫性HIT) **262**
HIT 2型 (免疫性HIT) **262**
HPV (hypoxic pulmonary vasoconstriction) **162**
hydrogen ion (acidosis) **210**
hyper/hypokalemia **210**
HYPERION trial **212**
hypoglycemia **210**
hypothermia **210**
hypovolemia **210**
hypoxia **210**

I

IABP (intra-aortic balloon pump) **68, 124, 157, 175, 187,**

238, 297, 329, 335, 361, 407, 437, 440
IABP-SHOCK Ⅱ試験 **175, 239**
ICD (implantable cardioverter defibrillator) **139, 320**
　―― ショック作動 **141**
　―― の一次予防 **323**
　―― の二次予防 **323**
ICDSC (Intensive Care Delirium Screening Checklist) **98, 197**
ICU-AW (intensive care unit-acquired weakness) **97, 192**
IE (infectious endocarditis) **61, 378, 409**
　―― の診断基準 **379**
immune-related adverse events: irAE **365**
IMPELLA **60, 68, 121, 156, 174, 188, 239, 335, 361, 407, 437**
　―― からの離脱指標 **182**
IMPELLA 5.5 **301**
IMPELLA CP **297**
IMV (invasive mechanical ventilation) **128**
infarct exclusion 法 **254**
INTERMACS/J-MACS分類 **298**
InterTAK診断基準 **368**
IRRT (intermittent renal replacement therapy) **169**
IVMD (interventricular mechanical delay) **286**
IVUS (intravascular ultrasound) **260**

J

J-SHD (Japan Structural Heart Disease) レジストリー **330**

K

KDIGO (Kidney Disease: Improving Global Outcomes) **168, 418, 422, 491**
Killip 分類 **238**
Klebsiella **411**
KPSS (Kurashiki Prehospital

Stroke Scale) **395**

L

L-AMPHB **413**

LAD (left anterior descending artery) **41, 241**

LBBAP (left bundle branch area pacing) **139**

LEAD (lower extremity arterial disease) **68**

LGE (late gadolinium enhancement) **75**

LMT (left main coronary trunk) **43**

lung point **58**

lung pulse **58**

lung sliding **58**

LVAD (left ventricular assist device) **157**

LVEDP (left ventricular end-diastolic pressure) **177**

LVEF (left ventricular ejection fraction) **138, 448**

LVFWR (left ventricular free wall rupture) **249, 253**

LVOT VTI **334**

LVOTO **371, 373, 374**

M

M-TEER (mitral transcatheter edge to edge repair) **337**

MAC (Monitored Anesthesia Care) **94**

MACOCHA スコア **128**

MADIT-RIT 試験 **141**

Mayo Clinic 診断基準 **368**

MBF (myocardial blood flow) **75**

McConnell 徴候 **350**

MCS (mechanical circulatory support) **155, 187, 239, 329**

―― 挿入中の予防的抗菌薬 **416**

MDCT (multidetector-row CT) **429**

mechanical complication **249**

MET (medical emergency team) **223**

MFR (myocardial flow reserve) **75**

MH (manual hyperinflation) **194**

MIP (maximal inspiratory pressure) **196**

mixing point **179**

MODS (multiple organ dysfunction syndrome) **404**

MR (mitral regurgitation) **332**

MRC (Medical Research Council) Sum Score **193**

MRI **75**

MRSA **412**

MRSA 菌血症 **410**

multimodal analgesia **93**

muscle deconditioning **193**

MVO₂ (myocardial oxygen consumption) **177**

N

negative concordance **46**

NIRS (near-infrared spectroscopy) **208**

Nohria-Stevenson 分類 **228, 275, 277, 279**

NOMI (non-occlusive mesenteric ischemia) **52, 427**

Non-meleficence **15**

NOS (nitric oxide synthase) **110**

NPPV (noninvasive positive pressure ventilation) **128, 163, 280, 306, 335, 401**

NRS (Numerical Rating Scale) **92**

NSAIDs **383**

NSE (neuron specific enolase) **26**

NSTE-ACS (non ST elevation acute coronary syndrome) **67, 258**

―― における CABG 適応 **268**

NSTEMI (non-ST-elevation myocardial infarction) **242**

Nt-proBNP (BNP) **22**

NYHA (New York Heart Association) 心機能分類 **305, 323**

O

OCT (optical coherence tomography) **52, 260**

OMT (optimal medical therapy) **176**

OnPB-CAB (on-pump beating CABG) **270**

oozing rupture **150**

oozing 型 **250**

OPCAB (off-pump CABG) **270**

open CICU **5**

opioid epidemic **94**

OPTINIV 法 **128**

overdrive pacing **134**

P

P 異常 **83**

P-SILI (patient self-inflicted lung injury) **196**

PADIS ガイドライン **91, 99**

PaCO₂ (partial pressure of arterial carbon dioxide) **402**

PAI (plasminogen activator inhibitor) **433**

PaO₂ (partial pressure of arterial oxygen) **401**

PAPi (pulmonary artery pulsatility index) **122, 240**

PCAS (post cardiac arrest syndrome) **177, 212**

―― 患者の神経学的予後予測 **30**

―― 管理における換気と酸素化 **214**

PCI (percutaneous coronary intervention) **68, 107, 245, 266, 388, 440**

PCWP (pulmonary capillary

wedge pressure) **120**

pEEG (processed electroencephalogram) **97**

PEEP (positive end-expiratory pressure) **162, 194, 401, 446**

PERT (pulmonary embolism rapid response team) **353**

pericardial decompensation syndrome **160**

PET **75**

PIC (plasmin-α_2-plasmin inhibitor complex) **433**

PICM (pacing-induced cardiomyopathy) **138**

PICS (post-intensive care syndrome) **97, 192**

PLAX (parasternal long axis) **54**

PMR (papillary muscle rupture) **250, 254**

point-of-care超音波 **54**

poly spike **27**

positive concordance **46**

PPC (postoperative pulmonary complication) **400**

PPI (proton pump inhibitor) **389**

primary brain injury **25**

primary PCI **258, 261**

PRIS (propofol infusion syndrome) **95**

PROMs (patient-reported outcomes measures) **305**

PROSPECT試験 **287**

Proteus **411**

PRPG (pulmonary regurgitation peak gradient) **126**

PSAX (parasternal short axis) **54**

pseudo-PEA **157**

pseudo prolapse **335**

pseudonephrotoxity **409**

PSi (Patient State Index) **97**

PSVT (paroxysmal supraventricular tachycardia) **151**

PTE (pulmonary thromboembolism) **349, 448**

PTSMA (percutaneous transluminal septal myocardial ablation) **42**

pulmonary artery pressure **120**

pulseless VT **152**

PV loop (pressure volume loop) **177**

PVC (premature ventricular contraction) **47, 144, 152**
　　——誘発試験 **376**

PVPI (Portal Vein Pulsatility Index) **424**

PVR (pulmonary vascular resistance) **122**

Q

QGS (quantitative gated SPECT) **74**

QRS波 **151**

QRS波形 **33**

R

RAAS **420**

ramp pacing **141**

RAP (right atrial pressure) **120, 176**

RASS (Richmond Agitation-Sedation Scale) **97**

RCA (right coronary artery) **42**

REBOA (resuscitative endovascular balloon occlusion of the aorta) **449**

red neck (redman)症候群 **88**

Rentrop分類 **68**

reperfusion injury **262**

rhonchi **221**

RIFLE分類 **418**

RL像 **147**

ROSC (return of spontaneous circulation) **25**
　　——後の集中治療管理 **212**

RRS (Rapid Response System)

10, 222

RSBI (Rapid Shallow Breathing Index) **196**

RSI (rapid sequence induction) **128, 445**

rt-PA (recombinant tissue-type plasminogen activator) **392**

RTAD (retrograde type A dissection) **345**

RVp (right ventricular pacing) **136**

RWPT (R-wave peak time) **46**

S

S4CH (subcostal four chamber view) **54**

SAM (systolic anterior motion) **335, 373**

SAT (spontaneous awakening trial) **130, 195**

SB (suppression-burst) **31**

SBAR **16**

SBT (spontaneous breathing trial) **130, 195**

SCAI (Society for Cardiovascular Angiography & Interventions) **122**

SCAIショック分類 **276, 277**

SCCM (Society of Critical Care Medicine) **91, 104**

SD (standard defibrillation) **209**

SDM (shared decision making) **310**

seashore sign **58**

secondary brain injury **25**

secondary cardio-renal syndrome **421**

Seldinger法 **440**

SF (soluble fibrin) **433**

SGLT2阻害薬 (septal to posterior wall motion delay) **108**

sharp wave **27**

SIRS (systemic inflammatory

索引 **457**

response syndrome) **402**

SIVC (subcostal inferior vena cava) **54**

SMA (superior mesenteric artery) **70, 427**

SMART Pass機能 **143**

SOAPⅡ試験 **115**

SOFAスコア **404**

spike **27**

spike and wave **27**

SpO_2 **351**

Spodick's sign **45**

SPWMD **286**

SSEP (short latency somatosensory evoked potential) **26**

—— の正常波形 **31**

SSI (surgical site infection) **203**

SSS (sick sinus syndrome) **133**

Stanford A型 **62, 344**

Stanford B型 **344**

STEMI (ST elevation myocardial infarction) **5, 21, 41, 66, 238, 242, 258, 390**

—— と鑑別を要する心電図 **45**

—— におけるCABG適応 **266**

ST上昇型急性心筋梗塞 **389**

Stenotrophomonas maltophilia **412**

STOPDAPT-3 **263**

SUP (stress ulcer prophylaxis) **389**

sustained ventricular tachycardia **34**

SvO_2 (mixed venous oxygen saturation) **120**

SVR (systemic vascular resistance) **122**

SV (stroke volume) **123**

SVT (supraventricular tachycardia) **34**

SVV (stroke volume variation) **123**

T ——————

T1マッピング **78**

t-PA (tissue plasminogen activator) **432**

—— 静注療法 **392, 393**

TAR (total arch replacement) **345**

TASTE試験 **259**

TAT (thrombin-antithrombin complex) **433**

TBA (trans brachial approach) **65**

Tc製剤 **74**

TDM (therapeutic drug monitoring) **85, 409**

TdP (torsade de pointes) **82, 134, 152, 321**

TEE (transesophageal echocardiography) **59**

TEVAR (thoracic endovascular aortic repair) **344**

TFA (trans femoral approach) **65**

TFI (trans femoral intervention) **66**

TIMIリスクスコア **243**

TIMI (thrombolysis in myocardial infarction) flow grade **259**

TLT (time limited trial) **304**

—— の実施 **307**

—— のサイクル **309**

TMA (trimethypamine) **425**

TMAO (trimethylamine N-oxide) **425**

TOTAL試験 **259**

TRA (trans radial approach) **65**

TRPG (tricuspid regurgitation peak gradient) **126**

TTE (transthoracic echocardiography) **54, 59**

TTM (targeted temperature management) **25**

—— 中のシバリング評価 **27**

TTM trial **212**

TTM2 trial **212**

TTS (takotsubo syndrome) **367**

TV-ICD (transvenous ICD) **140**

—— における頻拍設定 **141**

two person technique **445**

TWOS (T-wave oversensing) **141**

V ——————

VA ECMO (veno-arterial extracorporeal membrane oxygenation) **4, 176, 238, 297, 329, 363, 437**

—— と左室補助デバイス併用療法 **179**

VAD (ventricular assist device) **294**

—— 装着後の生存率 **295**

VALI (ventilator associated lung injury) **404**

Valsalva負荷試験 **376**

VAP (ventilator associated pneumonia) **194, 404, 414, 415**

VAS (Visual Analogue Scale) **92**

vascular heart failure **279**

vasoplegia **110**

vasoplegic syndrome **110**

VC (vital capacity) **402**

VCD (vector change defibrillation) **209**

VF (ventricular fibrillation) **135, 152, 320**

VFMR (ventricular FMR) **334**

VIDD (ventilatorinduced diaphragmatic dysfunction) **194, 196**

Virchowの三徴 **349**

visual AS score **328**

volume central shift **279**

volume resuscitation **80**

von Willebrand因子 **432**

Vortex アプローチ　446

$\dot{V}/\dot{Q}$ ミスマッチ　161, 445

VSP（ventricular septal perforation）　249

VSR（ventricular septal rupture）　249, 252

VT（ventricular tachycardia）　46, 320

VTE（venous thromboembolism）　448

W

weaning-induced edema　165

wheezes　221

wide QRS 頻拍の鑑別　46

withdraw　307

withhold　307

WPW（Wolf-Parkinson-White）症候群　318

和文

あ

アシデミア　108

アスピリン　383

アセトアミノフェン　93

アゾール系抗真菌薬　413

圧モニタリング　26

アドレナリン　116, 159

　　──受容体　114

アピキサバン　354

アミオダロン　159, 317, 320, 321

アミカシン　407

アルガトロバン　172

アルテプラーゼ　261

アルブミン　424

アルブミン製剤　80

アンジオテンシン　274

安静　343

アンチバイオグラム　409

アンピシリン　407

い

イオン化 Ca 値　82

医学的無益性　308

意識評価　95

一次止血　432

一次性脳損傷　25

一時的（体外式）ペーシング　133

一時的経静脈ペーシング　133, 134

一回拍出量　123

一酸化窒素合成酵素　110

遺伝子組み換え組織型プラスミノーゲン活性化因子　392

イブプロフェン　383

医療安全　15

医療倫理の 4 分割表（Jonsen）　16

院外心停止　206

インスリン ヒト　105, 109

う

右 – 左シャント　63

植込み型除細動器（ICD）　139, 307, 320

右脚ブロック　41

右室梗塞　43

右室後負荷上昇　162

右室ペーシング　136, 138

右心不全　165, 276, 355

うっ血性肝障害　423, 424

うっ血性心不全　69

うつ病　306

右房圧　120, 177

え

鋭波　27

栄養管理と血糖コントロール　104

エビデンスに基づくCKD診療ガイドライン 2023　418

塩酸パパベリン　429

塩酸モルヒネ　280

お

欧州心臓病学会　2, 381

黄色ブドウ球菌　410

オクリュージョンカテーテル　445

オートクライン効果　307

オーバードライブペーシング　322

オピオイド　92

オプジーボ　365

オフポンプCABG　270

か

外因性カテコラミン　112

開胸式心臓マッサージ　158

開胸術後　63

回路交換　189

回路内圧の測定　190

回路内凝固　191

拡張期血圧モニタリング　207

下肢静脈相　53

下肢動脈解剖　69

下肢動脈造影　68, 70

下肢閉塞性動脈疾患　68

仮性動脈瘤　440, 442

下大静脈フィルター　353

活性凝固時間　263

カテコラミン誘発多形性心室頻拍　152

カテーテル関連血流感染症　408

カテーテルアブレーション　320

可溶性フィブリン　433

カラードプラ法　332

カルシウム拮抗薬　281, 284

カルディオバージョン　151, 153

カルペリチド　281, 448

換気血流比不均衡　161, 445

肝機能障害　81

間欠的血液透析（HD）　88

間欠的腎代替療法　169

カンジダ菌血症　409, 412

カンジダスコア　412

カンジダ対応まとめ　413

患者報告アウトカム尺度　305

感染症　203, 407

感染性心内膜炎　61, 62, 378, 409, 410

完全皮下植込み型除細動器　140

冠動脈圧モニタリング　207

冠動脈疾患　445

冠動脈造影　65, 67, 241, 244, 258, 292

冠動脈の解剖　66

冠動脈バイパス術　245, 266

緩和ケア　304

索引　459

き

機械的合併症　249
機械的循環補助　68, 239, 329
　　　── 使用時の循環作動薬　118
機械的循環補助装置　155, 187
機械的非同期　286
気管切開チューブ交換　444
気管挿管　128, 129
気管挿管人工呼吸　165
気胸　49, 57, 443
器質性MR　332
偽腔閉塞型AADの血栓化偽腔　342
偽腔閉塞性大動脈解離　343
疑似無脈性電気活動　157
偽性心室頻拍　318
気道閉塞　444
機能的残気量　402
急性冠症候群　65, 81, 242, 258,
　　266, 276, 388
急性期DIC診断基準　435
急性期血糖管理　105
急性呼吸促迫症候群　165, 403
急性上腸間膜動脈解離　426
急性上腸間膜動脈塞栓症　426
急性心筋炎　45, 358
急性心筋梗塞　121, 249
　　　── 合併症　60
急性心原性肺水腫　401
急性腎障害　88, 167, 418
急性心腎症候群　421
急性腎心症候群　421
急性心不全　150, 274
　　クリニカルシナリオ（CS）　276
　　　── に使用する薬剤の推奨とエ
　　ビデンスレベル　113
急性腎不全　81, 418
急性心膜炎　45, 382
急性前壁中隔心筋梗塞　41
急性僧帽弁閉鎖不全症（MR）　326
急性大動脈解離　62, 63, 340
　　　── に併発した上腸間膜動脈閉
　　塞　428
急性大動脈弁閉鎖不全症　326

急性腸間膜虚血　426
急性動脈閉塞　52
急性肺血栓塞栓症　349
急性非代償性心不全　294
急性腹症　52
　　　── のCTプロトコール　53
急性リンパ球性心筋炎に対する免疫
　　抑制療法のプロトコール例　364
胸郭コンプライアンスの低下　445
共感疲労　307
凝固カスケード　432, 433
凝固線溶系指標マーカー　434
強心薬　112, 283, 329
　　　── としての循環作動薬の使い
　　分け　117
胸水　49, 57
胸痛　41, 219, 341
　　　── の鑑別　219
共同意思決定　310
共同偏倚　398
胸部大動脈血管内治療　344
胸部大動脈ステントグラフト治療　344
棘徐波複合　27
棘波　27
虚血性肝障害　423, 424
虚血性脳卒中　392
巨細胞性心筋炎　365
緊急BAV　329, 330
緊急TAVI　329, 331
菌血症　409
近赤外線分後法　208

く

空気塞栓　443
クエチアピン　447
駆出率が低下した心不全　283
くも膜下出血　392, 394, 395
倉敷病院前脳卒中スケール　395
グラフトレンド機能　34
グラム陰性桿菌菌血症　411
グラム陽性球菌菌血症　410
クリニカルシナリオ分類　275
クレアチニンクリアランス（Ccr）　87

け

経カテーテル的大動脈弁置換術
　　（TAVI）　61, 331
経胸壁心エコー　54, 59, 125
経口血糖降下薬　108
経静脈的植込み型除細動器　140
経静脈的ペースメーカ　138
経静脈ペーシング　133
経上腕動脈アプローチ　65
経食道心エコー図検査　59
経大腿動脈アプローチ　65
経大腿動脈インターベンション　66
経鼻胃管　51
経皮的冠動脈インターベンション　2,
　　68, 107, 244, 266, 388, 440
経皮的僧帽弁接合不全修復術　337
経皮的中隔心筋焼灼術　42
経皮的ペーシング　133
経皮補助循環　361
外科の肺血栓摘除術　353
劇症型心筋炎　357, 362
血液分布異常性ショック　225
血管拡張薬　279, 329, 448
血管作動薬　81
血管損傷　440, 443
血管内超音波　260
血管内治療　394
血管麻痺症候群　110
血管迷走神経反射　43
血行動態管理　60
血小板凝集　432
血小板血栓　432
血小板粘着　432
血小板膜糖蛋白　432
血栓溶解療法　261, 353
血流予備量比　264

こ

高位穿刺　440
抗ウイルス療法　364
高カリウム血症　168, 419
高カルシウム血症　82
後期動脈相　53
恒久型ペースメーカ　137

抗凝固療法　171, 437
抗菌薬　409
抗菌薬関連脳症　416
高クロール血症　83
抗血栓療法　436
膠質液　80
高度肥満　445
高ナトリウム血症　81
高尿素窒素血症　168
抗頻拍ペーシング　140
後腹膜出血　440
抗不整脈薬　284, 320
高マグネシウム血症　82
高流量鼻カニュラ　128, 347, 351
　　―― 酸素療法　164
高リン血症　83
呼気CO_2濃度　207
呼気終末陽圧　162, 194, 401
呼吸困難　219
　　―― の鑑別　221
呼吸リハビリテーション　194
国際心原性ショックレジストリー[z2]
　228
骨髄炎　410
コルヒチン　383
混合静脈血酸素飽和度　120
コンパートメント症候群　441

さ
再灌流障害　262
再灌流療法（治療）　238, 353
最大吸気圧　196
サイトカイン　110
　　―― 放出　81
左脚エリアペーシング　139
左脚ブロック　292
左脚ブロック／右室ペーシングを伴う
　症例の心電図　44
サクションアラーム　188
左室圧容積曲線　177
左室拡張末期圧　176
左室駆出率　57, 138, 448
左室自由壁破裂　249, 250
左室流出路速度時間積分値　126,

　334
左室流出路閉塞　373
左室流入血流比（E／A）　125
左心補助人工心臓　157, 307
嗄声　443
サプレッション・バースト　31
左房圧推定　125
ザルツブルグ基準　27, 29
酸塩基平衡　20
　　―― 異常　168
産科危機的出血　449
三尖弁逆流圧較差　126
三次救急対応病院　4

し
ジギタリス中毒　152
刺激伝導系　139
止血カスケード　432
持効型インスリン　109
矢状断面像　147
持続インスリンスライディングスケール
　105
持続インスリンダイナミックスケール
　105
持続気道陽圧　163
持続性心室頻拍　34
持続的血液濾過透析　88, 169
持続的腎代替療法　81, 169
質的無益性　308
至適呼気終末陽圧　446
至適薬物治療　176, 335
シネMRI　76
自発覚醒トライアル　130, 195
自発呼吸トライアル　130, 195
自発呼吸誘発性肺傷害　196
シバリング　27
シベンゾリン　374, 377
脂肪酸代謝イメージング　74
社会的苦痛　306
ジャドキンス型右冠状動脈用（JR）　70
周産期心筋症　448
収縮期前方運動　335
周術期に肺高血圧に寄与する要因
　355

重症疾患多発ニューロパチー　193
重症疾患ニューロミオパチー　193
重症疾患ミオパチー　193
修正Duke診断基準　379
集中治療科専門研修カリキュラム　7,
　8
集中治療後症候群　97, 192
終末期　204
手術創感染　203
出血合併症　389
出血性ショック　158
術後呼吸不全　401
術後肺合併症　400
循環血液量減少性ショック　225
循環作動薬　112
循環補助用心内留置型ポンプカテー
　テル　238
昇圧薬　112
硝酸イソソルビド　280
硝酸薬　280
晶質液　80
上室性不整脈　316
上室頻拍　34
静注血栓溶解療法　392
上腸間膜動脈　70, 427
静脈血栓塞栓症　448
除細動　151, 208
ショック肝　423
ショックチーム　12
ショックの鑑別　225
自立性の尊重　15
ジルチアゼム　281, 284
心窩部下大静脈像　54
心窩部四腔像　54
心肝連関　423
腎機能障害　69, 86
心筋血流イメージング　74
心筋血流予備能　75
心筋血流量　75
心筋酸素消費量　177
心筋シンチグラフィ　73
心筋トロポニン　242, 350, 359
神経学的予後予測　27

心係数 120
神経電気生理学的検査 31
神経特異エノラーゼ 26
心原性失神精査 34
心原性ショック 61, 81, 109, 121,
　178, 225, 297, 361
　── SCAI分類 122
　── に対する治療プロトコル
　　180
　── に対する補助循環の使い分
　　け 178
　── の3つの異なる表現型 228
　── の様々な定義 227
　── の表現型 227
　── のマネージメント 232
　── の臨床症状 226
　── プロトコール 240
心原性肺水腫 161, 163, 276
人工呼吸器 185
人工呼吸器関連肺炎 194, 201, 404,
　414
人工呼吸器関連肺損傷 404
人工呼吸器惹起性横隔膜障害 194
人工呼吸器のリークグラフィック 186
人工呼吸器離脱 165
人工心肺使用心拍動下CABG 270
腎後性 419
心室期外収縮 144, 152
心室細動 135, 320
心室性FMR 334
心室性不整脈 320
心室中隔穿孔 60, 61, 249
心室中隔破裂 249, 252
心室中部閉塞性肥大型心筋症 373
心室頻拍 46, 82, 139, 320
シンシナティ病院前脳卒中スケール
　395
侵襲的血行動態モニタリング 120
侵襲的呼吸管理 4
侵襲的人工呼吸管理 128
心腎連関症候群 420
心腎連関の分類 421
腎性腎障害 419

腎前性腎障害 419
心尖部四腔像 54
心臓MRI短軸断面像 77
心臓移植 295
心臓カテーテル検査 375
心臓再同期療法 139, 284, 307
心臓突然死 139
心臓内非同期 286
心臓リハビリテーション 197
迅速導入 128
迅速導入気管挿管 445
身体機能障害 97
腎代替療法 4, 190, 437
身体的苦痛 306
心タンポナーデ 52, 158, 250
深鎮静 94
心停止下CABG 270
心停止後症候群 10, 177
腎動脈狭窄 69
腎動脈造影 69, 71
心内シャント 63
心囊液貯留 146
心囊穿刺 146, 147
心肺蘇生 155
心肺停止 361
心拍再開 25
心拍出量 120
　── 推定 126
心破裂 60
深部静脈血栓症 445
心不全 445
　── 患者の予後予測因子 424
　── 管理 363
　── 急性増悪時 289
　── と心房細動の悪循環 317
　── と腸管機能 425
　── における緩和ケア 304
　── に伴う呼吸不全 401
深部膿瘍 410
心房細動 35, 151, 284, 316, 318
心房性FMR 334
心房粗動 35, 151, 284, 316, 318
心房中隔欠損症 63

心房頻拍 316
心膜液貯留 63
心膜炎 383, 384
心膜穿刺針 149

す

頭蓋内モニタリング 26
ステロイドパルス療法 365
ステロイド療法 363
ストレス潰瘍予防 389
ストレス高血糖患者 105
スボレキサント 447
スルバクタム 407
スワンガンツカテーテル 120, 440,
　443

せ

正常血糖糖尿病性ケトアシドーシス
　108
精神機能障害 97
精神疾患の診断・統計マニュアル第5
　版（DSM-5-TR） 98
精神的苦痛 306
生命維持管理装置のトラブル 185
生命維持デバイス 51
生理食塩水 80
セファゾリン 407
セフェピム 407
セフトリアキソン 407
セフトロザン 407
セフメタゾール 407
善行 16
穿刺部出血 389, 440
全身性炎症反応症候群 402
全身性サイトカイン血症 214
全身的溢水 276
全人的苦痛 305
全身麻酔 94
選択的血管造影検査 429
先天性QT延長症候群 152
前壁穿刺 440
せん妄 98, 99, 347, 447
　── 評価ツール 99
線溶亢進型 434
線溶均衡型 434

線溶系 432
線溶抑制型 434

そ

造影CT 342
早期動脈相 53
相対的副腎不全 109
装置故障 189
装置の停止 185
僧帽弁閉鎖不全症 332, 338
側副血行路の発達度 68
組織プラスミノゲンアクチベータ 432
ソタロール 321

た

体液貯留 401
体温管理療法 4, 25, 212
体外式ペースメーカ 440
体外設置型VAD 300
体外補助循環 361
体外膜型人工肺 68, 82, 156, 405
体血管抵抗 122
代謝性アシドーシス 168
大動脈解離 52, 63
大動脈内バルーンパンピング 60, 68, 124, 157, 175, 187, 238, 329, 440
大動脈弁逆流 63
大動脈弁狭窄症 61, 327
大動脈瘤破裂 52
多角的鎮痛法 93
多棘波 27
たこつぼ症候群 45, 367
　　──の管理 370
　　──の国際的な診断基準 368
多職種カンファレンス 13
多職種倫理カンファレンス 14
多職種連携 9, 12
多臓器機能不全症候群 404
タゾバクタム 407
脱血不良 190
タリウム 74
短頸 446
単形性VT 151
単純CT 341
短潜時体性感覚誘発電位 26

断続性ラ音 221

ち

遅延造影MRI 76
致死性心室性不整脈に対する治療戦略 321
致死性不整脈 81, 82, 419
チーム連携 159
中心静脈圧 120
中心静脈カテーテル 51, 443
チューブの逸脱 444
チューブの迷入 444
腸管浮腫 426
長期在宅補助人工心臓治療 301
腸球菌 411
長時間波形機能 34
腸閉塞 52
直接的経皮的冠動脈インターベンション 258
治療差し控え 307
治療中止 307
治療薬物血中濃度モニタリング 85, 409
鎮静 91, 102, 201
鎮静実施フロー 101
鎮静深度 94
鎮静モニタリング 97
鎮痛 92, 102, 201, 343

て

低アルブミン血症 424
低カルシウム血症 82
低クロール血症 83
低酸素血症 165, 221
低酸素性肺血管収縮 162
定常状態 87
低心機能患者 316
低心拍出・低灌流 276
低心拍出による低灌流 401
低ナトリウム血症 81
低分子デキストラン 80
低分子ヘパリン 171
低マグネシウム血症 82
低用量ステロイド 110
低用量ヒドロコルチゾン 109

デクスメデトミジン 95, 99, 201, 446
デジタルサブトラクションアンギオグラフィ 68
電解質異常 81, 168
てんかん 398
てんかん重積状態 31
てんかん性放電 27
電気生理学的モニタリング 26
電気的非同期 286
電撃型肺水腫 279

と

東京都CCUネットワーク 5
洞不全症候群 133
橈骨動脈アプローチ 65
橈骨動脈穿刺に伴う合併症 442
橈骨動脈損傷 442
同時圧測定 375
動静脈瘻 440
動脈血液ガス 21
動脈血ガス分析 350
動脈血酸素分圧 401
動脈血二酸化炭素分圧 401
動脈誤穿刺 443
特発性VT 152
特発性間質性肺炎 221
徒手的肺膨張法 194
突然死 139
ドパミン 115, 284
ドパミン受容体 114
ドブタミン(DOB) 115, 283, 352
トブラマイシン 407
トラフ値 87
トランスアミナーゼ 424
トリガー心室期外収縮 47
トリガーの種類と注意点 187
トリメチルアミン−N−オキシド 425
トルバプタン 282
トロポニン0h/1hアルゴリズム 243
トロポニンT 21, 242
トロンビン 432
トロンビン・アンチトロンビン複合体 433

● 索引 ● 463

な

内因性カテコラミン　112
ナファモスタットメシル酸塩　171
難治性高血圧　69
難治性上室性不整脈　316

に

ニコランジル　281
二次救命処置　152
二次止血　432
二次性心腎症候群　421
二次性脳損傷　25, 26
二相式気道陽圧　163
ニトログリセリン　280
ニトログリセリン負荷試験　377
日常生活動作　308
日本経カテーテル心臓弁膜治療学会
　（JTVT）レジストリー　331
日本版敗血症診療ガイドライン2024
　109, 418
ニフェカラント　320, 321
ニボルマブ　365
乳酸アシドーシス　22
乳酸値　21
乳頭筋断裂　60, 250, 254
尿毒症　168
認知機能障害　97

の

脳 rSO_2　207
脳血流モニタリング　26
脳梗塞　392, 393
　画像診断のポイント　394
脳梗塞・血栓塞栓症の予防　318
脳出血　392, 395
　画像診断のポイント　394
脳神経疾患　52
脳神経モニタリング　25, 26
脳性ナトリウム利尿ペプチド　350, 447
脳卒中学会推奨JSS標準LVO
　scale　397
脳損傷　25
脳動脈瘤破裂によるくも膜下出血
　395
脳波　31

ノルアドレナリン　110, 114, 283

は

肺うっ血　49, 57
　──に特徴的な胸部X線写真
　　所見　51
肺エコー　57, 195
肺血管抵抗　122
肺高血圧症　355
肺水腫　221, 401
肺動脈圧　120, 126
肺動脈カテーテル　51
　──挿入時の誤穿刺　443
肺動脈相　53
肺動脈楔入圧推定　126
肺動脈拍動指数　122, 240
肺動脈弁逆流圧較差　126
排便コントロール　347
肺胞出血　221
肺毛細血管楔入圧　120
播種性血管内凝固　433, 449
バソプレシン　110, 117
バソプレシン受容体　114
バルーンカテーテルによる虚血　188
ハロペリドール　447
バンコマイシン　86, 407
バンコマイシンクリアランス　87

ひ

非ST上昇型急性冠症候群　258
非ST上昇型心筋梗塞　242
非オピオイド鎮痛薬　93
光干渉断層法　260
非持続性心室頻拍　34
非ジヒドロピリジン系薬剤　281
非侵襲的換気　3
非侵襲的陽圧換気　128, 163, 280,
　306, 335, 401
非ステロイド性抗炎症薬　93, 383
ビソプロロール　374
肥大型心筋症　371, 372
肥大型心筋症類似心筋肥大を示す二
　次性心筋症　372
ビタミンB_1欠乏症　447
左冠動脈主幹部　43

　──または3枝病変の心電図
　　43
左前下行枝　41, 241
ピッグテールカテーテル　70
ヒドロキシエチルデンプン（HES）製剤
　80
ヒドロコルチゾン　110
非閉塞性腸間膜虚血　52, 107, 427
ピペラシリン　407
肥満心筋症　447
病期ごとにおけるACP　311
頻脈性心房細動　43
　──の治療戦略　317
頻脈性不整脈　151, 152

ふ

フェイスマスク　128
フェニレフリン　116
フェンタニル　93, 201, 446
フォガティーカテーテル　427
ブドウ球菌　409
プラスミノゲンアクチベーターインヒビ
　ター　433
プラスミン　432
プラスミン・α_2プラスミンインヒビター
　複合体　433
ブラッドアクセス　443
プロスタグランジンE_1（PGE_1）　429
フロセミド　282, 448
フロートラック センサー　123
プロトンポンプ阻害薬　383, 389
プロポフォール　95
プロポフォール注入症候群　95

へ

平衡相　53
米国集中治療医学会　91
米国心血管インターベンション治療学
　会　122
米国麻酔科学会　94
閉塞性ショック　225
閉塞性肥大型心筋症　42
併用薬による急性腎障害　88
壁運動　332
ペーシングカテーテル　134

ペーシング誘発性心筋症 138
ベッドサイドシバリング評価スケール
29
ヘパリン 437
ヘパリン起因性血小板減少症 171,
262
ベラパミル 281
弁膜症 61

ほ

包括的心エコー図検査 54
傍胸骨短軸像 54
傍胸骨長軸像 54
房室ブロック 133
母指球法 445
補助循環 187, 352
　　——の挿入 60, 437
補助循環用ポンプカテーテル 4
補助人工心臓 294
ホスホジエステラーゼ（PDE）Ⅲ阻害
薬 114, 115, 283
ポータブル胸部X線写真 48, 49
発作性上室頻拍 151, 316
発作性房室ブロック 136
ポリファーマシー 447

ま

末梢塞栓 259
慢性完全閉塞 67
慢性機能性MR 332
慢性心腎症候群 421
慢性腎心症候群 421
慢性腎臓病 418

慢性心不全 288
　　——と癌の終末期に至る経過の
比較 305
慢性閉塞性肺疾患 400

み

ミオクローヌス重積状態 29
ミカファンギン 407
水利尿薬 282
ミダゾラム 95
未分画ヘパリン 171, 354
ミルリノン 283

む

無危害 15

め

メトロニダゾール 407
メロペネム 407
免疫関連有害事象 365
免疫グロブリン療法 363
免疫チェックポイント阻害薬 365
免疫チェックポイント阻害薬関連劇
型心筋炎 365
免疫抑制療法 363

も

燃え尽き症候群 307
モルヒネ 92
門脈血流拍動指数 424
門脈相 53

や

ヤーボイ 365

ゆ

輸血療法 390

よ

溶血 189
用手圧迫 440

ら

ラメルテオン 100
卵円孔開存症 63
ランジオロール 284, 321

り

リークの発生 186
リコール機能 34
リスペリドン 447
リードレスペースメーカ 137, 138
利尿薬 81, 281, 329
リハビリテーション 192
リバーロキサバン 354
量的無益性 308
リレー形式で行うACP 311
リンゲル液 80
臨床倫理4分割法 307

る

ループ利尿薬 282, 424

れ

レニン・アンジオテンシン・アルドステロ
ン系 275, 420
レベル別の診療すべき疾患群 3
レミフェンタニル 93, 201
連続式心拍出量の測定原理 121

わ

ワイヤー穿孔 440
ワルファリン 354, 449

編者略歴

宮地秀樹 みやち ひでき
日本医科大学付属病院心臓血管集中治療科 講師

2002年日本医科大学医学部卒業，日本医科大学付属病院，日本医科大学多摩永山病院，北村山公立病院，国立病院機構静岡医療センターなどの勤務やオハイオ州立大学留学を経て，2023年より現職。

専門分野：虚血性心疾患，カテーテル治療，循環器集中治療
専門医：循環器専門医，集中治療科専門医，CVIT専門医
趣味：クラシック音楽，サッカー鑑賞

山本 剛 やまもと たけし
日本医科大学付属病院心臓血管集中治療科 病院教授

1993年日本医科大学医学部卒業。日本医科大学付属病院研修医，稲田登戸病院，北村山公立病院，日本医科大学多摩永山病院を経て，1999年より日本医科大学付属病院，2024年より現職。

専門分野：循環器救急，循環器集中治療，静脈血栓塞栓症
専門医：循環器専門医，集中治療医科専門医，総合内科専門医，CVIT名誉専門医
趣味：トレッキング，服好き

循環器集中治療
CICUテキスト

定価（本体7,500円＋税）
2025年 3月31日　第1版

編　者　宮地秀樹，山本　剛
発行者　梅澤俊彦
発行所　日本医事新報社　www.jmedj.co.jp
　　　　〒101-8718　東京都千代田区神田駿河台2-9
　　　　電話（販売）03-3292-1555　（編集）03-3292-1557
　　　　振替口座　00100-3-25171
印　刷　ラン印刷社

© Hideki Miyachi, Takeshi Yamamoto 2025　Printed in Japan
ISBN978-4-7849-2513-1 C3047　¥7500E

本書の複製権・翻訳権・上映権・譲渡権・公衆送信権（送信可能化権を含む）は（株）日本医事新報社が保有します。

JCOPY 〈（社）出版者著作権管理機構 委託出版物〉

本書の無断複写は著作権法上での例外を除き禁じられています。複写される場合は，そのつど事前に，（社）出版者著作権管理機構（電話 03-5244-5088，FAX 03-5244-5089，e-mail：info@jcopy.or.jp）の許諾を得てください。

電子版のご利用方法

巻末袋とじに記載されたシリアルナンバーを下記手順にしたがい登録することで，本書の電子版を利用することができます。

1 日本医事新報社Webサイトより会員登録（無料）をお願いいたします。

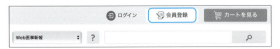

会員登録の手順は弊社Webサイトの
Web医事新報かんたん登録ガイドを
ご覧ください。
https://www.jmedj.co.jp/files/news/20191001_guide.pdf

（既に会員登録をしている方は**2**にお進みください）

2 ログインして「マイページ」に移動してください。

3 「未登録タイトル（SN登録）」をクリック。

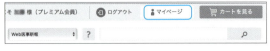

4 該当する書籍名を検索窓に入力し検索。

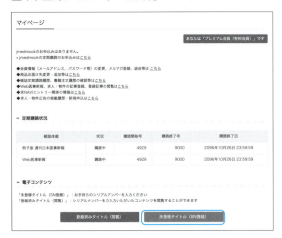

5 該当書籍名の右横にある「SN登録・確認」ボタンをクリック。

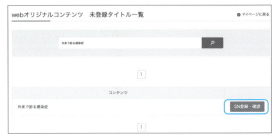

6 袋とじに記載されたシリアルナンバーを入力の上，送信。

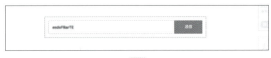

7 「閉じる」ボタンをクリック。

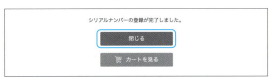

8 登録作業が完了し，**4**の検索画面に戻ります。

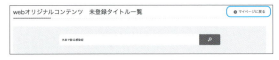

【該当書籍の閲覧画面への遷移方法】
① 上記画面右上の「マイページに戻る」をクリック
　➡**3**の画面で「登録済みタイトル（閲覧）」を選択
　➡検索画面で書名検索➡該当書籍右横「閲覧する」
　ボタンをクリック
　または
② 「書籍連動電子版一覧・検索」*ページに移動して，
　書名検索で該当書籍を検索➡書影下の
　「電子版を読む」ボタンをクリック
　https://www.jmedj.co.jp/premium/page6606/

＊「電子コンテンツ」Topページの「電子版付きの書籍を購入・利用される方はコチラ」からも遷移できます。

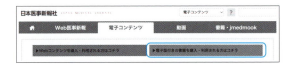

電子版のシリアルナンバーが記載されています

循環器集中治療
CICUテキスト

⚠ シリアルナンバーは書籍購入者のみに電子版閲覧権を付与する特典です。シリアルナンバーのみを他人に販売・譲渡すること，または，購入・譲り受けることはできません。フリマサイト等でのシリアルナンバーの売買が疑われる場合，フリマサイト運営者に対し，当該出品者・購入者の情報開示請求を行うとともに，該当者の電子版閲覧を停止致します。